中国未来研究会健康治理分会
马鞍山长三角健康治理研究院　资助出版

追求卓越

——构建适宜公共健康体系

郝　模◎主编

U0348804

中共中央党校出版社

图书在版编目（CIP）数据

追求卓越：构建适宜公共健康体系/郝模主编．--
北京：中共中央党校出版社，2021.6（2021.9 重印）

ISBN 978-7-5035-7034-6

Ⅰ.①追…　Ⅱ.①郝…　Ⅲ.①公共卫生-研究　Ⅳ.
①R126.4

中国版本图书馆 CIP 数据核字（2021）第 050216 号

追求卓越——构建适宜公共健康体系

总 策 划	龚朝晖
责任编辑	蔡锐华　王美丽
责任印制	陈梦楠
责任校对	魏学静
出版发行	中共中央党校出版社
地　　址	北京市海淀区长春桥路 6 号
电　　话	（010）68922815（总编室）　　　（010）68922233（发行部）
传　　真	（010）68922814
经　　销	全国新华书店
印　　刷	中煤（北京）印务有限公司
开　　本	700 毫米×1000 毫米　1/16
字　　数	528 千字
印　　张	33.75
版　　次	2021 年 6 月第 1 版　2021 年 9 月第 2 次印刷
定　　价	88.00 元

微 信 ID：中共中央党校出版社　　　**邮　　箱：** zydxcbs2018@163.com

编委会

课题组成员（按姓氏笔画排序，标注单位为参与课题时）

丁　宏（安徽医科大学）　　　仇　丽（南京医科大学）

于贞杰（潍坊医学院）　　　方鹏骞（华中科技大学）

于　芳（潍坊医学院）　　　尹文强（潍坊医学院）

于明珠（国家卫生健康委员会）尹爱田（山东大学）

万筱明（江西省卫生健康委员会）石林梅（哈尔滨医科大学）

马振凯（复旦大学）　　　卢　露（山东大学）

马安宁（潍坊医学院）　　　卢　月（潍坊医学院）

马东平（潍坊医学院）　　　叶　真（浙江省卫生健康委员会）

马家奇（中国疾病预防控制中心）叶仪芳（南京医科大学）

马　赫（潍坊医学院）　　　田　壮（济宁医学院）

王　颖（复旦大学）　　　白思敏（新疆医科大学）

王　鑫（复旦大学）　　　白常凯（复旦大学）

王　旭（复旦大学）　　　丛黎明（浙江省疾病预防控制中心）

王培承（潍坊医学院）　　　冯占春（华中科技大学）

王春平（潍坊医学院）　　　冯　宁（新疆医科大学）

王心如（南京医科大学）　　毕　蕾（潍坊医学院）

王志锋（复旦大学）　　　师　伟（北京市朝阳区卫生和计划

王文杰（国家卫生健康委员会）　　　生育委员会）

王　林（中国疾病预防控制中心）吕　军（复旦大学）

王磐石（上海市卫生健康委员会）朱立国（复旦大学）

王象斌（潍坊市卫生健康委员会）朱宝立（江苏省疾病预防控制中心）

王新华（甘肃省中医药大学）朱　文（安徽医科大学）

土　烨（南京医科大学）　　朱雨蕾（南京医科大学）

王　洁（南京医科大学）　　郫堂春（华中科技大学）

王亚丽（山东大学）　　　刘苗苗（济宁医学院）

王小娜（新疆医科大学）　　刘国祥（哈尔滨医科大学）

井　淇（潍坊医学院）　　　刘诗强（上海市徐汇区卫生健康委

牛亚冬（华中科技大学）　　　　　员会）

毛向群（江西省疾病预防控制中心）刘　岭（陕西省疾病预防控制中心）

毛素玲（四川省疾病预防控制中心）刘雪琼（安徽医科大学）

刘　梦（安徽医科大学）　　　　　杨心玫（复旦大学）

刘　泽（哈尔滨医科大学）　　　　杨　敬（浙江省卫生健康委员会）

刘婷婷（潍坊医学院）　　　　　　杨振阳（安徽医科大学）

刘晓迪（潍坊医学院）　　　　　　杨加毅（南京医科大学）

刘嘉欣（重庆医科大学）　　　　　杨　旭（新疆医科大学）

闫　萍（潍坊医学院）　　　　　　励晓红（复旦大学）

羊　笛（复旦大学）　　　　　　　肖玉明（四川省卫生健康委员会）

江启成（安徽医科大学）　　　　　吴群红（哈尔滨医科大学）

祁玉成（复旦大学）　　　　　　　吴红辉（江苏省卫生健康委员会）

孙　梅（复旦大学）　　　　　　　吴岢非（清华大学）

孙邦贵（江苏省盱眙县卫生局）　　吴立红（重庆医科大学）

孙承尧（哈尔滨医科大学）　　　　邱景富（重庆医科大学）

苌凤水（复旦大学）　　　　　　　何　纳（复旦大学）

严云鹰（重庆医科大学）　　　　　何晓军（江西省卫生健康委员会）

苏丽丽（南京医科大学）　　　　　谷佳伟（华中科技大学）

杜泽玉（潍坊医学院）　　　　　　辛育恒（山东大学）

李程跃（复旦大学）　　　　　　　汪　华（江苏省卫生健康委员会）

李　力（复旦大学）　　　　　　　沈洪兵（南京医科大学）

李　伟（潍坊医学院）　　　　　　沈群红（清华大学）

李伯阳（华中科技大学）　　　　　张之凡（复旦大学）

李士雪（山东大学）　　　　　　　张建华（潍坊医学院）

李书明（北京市朝阳区疾病预防控　张　亮（华中科技大学）
　　　　制中心）　　　　　　　　张冬梅（安徽医科大学）

李善国（上海市妇幼保健协会）　　张春芝（济宁医学院）

李长祥（潍坊市卫生健康委员会）　张　幸（浙江省医学科学院）

李　琦（河北省疾病预防控制中心）张光鹏（复旦大学）

李永春（四川省卫生健康委员会）　张　勇（复旦大学）

李　刚（华中科技大学）　　　　　张朝阳（国家卫生健康委项目资金

李远庆（华中科技大学）　　　　　　　　　监管服务中心）

李心怡（南京医科大学）　　　　　张　瑜（湖北省卫生健康委员会）

李耀祖（山东大学）　　　　　　　张险峰（湖北省卫生健康委员会）

张　雪（安徽医科大学）　　　郑余焕（复旦大学）

张琪明（南京医科大学）　　　郑文贵（潍坊医学院）

张燕燕（南京医科大学）　　　郑玉建（新疆医科大学）

张榕榕（南京医科大学）　　　郑静晨（原武警总医院）

张　娇（山东大学）　　　　　郑　岩（哈尔滨医科大学）

张金梦（潍坊医学院）　　　　单玲英（江苏省卫生健康委员会）

张其其（新疆医科大学）　　　赵缯葳（清华大学）

陆跃良（江苏省疾病预防控制中心）赵悦乔（清华大学）

陈　阳（复旦大学）　　　　　郝　模（复旦大学）

陈迎春（华中科技大学）　　　郝艳华（哈尔滨医科大学）

陈　任（安徽医科大学）　　　郝　超（常州市疾病预防控制中心）

陈　菲（重庆医科大学）　　　胡艺铭（复旦大学）

陈　昕（上海市卫生健康委员会）胡　志（安徽医科大学）

陈　政（中华预防医学会公共卫生　柳东如（湖北省卫生健康委员会）

　　　管理分会基层公共卫生管　皇甫慧慧（复旦大学）

　　　理学组）　　　　　　　　侯静静（南京医科大学）

陈超亿（哈尔滨医科大学）　　侯立华（清华大学）

陈若卉（哈尔滨医科大学）　　俞沁雯（复旦大学）

邵晶晶（复旦大学）　　　　　施培武（浙江省医学科学院）

邵天泰（安徽医科大学）　　　施　楠（华中科技大学）

邵　丰（重庆医科大学）　　　姜晓朋（复旦大学）

武　鸣（江苏省疾病预防控制中心）姚　强（浙江省疾病预防控制中心）

林振平（南京医科大学）　　　贺　哲（华中科技大学）

林　海（复旦大学）　　　　　秦　侠（安徽医科大学）

罗　力（复旦大学）　　　　　贾海艺（潍坊医学院）

罗五金（华中科技大学）　　　夏时畅（浙江省卫生健康委员会）

罗　实（贵州省疾病预防控制中心）夏　宇（山东大学）

岳建宁（青海省疾病预防控制中心）柴煜卿（复旦大学）

周庆誉（复旦大学）　　　　　钱东福（南京医科大学）

周明浩（江苏省卫生健康委员会）钱卫国（河北省卫生厅）

周志伟（南京医科大学）　　　铁　梅（新疆医科大学）

徐　鹏（复旦大学）　　　　　彭小芹（重庆医科大学）

徐凌忠（山东大学）　　　　　葛　均（江苏省卫生健康委员会）

徐天强（上海市卫生健康委员会监　韩相如（南京医科大学）
　　　　督所）　　　　　　　　景　翔（山东大学）

高　翔（复旦大学）　　　　　傅鸿鹏（复旦大学）

高春秋（河北省卫生厅）　　　焦明丽（哈尔滨医科大学）

席　彪（河北省卫生厅）　　　焦安安（山东大学）

陶　莹（复旦大学）　　　　　曾俊华（四川省疾病预防控制中心）

陶红兵（华中科技大学）　　　谢慧玲（新疆医科大学）

陶芳标（安徽医科大学）　　　蒲　川（重庆医科大学）

黄希宝（湖北省疾病预防控制中心）　蒲　懿（重庆医科大学）

黄亚男（潍坊医学院）　　　　雷　杰（山东省疾病预防控制中心）

黄　炜（重庆医科大学）　　　虞颖映（浙江省医学科学院）

龚朝晖（中国未来研究会健康治理　虞国良（常州市卫生健康委员会）
　　　　分会）　　　　　　　鲍小波（潍坊医学院）

龚裕卿（复旦大学）　　　　　蔡伟芹（潍坊医学院）

龚向光（中国疾病预防控制中心）　蔡正茂（常州市卫生健康委员会）

章　平（浙江省医学科学院）　谭思然（重庆医科大学）

章含青（南京医科大学）　　　潘新祥（安徽医科大学）

梁广盛（复旦大学）　　　　　潘　林（哈尔滨医科大学）

梁立波（哈尔滨医科大学）　　潘　娜（潍坊医学院）

梁庆宇（上海市卫生健康委员会监　薄　萍（吉林省疾病预防控制中心）
　　　　督所）　　　　　　　霍大柱（复旦大学）

梁占凯（河北省卫生健康委员会）

彭　永（新疆维吾尔自治区卫生健
　　　　康委员会）

序

新冠肺炎疫情使得百年未有之大变局更加扑朔迷离。生命和鲜血告诉人们这个世界是脆弱的，在病毒和疾病面前，没有单独一个人甚至国家能独善其身。当人们站起来时，应当认真考虑公共健康与公众的生命和生活、社会的稳定和安全，与经济和发展之间的联系，以及如何应对挑战。

秉承"人民至上、生命至上"理念，中国在取得抗击新冠肺炎疫情重大成果后，即从上而下展开了冷静思索，习近平总书记提出了"构建强大的公共卫生体系"。

政策优劣决定事业的兴衰。构建强大的公共卫生体系，无疑是中国卫生健康未来的发展方向，"健康中国"的基石。但是如何构建需要各级政府高度关注。《追求卓越——构建适宜公共健康体系》一书，正是在此时应运而生。

一本书，百余专家，30年基础，5年结晶，实乃厚积薄发；一本书，从公共卫生起源，到创造性地提出适宜公共健康体系；一本书，展示了构建适宜公共健康体系定性定量标准和方法；一本书，评价国家（地区）、领域公共健康体系适宜程度；一本书，告诉人们如何找优势短板；一本书，将把握体系关键问题娓娓道来；一本书，知晓体系建设的标本兼治策略及预期效果。

这样的一本书，引起广泛关注是必然的。诚然，作为一套崭新的理论和方法会有不足，然而，有了起步才能期待丰富和发展。

本书的主编郝模教授，该研究的负责人，26项国家和省部级科技进步奖的获得者。几十年如一日，被誉为"矢志不渝——在卫生政策学研究道路上砥砺前行，用方法学构筑研究基石的开拓者，在我国卫生政策的研究、制定和实施中作出了重要贡献"。

"纸上得来终觉浅,绝知此事要躬行",希望此书能唤起人们对构建强大适宜公共健康体系的责任和使命,为人民健康福祉作出贡献!

2020 年 11 月

目 录 Contents

下篇　评价方法

绪　论

　　一部人类发展史，也是人类与疾病和瘟疫不断斗争的历史。人类一次次遭到侵犯被击倒，又一次次重新站立，"脱于困厄，出于新奇"。

　　2019年底，一场突如其来的新冠肺炎疫情让人类社会再一次陷入困厄，也让全世界的目光别无选择地再次聚焦在了公共卫生。从联合国、世界卫生组织到各国政府及政要无不使尽浑身解数，力求尽快控制疫情。中国凭借制度优势，取得了抗击新冠肺炎疫情斗争重大战略成果。[①]

　　面对这一付出巨大生命代价和社会成本才得到的惨胜，我们百感交集。"只有构建起强大的公共卫生体系，健全应急响应机制，全面提升防控和救治能力，织牢防护网、筑牢筑实隔离墙，才能切实为维护人民健康提供有力保障。"

　　"构建强大的公共卫生体系！"这是当今卫生健康领域的职能和任务。但是，什么是公共卫生体系？何为强大？如何构建？对这些问题给出实事求是、科学有力的回应，是我们义不容辞的历史责任。

　　课题组畅游史海、纵览需求，在充分继承和创新的基础上，主张以"公共健康"全面替代和涵盖"公共卫生"，并强调"公共健康""公共健康体系"，尤其"适宜公共健康体系"的系统化，以凝聚起全社会对公共健康价值的认同，促进形成共建共治共享的良好氛围。

　　2019年秋天，健康风险预警治理协同创新中心（简称"中心"）在上海召开了"健康中国与公众健康"复旦论坛暨公共卫生适宜程度首次发布会。会上，来自中心的几位主要资深研究者，将多年的研究成果公

---

　　① 习近平：《在全国抗击新冠肺炎疫情表彰大会上的讲话》，新华网2020年10月15日。http://www.xinhuanet.com/politics/2020－10/15/c_1126614978.htm.

开向社会发布，深刻阐述了健康中国与构建适宜公共健康体系的意义和重要性、紧迫性，大声疾呼要将适宜公共健康体系及其建设作为健康中国的基石，提前预警一旦公共健康出现问题，后果将十分惨烈，难以收拾。这一振聋发聩的警示言犹在耳，新冠肺炎疫情即悄然而至，其状况之惨烈，收拾之难度，百年罕见。

中国在抗击新冠肺炎疫情取得重大战略成果之后，各级、各地政府痛定思痛，纷纷强力出招，有的甚至倾其所有重建公共健康体系、全力兴建大型医疗机构等。这些措施无疑将会提升医疗救治能力和公共健康水平，但是所有这一切都应该"有的放矢"，必须围绕和遵循"强大"的目标要求。强大，意指强盛壮大，更指力量坚强雄厚。既包括客观事物存在的数量和质量，还包括主观能动的需求和现实，主客观高度统一、相得益彰，就是适宜！公共健康体系的"适宜"体现在适宜各国国情、适宜人群的健康需要、适宜卫生健康事业的发展规律。强大是追求的目标，适宜是实现强大的途径、方法，乃至标准。唯其适宜，才能更好。通过适宜，走向强大，即是追求卓越！

为此，我们觉得十分有必要将"复旦论坛"的论点和理论以及"适宜公共健康体系"系列的系统研究成果加以提炼和升华，并整理成书，奉献给社会，以期能为正在建设的公共健康体系提供借鉴，为加快健康中国建设尽绵薄之力。

该研究始于 2015 年，以健康风险预警治理协同创新中心为平台，复旦大学协同清华大学、山东大学、华中科技大学、南京医科大学、安徽医科大学、哈尔滨医科大学、重庆医科大学、新疆医科大学、潍坊医学院、济宁医学院等高校，以及国内 29 家卫生健康主管部门和专业机构组成课题组，集 35 年研究积累和合作基础，汇集了百多位专家学者和学术精英，并得到了上海市第四轮公共卫生体系建设三年行动计划等鼎力支持和帮助。

一、背景与意义

（一）适宜公共健康体系是实现"全面小康"国家战略目标的基础

健康是人类生存和发展的基础和核心，这是人类社会发展迄今为止最为重要的共识。"没有全民健康，就没有全面小康"。国内外研究均表明：要想拥有全民健康，必先完善公共健康。如美国在 1900 年以来的近百年间期望寿命增加了 30.2 岁，其中公共健康的贡献率为 87.8％；[①]中国江苏省在 1950—2010 年期望寿命提升了 26.6 岁，其中公共健康的贡献率为 77.9％。[②]

适宜公共健康体系建设涉及政府各部门、社会各领域、人类健康不同阶段：能够让每个公民有更多的安全感、获得感、幸福感；能够让每个公民拥有更好的安全环境、公共健康机构保障、个人健康水平；能够让每个地区有更多投入与产出、技术与服务、创新与效益。这些均是事关国家安危和发展的大事，都应当与该地区经济社会、人文环境和健康需求相适应，自觉地把化解风险理念与建设适宜公共健康体系贯穿到社会经济发展和社会治理的全过程。

（二）适宜公共健康体系是经济发展、社会稳定的基石

公共健康体系重在适宜。否则，银样镴枪头，不仅成本巨大，运转失灵，还会带来民众恐慌、秩序混乱、社会失稳，最终损害国民健康。2019 年末暴发并延绵至今的新冠肺炎疫情，在短短 30 天内中国的确诊人数即已超过 2003 年非典的确诊人数（截至 2020 年 1 月 28 日，累计确诊 5974 例）。[③] 根据世界卫生组织公布的数据，截至 2021 年 5 月 15 日，全球累计确诊人数超过 16151.3 万例，死亡人数超过 335.2 万人；[④]疫情对社会稳定、[⑤] 经济发展的影响难于估量。[⑥]

---

① J. P. Bunker, H. S. Frazier, F. Mosteller: Improving Health: Measuring Effects of Medical Care, *The Milbank Quarterly*, 1994, vol. 72, no. 2, pp. 225−258.

② 吴红辉、李程跃、王颖等：《"疾病预防控制对人群期望寿命的贡献研究"结果简介》，《中国卫生资源》2015 年第 18 卷第 2 期，第 86—88 页。

③ 国家卫生健康委员会：《截至 1 月 28 日 24 时新型冠状病毒感染的肺炎疫情最新情况》，中国政府网 2020 年 1 月 29 日。http://www.nhc.gov.cn/yjb/s7860/202001/1c259a68d81d40abb939a0781c1fe237.shtml.

④ World Health Organization: *WHO Coronavirus Disease（COVID−19）Dashboard*, World Health Organization, accessed 16 May 2021. https://covid19.who.int/.

⑤ UN News: *Five things you should know now about the COVID−19 pandemic*, UN News, accessed 12 March 2020. https://news.un.org/en/story/2020/03/1059261.

⑥ 李文龙：《新冠肺炎疫情与非典疫情的对比及对中国经济的影响》，第一财经日报网 2020 年 2 月 3 日。https://www.yicai.com/news/100488009.html.

中国的国情是人口规模巨大、人口流动频繁、老龄化程度加剧，且正在全球化、工业化、城镇化的进程中。经济高速发展、社会快速转型、地域差异、环境恶化等，使得中国社会面临的健康风险更多、形成突发公共健康事件的可能性更高、危害更大，且稍有不慎或处置不当其影响会被无限放大。因此，建设适宜公共健康体系是必由之路。

（三）适宜公共健康体系是实现健康国家（地区）战略的首选之策

公共健康体系，通过有效抵御健康风险、[①] 避免和减轻疾病损害，[②] 在保障公共安全、维护社会稳定，[③] 促进经济建设和社会发展等方面作用巨大，是增强执政能力以及维护政府公信力与提升国际形象的重要加分项。公共健康一百多年的实践也证明，投入少、产出高、时效长、惠及全体社会成员是其显著优势。世界卫生组织的研究表明，公共健康的投入产出比可达 1∶5.5。[④] 目前世界各个国家（地区），尤其是发展中国家都应把公共健康放到战略地位。因此，建设适宜公共健康体系是实现健康国家（地区）战略最重要的基础，也是首选之策。

（四）适宜公共健康体系是提升国家治理能力的必然要求

此次抗击新冠肺炎疫情，是对国家治理体系和治理能力的一次大考。因此，针对新冠肺炎疫情中暴露的中国公共健康体系在法制、体制、机制等方面的不足，抓紧"补短板、堵漏洞、强弱项"，加快适宜公共健康体系建设，成为维护国家公共安全，健全国家治理体系、提升国家治理能力的必然要求。同时，中国正处于全面实施健康中国战略和健康中国行动的关键时期，构建适宜公共健康体系也成为新时代各级政

---

① 施小明：《全球国家健康战略概况及对建设健康中国的启示》，《中华预防医学杂志》2016年第 50 卷第 8 期，第 668—672 页。

② C. A. Nathanson：Disease prevention as social change：Toward a theory of public health，*Population and Development Review*，1996，vol. 22，no. 4，p. 609.

③ 王坤、毛阿燕、孟月莉等：《我国公共卫生体系建设发展历程、现状、问题与策略》，《中国公共卫生》2019 年第 35 卷第 7 期，第 801—805 页。

④ 世界卫生组织：《环境卫生》，世界卫生组织网 2019 年 6 月 15 日。http：//www.who.int/mediacentre/factsheets/fs392/zh/.

府应对国家治理体系和治理能力大考的必答题。

二、现实与挑战

构建适宜公共健康体系的过程中，面临着诸多理论和现实挑战。解决上述难题，既是"预防为主"卫生与健康工作方针的探索，也是对国家（地区）健康治理能力的考验，更是实现公共健康领域治理体系和治理能力现代化的必然要求。[①]

（一）明确公共健康、公共健康体系的内涵和外延

公共卫生实践起源于 19 世纪中后期的工业革命，从早期的规范个人卫生行为，发展到促进群体健康和改善环境卫生；从单纯的传染病控制扩大到各类疾病的全面防治；从减少疾病危害拓展到降低全生命周期的健康风险；从关注生理健康到重视心理健康再到改善社会适应能力；从被动采取疾病控制措施转变为主动开展健康风险干预行动。因此，使用"公共健康""公共健康体系"，更能体现公共卫生现今的核心内容和未来的发展趋势。然而，既往关于公共卫生、公共卫生体系的定义众多，未能达成统一的共识，也难于表述当今的"公共健康""公共健康体系"，影响了体系和事业的发展。为此，本书在上篇第一章，结合新形势、新要求和新环境，清晰界定了"公共健康""公共健康体系"的定义和内涵。

（二）明确适宜公共健康体系的定位

国内外围绕医疗机构的建设已提出了较多标准，如美国医疗机构评审国际联合委员会（Joint Commission International，JCR）建立的医院评审标准、[②] 原卫生部印发的《三级综合医院评审标准（2011

---

① 杨禹：《习近平〈求是〉重要文章传递的深刻涵义》，央视新闻网 2020 年 3 月 1 日。http://news.youth.cn/sz/202003/t20200301_12218263.htm.

② Joint Commission International：*Joint Commission International Accreditation Standards for Hospitals Including Standards for Academic Medical Center Hospitals*，Joint Commission International，accessed 1 July 2017. www.jointcommissioninternational.org/achieve—hospitals.

年版)》，① 这些要求为医疗机构不断改进和完善提供了很好的借鉴。对良好（适宜）公共健康体系应具备的条件或标准的探索相对较少，如1999 年美国提出了 21 世纪公共健康体系建立的 10 项原则：（1）必须参与信息技术革命；（2）必须重视预防；（3）必须保证持续而有效的学术研究；（4）必须消除卫生服务不平等；（5）必须重视人才培养；（6）保护卫生研究学术中心；（7）应超越职业界限；（8）生命伦理必须作为一门科学来对待；（9）必须帮助其他国家建立基础设施；（10）必须有所作为。② 国内学者王德斌从系统论的角度提出了公共健康体系必须具备的 5 大标准：合理的目标规划、完善的基础设施、灵敏的信息系统、科学的决策指挥和有效的干预控制。③ 但对于外部环境的要求涉及较少。本书在上篇第二章，系统、明确地界定与阐述了适宜公共健康体系的定位或应具备的条件。

（三）明确公共健康体系适宜程度的评价方法

国内外围绕卫生系统、医疗机构的定量评价标准较多，比较有代表性的如世界卫生组织在 2000 年提出的卫生系统绩效评价框架，④ 世界银行、联合国儿基会以及美国、中国等衡量医院绩效和质量的评价标准。⑤ 针对公共健康服务项目或能力的评价标准也有相应探索，如世界卫生组织制定的突发应急联合外部评估工具⑥、中国制定的《国家基本公共卫生服务项目绩效评价标准》；亦有少数针对公共健康机构的评价标准，如中国早期的《全国卫生防疫站评审标准》和 21 世纪初的《疾

---

① 卫生部：《卫生部关于印发〈三级综合医院评审标准（2011 年版）〉的通知（卫医管发〔2011〕33 号）》，中华人民共和国国家卫生健康委员会网 2011 年 4 月 22 日。http://www.nhc.gov.cn/yzygj/s3585u/201104/c6fa4cc981d4429ba8caa7666aa13710.shtml.

② D. Shalala：Ten Principles for Building a 21st−Century Public Health System，*Academic Medicine*，1999，vol. 74，no. 8，pp. 908−909.

③ 王德斌、蔡海燕、洪倩等：《从系统论看我国公共卫生体系建设：策略建议》，《中国卫生事业管理》2006 年第 22 卷第 1 期，第 37—39 页。

④ World Health Organization：The world health report 2000—Health systems：improving performance，*Bulletin of the World Health Organization*，2000，vol. 78，no. 6，p. 863.

⑤ 程锦泉、张丹、林汉城等：《医疗机构公共卫生服务质量评估标准设计与实践》，《中国医院管理》2012 年第 32 卷第 2 期，第 24—27 页。

⑥ World Health Organization：*Joint External Evaluation Tool：International Health Regulations*（2005），World Health Organization，2016，p. 13.

病预防控制绩效评估标准》。然而，鲜见科学评价公共健康体系适宜程度的方法和手段。本书在上篇第三章和下篇第九章至第十七章，回答了这一技术难题。

（四）明确现阶段面临的公共健康具体任务

解决和应对各类公共健康具体任务是体系的核心工作。准确界定公共健康体系的任务清单，明确"究竟面临哪些公共健康具体任务""哪些任务应当优先关注、优先解决"，对决策者、组织者、提供者、研究者和公众系统把握任务全貌、找准工作重点，意义重大。当前各国围绕解决各类公共健康具体任务已有诸多探索，但均未能完全清晰地界定出需要应对的主要公共健康任务和范围。在研究层面，主要是针对特定公共健康任务的研究，包括慢性病、传染病、精神疾病、食品安全、环境污染、意外伤害等在内；有部分研究尝试给出公共健康任务和范围，但仅是针对特定地域范围内的梳理，同样无法明确回答公共健康体系究竟面临哪些具体任务。因此，本书在上篇第四章，就如何确定公共健康体系的任务清单及其关注程度作了详述。

（五）明确各区域公共健康体系距离适宜标准的差距

明确公共健康体系的现状，有助于找准体系的地位。既往的研究已尝试对所在区域的公共健康体系展开评价，例如黄玲玉采用自行设计的调查表，分析了广东、重庆、湖北、云南、安徽 5 省的突发公共健康事件应急指挥决策能力；[①] 罗凤基等纵向比较了 2000—2006 年北京市朝阳区疾病预防控制体系的建设成效。[②] 然而，从"适宜"的衡量标准出发，对中国及各地的公共健康体系进行评价，仍缺少专题的系统研究。本书在上篇第五章，回答了这一难题。

---

① 黄玲玉、郝晓宁、徐敏等：《卫生应急人员监测预警认知现状比较研究》，《中国卫生资源》2014 年第 17 卷第 4 期，第 300—304 页。
② 罗凤基、李书明、马建新等：《2000—2006 年朝阳区疾病预防控制体系建设成效评价》，《中国卫生事业管理》2009 年第 26 卷第 3 期，第 174—176 页。

（六）明确目前公共健康体系与适宜标准相比的优势与不足

准确把握公共健康体系的优势和不足，有助于明确今后的发展目标，也是找准关键问题、研制治本策略的重要基础。现实工作中，大家都知道公共健康体系存在问题，但大家都不知道究竟存在多少问题。研究层面，围绕公共健康体系优势和问题的研究较多，从体系的结构层面、运行过程等不同角度展开分析，例如王坤等通过对公共健康相关政策的总结，指出目前存在人才队伍不稳定、重治轻防思想严重、投入缺口大、行政赋权缺失等问题；[1] 中心的研究团队从社会环境、工作基础、工作过程、系统结果、健康结果等 5 方面评价了全国省级疾病预防控制中心的优势与不足。[2] 课题组在此基础上作了进一步的探索，本书上篇第五章，是参照适宜公共健康体系的要求和标准，对公共健康体系的优势与不足所作的客观、系统的分析和评价。

（七）明确影响适宜公共健康体系建设的关键问题

在明确体系存在的诸多问题后，按照矛盾论的分析方法，需要明确主要矛盾和次要矛盾，以及矛盾的主要方面和次要方面。这构成了操作层面的现实难题，何者为先、哪个问题最重要、哪个问题更严重、哪些问题具备解决条件，即需要分清各个问题的轻重缓急和主次关系，以前瞻把握工作重点。在研究层面，卫生健康领域关键问题的分析以定性分析为主，如中心的孙梅等运用卫生系统诊断树法，推导出公立医院分配制度存在价值定位偏低、分配要素不合理、薪酬极差偏小 3 类关键问题。[3] 中心的研究团队前期依据政策问题确认程式，定量确认了疾病预防控制、妇幼保健、突发公共健康应急处置、卫生监督等领域的关键问题。例如，于竞进等分析指出，在疾病预防控制体系诸多问题中投入不

---

① 王坤、毛阿燕、孟月莉等：《我国公共卫生体系建设发展历程、现状、问题与策略》，《中国公共卫生》2019 年第 35 卷第 7 期，第 801—805 页。

② 郝模、李程跃、孙梅等：《我国疾病预防控制绩效考核的研究与实践研究结果简介》，《中国卫生资源》2012 年第 15 卷第 1 期，第 7—8、18 页。

③ 孙梅、苏忠鑫、马宁等：《反思我国公立医疗机构分配制度存在的三大问题》，《中国医院管理》2006 年第 26 卷第 1 期，第 19—20 页。

足导致功能落实不到位是关键问题。[①] 因此，在前期研究积累基础上，后续的难点是如何围绕"适宜"标准和提升健康治理能力的需求等，准确地找到影响公共健康体系发展的关键问题。本书在上篇第六章，提出了解决办法。

（八）明确适宜公共健康体系关键问题的根源和治本策略

有效治疗依赖于正确的病因和发病机制诊断，只有在准确把握关键问题根源及形成机制基础上，方能研制相应的治本策略乃至标本兼治策略，才能为明确前瞻治理的突破口提供技术支撑，否则只能"头痛医头、脚痛医脚"。因此，必须确认关键问题的根源和形成机制。在已有研究中，大多数均未对存在的问题进行原因分析即直接给出策略或建议；仅有部分研究运用根源分析（Root Cause Analysis，RCA）等方法分析了问题的原因，[②] 并提出相应的解决策略，但对形成机制的分析仍有不足。中心研究团队前期在明确疾病预防控制、妇幼保健、卫生监督等领域关键问题基础上，以政策问题根源分析程式为指导，分析了关键问题的根源和形成机制。例如，中心研究团队曾经定性、定量论证了疾病预防控制功能落实不到位的根源是政府对公共产品的财政投入不足，并研制了相应的形成机制模型。[③][④] 本书在上篇第七章，针对如何科学地分析适宜公共健康体系关键问题的原因、影响因素及形成机制给出了答案。

（九）明确围绕治本策略形成适宜公共健康体系建设的配套措施

围绕治本策略形成相应的配套措施，有助于有效地支撑决策，确保

---

① 于竞进、于明珠、段勇等：《论证中国疾病预防控制体系的首要问题》，《卫生研究》2005年第34卷第1期，第8—9页。

② M. S. Stecker: Root Cause Analysis, *Journal of Vascular and Interventional Radiology*, 2007，vol. 18，no. 1，pp. 5—8.

③ 张光鹏、于竞进、于明珠等：《中国疾病预防控制体系公共职能偏废的根源分析》，《卫生研究》2005年第34卷第2期，第133—135页。

④ 郝模、傅鸿鹏、邵晶晶等：《社会互动：疾病防制功能难以落实作用机制模型的逻辑推论》，《中国卫生资源》2001年第4卷第1期，第13—18页。

策略能"对症下药"。因此，如何形成治本策略及相应的配套措施是面临的另一难题。既有公共健康体系改进措施或建议的研究相对较多，但多数均是针对存在的问题直接提出建议或措施，或是在实践经验基础上总结提出相应的策略。例如：J. B. Heath 围绕 2015 年的埃博拉疫情，在分析了世界卫生组织及区域突发应急管理人员面临的困境后，提出了管理权下放、认知开放等 3 项改进策略；① 胡学峰等在总结美国疾病预防控制中心针对埃博拉病毒疫情采取的措施后，提出及时发布疫情信息和技术指南等 5 项措施。② 但这些措施形成和提出的过程有待改进。中心研究团队前期在明确疾病预防控制、卫生监督等领域关键问题及形成机制基础上，以政策方案研制程式为指导，提出了解决策略和配套措施。例如，王伟成等提出了重塑全国疾病预防控制体系的治本策略及相应的改革措施。③ 因此，如何确保形成的适宜公共健康体系建设的配套措施能够"有的放矢"，考验决策者的治理水平、考验研究者的决策支持能力。本书在上篇第七章，回答了这一问题。

（十）明确这些策略和配套措施的可行性

研制的治本策略和措施能否达到预期效果，对适宜公共健康体系的建设作用多大，是决策者关心的问题。因此，如何科学地预测策略和配套措施在不同落实条件下的预期效果，显得意义重大。既有研究中，围绕解决措施的可行性分析以定性分析为主，主要分析方式有理论分析、逻辑推演等。例如，刘晓君等认为为加快乡村医生队伍执业医师化的进程、规范管理和稳定乡村医生队伍，提出有必要增设乡村全科执业助理医师资格考试，同时指出现行相关法律政策提供的法律依据、乡村医生群体诉求和居民支持使得资格考试的增设具备了可行性。④ 仅有少量研

---

① J. B. Heath: Global Emergency Power in the Age of Ebola, *Harvard International Law Journal*, 2016, vol. 57, no. 1, pp. 1—47.

② 胡学锋、吴海磊、郝雨等：《美国疾病预防控制中心（CDC）对埃博拉病毒病疫情的主要防控措施概述》，《口岸卫生控制》2016 年第 21 卷第 5 期，第 1—4 页。

③ 王伟成、于竞进、于明珠等：《重塑中国疾病预防控制体系的改革步骤》，《卫生研究》2005 年第 34 卷第 2 期，第 130—132 页。

④ 刘晓君、谭绍清、胡永新等：《论增设乡村全科执业助理医师资格考试的必要性及可行性》，《中国卫生政策研究》2015 年第 8 卷第 9 期，第 64—68 页。

究基于定量数据分析了解决措施的可行性。如中心的罗力等应用意向调查数据和 1998 年国家卫生服务总调查资料，从农村地区疾病模式、认识基础和疾病预防控制中心补偿机制三个角度论证了农村地区实施疾病预防控制中心模式的可行性。[①] 因此，本书在上篇第七章，就如何运用科学的模型构建方法，预测策略和措施在构建适宜公共健康体系中的潜在效果，以及建成适宜体系的可行性进行了探讨。

三、研究与突破

5 年多来，课题组基于前期 35 年的研究积累，遵循"结构—过程—结果"、健康系统宏观模型的研究思路，汇聚中心的百多位专家学者，查阅政策文件、文献资料，研究涵盖了全国 31 个省（自治区、直辖市）及其省会城市、计划单列市和香港、澳门两个特别行政区、台湾地区，以及部分典型国家和国际城市；走访基层社区，调研各级疾病预防控制机构和医疗机构，听取各级政府和卫生健康、食品药品安全等众多部门的意见，并对部分地、市、县的情况进行了深入调查，获得了海量的一线数据；通过大数据等技术，完成了由点到面，从过去、现在到未来的全面分析，分析结果反复征求各方专家的意见，从正反两个方面再论证，最终达成一致。如此取得了多项突破性进展，包括 3 项理论创新和 5 项技术突破，回答了亟待解决的 10 个理论和实践难题；依托技术突破及原有基础，打造了公共健康领域独有的 3 大平台。

（一）实现了三项理论创新

1. 精确界定了公共健康

公共健康更能体现公共卫生的核心内容，符合需求和发展趋势。课题组系统而全面收集到了既往 49 个各类公共卫生定义，其结论似为仁者见仁，智者见智，但都难于准确表述当今的公共卫生的全部内涵。为

---

① 罗力、马安宁、冀春亮等：《农村地区实施疾病控制中心模式（CDC）的可行性论证》，《中国卫生资源》2001 年第 4 卷第 3 期，第 111—113 页。

此，遵循"继承—消化—吸收—创新—完善"的思路、步骤和方法，课题组将研究视野首先聚焦性质、宗旨、价值、主体、任务等，最终准确定义了公共健康，并主张以此替代和涵盖公共卫生。形成的定义和内涵各方接受程度为98.7%。

课题组研究指出，公共健康（Public Health）也即公众健康，是以保障公众的健康水平、维护健康公平为导向的公共事业。由政府主导、社会协同、全体社会成员参与共享，运用健康相关理论与方法，预防和控制疾病与伤残，降低和消除健康风险，改善和促进人的生理、心理健康及社会适应能力，以提高全民健康水平与生命质量、维护社会稳定与发展，是健康国家（地区）的基础。

课题组的定义突出"公共事业"，强调公共产品和服务属性，旨在明确政府主导责任（认可率98.7%）。强调"维护健康公平"，旨在明确公共健康不仅保障健康的水平，还应注重公平性；同时，将宗旨延伸到"维护社会稳定与发展"，强调了公共健康的功能不仅仅是保障健康（认可率98.6%）。研究强调公共健康是"一门科学"，旨在呼吁尊重科学规律，重视医学与其他自然科学和社会科学的交叉融合（认可率98.3%）；强调公共健康"重在实践"，明确了加强各类政策和措施的落实，是实现宗旨和价值的关键（认可率98.6%）。

2. 准确厘清了公共健康体系

在精确界定公共健康的基础上，课题组进一步厘清了公共健康体系的概念：公共健康体系（Public Health System）是一个国家（地区）为了公共健康，由政府主导，相关部门、专业机构及其他组织等各尽其责并协作联动，综合运用法律规制、组织保障、管理机制、资源配置和技术支撑等措施，向全社会提供公共健康服务的有机整体。维护公共健康体系有效运行是政府的责任。

课题组的定义强调"公共健康体系的整体性"（认可率90.5%），除了覆盖疾病预防控制、妇幼保健等卫生健康系统负责的领域，还应覆盖食品药品安全、环境健康、职业健康以及医疗服务、健康保障等领域。现实当中，公共健康体系因常被理解为狭义体系，导致各方认同感和参与度欠缺。定义强调了"政府主导"，突出明确了维持体系的有效运行是政府责任（认可率92.9%）；强调了"综合施策"，尤其是人财物资源配置和政策支持等保障措施应当到位（认可率 100.0%）。课题组同时指出，公共健康工作的开展不仅是卫生健康部门的职责，每一层级的体系均应包括同级政府、相关部门（包括业务主管部门）、专业机构、其他组织等（认可率 98.3%），其中相关部门涵盖政策保障、财力保障、人事保障、社会保障、教育、交通运输等部门。

3. 首次确立了适宜公共健康体系的具体定位及权重

"适宜"的本意为"合适，相宜"。课题组认为，适宜公共健康体系，是指特定国家（地区）将提升公众的健康水平这一共同目标，与人、自然环境、资源禀赋、技术水平、政治经济、历史文化、社会制度与核心价值等相匹配。促使体系内各要素围绕共同目标相互支撑、有机协调，并动态调整与持续优化，从而能够因势利导和因地制宜地形成符合实情的发展目标、路径和体系。

依据健康系统宏观模型，课题组论证并明确了适宜公共健康体系应具备下列 8 个要素，其中外部环境包括 3 个要素，即强而有力的社会环境支撑、动态把握公众需要的能力、把控健康风险因素的水平等；内部结构包括 5 个要素，即适宜的人财物等资源配置、成熟并且协调的组织体系、行之有效的管理运行机制、健全的公共健康功能服务、公共健康具体任务的关注程度等。8 个要素又进一步细化为 63 个可操作的定位。要素和定位得到了各方 88.8%—93.9% 的认可。首次为健康国家（地区）公共健康体系建设提供了"何为适宜"的定性标准。可用于定性研判一个国家（地区）公共健康体系的适宜程度，以及体系具有的优势和存在的问题。

课题组将适宜的公共健康体系应当具有优先的政策环境支撑概括为 5 个方面：（1）健康优先：把健康作为国家（地区）的优先发展战略；（2）规范引导：将优先发展战略衍化为一系列可操作的法律、法规、政策、规划和措施等，起到规范和引导效应；（3）职责明确：相关部门、专业机构及其他组织等依据优先战略划分职责任务；（4）任务落实：各方围绕公共健康目标，各司其职、协作配合，健康优先战略及其任务切实得以落实；（5）考核评估：将公共健康体系运行效果纳入政府的考核评价体系，并作为各相关方业绩考评的重要依据。

（二）取得了五项技术突破

1. 首次构建了适宜公共健康体系的定量标准

在确立了"公开公正、逻辑合理、科学可行、客观可比"原则的基础上，遵循模型构建的原理与方法，课题组将具体定位量化为可操作的评价指标，包括测算思路、步骤和具体公式，创立了适宜公共健康体系的定量标准。定量标准包括一级指标 8 个、二级指标 31 个以及三级指标 44 个，各方认可程度 94.1%—100.0%。首次为健康国家（地区）的适宜公共健康体系建设，提供了"何为适宜"的定量评价标准。可用于定量判断一个国家（地区）公共健康体系的适宜程度，也可以判断公共健康不同领域或不同任务类型体系建设的适宜程度，以及体系具有的优势和存在的问题，尤其是可以通过时序信息预警预测关键问题的演变趋势。

如对应前述政策环境支撑的 5 个定位，可以演化为 5 个相应的定量指标，包含健康优先战略的优先程度、规范引导程度、职责明确程度、任务落实程度和考核评估程度。

2. 首次确认了现阶段究竟面临哪些公共健康任务及其关注程度

借鉴政策问题确认程式的思路、步骤和方法，首次确认了现阶段面临的 222 项公共健康具体任务并形成清单，定量明确了每个具体任务的关注程度。这些具体任务可以分为 48 个不同任务类型，并可归纳为 11 个不同任务领域，得到了各方 88.2%—100.0% 的认可。为决策者、组织者、提供者、研究者和公众把握公共健康风险提供了全景视野。当然，随着时间的推移和自然、社会环境的改变，面临的公共健康具体任务的种类及其关注程度会随之改变，目前确认的公共健康任务清单也将不断更新和动态调整。

公共健康任务的 11 个领域，涵盖了传染性疾病与感染的预防与控制（简称"传染病预防控制"）、慢性非传染性疾病的预防与控制（简称"慢性病预防控制"）、妇女和儿童保健、精神健康、突发公共健康事件的应急处置（简称"突发应急"）、生活方式与行为的干预、伤害和暴力的控制（简称"伤害控制"）、食品和药品安全控制（简称"食品药

品安全")、环境健康风险因素的控制（简称"环境健康"）、职业健康
与安全控制（简称"职业健康"）、其他公共健康任务（如地方病、血
液安全等）。

3. 首次形成了定量分析和评价公共健康体系的思路、步骤和方法

运用政策评价程式、规范差距分析等，在构建的定量标准基础上，
能够客观、公正地分析和评价一个国家（地区）公共健康体系或不同领
域、类型的概况、优势与不足，以及各自的重点等。运用该思路、步骤
和方法，课题组对上海、北京和纽约进行了系统分析和评价。结果表
明，上海和北京的后发优势已崭露头角。公共健康 6 领域合计（包括传
染病预防控制、慢性病预防控制、妇女保健、儿童保健、精神健康、突
发应急领域，下同）的适宜程度分别仅比纽约低 0.1％和 4.2％。[①] 以妇
女保健领域为例，体系 8 要素中，北京的社会环境对公共健康体系的支
撑程度（适宜度评分北京 607.9 分，[②] 上海 543.3 分）和把控健康风险
因素的程度（北京 408.1 分，上海 402.9 分）优于上海，而其余 6 个要
素则是上海优于北京，如管理运行的完善程度，上海为 654.2 分，北京
为 532.5 分。

4. 首次明晰了定量分析建设适宜体系的突破口及发展策略的方法学体系

课题组运用政策问题根源分析和方案研制程式，以上海为例，明确
了"相关支撑部门职责不清晰、不可考"是上海建设适宜公共健康体系
首先应该解决的问题。进而明确了建设适宜体系的突破口——以《"健
康中国 2030"规划纲要》《"健康上海 2030"规划纲要》为契机，明晰
各部门职责分工并落实到位，在此基础上辅以必要的配套措施和科学可
行的改进路径，应能在技术上有力支撑上海乃至全国推进适宜公共健康
体系建设。

[①] 优先选择上述领域的理由：一是传染病预防控制、慢性病预防控制、妇女和儿童保健、
精神健康、突发应急等领域是世界各国政府、社会普遍关注的重点；二是在国内上述领域的业务
主管部门均为卫生健康部门。另外，妇女和儿童保健在实践工作中分别针对妇女、儿童两类人群，
因此在分析时按 2 个领域分别进行。

[②] 依据适宜公共健康体系定量标准进行量化评估，该评分为指标的适宜程度值与现实标杆
比较后所得，满分为 1000.0 分，下同。

5. 首次构建了建设适宜公共健康体系可行性的预测模型

课题组构建了可以预测一个国家（地区）的公共健康体系在特定条件下何时能达到适宜标准的预测模型。比如，测算结果显示，从突破口入手，辅以明确的配套措施，上海的儿童保健领域有望经过 4 年；妇女保健、传染病预防控制、突发应急领域有望经过 5 年；精神健康和慢性病预防控制领域有望经过 7—8 年的努力建成全球城市的标杆。北京在同条件下妇女保健领域要比上海晚 1—2 年。值得注意的是，若配套措施落实不到位将影响达成目标的时间，以上海慢性病预防控制领域为例，若仅卫生健康部门高度重视，与政府全面重视相比将推迟 5 年达到目标。这一测算思路和预测模型，也可以为任一国家（地区）提供确认政策实施后能否达到适宜标准以及达到目标时限的参考和借鉴。

（三）构建了三大平台

依托上述理论创新、技术突破，打造了公共健康领域独有的三大平台。

1. 公共健康体系动态信息大数据平台

目前已汇集了下列国家（地区）的公共健康体系公开信息：全国 34 个省级行政区，大陆 32 个省会城市与计划单列市，国际上有代表性的 10 个国家和 10 个全球城市。信息涵盖 2000 年以来的传染病预防控制、慢性病预防控制、妇女和儿童保健、精神健康、突发应急等 6 个领域共 150 个公共健康任务。课题组将继续运用"互联网＋"、云计算、人工智能等技术手段，拓展信息收集的领域、地域和时间范围，逐步拓展至食品安全、药品安全、环境健康、职业健康等领域和老年人、流动人口等重点人群，以及更多的国家和代表性城市，形成公共健康体系的大数据信息平台，为完善公共健康体系建设和落实健康国家（地区）战略提供国内外独有的信息基础。

2. 适宜公共健康体系发展战（策）略研制平台

依托技术突破和大数据平台，课题组已能够为上述国家（地区）的政府及主管部门、专业机构，提供"找准问题、找到根本原因、明确突破口、研制策略和配套措施"等全方位的精准资政服务，助力落实健康国家（地区）战略和适宜公共健康体系建设。课题组将继续依据特定国家（地区）的需要，围绕特定领域或整个体系开展系统评价与战（策）略研究，分析现状、优势与不足，明确突破口，研制发展策略，为各级政府及其相关部门提供完善体系的改进方案，服务健康国家（地区）战略。并进一步加强国际交流与合作，在向各级政府提供资政服务的同时，逐步形成公共健康领域专属的"兰德"。

3. 公共健康体系面临的重大问题（风险）预测预警平台

在关键技术和前两个平台的支撑下，课题组已能为特定国家（地区）把握关键问题的演变趋势，以及在特定条件和策略下，适宜公共健康体系建设的可能性，提供预测预警服务。课题组将继续在动态信息大数据平台基础上，通过不同国家、地区、城市的比较，明确某一国家（地区）公共健康体系的主要问题，识别重要风险源及问题的演变趋势，及时发布预警信息，为决策者前瞻把握体系建设的战略重点、服务健康国家（地区）建设，提供专享且精准的技术支撑。

四、应用与展望

（一）应用与推广

本研究首次突破性地提出了"适宜公共健康体系"这一重要概念，并依据研究的系列理论创新和技术突破，运用三大平台，通过系统评价，研制了公共健康体系适宜程度的系列排行榜；具备了向各级政府、相关部门、专业机构和区域提供资政服务的能力。在理论和实践上都得到了良好的应用。

1. 创建了适宜公共健康体系的理论框架

明确了公共健康、公共健康体系、适宜公共健康体系三个基本概念及其内涵与外延；构建了适宜公共健康体系的具体定位和定量标准；明确了适宜公共健康体系的任务清单；系统地研制了适宜公共健康体系建设的方法学体系，包括如何评价体系的现状、如何把握体系的优势和短板、如何明确体系的关键问题及其危害、如何分析关键问题的根源与形成机制、如何研制治本策略、如何预测治本策略的实施效果。从而创造性地建立了现阶段适宜公共健康体系的理论框架。

2. 研制了公共健康体系适宜程度的系列排行榜

利用目前汇集的公共健康体系信息，课题组首次全面、系统评价了全国 34 个省级行政区、大陆 32 个省会城市和计划单列市、国际上有代表性的 10 个国家和 10 个全球城市的传染病预防控制、慢性病预防控制、妇女保健、儿童保健、精神健康、突发应急领域的适宜程度，弥补了该领域的研究空白。基于评价结果，课题组发布了 10 个代表性国家、10 个代表性全球城市、全国 34 个省级行政区、大陆 32 个省会城市和计划单列市共 4 个系列的公共健康体系适宜程度排行榜，包括反映适宜程度进步幅度的"进步榜"和反映目前适宜程度水平的"现状榜"。

公共健康体系适宜程度排行榜，客观反映了各地的重视程度和区域健康治理能力，揭示了各地适宜公共健康体系建设的实践经验，具有重要现实意义。通过发布适宜程度排行榜：一是能够协助决策者、组织者、提供者把握所在地区体系的总体状况；二是能够定量明确特定体系与适宜标准之间的差距；三是能够前瞻分析发展趋势和进步潜力；四是能够协助科学对接现实中体系建设的发展目标，引导形成适宜体系建设的氛围，从而推进区域健康治理能力的现代化。这也是"紧紧围绕全面建成小康社会，开展前瞻性、针对性、储备性政策研究，提出专业化、建设性、切实管用的政策建议，着力提高综合研判和战略谋划能力"的要求，发挥第三方评价作用的体现。

评价结果显示：中国人均国内生产总值（Gross Domestic Product，GDP）全球排名第 78 位（2017 年），而公共健康体系的适宜度评分在包括英国、美国、法国、日本、德国、加拿大、俄罗斯、新加坡和澳大利亚等在内的 10 个代表性国家中名列第 4 位，远高于其人均国内生产总值排名，在突发应急（第 1 名）、妇女保健（第 2 名）、儿童保健（第 2 名）、传染病预防控制（第 2 名）领域表现突出。这一结果也充分表明，新时代中国特色的公共健康体系发展道路正在形成和完善，其模式和经验对发展中国家，尤其是"一带一路"沿线国家将起到很好的借鉴作用，促进源于中国的适宜体系思路与标准走向世界，在解决人类面临的共同健康问题上贡献更多的中国智慧和中国力量。

3. 具备了提供 8 类专业精准资政服务的能力

课题组可以为上述国家（地区）的政府及相关部门、专业机构等，提供下列 8 类专业精准的资政服务：现状评估与问题诊断、关键问题确认及预测预警、突破口及治本策略研制、策略和配套措施的可行性评估、政策效果评价、发展规划制定，以及公共健康基础数据库的使用和实时信息咨询等，助力适宜公共健康体系建设。资政服务涉及的领域包括：6 个领域整体以及传染病预防控制、慢性病预防控制、妇女保健、儿童保健、精神健康、突发应急 6 个领域，未来还将向更多领域拓展。

（二）愿景与展望

适宜公共健康体系理论的提出及其建设和评价，任重而道远。课题组将继续秉承"共同目标、多赢策略，有机分工、优势互补，成果共享、诚信服务，同舟共济、共同发展"的协作机制，与更广范围的高校和科研院所、政府及相关部门、专业机构，在"精、快、尖、高、准、全、强"等方面多下功夫，以"加快建设学术高地、加速打造一流智库、推进建设顶尖人才摇篮"为重点，逐步实现"立足上海、服务全国、面向世界"的学术和资政制高点的发展目标，建成公共健康领域的一流智库。

1. 加快建设学术高地

重点包括：（1）推广公共健康治理方法学体系。课题组将在一整套开展适宜公共健康体系研究的操作思路、步骤与方法基础上，构建标准化操作手册，增强方法学的可推广性，做到"更精"。（2）提升三大平台的智能化程度。顺应大数据时代发展趋势，运用人工智能（Artificial Intelligence，AI）等信息手段，实现信息实时、动态收集，形成大数据集（Big Data）；基于云计算（Cloud）等开发智能信息管理和分析技术、智能风险评估和预警技术，实现关键字段批量提取、风险预警与系统评价的智能化，提升三大平台的便捷性，做到"更快"。（3）持续提高前瞻性研究的全面性。协同国内相关领域更广的高校和科研院所，瞄准国际、国内公共健康治理领域更多亟须解决的前沿问题，开展更全面、更系统的超前研究，形成更多高质量、更具影响力的科研成果，做到"更尖"。（4）加快形成健康治理中国学派。通过方法学体系的不断推广、战略研究产出影响力的不断增强，吸引更多国际、国内学术同行的持续关注，不断提升在健康治理领域学术同行中的话语权，形成中国学派，做到"更高"。

2. 加速打造一流智库

重点包括：（1）实现资政服务的系统整合。依托智能化升级的三大平台，协同更多高校和研究者，更高效地开展更多的系统研究，并积极转化为系列专题的内参、建议提交决策部门，更充分发挥健康治理领域智囊咨询的作用，做到"更准"。（2）拓展个性化服务的范围。由现有的传染病预防控制等6个领域扩展至食品安全、药品安全、环境健康、职业健康等领域，以及老年人、流动人口、残障人群等特定人群；由现有的国家（地区）范围扩展至国内更多的地级市、国际上更多的国家和城市，做到"更全"。（3）发出更鲜明的健康治理中国声音。以更多的系统性研究结果为基础，围绕更广的公共健康领域，定期、系统地面向国际、国内发布更多的健康治理能力评估报告、评价排行榜等，为解决人类共同面临的健康治理问题提供中国方案，做到"更强"。

3. 推进建设顶尖人才摇篮

重点包括：（1）培养领军型学术创新群体。与更多高校和科研院所一道，以公共健康动态大数据平台积累的可供挖掘的信息为基础，优化独立"科研一条龙"能力、个性化培养等模式，培养更多的领军人才，打造更多的学术创新群体，持续引领健康治理领域的学科发展。（2）培养领导型健康治理队伍。继续扩大范围，与各地的政府、相关主管部门和专业机构，联合培养深刻理解健康治理观念、熟练掌握前瞻治理理论和方法、兼具国际视野的高层次领导人才，形成一支充分适应新时代需求的健康治理队伍。

"靡不有初，鲜克有终。"为了实现"强大的公共卫生体系"的目标，在构建适宜公共健康体系，追求卓越的征途上，我们将致力于不断探索、不断完善、不断革新，并真诚欢迎有志者和我们一起走向辉煌。

这也是本书的目的所在。

期待这一天早日到来！

李程跃　施培武　沈群红　张朝阳　陈　政　蒲　川　徐凌忠

胡　志　马安宁　王象斌　吴群红　龚朝晖　徐天强　于明珠

郝　超　张　瑜　汪　华　王磐石　郝　模

上篇　理论基础

第一章

适宜公共健康体系的基本概念

今世界正经历着百年未有之大变局，所谓"世界潮流，浩浩荡荡"。作为人类健康所系的公共卫生事业也同样面临着新变化、新需求、新挑战。尤其是新冠肺炎疫情全球大流行，迫使人们反思我们的公共卫生事业何以不堪一击？我们需要一个什么样的公共卫生体系、如何才能建设好一个全新的公共卫生体系？

毋庸讳言，"公共卫生"一词是个舶来品，历经百余年的传承和发展，其实践内容和理论内涵不断丰富和拓展；在当今中国，"人民至上、生命至上"已成为最重要的价值追求之一。为此，课题组从"公共卫生"的概念着手，遵循继承与创新的原则，适时提出了"公共健康""公共健康体系""适宜公共健康体系"等系列理念，以此回应新的历史时期的需求和挑战；进一步探寻"适宜公共健康体系"的建设发展路径，更好发挥"公共健康"在提升公众的健康水平、保障健康公平、促进经济社会可持续发展中的巨大作用。

第一节　公共卫生与公共健康

世界卫生组织采纳并为人熟知的公共卫生概念，[①] 自 1920 年问世迄今已整整 100 年；其间各方提出的有关公共卫生的定义有近 50 个之

---

① C—E. A. Winslow: The untilled fields of public health, *Science*, 1920, vol. 51, no. 1306, pp. 23—33.

多，众说纷纭。这些定义既体现了历史发展的过程和需要，又强调了不同时期和不同领域的重点，终究莫衷一是。时至今日，"公共卫生"的实践内容日益丰富，相关新兴理念不断涌现，既有定义也应得到完善和提升。为此，课题组遵循"继承—消化—吸收—创新—完善"的思路、步骤和方法，在既往公共卫生概念的基础上研究并提出了"公共健康"的理念，以更好地体现历史演变、现实需求和未来发展。

一、公共卫生的演变与发展

公共卫生是在人类长期与疾病抗争的过程中逐步发展起来的，[1] 其来龙去脉在学界始终是一个极具挑战性的话题。[2][3] 但是，无论是作为一个概念还是一种实践，公共卫生在全球都处在不断发展的过程中。

（一）公共卫生的起源与演变

在概念和语义方面，"卫生"一词古已有之。最早见于先秦典籍《庄子·杂篇·庚桑楚》，意为"卫全其生"，指养生、保护生命。若以此推论"公共卫生"，即是保护大众的生命，而人们所做的一切都将直接或间接与卫生有关。

现代汉语中的"卫生"和"公共卫生"都是外来词汇。日本明治维新时期，学者在译介西方医学时借用了"卫生（衛生）"来翻译"hygiene"；[4] 到了清代光绪年间，近现代意义上的"卫生"再回传入中国。对于"公共卫生（public health）"一词的使用，同样较早见于清代光绪年间，起先主要集中在译著当中，甚至直接使用音译；[5] 之后在相关书籍、报刊中对"卫生"的讨论实际包含了人群健康、环境卫生等内

---

① G. Rosen：*A History of Public Health*，Johns Hopkins University Press，2015，p. 1.

② 李立明、姜庆五主编：《中国公共卫生理论与实践》，人民卫生出版社 2015 年版，第 8 页。

③ T. H. Tulchinsky, E. Varavikova：*The New Public Health*，Academic Press，2014，p. 1.

④ 刘士永：《一九三○年代以前日治时期台湾医学的特质》，《台湾史研究》1997 年第 4 卷第 1 期，第 100—102 页。

⑤ 郭嵩焘：《郭嵩焘日记》（第三卷），湖南人民出版社 1980 年版，第 173—174 页。

容。① "卫生" 一词在发展过程中逐步对应了 "hygiene" "health" "sanitation" 等多个英语词汇，② 由此开始了国内在概念上的混用。

在英语世界中，这三个词长期并立使用，有所区别。"hygiene" 的字面意思是 "为预防疾病而保持个人及所在环境清洁的实践"（the practice of keeping yourself and your surroundings clean，especially in order to prevent illness or the spread of diseases），侧重强调个人的卫生习惯，包括个人和群体性的措施。"sanitation" 的字面意思则是 "保持环境清洁和健康的过程，尤其是通过提供污水处理系统和清洁的水"（the process of keeping places clean and healthy，especially by providing a sewage system and a clean water supply）。学者认为，"hygiene" 包含了 "sanitation" 的概念，覆盖了理论和实践范畴；而 "sanitation" 更倾向于是实现 "hygiene" 的一种手段。③

"public health" 的字面意思就是 "公共的、公众的健康"（the health of people in general）或者 "旨在提高大众健康水平的活动或服务"（the activities and services that are designed to improve the standard of health of the general population），更多强调的是人群的健康或健康活动。从专业角度，可视作国家或社会为了提高公众的健康而采取的方略和措施。④

19 世纪 30 年代被认为是公共卫生发展的重要分水岭，⑤ 现代意义上的概念逐渐形成。1834 年英国《济贫法修正案》（*The Poor Law Amendment Act of* 1834）的通过，标志着有组织的政府主导的现代公共卫生时期的到来。⑥ 参与起草法案的 E. Chadwick 在后续的执行调查报告中强调了 "卫生状况"（sanitary condition）的重要性；并推动了

---

① 梁启超：《新民说·论尚武》，中州古籍出版社 1998 年版，第 191 页。

② 余新忠：《晚清 "卫生" 概念演变探略》，《"西学与清代文化" 国际学术研讨会论文集》，中国人民大学 2006 年，第 915—950 页。

③ 李立明、姜庆五主编：《中国公共卫生理论与实践》，人民卫生出版社 2015 年版，第 13 页。

④ 李立明、姜庆五主编：《中国公共卫生理论与实践》，人民卫生出版社 2015 年版，第 12 页。

⑤ G. Rosen：*A History of Public Health*，Johns Hopkins University Press，2015，p. 106.

⑥ T. H. Tulchinsky，E. Varavikova：*The New Public Health*，Academic Press，2014，p. 13.

1848 年人类历史上第一部《公共卫生法案》（*The Public Health Act of 1848*）的出台。这是首部以 "public health" 命名的法律，也是第一次从现代意义上对保障公民的健康进行的立法，暗含了与 "hygiene" 和 "sanitation" 的关系，即在当时提高健康水平的主要手段就是改善卫生状况。

在实践方面，为了预防和控制传染病，对人体，尤其是人群的健康进行定量观察，使得公共卫生渐渐成为一个相对独立的领域。17 世纪，英国经济学家、人口学之父 J. Graunt 研究了死亡分布及其规律。18 世纪，法国人 P. A. Louis 开始进行疾病分类；英国统计学家、现代流行病学创始人 W. Farr 开创了有关疾病患病率、死亡率、疾病与死亡原因的统计研究；E. Jenner 发明了牛痘接种，标志着科学的主动免疫的开始。19 世纪，J. Snow 在伦敦的霍乱调查，标志着流行病学中现场调查、分析和控制方法的产生；同时期物理、化学、生物等学科的发展，为自然环境、社会环境与人群健康之间的关系研究奠定了坚实基础；L. Pasteur 建立了微生物理论，使得后续在烈性传染病预防控制方面取得重大成果提供了可能。公共卫生逐渐发展衍生出了包括预防控制传染病、环境卫生、职业卫生、营养与食品卫生、妇幼和青少年卫生在内的一整套系统理论、方法和干预措施，公共卫生也逐渐发展成为现代政府的一项重要职能。

公共卫生的发展得益于方法学和技术领域的进步，能够运用的科学技术手段和理论方法支撑不断增加。其中包括了流行病学研究内容的拓展，如从研究传染病到各类疾病和健康问题；毒理学、环境卫生学、医学行为学等分支学科，卫生化学、微生物学、分子生物学等相关学科的兴起；统计学、计算机科学和信息技术的进步，为公共卫生提供了丰富的数学工具；社会科学与卫生学的深度融合，社会决定因素被充分认识，等等。1986 年签署的《渥太华宪章》（*The Ottawa Charter for Health Promotion*），强调了政府在公共卫生事业中的核心地位，强调了社区和公众参与的重要性。

在古代中国，除了传统中医药的发展，即便以现代公共卫生的眼光加以审视，也有诸多理念和实践为人称道。《黄帝内经》中"上医治未病"的预防为主理念；古代典籍中也有大量体现环境卫生原理和实践的记载；① 东晋时代葛洪所著的《肘后备急方》中就有对类似天花、恙虫病和狂犬病等传染病的描述；16—17 世纪，人痘接种术已在国内得到推广，之后逐渐传播到朝鲜、日本、古代俄国、阿拉伯地区及欧洲、非洲国家。

在过去百余年中，中国在公共卫生领域也进行了大量的实践探索，并取得了举世瞩目的成就。20 世纪初期，被称为"肺鼠疫"概念提出者的伍连德，在东北地区、上海等地连续扑灭鼠疫和霍乱疫情。特别是1910 年在东北的抗击鼠疫实践，是中国有史以来第一个以防疫专家科学实践与政府行为相结合、有效控制大型传染病疫情的案例。同时期，晏阳初在河北定县开展了初级卫生保健的实验性实践，训练助产士代替旧式产婆，向旧式产婆普及医学常识；建立各区保健所，培训合格医生；从平民学校毕业生中培训各村诊所的护士与公共卫生护士，等等。中华人民共和国成立之后，政府坚持"预防为主"，实行把医疗卫生服务重点放到农村去的战略，建立了县乡村三级卫生网、"赤脚医生"以及合作医疗制度；在全社会大规模持续开展爱国卫生运动，使得公共卫生事业有了长足进步。

进入 21 世纪，传染性非典型肺炎疫情来袭，初期的被动局面体现了当时公共卫生体系建设的薄弱和对公共卫生价值意义认识的局限；但随着疾病预防控制体系建设的努力，中国成功应对了人感染高致病性禽流感等新发突发重大疫情，并走出国门为抗击埃博拉疫情作出重大贡献；2020 年初，新冠肺炎疫情席卷全球，中国尊重传染病预防控制的科学规律，采取强有力的联防联控措施，有效控制了疫情，取得了重大战略成果。世界卫生组织高级官员称，中国政府的高度重视，每一位中国人的强烈责任感与合作精神以及各级政府未雨绸缪的态度"尤其令人瞩目"。②

---

① 李立明、姜庆五主编：《中国公共卫生理论与实践》，人民卫生出版社 2015 年版，第19 页。

② World Health Organization：WHO Emergencies Press Conference on coronavirus disease outbreak — 7 September 2020，World Health Organization，7 September 2020. https：//www. who. int/docs/default — source/coronaviruse/transcripts/covid — 19 — virtual — press — conference—7—september—corrects—name. pdf？sfvrsn=e00b8954＿2.

（二）公共健康的提出与需求

公共卫生的实践内容和理论内涵都经历了极大丰富的历史进程，但中国使用"公共卫生"这一概念却不能直观有效地反映出这些变化。最主要的原因是"卫生"一词本身存在多重含义；同时早期使用"卫生"时更多的是倾向于其狭义范畴，且这种倾向具有历史惯性。因此，与"健康"相比较，"卫生"的概念存在较大的局限性，亟待调整。

1. "卫生"面临中国特有的语义困境

"公共卫生"的广义和狭义纠缠是一个中国特有的语义困境，不仅在学术研究上引起争论，也造成了实践内容、责任归属的争议。

如前所述，"公共卫生"译自英语的"public health"，本义即"公共的、公众的健康"；但中文中"卫生"亦可对应英文的"hygiene"和"sanitation"等词，天然造成广义狭义的混用。"卫生"在晚清引入时，侧重强调为预防疾病，保持个人及其周围生活环境清洁。随着实践的演进，近代"卫生"一词开始逐渐增加了为谋求增进身体健康的行为、关注健康而非疾病等方面的界定，[①] 蕴含了"健康"的含义。

用词上由"卫生"向"健康"的转变已经开始，但巨大的历史惯性扭转不易。由于民众在日常生活中常接触的是保持个人清洁、注重环境整洁，如"公共卫生间"和"爱国卫生运动"等，因此在观念中始终将"卫生"理解为狭义的概念，对应的实际是"hygiene"或"sanitation"。这种情况形成了一种偏好，中国的行政主管部门自晚清以来一直延续了"卫生"的冠名，直到2018年才将单一的"卫生"调整为"卫生健康"，但只对应英语中的"health"一词。这种转变有一定进步意义，但依然脱离不了新瓶装旧酒之嫌。

在国外，同样经历了词义的合流，但在区分上更为明确，"hygiene"（狭义的"卫生"）和"health"（广义的"卫生"）在使用时始终有所不同。现代公共卫生实践肇始于工业革命，经济飞速发展及人群高

---

① 余新忠：《晚清"卫生"概念演变探略》，《"西学与清代文化"国际学术研讨会论文集》，中国人民大学2006年版，第915—950页。

度聚集带来了流行性疾病的肆虐，[1] 当时公共卫生的主要目标是改善环境卫生和个人卫生状况、为居民提供健康的食物和水源等举措来预防控制传染病，甚至将之与环境卫生等同，[2] 所以较多使用 "hygiene"。

随着历史的发展，人们对卫生与健康的使用和区分更加准确，相关的教学科研机构的名称是一个重要缩影。如英国 1899 年成立的 London School of Hygiene and Tropical Medicine，这一名称沿用至今。晚近成立的机构则更强调 "health" 字眼，如美国约翰斯·霍普金斯大学的相关学院 1916 年成立之初名为 "School of Hygiene and Public Health"，后更名为 "School of Public Health"，这种并用的情况若重复使用 "卫生" 翻译明显有悖原意；再如美国耶鲁大学 1915 年成立的 "Department of Public Health" 以及哈佛大学 1922 年成立的 "School of Public Health"，均直接使用了 "public health" 字眼。20 世纪后期，早前建立的机构开始改称 "public health"，如英国牛津大学和剑桥大学的相关院系一改成了 "Department of Public Health"。[3]

除了语义上的混淆，"公共卫生" 概念的使用和相关定义，往往也不能完全体现理论和实践过程中逐渐丰富的内涵和实际需求，对于疾病谱和死因谱的变化、医学模式的转变和健康理念的拓展的体现不够直观，难以适应新形势。

2. 疾病谱变化使得实践内容更广泛

全球范围内，疾病谱从以传染病为主逐渐向以慢性病为主变化。19 世纪中后期，通过免疫接种、改善自然和生活环境，自欧洲起逐渐开始控制传染病的流行。20 世纪 50 年代以后，随着人口老龄化、城市化进程的加速，以及生活环境、行为因素的改变，慢性病逐渐替代了传染病成为最主要的疾病和死因。世界卫生组织针对 195 个国家（地区）的研究表明，2016 年因非传染病死亡的人数占总死亡人数的 72.3%，传染

---

[1] B. J. Turnock：*Public health*：*What It Is and How It Works*，Jones & Bartlett Learning，2016，pp. 6—7.

[2] C-E. A. Winslow：The untilled fields of public health，*Science*，1920，vol. 51，no. 1306，pp. 23—33.

[3] 李立明、姜庆五主编：《中国公共卫生理论与实践》，人民卫生出版社 2015 年版，第 8—9 页。

病的死亡人数占比仅为 19.3%；1980 年以来，传染病，孕产妇、新生儿和营养性疾病的发病率均呈下降趋势。[①] 具体到疾病，21 世纪以来变化更为显著，世界卫生组织公布的 2000 年和 2016 年的前 10 位死因中，慢性病导致的死亡人数比重进一步增加，由 31.4% 上升到 41.4%；阿尔茨海默病和糖尿病进入，艾滋病/HIV 感染则退出前 10 位死因。[②]

也正是在这一过程中，公共卫生的实践内容不断丰富，相关理论方法不断得到创新，例如针对传染病预防控制的三大措施，控制传染源、切断传播途径、保护易感人群，到今天应对新冠肺炎疫情仍发挥着决定性作用；基于慢性病预防控制实践产生的病因预防，临床前期、发病前期预防，临床期、发病期预防充分体现了疾病自然史规律。

中国同样经历了类似的变化。早期，传染病是导致死亡的主要原因。随着卫生健康事业的发展，尤其是环境卫生条件和医疗水平的改善，疾病谱也经历了由传染病为主向慢性病为主的变化过程。根据统计数据，20 世纪 70 年代之后，传染病已经退出了主要死因的前列。中国疾病预防控制中心的研究表明，2017 年前 10 位死因依次是脑卒中，缺血性心脏病，气管癌、支气管癌和肺癌，慢性阻塞性肺病，肝癌，道路交通伤害，口腔癌，阿尔茨海默病和其他痴呆症，新生儿疾病以及高血压性心脏病。与 1990 年相比变化明显，彼时处在前 10 位的诸如下呼吸道感染、先天性缺陷、溺水、自我伤害等死因顺位均显著下降。与此同时，脑卒中、慢阻肺、下呼吸道感染、新生儿疾病等疾病的标化死亡率显著下降，但是缺血性心脏病、肺癌等疾病的死亡率却大幅度提升。另外，中国三大主要致残病因依次为肌肉骨骼疾病、精神疾病和感觉器官疾病（如听觉、视觉等丧失）。[③]

公共卫生实践反映了人类疾病谱和死因谱的客观现实。起初更强调

① GBD 2016 Causes of Death Collaborators：Global，Regional，and National Age—sex Specific Mortality for 264 Causes of Death，1980—2016：A Systematic Analysis for the Global Burden of Disease Study 2016，*The Lancet*，2017，vol. 390，no. 10100，pp. 1151—1210.

② World Health Organization：*Disease burden and mortality estimates*，*Cause — specific Mortality* 2000 — 2016，World Health Organization，accessed 26 March，2019. https：//www. who. int/healthinfo/global _ burden _ disease/estimates/en/.

③ M. Zhou，H. Wang，X. Zeng，et al.：Mortality，Morbidity，and Risk Factors in China and Its Provinces，1990 — 2017：A Systematic Analysis for the Global Burden of Disease Study 2017，*The Lancet*，2019，vol. 394，no. 10204，pp. 1145—1158.

解决生物学因素（细菌、病毒、寄生虫等）引起的健康问题（传染病和寄生虫病），解决这些问题的主要方法是消除环境中的致病微生物以及控制携带致病微生物的虫媒、动物等。随着时代的发展，疾病谱及死因谱在全球范围内发生根本性变化，慢性病、意外伤害、精神心理性疾病、不健康的行为（吸毒、酗酒等）已成为现阶段影响人群健康的主要问题。然而，在对"公共卫生"概念的阐述时，对这种不断变化的现实及带来的影响却明显滞后。

3. 医学模式转变要求以健康为中心

医学模式已由生物医学模式向生物—心理—社会医学模式转变。这一转变过程体现了医学发展的社会化趋势，是疾病谱和死因谱变化的客观体现，也是对人们日益提高的健康需求的回应，综合了医学科学认识论的进步和方法论的扩展。

生物医学模式强调生物性的因果解释。这一医学模式诞生于工业革命浪潮之中，城市化的快速发展也带来了传染病的蔓延，随着细菌学的开拓性发展，生理学、解剖学、病理学、免疫学等一大批相关学科相继产生，公共卫生的理论和实践与临床医学一道由经验走向科学。但生物医学模式建立在生物科学基础上，反映宿主、环境和病原体之间的变化规律，过于片面强调了生命活动的结构和功能统一，将人从群体中孤立开来；从结构上就没有给心理因素、个人行为、生活方式和社会环境留下空间，这些复杂因素的影响并不能得到很好的体现。单因单果的理论解释能力也在科学研究和实践当中不断被挑战。

生物—心理—社会医学模式从系统论出发，将健康问题解释为个体与社会的复杂系统交互影响的结果。这一医学模式强调疾病不再是简单的线性因果联系，而是一个立体网络结构的共同作用；同时又保留了生物医学模式中的因果解释，对生物学意义上的个人视角予以保留。1946年世界卫生组织成立之初，其宪章中已经将健康定义为"健康不仅仅是没有疾病或虚弱，而是包括身体、心理和社会适应的完好状态"。生物—心理—社会医学模式恢复了心理因素、个人行为、生活方式和社会环境在医学研究中的重要地位，但同时更为准确地定位了生物因素；这一医学模式也在更大程度上强调了人群观念，不再孤立地看待个体健康。

公共卫生的概念特征应与医学模式的转变相契合。在生物医学模式下，"疾病"是中心，认为主要的影响因素是生物因素，比如细菌、病毒或寄生虫等，因此使用"卫生"一词，凸显了通过确保生活环境的洁净来预防疾病的重要性，更加侧重于"生理健康"。随着生物—心理—社会医学模式的诞生，"健康"是中心，并且强调不仅是生理健康，还包含着心理健康和良好的社会适应能力，除了周边生活环境的整洁外，社会（制度、文化、教育等）、生活方式、个体行为等因素均会对健康产生综合作用。因此，使用"健康"比使用"卫生"更能体现人类对生理、心理、良好社会适应能力的追求，也更关注"健康"这个目标而不是"卫生"这个条件。

4. 健康理念呼唤健康融入所有政策

20 世纪中叶以来，健康理念不断深化拓展，公共卫生的发展也趋向更为综合的健康观。世界卫生组织一直致力于促进全球健康，倡导世界各国发展健康事业并推行较为先进的理念与方法；1946 年提出的"健康"概念，没有强调疾病，避免了躯体同精神、社会的分离，强调的是一种主动改善和控制复杂影响因素的积极健康观。1978 年《阿拉木图宣言》（The Almaty Declaration）提出"人人享有初级卫生保健"，1986 年《渥太华宪章》（The Ottawa Charter for Health Promotion）提出"健康促进"的理念；2013 年第八届全球健康促进大会正式提出"将健康融入所有政策"的理念，倡导世界各国必须系统地考虑所有公共政策可能对健康造成的不利影响，推动各部门之间的集体行动。这些理念的拓展，意味着政策、经济、环境、各个部门、社会的方方面面均与健康密切相关。

公共卫生不仅能够有效抵御健康风险、避免和减轻疾病损害，在保障公共安全和国家安全、维护社会稳定，促进经济建设和社会发展等方面作用巨大。如果只强调"提供干净的工作和生活环境"，并不能凸显其重要价值。由于人们观念中往往局限于狭义的"卫生"，因此公共卫生工作的开展仅仅落脚到了传统的卫生部门，难以突出健康融入所有政策的要求。2003 年，应对传染性非典型肺炎疫情标志着中国政府和社会各界对公共卫生的认识进入了新阶段，公共卫生被置于维护和促进国家发展和社会进步的重要地位。随着"健康中国战略"的实施和"健康融万策""共建共享"等理念的提出，人群健康水平的提升需要政府及相关部门、老百姓的共同努力，需要跨部门合作，而不仅仅是卫生部门一家的事情。也正是考虑到需更为准确和着重强调"健康"概念，中国的行政主管部门的名称调整为"卫生健康"，更突出了新的大健康观念。但是，要消除那种认为卫生健康工作仅仅局限于"卫生部门"的认知仍然任重道远。

不难发现，随着时代变迁，自然和经济社会条件改变，健康理念不断发展，公共卫生被赋予了更为丰富的内涵和使命。课题组在传承与发展的基础上，对公共卫生定义作进一步的阐述与释疑；课题组主张使用"公共健康"替代和涵盖"公共卫生"，以更好表达其深刻的内涵变化。

二、公共健康的定义与要素

为有效回应公共卫生的发展与需求，课题组在极力"穷尽"前人研究成果基础上，收集了来自世界卫生组织、典型国家政府与权威学术机构、经典著作与期刊论文等的 49 个具有代表性的公共卫生定义。遵循"继承—消化—吸收—创新—完善"的思路、步骤和方法，经 19 轮定性定量论证，界定了"公共健康"的内涵。其定义和要素各方接受程度为 98.7%。

（一）准确定义公共健康

公共健康（Public Health）也即公众健康，是以保障公众的健康水平、维护健康公平为导向的公共事业。由政府主导、社会协同、全体社会成员参与共享，运用健康相关理论与方法，预防和控制疾病与伤残，降低和消除健康风险，改善和促进人的生理、心理健康及社会适应能力，以提高全民健康水平与生命质量、维护社会稳定与发展，是健康国家（地区）的基础。

"公共健康"的提出，更集中反映了公共卫生 5 个方面的历史传承和发展，即从早期的规范个人卫生行为，发展到改善环境卫生和促进群体健康；从单纯的传染病预防控制扩大到各类疾病的全面防治；从减少疾病危害拓展到降低全生命周期的健康风险；从关注生理健康到重视心理健康再到改善社会适应能力；从被动采取疾病控制措施转变为主动开展健康风险干预行动。

（二）精准凝练核心要素

从公共健康的内涵来看，主要包含以下核心要素，这些要素受到了各方广泛认可。定义突出"公共事业"，强调公共产品和服务属性，旨在明确政府主导责任（认可率 98.7%）。突出"维护健康公平"，旨在明确公共健康不仅保障健康水平，还应注重公平性；并将宗旨延伸到"维护社会稳定与发展"，强调了公共健康的功能不仅仅是保障健康（认可率 98.6%）。同时，定义强调公共健康是"一门科学"，旨在呼吁尊重科学规律，重视医学与其他自然科学和社会科学的交叉融合（认可率98.3%）；强调公共健康"重在实践"，则明确了加强各类政策和措施的落实，是实现宗旨和价值的关键所在（认可率 98.6%）。

1. 本质属性是公共事业

公共健康的本质属性是为公众带来健康及其相关福祉的公共事业。所提供的服务具有非竞争性、非排他性等公共产品的属性。非排他性意味着任何人都不会被排除在公共产品的消费之外；[1] 而非竞争性则意味着消费数量增加不会减少其他人的满足程度或是追加资源投入。[2][3] 公共健康服务同时满足非竞争性与非排他性，如疾病与健康监测，重大传染病和突发疫情的控制，健康教育等。而预防免疫、妇幼保健等服务即便会在一定条件下产生消费竞争，但由于人群数量在一定时期相对稳定，成本增长是可控的；尤其是预防免疫，当形成免疫屏障后，未接受免疫接种的人群也能享受服务带来的益处。

效用的不可分割性和正向外部性在公共健康服务当中也有所体现。公共健康干预措施，例如环境污染的控制，其效用为所有人所共享，不会也不能被分割成若干单位归个体独享。而针对个体的干预由于其正向外部性也会对他人产生有利影响，例如免疫接种可以阻断传染病传播、良好的孕产期保健有利于新生儿健康、个体戒烟也会对周围人的健康产

---

① 沈荣华：《政府间公共服务职责分工》，国家行政学院出版社 2007 年版，第 17 页。
② 顾建光：《现代公共管理学》，上海人民出版社 2011 年版，第 79 页。
③ 刘丽霞：《公共管理学》，中国财政经济出版社 2002 年版，第 195 页。

生积极影响。

正是由于公共健康的公共事业属性，关系到所有社会成员的利益，任何社会成员都可以均等享受，因而必须由政府承担主导责任。新冠肺炎疫情的应对即是最直观的例证，中国政府在全过程中充分承担了主导责任，通过实施科学有效的联防联控措施，取得了抗击疫情的重大战略成果；而反观疫情失控的国家，其主要原因是政府缺位或组织落实不力。

政府需确立维护和保障公众健康的战略，建立健全公共健康体系，制定并落实公共健康政策和措施，合理配置资源，直接组织或授权提供与公众健康相关的各类服务。同时加快推动把公共健康融入政府及其相关部门的所有政策中，确保相关职能部门各司其职、密切协作，承担起应当履行的义务，并鼓励和促进社会组织和公众共同参与。

2. 强调维护健康公平

公共健康事业发展中出现的问题，往往与公平性密切相关甚至就是公平性问题本身。因此，在保障健康水平的基础上，突出强调了维护健康公平的宗旨。公共健康的公共事业属性也必然要求关注公平性问题，其效用的不可分割性是基本属性之一，所有人应当共同享有。[①]

健康公平也是社会公平的重要构成，所有人都有权利"充分实现其健康潜力"，任何人都不能受收入、社会地位及其他社会因素影响而丧失这种机会。[②] 一般而言，健康公平包括结果公平和机会公平两个方面，[③④] 无论在政治、社会和经济层面，健康不公平都是不可接受的。

但健康不公平广泛存在于发达国家和发展中国家之间以及各国内

---

① A. Ballabeni: The Definition of Public Health—Where to Shift the Focus: Prevention or Population?, *Perspectives in Public Health*, 2015, vol. 135, no. 4, pp. 47—54.

② World Health Organization. *Health in All Policies*: *Framework for Country Action*, World Health Organization, accessed 21 January, 2018. http: //www. who. int/healthpromotion/frameworkforcountryaction/en/.

③ S. Macintyre: The Black Report and Beyond: What are the Issues?, *Social Science & Medicine*, 1997, vol. 44, no. 6, pp. 723—745.

④ M. Whitehead: *The Concepts and Principles of Equity and Health*, World Health Organization Regional Office for Europe, 1992, p. 5.

部，^① 世界卫生组织倡导世界各国应普遍关注健康不公平问题。在此次新冠肺炎全球大流行中，健康不公平的严峻现状再次暴露无遗。美国疾病控制与预防中心（Centers for Disease Control and Prevention，CDC）的一项调查表明，全美 21 岁以下年轻人的死亡病例中 78.0% 来自西班牙裔、非洲裔等少数族裔群体，而这一群体在同年龄段总人口中仅占 26.0%。^②

健康公平已成为国际组织和世界各国健康促进的首要目标和重要内容。1980 年，英国政府发布著名的《健康不平等》报告（*Comments on Inequalities in Health：The Report of a Research Working Group*），揭露社会中存在的健康不平等现象及其主要原因，这份报告标志着健康不平等逐渐受到国家和社会的广泛关注。1998 年世界卫生大会正式将"增进国家之间和国家内部的健康公平"列入人人享有健康的整体目标之中。^③ 2008 年度世界卫生报告中将"健康公平"的概念进一步细化为：要使健康公平性和一致性最大化，以及获得最佳健康的权利。2008 年世界卫生组织提出"用一代人的时间弥合差距"的愿景，^④ 2014 年世界卫生大会继续呼吁各国卫生健康部门"作为当务之急宣传健康、促进健康公平"，呼吁世界各国针对社会环境中的健康危害因素实施干预措施以增进健康公平。2016 年召开的中国卫生与健康大会同样把"大幅提高健康水平，显著改善健康公平"放在突出位置。^⑤

公共健康强调维护健康公平，契合了健康事业发展的内在规律，顺应了时代发展的潮流和先进理念。

---

① World Health Organization：*From Alma Ata to the Year* 2000：*Reflections at the Midpoint*，World Health Organization，1988，p. 7.

② D. Bixler，A. D. Miller，C. P. Mattison，et al.：SARS—CoV—2 Associated Deaths among Persons Aged<21 Years：United States，February 12—July 31，2020，*Morbidity and Mortality Weekly Report*，2020，vol. 69，no. 37，pp. 1324—1329.

③ 星一、郭岩：《健康公平的研究进展》，《医院管理论坛》1999 年第 16 卷第 4 期，第 160—165 页。

④ Commission on Social Determinants of Health：*Closing the Gap in a Generation—Health Equity through Action on the Social Determinants of Health*，World Health Organization，2008，p. 1.

⑤ 新华社：《习近平在全国卫生与健康大会上强调 把人民健康放在优先发展战略地位 努力全方位全周期保障人民健康》，新华网 2016 年 8 月 20 日。http：//www.xinhuanet.com//politics/2016—08/20/c_1119425802.htm.

3. 强调维护社会稳定与发展

公共健康保障生产力发展的人力基础，为"自由和全面发展"的生产关系提供有力保障。除了在保障健康水平、维护健康公平方面的巨大作用，公共健康的效用会延伸至经济社会领域，是维护社会稳定与发展的基石。在当今中国，全民健康已成为全面小康的重要基础，强调把人民健康放在优先发展的战略位置，从经济社会发展全局统筹谋划加快推进"健康中国"建设。尤其是在新冠肺炎疫情发生之后，人民安全是国家安全的基石、统筹疫情控制和经济社会发展等观念深入人心。

世界银行（Word Bank）估计，受新冠肺炎疫情影响，全球经济的衰退将是 80 年以来最严重的，预计到 2021 年世界极贫人口将增加 1.5 亿人，让全球贫困率倒退三年，彻底逆转非洲长达 10 年的经济增长态势。中外历史上更有多次惨痛教训，20 世纪上半叶美国的脊髓灰质炎流行造成的大恐慌；上海 1988 年的甲肝大流行，被称为"黄色龙卷风"；2003 年的传染性非典型肺炎疫情，造成严重的经济社会失序；2015 年埃博拉疫情给撒哈拉以南非洲造成了 4 万亿美元损失。众多历史事实表明，公共健康问题最大的危害是群体性恐慌，进而导致社会动荡。这些都印证了公共健康在保障公共安全、维护社会稳定、促进经济建设和社会发展、维护政府公信力方面的重要地位。

发展公共健康事业，能够促进人类发展。联合国开发计划署（United Nations Development Programme，UNDP）1990 年创立的"人类发展指数（Human Development Index，HDI）"，把以人均期望寿命为代表的健康状况指标作为衡量人类发展水平的三个重要指标之一。2000 年，联合国所有 191 个成员国共同签署的"千年发展目标（Millennium Development Goals，MDGs）"中，健康指标（降低儿童死亡率、改善孕产妇健康、与艾滋病等疾病作斗争、确保环境的可持续能力）占到全部目标的一半，表明国际社会对健康促进人类发展的认同与重视。

公共健康促进可持续发展。早在《阿拉木图宣言》中，世界卫生组织就强调了健康的重要性，明确提出"促进和保护人民的健康，对持续的经济和社会发展至关重要，有助于提高生活质量，促进世界和平"。2010 年世界卫生报告中进一步表述为"良好的健康水平是人们幸福和社会经济持续发展不能缺少的"。随着"可持续发展"理念的提出，国际社会更加重视经济、社会、资源和环境保护之间的协调发展。2015年，联合国通过"可持续发展目标（Sustainable Development Goals，SDGs)"替代"千年发展目标"，继续指导 2015—2030 年的全球发展工作。再次强调健康作为其重要的发展目标之一，对可持续发展至关重要。2016 年在中国举办的第九届全球健康促进大会以"可持续发展目标中的健康促进活动"为主题，发布的《上海宣言》（Shanghai Declaration on Promoting Health in the 2030 Agenda for Sustainable Development）中明确提出"健康和福祉对可持续发展必不可少"。

此外，公共健康事业效益巨大。世界卫生组织的一项研究表明，改善环境健康，每投资 1 美元就能得到降低医疗卫生成本 5.5 美元的回报，同时提高生产力，减少过早死亡。[①] 历史和现实充分证明，公共健康在保障国家公共安全，维护社会稳定，提高国家声誉与地位，促进经济建设和社会发展，全面抵御健康风险，提高人口素质和健康人力资本水平，避免和减轻疾病带来的经济损失等各方面表现出投入少、产出高、时效性长、惠及全体社会成员的显著优势。

因此，公共健康成为实施健康国家（地区）战略的核心与基础，尤其在发展中国家应被放到首要地位。

4. 实施主体和服务对象是全体社会成员

公共健康应当政府主导、社会协同、全体社会成员参与共享。在突出政府主导责任的同时，强调了全社会各类主体的协同。以应对新冠肺炎疫情为例，国务院联防联控机制的组成单位有 32 个之多，几乎涵盖了所有的国务院组成部门和直属机构；而参与抗击疫情工作的还包括解放军和武警官兵、科技工作者、社区工作人员、新闻工作者、企事业单位职工、工程建设者、志愿者等不同身份的社会成员。

健康既是权利，也是义务。每个社会成员在享受健康权利、接受公共健康服务的同时，都应提高健康意识，养成健康生活方式，积极参与共建健康环境。在抗击新冠肺炎疫情最艰难的时候，中国实施了史无前例的管控和隔离措施，对密切接触者采取统一居家或定点隔离，对疫情

---

① 世界卫生组织：《环境卫生》，世界卫生组织网 2019 年 6 月 15 日。http：//www. who. int/mediacentre/factsheets/fs392/zh/.

的风暴中心武汉更是采取了长达 76 天的"封城"。广大民众充分理解、积极配合并投身于抗疫实践。这充分证明，公共健康事业不仅仅是医院、疾控中心等卫生健康机构的职责，也不仅是各级政府的责任，更需要全体社会成员的参与。

关注全体社会成员而不是局限于个体的健康是公共健康服务与医疗服务最大的区别。"人人享有健康"是人类的基本权利，得到世界各国（地区）的普遍认同。社会中的每个成员，无论其年龄、性别、民族或种族、受教育水平、职业、经济地位、出生地或身体状况如何，都是公共健康的服务对象。公共健康尤其关注妇女儿童、老年人、残障人群、流动人口、低收入人群等重点人群的健康问题，致力于促进公共健康的整体水平。

5. 公共健康是一门科学

公共健康要实现其目的宗旨，准确把握健康风险和规律，防患于未然，就需要不断提升预防控制策略和干预措施的科学性，相信并倚重科学。公共健康受自然因素和社会因素的影响巨大，情况复杂多变，这是科学理论与方法引领和支撑的客观需要。

任何符合科学规律的公共健康行动应该得到充分尊重和肯定，应减少出于非科学原因的指摘和干预，更不能仅仅从一时一事的后果计较得失。与欧美国家相比，中国在现代公共健康事业的发展上起步晚，长期处于学习、借鉴的过程之中。但在新冠肺炎疫情的应对中，中国充分尊重了预防控制传染病的基本规律，采取了控制传染源、切断传播途径、保护易感人群等科学有效的预防控制措施。虽然在短期内承担了一定经济社会损失，但随着疫情在全国范围内得到控制，经济社会生活逐渐恢复，效益长期而显著。中国 2020 年第一季度 GDP 同比下降 6.8%，第二季度 GDP 增长即由负转正；反观美国，第一季度 GDP 同比增长 0.3%，随着疫情持续，第二季度下跌 9.1%，第三季度仍然呈现负增长。①

就学科特点而言，公共健康是一门交叉学科。以预防医学等医学学

---

① Bureau of Economic Analysis：*U. S. Economy at a Glance*，Bureau of Economic Analysis，accessed 4 November 2020. https：//www. bea. gov/news/glance.

科为主干，融合社会科学、自然科学等相关学科，预防和控制疾病与伤残，降低和消除健康风险，促进和改善人的生理、心理健康及社会适应能力。随着公共健康事业的发展，其理论与方法需要不断总结和创新，不断提升公共健康的科学性。

公共健康本身在实践中也是科学、技术和价值观的综合体。融合了现代广泛的、循证的社会行为和科学知识，是一整套专业技术的具体实践形式；已逐渐发展出越来越多的专业领域、产生了对从业人员越来越高的技能和知识要求。这就要求更依赖科学施策，掌握并运用精准的科学技术和手段，将科学技术融入公共健康之中。

6. 公共健康重在实践

公共健康的使命、价值尤其是成效取决于实践。公共健康是理论与实践的统一，以理论为指导，在实践中总结科学规律，又反过来指导和应用于实践，接受实践的检验，这才是公共健康得以成功应用和推广的根基。

面对新冠肺炎疫情，《新英格兰医学》（*The New England Journal of Medicine*）杂志曾发表社论指出，美国遭遇这场危机时拥有巨大优势，其有着全世界称羡的生物医学研究体系；在公共健康、健康政策和基础生物学方面拥有强大的专业能力，并一直有能力将之转化为新疗法和预防措施。但事实上表现糟糕，不重视检测能力、没有采取有效的隔离措施、政府领导力缺失；联邦政府甚至削弱了疾病控制与预防中心、国家卫生研究院（National Institutes of Health，NIH）、食品和药物管理局（Food and Drug Administration，FDA）等世界顶尖专业机构的能力，不再遵循科学，疫情应对工作被政治化。[1] 截至本书终稿时，美国的患病人数和死亡人数长期居于世界首位。正确的理论和专业的方法被束之于象牙塔中，被掣肘而不能付诸实践，就失去了存在的价值和现实意义。

公共健康是社会有组织的行动，其有机协调的过程也被认为是一门艺术。需要在准确把握健康风险和疾病规律的基础上，将健康相关知识

---

[1] The Editors：Dying in a Leadership Vacuum，*The New England Journal of Medicine*，2020，vol. 383，no. 15，pp. 1479—1480.

和理论在人群中转化为促进健康的有效行动，涵盖了所有健康相关的组织、政策、技术、项目和服务。需要综合运用法律规制、行政管理、经济调控、宣传教育、适宜技术等策略和措施，确保公共健康专业机构有效开展公共健康工作。需要在政府主导下，相关职能部门各司其职、跨部门跨领域分工协作，具体落实各项公共健康策略和措施。要围绕预防控制疾病、促进人群健康的目标，提升各类公共健康政策、项目和服务的实施效果，以促进健康效益和改善健康公平。

三、公共健康定义形成过程

公共健康概念的提出，绝非易事，更非小事。为此，课题组严格按照逻辑学下定义的基本要求，遵循"继承—消化—吸收—创新—完善"的思路、步骤和方法，将"公共健康"的定义和内涵作为一项课题进行研究，以确保其逻辑性、科学性和合理性，并能够充分反映历史演变、有效指导实践。具体的技术路线见图1—1。

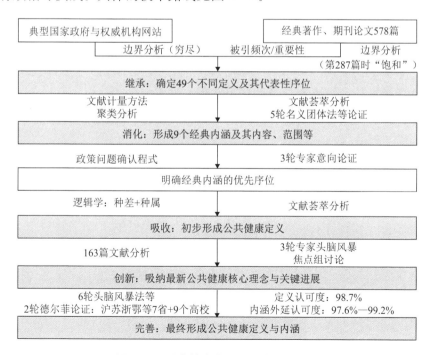

图1—1　公共健康定义研制的技术路线

（一）继承

公共健康的定义众多，其内涵各具鲜明的时代特征和地域特点，也彰显了提出者独到的见解，是宝贵的知识财富和经验积累。因此，全面、系统、科学地收集前人研究成果是准确定义公共健康的基础。课题组通过对代表性国家的政府与权威机构网站、经典著作、期刊论文等的检索，共获得定义相关的中英文文献资料578篇，尽可能"穷尽"所有定义。然后采用边界分析法，当分析至第287篇时，定义个数达到"饱和"，后续的文献分析中不再出现新的定义，如此初步梳理出了国内外49个不同的公共健康定义。在此基础上，结合定义的被引频次、重要性和影响力、提出者的层级等指标，确定了49个定义的代表性序位。

（二）消化

课题组运用文献计量方法，逐个解析代表性定义中蕴含的理论意义和实际含义。再运用聚类分析法，将一系列含义进行定量归类和排序，形成"宗旨""手段""任务"等9个普遍具有的内涵。针对每个内涵，运用文献荟萃分析的方法，穷尽主题相关的经典书籍与论文，精确界定其特征、内容和范围等。在此基础上，组织来自公共健康领域的组织方、提供方和理论研究者三方专家代表，运用名义团体法等进行了5轮论证，对经典内涵的科学性和全面性进行完善与补充。

（三）吸收

在继承和消化基础上，课题组借鉴政策问题确认的研究思路，综合既有定义中普遍具有的内涵的广度和权威性等指标，定量确定了内涵的优先序位。并有针对性地围绕指标的科学性与优先序位的合理性开展3轮专家意向论证，确定了公共健康定义中应纳入的经典内涵。再遵循逻辑学中公认并常用的下定义方法和步骤，按照实施主体、手段、导向、任务、宗旨、性质的逻辑顺序，初步形成公共健康定义。进而借鉴文献荟萃分析思路，界定和补充公共健康的演变、宗旨、价值、性质和对象等方面的具体内涵和外延，对定义作进一步的阐述。

（四）创新

公共健康的内涵和外延，随着社会进步在不断发展和演变。课题组运用边界分析，系统收集了与其演变、动态和进展相关的有效文献163篇。运用文献荟萃分析，系统梳理、总结和归纳核心理念和关键进展。在此基础上，运用情景分析方法，通过3轮专家头脑风暴与焦点组讨论，明确核心理念和关键进展转化为创新点的合理性和可操作性，确定应吸收和纳入定义中的基本原则与内容。例如，在契合公共健康长期发展趋势等原则下，吸纳世界卫生组织提出的健康融入所有政策、"健康中国2030规划"中倡导的全体社会成员共建共享等理念，充实和丰富了公共健康的内涵。

（五）完善

围绕初步形成的公共健康定义、内涵和外延，课题组先后组织公共健康决策者、实践者和研究者三方的专家代表，经6轮"论证—完善—再论证—再完善"循环，从科学性、逻辑性、可操作性和合理性等方面出发，对定义进行了反复改进。先后开展了2轮德尔菲论证，明确接受程度并收集具体的修改完善建议，从全面性、准确性、创新性、文字表述等方面进行精修和完善。各方对课题组形成的定义、内涵和外延高度认可，对定义的认可程度达到98.7%，对内涵和外延的认可程度达到97.6%—99.2%。

第二节　公共健康体系

公共健康需要依托公共健康体系来承载和实施，公共健康体系的建立和完善，又进一步拓展公共健康的内涵，两者相辅相成，也是"认识—实践—再认识—再实践"的过程。为此，课题组在完成公共健康研究的基础上，随即转入对公共健康体系的研究，在明确体系定义和必要构成的基础上，解析公共健康体系定义中相应的内涵与表述，按照体系概念中必要构成的逻辑，形成公共健康体系的定义。力求使公共健康与公共健康体系两者更具有统一性、完整性和可实施性。

一、公共健康体系的发展与需求

（一）公共健康体系定义的起源与发展

公共健康体系的定义源于国外政府部门的活动。20 世纪 80 年代，越来越多的学者认为公共健康体系应作为一种政府活动、一种对社会的承诺，但其既没有明确的定义，也没有得到充分的支持。随着各类新发疾病和健康风险的出现，体系未曾关注到的环境风险因素、慢性病、物质滥用等问题导致公众健康不断受到威胁，使体系建设陷入混乱。1988 年，美国医学研究院（Institute of Medicine，IOM）在其具有里程碑意义的报告《公共健康的未来》（*The Future of the Public's Health*）中，将公共健康体系定义为由政府机构和相关私人、志愿组织及个人所组成的复杂网络，并认为这是实现公共健康最佳状态的组织机制。该报告在承认多方参与者共同努力的同时，特别强调需加强联邦、州和地方政府公共健康机构绩效的方法，这些政府机构的主要使命是促进和保护公众的健康。[①] 2003 年美国医学研究院发表了《21 世纪公共健康的未来》（*The Future of the Public's Health in the 21st Century*）报告，将公共健康体系的概念明确为"可能在创造健康条件方面发挥关键作用的一个复杂的个人和组织网络。这些个人或组织可以进行单独行动，但当他们共同努力以实现同一个健康目标时就成为一个系统即公共健康体系"。[②] 复杂的组织网络由以下六个部分组成：政府公共健康机构、社区、卫生保健服务体系、企业和员工、媒体、学术机构。

国内对公共健康体系定义与内涵的研究勃兴于传染性非典型肺炎疫情之后。2003 年传染性非典型肺炎疫情暴露出政府在公共健康体系建设上的真空地带，成为国内的热门话题，进而引导各方提出了对公共健

---

① Institute of Medicine：*The Future of Public Health*，National Academy Press，1988，p. 3.

② Institute of Medicine：*The Future of the Public's Health in the 21st Century*，The National Academies Press，2003，pp. 2—3.

康体系的理论界定。如有学者认为，公共健康体系是具有相互关联和作用的复杂网络，是为整个社区人群健康提供服务的不同组织机构，一般包括：（1）国家、省市和地方的公共健康机构；（2）卫生健康提供者；（3）公共安全部门，包括警察、消防和急救中心等；（4）环保、劳保及食品安全机构；（5）教育、体育促进机构和组织；（6）为社区居民提供物质和精神生活环境的娱乐和艺术团体；（7）民政机构、慈善组织、志愿组织及企业实体等。[①]

各方对公共健康体系定义与内涵的界定各不相同，且所处的视角和出发点也存在差异。随着社会的发展与进步，政府、社会和公众对公共健康有了新的需求，公共健康体系的定义及内涵也必将有所拓展。因此，在前期已有的内涵与界定基础上，亟须结合新形势、新要求和新环境，再次明确公共健康体系的定义与内涵。

（二）公共健康体系是保障社会稳定发展的基石

公共健康是为公众带来健康及其相关福祉的公共事业，社会的稳定与持续发展以及国家的安全运行必定需要强大的公共健康体系作为保障。从工业革命时期英国经济的崛起到 20 世纪早期美国和日本经济的飞速增长，以及 20 世纪 50—60 年代南欧与东亚地区经济的迅猛发展，均是与疾病预防控制、环境卫生、营养膳食等公众健康方面的重大改善互为前提、相互促进。美国 1900 年以来，期望寿命增加了 30.2 岁，其中公共健康的贡献率为 87.8%；[②] 国内的研究也表明，在 1950 年至 2010 年，中国人均期望寿命提升 26.6 岁，其中公共健康的贡献也达到了 77.9%。[③] 可见，人群健康状况的提升与社会经济水平的发展充分证明，公共健康体系的良好运行对公众健康促进和社会经济进步发挥着巨大的价值。

[①]　傅华、胡善联、叶细标等：《以生态学的观点建设现代公共卫生体系》，《中国卫生资源》2003 年第 6 卷第 5 期，第 199—201 页。

[②]　J. P. Bunker，H S Frazier，F Mosteller：Improving Health：Measuring Effects of Medical Care，*The Milbank Quarterly*，1994，vol. 72，no. 2，pp. 225—258.

[③]　刘鹏程、王颖、李程跃等：《疾病预防控制对人群期望寿命提升贡献的测算结果》，《中国卫生资源》2015 年第 18 卷第 2 期，第 100—102 页。

（三）公共健康体系是促进全球健康治理的前提

公共健康的全球化趋势，也使公共健康问题由单纯的国内事件、区域性疾病扩展到全球范围，其影响力堪比蝴蝶效应。因而，全球健康治理逐步成为世界各国的重要议题。人类与疾病斗争的历史也表明，世界某一国家或地区所发生的健康问题，将不同程度且越来越多地威胁到其他区域的人口与社会安全。[①] 如此复杂多样的全球社会问题，任何国家都独木难支、难以独善其身；如此涉及社会生活各领域的庞大系统工程，需要各个国家政府部门、非政府组织及跨国公司等各方的共同参与协作。政府必须确立其核心作用，在完善自身公共健康体系建设的同时，通过不同地区政府间协调，共同解决全球公共健康挑战。[②] 建立健全公共健康体系是对各国政府良好健康治理的新要求，是实现全球健康治理的重要前提。

（四）厘清公共健康体系定义与内涵是体系建设的当务之急

明确何为公共健康体系，亦即公共健康体系的定义与内涵，不仅是一个学术范畴，更是体系建设的重大实践课题。

明确公共健康体系的定义与内涵有助于界定政府公共健康职能。公共健康必须由政府承担主导责任，但政府并非无限政府，需要明确政府在体系运行中的规划、组织、保障及协调等职能和边界，这是推进现代政府职能转变的重要理念，也是新时代实现现代化治理体系与能力建设的重要内容。

明确公共健康体系的定义与内涵也是发展公共健康事业的内在要求。基于将健康融入所有政策等理念，以及公共健康"预防和控制疾病与伤残，降低和消除健康风险，改善和促进人的生理、心理健康及社会适应能力"等三大任务，公共健康体系应当涵盖所有与公众健康相关的子体系。但现实中，公共健康体系通常被理解为卫生健康系统内部的组

---

① 郑晓瑛、韩优莉、Ilona 等：《全球健康外交：公共卫生全球化和现代外交发展的结合》，《人口与发展》2011 年第 17 卷第 5 期，第 49—56 页。
② 陈颖健：《公共卫生问题的全球治理机制研究》，《国际问题研究》2009 年第 5 期，第 52—58 页。

成部分，例如疾病预防控制、妇幼保健及公共健康突发事件应急处置体系等，限制了公共健康事业的发展。因而，通过明确公共健康体系定义，从定义及内涵出发界定体系的边界，明确公共健康任务的范畴，从而推动公共健康体系建设的顺利发展。

二、公共健康体系的定义与内涵

（一）公共健康体系的定义

为了有效回应公共健康体系的发展与需求，课题组在明确"体系"的定义及三个必要成分（共同目标、组成部分和相互关联）的基础上，按公共健康定义形成的基本思路、步骤和方法研制，系统收集国内外31 个不同的公共健康体系定义，运用聚类分析和文献荟萃分析的方法，解析、归类公共健康体系定义中相应的内涵与表述；结合 4 轮专家头脑风暴与焦点组讨论，确定了应在定义中体现的核心内涵。在此基础上遵循逻辑学中公认的下定义步骤和方法，初步形成公共健康体系定义，经8 轮"论证—完善—再论证—再完善"循环，从科学性、逻辑性、可操作性和合理性等方面反复改进；先后开展 3 轮德尔菲论证，明确接受程度并收集具体的修改完善建议。各方对公共健康体系定义的接受程度为 99.1%。

公共健康体系（Public Health System）是一个国家（地区）为了公共健康，由政府主导，相关部门、专业机构及其他组织等各尽其责并协作联动，综合运用法律规制、组织保障、管理机制、资源配置和技术支撑等措施，向全社会提供公共健康服务的有机整体。维护公共健康体系有效运行是政府的责任。

公共健康体系是一个三维立体结构，如图 1—2 所示：（1）纵向：按照国家行政区划设置可划分为不同层级，如在中国，包括国家、省、市、县以及基层等五个层级。（2）横向：按照应对不同的公共健康任务或承担不同的公共健康功能划分为不同的部分。（3）每一层级均涉及政府及相关部门、专业机构、其他组织。对这一描述总体认可程度为 98.3%。

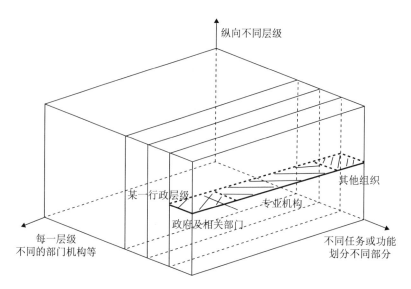

纵向不同层级

其他组织

某一行政层级

专业机构

政府及相关部门

每一层级
不同的部门机构等

不同任务或功能
划分不同部分

图1—2　公共健康体系的组织架构

新冠肺炎疫情预防控制体系，是公共健康体系的经典构成，在疫情初期国务院即组建了"应对新型冠状病毒肺炎疫情联防联控工作机制"。成员单位（相关部门）涵盖政府及 32 个相关部门，包括国家发改委、财政部、民政部、人力资源和社会保障部、公安部、教育部等，组成疫情预防控制、医疗救治、科研攻关、宣传、外事、后勤保障等工作组，明确职责，分工协作；专业机构主责专业工作，如疾病预防控制中心、医院等负责流行病学调查、医疗救治等工作；纵向上，各级政府也建立相应的联防联控工作机制，政府及相关部门、专业机构、其他组织等各方协作，强化应对处置措施。健全的组织体系、有效的运转机制保证了预防控制工作的高效开展。应对单一的疾病尚需如此，推而广之，要想公共健康体系长效发展，更需要构建上述健全的三维立体组织架构。

（二）公共健康体系的内涵

1. 强调体系的整体性

公共健康体系不应局限于卫生健康系统内部。否则，公共健康体系很难调动其他部门共同参与协同治理，而仅靠卫生健康专业部门的单打独斗，更无法应对来自各方面的健康威胁。

世界卫生组织在 2011 年提出公共健康体系比卫生体系的内涵更为

广泛，更具有包容性，并认为公共健康体系的定义与内涵取决于公共健康的范畴，只有当不同的组织机构为共同的健康目标进行合作和努力，从而作为一个整体时，才能被定义为一个公共健康体系。

由于公共健康体系的目的在于保障公共健康，提高健康水平，以维护社会稳定与发展，因此强调公共健康体系的整体性，应将与公共健康相关的食品药品安全控制、环境危险因素控制、职业健康与安全控制、生活方式与行为的干预、伤害与暴力控制等领域均涵盖在内，进而最大限度调动社会各方的认同感和参与的积极性。

2. 强调体系有效运行是政府职责

公共健康体系由许多部门构成，犹如一支大型的管弦乐队，如果各看各调、各吹各号，势必乱成一锅粥，必须要有明晰的演奏规则和强有力的指挥。这个指挥只能也必须是政府。政府首先要主导搭建并完善公共健康体系，随即要制定一系列运行机制，并逐步将其中行之有效的固化为制度；然后还要履行指挥的职能，运用调度、督查、纠偏等手段，确保运行顺畅，确保目标实现。

国务院"应对新型冠状病毒肺炎疫情联防联控工作机制"的组建和运行，既为控制新冠肺炎疫情作出了重要贡献，也为平时状态下公共健康体系的运作提供了杰出的范例。

需要指出的是，由于公共健康体系所提供的是公共产品，而且这个产品会随着公众需求变化而变化，政府还需要适时调整，以适应不断变化的需求。在目前全球所倡导的健康国家战略的政治环境下，政府更应该主导衍化一系列配套且可操作的政策措施，明晰政府相关关键支撑部门与业务部门的职责任务，从而指导和推进国家（地区）健康优先发展战略的落实。

3. 强调体系的社会属性

公共健康体系是社会的产物，融于社会之中，绝非独立于社会之外。社会各方面在享受健康的同时，也都应该为健康服务。"将健康融入所有政策"，即是公共健康体系社会属性的重要体现。健康不仅受卫生健康部门及其制定的政策影响，也受到包括教育、农业、环境、住房、交通、就业、安全、贸易等部门和政策的影响，社会各方活动及其宗旨都应服务于、服从于公共健康的需要。

这种理念的提出，源于世界卫生组织 1978 年发布的《阿拉木图宣言》，直至 2013 年《赫尔辛基宣言》正式提出"将健康融入所有政策"（Health in All Policies），强调多部门合作对实现健康和可持续发展目标的重要意义。[①] 2016 年出台的《"健康中国 2030"规划纲要》，明确提出"把健康融入所有政策，加强各部门各行业的沟通协作，形成促进健康的合力。全面建立健康影响评价评估制度，系统评估各项经济社会发展规划和政策、重大工程项目对健康的影响，健全监督机制"。[②]

公共健康体系的社会属性还体现在社会组织和个人的责任和参与。如果没有社会组织和个人的参与，公共健康就失去了大部分主体，共建共享就活力顿失，也会使得公共健康体系残缺不全。

4. 强调综合施策

公共健康体系定义的内涵阐释了体系运作需要的各项要素，包括组织机构、法律政策、战略措施、设施设备、物质资源、人力资源、信息系统等，与各要素同等重要的是其中的相互逻辑关系。基于实践中公共健康体系的核心理念，包括加强保护健康与确保安全的相关法律制度；明确公共健康工作所需的组织保障；以改善人群健康为目标的公共健康管理；公共健康资源保障及能力发展；创新性公共健康解决方案的研究、开发、实施技术支持等。

在明确了体系需要加强保护健康与确保安全的相关法律制度和政策氛围基础上，引领和规范公共健康体系的运行与发展。通过组织保障，明确体系各方的职责与任务，建立组织体系内部的结构和流程，应用计划、监控、评价、领导和协调等各类改善人群健康的公共健康管理机制，结合公共健康人力、财力和物力等资源保障，借助创新性公共健康解决方案的研究、开发、实施与技术支持，进而建立起维持体系有效运转的支持系统。因而，公共健康体系定义中"综合运用法律规制、组织保障、管理机制、资源配置、技术支撑等措施"是促进体系良性运行的保障。

---

① 胡琳琳：《将健康融入所有政策：理念、国际经验与启示》，《行政管理改革》2017 年第 3 期，第 64—67 页。
② 中共中央国务院：《中共中央国务院印发"健康中国 2030"规划纲要》，中国政府网 2016 年 10 月 25 日。http://www.gov.cn/gongbao/content/2016/content_5133024.htm.

三、公共健康体系定义形成过程

公共健康体系定义研制沿用的是公共健康定义研制的技术路线，并在此基础上，结合对体系的研究。如图1—3所示，课题组在明确了体系定义和必要成分的基础上，运用聚类分析等方法解析公共健康体系定义中相应的内涵与表述，并遵循逻辑学中公认的定义方法，按照"体系"概念中必要成分的逻辑，形成"公共健康体系"的定义，具体可分为三步，见图1—3。

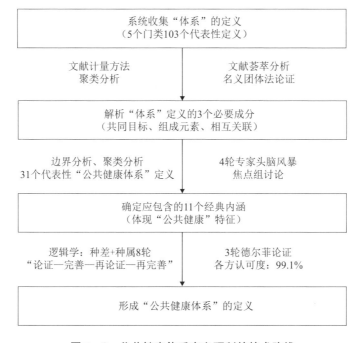

图1—3 公共健康体系定义研制的技术路线

（一）明确"体系"的定义与要素

公共健康体系是众多类型体系中的一种，其定义应服从"体系"的定义，因而分析"体系"定义的必要成分是准确定义公共健康体系的基础。借鉴边界分析的思路，获得了自然科学、农业科学、医药科学、工程与技术科学、人文与社会科学等5个门类共58个一级学科涉及"体系"的 103 个定义，并结合被引频次、重要性和影响力、提出者的层级等，确定其代表性序位；依据 B. H. 萨多夫斯基在对"一般系统"研究中所应用的体系定义聚类分析框架，① 对 103 个体系相关定义进行定量挖掘解析，得出体系定义必须具备三个要素，分别是"组成体系的基本元素""元素之间的关系与联系"和"元素形成的共同目标"。因而，课题组认为：体系（system），是以实现一定功能为目标、并由一系列元素构成的相互关联的统一整体。其包含的三要素包括：组成体系的元素、元素之间的相互关联和共同目标。

（二）明确公共健康体系的内涵

在明确"体系"定义必要成分基础上，如何把握和体现公共健康体系的经典内涵与实践发展，是准确定义公共健康体系的关键。课题组系统收集国内外不同的公共健康体系定义，在尽可能"穷尽"基础上，共获得国内外 31 个不同的公共健康体系定义。对所有 31 个定义进行归类和比较，梳理出定义演变的脉络，依据年均被引频次、提出者单位层级和定义论述的规范程度，明确其影响力的权重，从而确定其代表性序位。

在此基础上，围绕"共同目标、组成元素、相互关联"3 个必要成分，运用边界分析、聚类分析及文献荟萃分析等方法，解析、归类公共健康体系定义中相应的内涵与表述，并结合广度和影响力等指标，确定其优先序位，并依据其广泛收集资料以准确反映公共健康体系的内涵界定。结合 4 轮专家头脑风暴与焦点组讨论，确定了应在定义中体现的核心内涵。

（三）明确公共健康体系的定义

在梳理、归纳和论证基础上，明确了应在定义中体现的公共健康体系内涵，以"共同目标、组成元素、有机整体"作为关键词，初步形成公共健康体系定义。

---

① 〔苏〕B. H. 萨多夫斯基著，贾泽林译：《一般系统论原理：逻辑—方法论分析》，人民出版社 1984 年版，第 82—112 页。

围绕初步形成的定义，组织公共健康相关各方专家，经 8 轮"论证—完善—再论证—再完善"循环，从科学性、逻辑性、可操作性及合理性等方面反复改进，形成了公共健康体系内涵及定义。组织公共健康领域的管理者、提供者和研究者，先后开展 3 轮德尔菲论证，对公共健康体系的内涵定义与结构特征进行多重论证，借用各方专家在公共健康领域的经验与体会，论证本研究结果的科学性、逻辑性、合理性和可操作性，确保形成的定义与内涵具有广泛的接受程度。各方对最终形成的公共健康体系定义接受程度为 99.1%。

第三节　适宜公共健康体系

建设公共健康体系已经是当今重要的议题，因此建设的方向和建设路径的选择尤为重要。对一个国家（地区）而言，"一流"和"现代化"的提法过于宽泛。基于"适宜"理念，课题组提出了"适宜公共健康体系"，突出"以人为本、生命至上"，强调公共健康体系应在与所在国家（地区）的经济、政治、文化、社会、生态文明建设的相互适应和相互促进中，形成符合自身实际的发展路径。

一、适宜理论构成事业发展的重要基础

（一）"适宜"与适宜理念

"适宜"的本意为"合适，相宜"。管理科学研究中常被用以描述体系与内、外部条件的匹配状态，体现的是动态调整目标、合理高效动员及配置资源能力的水平和过程。在中国传统智慧中，一直都有相参、相通和相应的思想，强调"人体要根据对自然界天地的变化，随时做出适应性的反映，来与外界环境保持协调平衡，维持正常的生命活动，保持生命力"。

适宜理念，是指以实事求是的思想方法为出发点，尊重自然和人类社会的发展规律，强调人及其活动与周遭环境及自身发展的顺应和适

应。尊重规律，强调具体问题具体分析，因地制宜，因时施策，因势利导；秉承开放理念，强调解放思想，期待与时俱进；强调动态调整和持续改进；鼓励变革，勇于尝试，不断探索，持续改进，在善于反思总结中不断超越自我；不因循守旧，不固守执念，不唯上，不唯书，善于克服固化模式和单一经验。

没有最好，只有更好。唯其适宜，才能持续。纵观当今世界，凡是发展迅速且可以持续的，无不是找到了一条适合自身的发展道路。适合自身的就是适宜的，是成熟和成功的重要基础。一个国家（地区）的公共健康体系，也需要与外部环境等保持协调。运用适宜理念，总结中国公共健康体系的发展实践，并"继承—消化—吸收—创新—完善"国际先进的治理实践和治理理念，课题组顺势而为提出了适宜公共健康体系的理念，并形成了其建设的相关理论与方法。

（二）体系适宜程度是检验体系自身的金标准

"适宜"体现了体系不断改进和完善的过程。公共健康体系是实现"提升公众的健康水平"目标的保障。在这一过程中，需要针对诸多的不适宜之处（如协调不畅、职责不清等问题）进行综合治理和不断改进。体系"适宜"与否，反映了一个国家（地区）与公共健康相关的法制、体制、机制的调整、完善的过程，体现了政府及其相关部门、专业机构、社会组织之间能否围绕共同目标有机结合、有效协调，体现了体系的各要素间能否围绕共同目标相互作用、动态调整、持续优化的过程。这与治理能力现代化中提及"改革不适应实践发展要求的体制机制、法律法规，又不断构建新的体制机制、法律法规，使各方面制度更加科学、更加完善，实现党、国家、社会各项事务治理制度化、规范化、程序化"的要求是一脉相承的。[①]

"适宜"是体系建设的发展方向。适宜公共健康体系的理念，有别于传统的相对固化的治理理念，而是与适应性治理和探索性治理等当代先进治理思想相一致，更关注如何与相关的情境、背景相适宜，在特定

---

① 习近平：《治国理政，必须"立治有体，施治有序"》，人民网 2017 年 10 月 13 日。ht-tp：//theory. people. cn/n1/2017/1012/c40531－29583383. html.

的关系中完成治理任务，提高治理效能。① 比如，很多时候谈到上海公共健康体系的长处时，国内绝大多数地区习惯性地回答"钱多学不会"，而回避了"适宜"理念。

对特定国家（地区）而言，如果能够充分理解和运用"适宜"的理念和条件，因地制宜、因时施策、因势利导，也就是结合自身的状况，不断扬长避短，动态调整与优化，在巩固已有优势与补足目前短板的过程中，形成符合自身的发展目标和发展路径，那么，建成适宜的公共健康体系应该是大趋势。适宜公共健康体系理念，超越了单一标准的固有僵化模式，意味着无论是发达国家（地区）还是发展中国家（地区）均能够建成与自身状况相适宜的公共健康体系。因此，用适宜与否来检验体系自身也就成为"金标准"。

（三）适宜体系的建设体现了现代健康治理的智慧

任何一个国家（地区）在建设适宜公共健康体系的实践中，需要不断探索、完善与总结，以保证公共健康体系与当地的历史、文化、经济、社会发展相适合、相适宜。从这个角度来看，一个国家（地区）的公共健康体系适宜是否，在一定程度上反映了健康领域的治理智慧。这种治理智慧，体现在整体的治理出发点、治理原则和具体治理工具的运用是否以人为中心，是否能灵活地适应当地的情况，满足当地公众不断增长的健康需要，是否能切实、持续地提高治理效能。

适宜公共健康体系的建设是中国治理体系和治理能力现代化实践的一个缩影和样本。中国之所以能够在人均 GDP 位居全球 78 位的基础上，在美国、英国、法国等 10 个代表性国家中，公共健康体系的适宜程度名列前茅，这与中国五千年的文化传承、自身的核心价值观、以人为本的制度体系与治理机制的创新等密不可分；也正是因为中国的实践走了一条"适宜"的道路，所以才有了社会经济的高速发展以及公共健康体系的不断适宜。因此，"适宜"理念是健康实践中的重大突破，体现了治理智慧。

---

① C. A. Wyborn：Connecting Knowledge with Action through Coproductive Capacities：Adaptive Governance and Connectivity Conservation，*Ecology and Society*，2015，vol. 20，no. 1，p. 11.

二、适宜体系涵盖经济社会的主要方面

（一）适宜公共健康体系的内涵

适宜公共健康体系，是指特定国家（地区）将提升公众的健康水平这一共同目标，与人、自然环境、资源禀赋、技术水平、政治经济、历史文化、社会制度与核心价值等相匹配。促使体系内各要素围绕共同目标相互支撑、有机协调，并动态调整与持续优化，从而能够因势利导和因地制宜地形成符合实情的发展目标、路径和体系。

1. 与经济建设相适宜

研究发现，更高的公共投入、较低的收入不平等，一般都有相对较好的人群健康水平。[①] 公共健康体系的建设和完善，无法罔顾现实的经济发展水平，去设置不切实际的健康目标，更不能以经济发展水平不济为由而罔顾公众健康，从而降低必需的投入。

任何一个国家（地区），尤其是发展中国家（地区），可能无法支撑如美国那样的医疗服务投入，但以公共健康 1∶5.5 的投入产出效益，在适宜前提下，其经济基础完全能够支撑一个适宜公共健康体系的运转。

因此，任何一个国家（地区），尤其是发展中国家（地区），均应当在整个国民经济大盘子中，确保一个合适的比例投入公共健康体系中。课题组研究认为，合适的比例是占 GDP 的比重在 1.5%—2.0%。这样的投入水平其实并不高，当公共健康作为政府的优先选项且能够落实到位的话，1∶5.5 的投入产出效益，将使医疗费用大幅度降低，带来的效益将远远超过投入水平。所以，对公共健康体系的投入，既要达到一定数量，更要精准，以求四两拨千斤之效。只有这样，才能够充分发挥"投入少、产出高、惠及社会全体成员"的优势，给社会带来更多的收

---

① G. McCartney，W. Hearty，J. Arnot，et al.：Impact of Political Economy on Population Health：A Systematic Review of Reviews，*American Journal of Public Health*，2019，vol. 109，no. 6，pp. e1—e12.

益，促进社会的稳定与发展。

也就是说，如果期望公共健康体系发挥特有的效用和效益，就需要与当地的资源禀赋相适宜。唯有如此，体系的功能和价值才能实现。现实中，常常出现不相适宜的状况。政府尤其是决策者，总是顾虑公共健康体系的运转费用，忘记了公共健康的投入产出比的优势，忘记了公共健康服务是公共产品，更忘记了公共事业的属性意味着政府必须组织和主导，导致体系所需要的财力、人力和物力等资源配置不到位。

例如，在抗击新冠肺炎疫情当中，暴露出了中国高水平的公共健康专业人才不足的问题，尤其是现场流行病学调查、卫生应急处置等复合型人才紧缺，这在很大程度上影响了一线工作的开展；[①] 这也意味着后续加紧公共健康专业人才队伍的培养和建设刻不容缓。因此，适宜的公共健康体系应当配置与工作任务开展相匹配的资源。

2. 与政治建设相适宜

"推进国家治理体系和治理能力现代化"，其核心是制度体系建设，[②] 即构建完善的法制、体制和机制确保治理能力的提升。适宜公共健康体系的建设同样如此，需要以制度建设为保证，其中以政策和法律规制为主。因为制度具有根本性、长期性、稳定性，为体系建设提供稳定的政策环境

公共健康体系受制于政策环境，需要在其指导和规范下运作。各类公共政策的出台，理论上都对公共健康有着重要影响，这也是"健康融入所有政策"的要旨。因此，政策环境是否稳定，将直接影响着公共健康服务的能力。对公共健康体系而言，最理想的政策氛围，是能够将健康优先上升为国家（区域）的战略，且有着确保这一战略落实的配套政策。

对于特定国家（地区），上述健康优先发展的政策环境，对构建适宜公共健康体系而言，有着"全"或"无"的影响。有，则应当最大限度地因势利导，去"发现问题—分析问题—解决问题"，促进体系的不

---

① 孙煜、方鹏骞：《新冠肺炎疫情下我国农村基层卫生防控能力建设分析》，《中国卫生事业管理》2020年第37卷第5期，第329—331页。

② 中国共产党第十九届中央委员会第四次全体会议：《党的十九届四中全会〈决定〉》（全文），新华社2019年11月5日。https://china.huanqiu.com/article/9CaKrnKnC4J.

断完善，从而提升健康治理能力；无，则应在困难境况下思考如何尽快扭转这种局面。

在实施健康中国战略的大背景下，只要抓住契机，明确各部门（机构）在落实健康中国战略中的责任、任务，出台相应的措施、方案，扎实推进健康战略的落实，中国公共健康体系建设取得效果是可期的。新冠肺炎疫情后，"补短板、堵漏洞、强弱项"，为各地建设适宜公共健康体系提供了极好的机遇。

与法律规制相适宜，是公共健康体系建设的基本原则。适时出台法律规制，其目的是帮助公共健康体系各方依法治理、解决问题提供更为稳定、强力的支持，创造更好的建设条件。这就需要确保公共健康体系在实践中一是要做到"有法可依"；二是要确保法律规制能够具有强大的约束力，即"有法必依"。现实中，中国公共健康体系的法律规制基本齐全，但是法律规制的刚性约束，也即"有法必依"仍然需要加强。

3. 与文化建设相适宜

适宜公共健康体系建设必须与当地主流的价值观相一致。生命健康权是公民最基本的人身权利，因此，"健康至上"可视为核心价值观在健康领域的最终体现。

公共健康是实现全民健康的基础，其中很重要的内涵是公平。因此，适宜公共健康体系体现了当今社会的核心价值观。在实践中，建设和完善适宜公共健康体系，需要与大众的认知和价值判断相契合，否则无法赢得民众的支持，也无法从社会获得资源；而将适宜公共健康体系建设嵌入核心价值体系之中，能更好地引导各方形成共识，共同致力于体系的完善，且能够获得公众的拥戴。比如，在新冠肺炎疫情期间，中国采取果断措施将武汉封城，并要求广大民众减少外出避免病毒的传播，这与老百姓确保"生命安全和身体健康"的价值取向是一致，因而得到了老百姓的全力支持和响应。

适宜公共健康体系的建设必须与当地的历史文化相适宜。文化作为一种精神力量，能够在人们认识世界、改造世界的过程中转化为物质力量，对社会发展产生深刻的影响。先进的健康文化对公共健康体系建设产生巨大的促进作用；落后的、反科学的文化则对公共健康起着阻碍作用。适宜的公共健康体系完善的过程，是一种文化重塑，需要公众的参与，创新是必然要求，但不能与长期形成的文化土壤相脱节。助推适宜公共健康体系建设，提升公众的健康素养是当务之急，然而任重道远。

世界卫生组织特别强调：健康领域的治理体系要确保政策目标与组织结构和文化相匹配。[①] 尤其在采用公共健康干预措施来影响群体中的个体时，更应当结合当地的文化因素，也即充分考虑当地宗教、习惯、风俗等文化因素的影响，从而增加干预措施的接受程度等。因此，需要花大力气引导公众认识健康的个人责任和公共健康的价值，不断提升健康素养水平，形成正确的健康行为。典型的例子是，新冠肺炎疫情已经在全球肆虐了 10 月有余，许多西方国家却依旧在讨论是否需要"佩戴口罩"的问题，可见文化的偏见对于疫情控制的影响，尤其是这种"有百害而无一利"的偏见。

适宜公共健康体系建设也需要与科学技术的发展相一致。公共健康是一门科学，需要有适宜的理论、方法和技术的支持。体系的发展与国家（地区）的技术发展水平和发展方向相适宜，则更易得到技术支持，能够将更多适宜的理论、方法应用于公共健康实践中，促进和支撑体系目标的实现。同时，公共健康的重大需求也能引领技术发展，在重视公众健康需要的国家（地区），能够通过制度优势来实现攻坚。[②] 新冠肺炎疫情期间，中国各部门紧密配合，大力部署了新冠肺炎疫苗的研发工作，到 2020 年 8 月全球 6 个进入临床三期的疫苗中，中国有 3 个，将为疫情有效控制贡献力量。

4. 与社会建设相适宜

适宜公共健康体系建设是社会建设不可或缺的组成部分，是"共建共治共享"社会治理格局中的重要一环。在经济发展的基础上，适宜的公共健康体系，有利于保障和改善民生，扩大公共服务，完善社会管理，促进社会公平正义。

在健康领域，"强化提高人民健康水平的制度保障"是重点。坚持关注生命全周期、健康全过程，完善国民健康政策，让广大人民群众享

---

① World Health Organization：The world health report 2000—Health systems：improving performance，*Bulletin of the World Health Organization*，2000，vol. 78，no. 6，p. 863.

② T. Frieden：Six Components Necessary for Effective Public Health Program Implementation，*American Journal of Public Health*，2014，vol. 104，no. 1，pp. 17—22.

有公平可及、系统连续的健康服务。健全基本医疗卫生制度，提高公共卫生服务、医疗服务、医疗保障、药品供应保障水平。坚持以基层为重点、预防为主、防治结合、中西医并重。加强卫生防疫和重大传染病预防控制，健全重特大疾病医疗保险和救助制度。聚焦增强人民体质，健全促进全民健身制度性举措。

公共健康体系建设需要在上述社会建设的总体框架下，不断优化，尤其是加强制度创新，以不断适应社会建设的总体要求，在调整中达成适宜。

5. 与生态文明建设相适宜

自然环境和生态环境是影响健康的重要因素。公共健康体系建设，必然要求将自然环境和生态环境等因素纳入考量中，同步推进、协调发展。一方面，要不断优化自然环境，从环境中获得对健康有利的因素，例如通过公共健康的实践，获得干净安全的空气、水、食物以及良好的居住环境，促进公众的健康；另一方面，要精准识别自然环境中的健康风险因素，避免细菌、病毒、真菌等病原微生物以及其他物理的、化学的有害因素对健康造成的危害。这就意味着需要依靠各种监测技术与手段，及时地识别、监测和预警自然环境各类潜在的健康风险因素。

因此，适宜的公共健康体系应能够很好地适应所在国家（地区）的自然环境，并准确把控主要健康风险因素。

6. 与人类及其发展相适宜

健康是人全面发展的基础。适宜公共健康体系之所以必须与经济、政治、文化、社会和生态文明建设相适宜，归根结底均是为了不断提升公众的健康水平、满足人民群众健康需要的目标，从而促进人类的不断发展。因此，是否能够"以人为本、生命至上"，这是衡量公共健康体系能否沿着正确的价值导向造福于人民健康的关键，也是体系建设的终极价值所在。

"把人民健康放在优先发展战略地位"，体现了以人民为中心，以健康为根本，体现了健康优先的氛围。《"健康中国2030"规划纲要》以及全国各省陆续发布的健康战略，体现了各地对健康优先发展的庄重承诺；在优先氛围形成的基础上，后续的重点是压实各方的职责和任务，动态把握公众的健康需要，推进健康战略的落实。[①]

（二）适宜公共健康体系的构成

依据适宜公共健康体系的六个适宜的内涵，以及健康系统宏观模型的思路与原理，课题组认为，适宜公共健康体系的构成要素，需要考虑如下几个相互依存的方面。

1. 把握公众需要

第一，需要明晰哪些疾病或危险因素会对人群健康产生重大影响，即体系需要解决哪些公共健康具体任务。任务清单的确认，能够为决策者、组织者、提供者把握公共健康风险提供全景的视野，有助于明确公共健康体系的工作目标和重点。而一个国家（地区）政府关注并有效回应公共健康具体任务的数量也反映了其健康治理能力。

第二，需要科学精准地把握公众的健康需要，并将健康需要的满足与否作为评价的重要指标。

第三，需要设置清晰的健康目标，确保目标的科学合理、具有先进性，并与公众的健康需要之间动态匹配。中国对公共健康始终保持着高度关注，对传染病预防控制、慢性病预防控制等领域中的具体任务，设置落实目标的范围已超过 80%，明确提出"将传染病发病率控制在较低水平""降低孕产妇死亡率和婴儿死亡率"等目标；在新冠肺炎疫情期间，迅速将新冠肺炎纳入"甲类传染病"管理，回应社会和老百姓的健康需要。

2. 社会环境支撑

公共健康体系需要什么样的社会环境支撑才能称为"适宜"？

一是将健康作为区域优先发展战略，并形成可操作的政策且落实到位；二是建立齐备、具有约束力的法律规制体系；三是围绕健康优先战略，根据职责分工，优先配置资源；四是社会各方认同公共健康的价值。

正如在抗击新冠肺炎疫情中"各部门各单位各方面闻令而动，全国

---

① 李程跃、施培武、沈群红等：《新型冠状病毒肺炎疫情对疾病预防控制体系的影响及思考》，《上海预防医学》2020 年第 32 卷第 4 期，第 303—308 页。

农村、社区、企业、医疗卫生机构、科研机构、学校、军营各就各位"，[①] 有效联防联控，中国的疫情应对工作才取得了举世瞩目的成绩。这来自于各方对维护和促进人民群众健康目标的认同和支持，"健康融入所有政策"得到充分的体现。

未来各方若能将抗击新冠肺炎疫情中体现的体制机制优势，用法律规制的方式固定下来，并用于公共健康体系的建设和完善中，即意味着持续高度重视公共健康，也意味着将落实健康中国战略、落实公共健康的职责化解到了日常工作中，那么，健康中国战略的推进、适宜公共健康体系的建设将不是难题。

3. 把控健康风险因素

疾病的出现、流行及暴发，是自然环境、生物遗传、行为习惯等多种因素共同作用的结果，这些因素之间相互关联、相互作用，密不可分。因此，快速、科学地监测健康风险对于"防患未然"至关重要。其中，在监测基础上加强风险预警、防范和控制是核心所在，而这恰恰是中国日常工作中的短板。虽然中国已经建立了较为完备的疾病风险监测系统，在一定程度上起到了识别主要风险因素、掌握本底情况的作用，但风险预警、防范和控制的作用几乎没有发挥（评价结果显示，平均不到一成），导致可能失去"未雨绸缪、防患未然"的先机。

在把控健康风险因素中应当达到什么要求才能称为"适宜"？课题组认为最为紧要的有三个方面：一是及时识别和预测预警主要风险的变化及趋势；二是及时采取降低和消除主要健康风险的有效干预和控制措施；三是具有完备的应急处置和救援体系能够有效应对风险爆发。这体现的是防患于未然、见微知著的觉察力、系统感知的敏锐力、雷厉风行的决断力和应急谋划的掌控力。只有未雨绸缪成为共识，将防患于未然作为常规思维和日常行为，才能做到在风险预警的基础上前瞻治理。

4. 资源配置

资源配置是公共健康体系实现目标、履行功能的基本保证，通常涵

---

① 习近平：《在全国抗击新冠肺炎疫情表彰大会上的讲话》，新华网 2020 年 10 月 15 日。http://www.xinhuanet.com/politics/2020—10/15/c_1126614978.htm.

盖人力、物力、财力及信息等必要资源。公共健康专业队伍不稳定、财政投入不足、设施设备老化等问题近年来一直被诟病，这表明体系的资源配置未达到适宜水平。以上海 2017 年的数据为例，从事慢性病预防控制的人员，全年收入在上海仅可购买 1.3 平方米商品房，毫无疑问，薪酬水平过低、生活成本过高，显然难以稳定一支高水平的专业队伍。

什么样的资源配置状况才能称之为"适宜"？课题组认为，体现在下列四方面：一是必须拥有一支数量充足、专业胜任、激励有效的稳定的人员队伍；二是具有政府主导、制度保障并且稳定增长的投入；三是数量充足、质量保证且能及时更新的设施设备；四是数据齐全、互联共享、具备决策支持功能的信息系统。

在抗击新冠肺炎疫情中，中国在经费投入、基础设施、信息大数据平台、医疗救治和疾病预防控制专业队伍的投入水平和投入能力有目共睹，展现了集中力量办大事的优势，也展现了应对重大公共健康事件中的资源投入和配置能力。若能够将这样的投入和配置机制，进一步在日常工作中得以体现，则资源配置达到"适宜"并不遥远。

5. 组织体系

组织体系是公共健康体系的结构基础，结构决定功能。在日常工作中，多部门间的协调困难是被提及最多的问题，尤其是卫生健康部门与其他部门间的协调更是难上加难。[①] 以新发传染病预防控制为例，日常状况下业务主管部门的总体协调水平仅一成左右。如果没有重大疫情来袭，业务主管部门协调其他部门（机构）的能力很弱，难以有效发挥"防患于未然"的作用。

组织体系应该具备什么样的特征才能称为"适宜"？课题组认为，适宜公共健康体系的组织体系首先应当是部门（机构）设置齐全，在此基础上各部门（机构）间能够高效协调，如同抗击新冠肺炎疫情的过程中所体现的。现实中，中国公共健康体系最明显的优势是面临重大疫情或突发事件时统一指挥、高效协调的体制优势，最大的短板是在日常工

---

① 刘鹏程、徐鹏、孙梅等：《我国突发公共卫生事件应急处置关键问题确认》，《中国卫生政策研究》2014 年第 7 卷第 7 期，第 38—43 页。

作时未能充分体现这一体制优势。所以，若能将应对重大公共健康问题的协调机制"常态化"，即可快速地扭转日常工作协调乏力的局面，有效推动公共健康工作，乃至健康中国战略的落实。

6. 管理机制

管理运行是公共健康体系达到目标和产出效益的决定因素，主要体现为构建与落实管理与监控、计划与评价、筹资与补偿、协调与激励等各类机制。就中国而言，各地对管理机制的建设相当重视，主要的症结点在于由于"各方职责不明确"，导致各项机制难以切实落实。[①] 在新冠肺炎疫情的早期，正是由于各方职责不明确，缺乏有效协调，导致政策不一，手忙脚乱。

那么，管理运行机制应该做到什么样才算"适宜"？课题组认为，具有完善、权威的管理与监控、计划与评价、协调与激励机制，以及政府负责的筹资与补偿机制，且这些机制能够落到实处，这是公共健康体系管理运行达到适宜的内在要求。新冠肺炎疫情的应对中，在政府高度重视和主导下，无论是疾病预防控制机构、医院等专业机构，还是财力保障、交通运输、公安等相关部门，均十分明确各自在疫情应对中的职责，各司其职，通力协作，才取得了令人瞩目的成就。

7. 服务功能

服务功能是公共健康体系的目标，也是体系存在的价值所在。在公共健康服务提供过程中，确保不同人群享有服务的公平性和可及性始终是最大的挑战。

公共健康服务的提供应当达到什么程度才能称为"适宜"？课题组认为，首先是能够提供满足人群健康所需的各类服务，并且能够覆盖所有人群，在此基础上确保不同人群获得服务的公平性，并不断提升服务提供的效率。中国从 2009 年起开始实施的基本公共卫生服务项目，其主要的目的之一即是"确保城乡居民逐步享有均等化的基本公共卫生服务"，体现了追求服务公平性的目的。

---

① 严云鹰、蒲懿、张琪明等：《云南和广西传染病防治管理机制完善程度量化评价——基于政策文本视角》，《中国农村卫生事业管理》2020 年第 40 卷第 1 期，第 53—58 页。

三、治理能力需要适宜体系的强力支撑

(一) 新冠肺炎疫情的应对充分展示了"适宜"的成效

新冠肺炎疫情来势汹汹，人民生命安全和身体健康面临严重威胁。中国坚持人民至上、生命至上，全力以赴，在疫情暴发期间采取了正确的手段和快速的措施，在较短的时间内就遏制了疫情的蔓延，控制住了整体局面，取得抗击新冠肺炎疫情斗争的重大战略成果。中国应对新冠肺炎疫情工作之所以取得如此成效，在于主要的思路和措施均符合"适宜公共健康体系"所需的条件。

例如，以健康为根本，集中患者、集中专家、集中资源、集中救治，挽救每一位患者生命，体现了把人民健康放在优先发展的战略地位，关注和及时回应了老百姓的健康需要。再如，充分发挥体制优势，调动和协调各个部门和全体社会成员，发挥联防联控、群防群控的作用，体现了具有成熟且协调运转的组织体系的要求。又如，疫情应对中坚持"预防为主"原则，采取的应对措施紧扣"控制传染源、切断传播途径、保护易感人群"的三大关键，得到全社会广泛认可并共同参与，体现了尊重科学开展公共健康实践、及时向公众提供各类公共健康服务的要求。

因此，只要将在新冠肺炎疫情应对过程展现的体制机制的优势和具体举措，进行经验总结并使之制度化，在日常工作中有效执行，中国就有望走出一条适宜公共健康体系建设的中国道路。

(二) "适宜"是构建强大公共卫生体系的不二选择

要想实现全民健康，实现高质量发展，必先完善公共健康体系。"只有构建起强大的公共卫生（健康）体系，才能切实为维护人民健康提供有力保障。"这为未来公共健康体系的建设和发展指明了战略性的方向。

适宜公共健康体系的理论框架为建设强大的公共健康体系提供了具体路径和方法指导，有助于解决体系建设中面临的现实挑战，从而不断提升区域健康治理能力。

第一，需要社会各方围绕公共健康、公共健康体系、适宜公共健康体系的基本概念形成共识。只有在社会各方充分认识公共健康价值的基础上，才能自觉地维护自身健康，尤其是公众的健康，进而保障国家和公共安全，维护社会稳定与发展；才能形成政府主导、社会协同、公众参与的"共建共治共享公共健康"氛围。

第二，只有明确什么是适宜的公共健康体系，也即适宜公共健康体系的定位要求和定量标准，才能让社会各方明确努力的具体方向。适宜公共健康体系对社会环境、组织体系、资源配置等各方面都提出了明确的要求和应具备的条件，而定量标准则明确给出了当前体系的适宜程度和建设目标，无疑将有助于决策者把握目前状况、明确现有差距、分析进步潜力、科学对位发展目标等，从而形成适宜公共健康体系建设的氛围。

第三，明确了"优势和短板""关键问题"和"治本策略"，有助于推动区域健康治理能力的提升。因此，追求卓越，达到"适宜"，是构建强大公共卫生体系的不二选择。

（三）适宜公共健康体系理念有助治理体系和治理能力现代化

治理体系、治理能力现代化的最基本体现，是有清晰明确科学的目标，并有能够达成目标的执行力。之所以说一个国家（地区）的公共健康体系适宜与否及其适宜程度，能够体现当地政府的健康治理能力，是因为一个适宜的公共健康体系有着明晰的要求，这些指标要求是建立在吸收先进经验、总结过去教训、瞄准可行目标、集思广益、凝聚智慧的基础上形成的，是科学的。

如果一个国家（地区）在构建公共健康体系时，能够围绕这些要求展开，意味着：一是距离这些要求越近，则这个国家（地区）政府的健康治理能力越强；二是满足这些要求越多，则这个国家（地区）公共健康体系的优势就越明显、短板就越少，政府的健康治理能力就越强；三是当这个国家（地区）的公共健康体系能够系统地满足适宜要求时，则表明这个国家（地区）的健康治理体系和治理能力达到了现代化。

比如，一个国家（地区）的公共健康体系适宜与否，需要强而有力的社会环境支撑，具体包括：一是健康优先的战略和政策环境，围绕健康优先能够将健康融入方方面面，且相关各方能够职责明确，确保落实到位；二是围绕健康优先的战略以及公共健康体系建设，具有明晰的法律规制，且能够在刚性约束下落实；三是健康优先战略具有制度保障的优先资源配置，以及优先配置的配套政策，形成适宜的人财物等资源配置；四是相关各方尤其是政府以及相关部门的决策和执行者，广泛认可公共健康的价值，等等。毫无疑问，在这样的社会环境里，构建强大的公共健康体系将事半功倍。

再如，在强而有力的社会环境支撑下，如果围绕公共健康体系的构建，能够具有：（1）一支稳定且专业素养符合要求的队伍，以及各类满足需要的资源配置；（2）各方高度协调和通力协作的组织体系；（3）严密且落实到位的管理运行机制；（4）提供健全的公共健康服务功能的能力等，这样的体系毫无疑问将具备强大的战斗力。

因此，公共健康体系适宜与否，既是一个国家（地区）健康治理体系和治理能力现代化的具体要求，又是考核一个国家（地区）健康治理体系和治理能力现代化的标准。课题组将这些具体要求和标准，称为"适宜公共健康体系的具体定位"和"适宜公共健康体系的定量标准"。

周庆誉　高　翔　沈群红　李程跃　陶　莹　郝　超

徐天强　施培武　王磐石　汪　华　郝　模　张　瑜

第二章

适宜公共健康体系的具体定位

在明确适宜公共健康体系的基本内涵后，课题组聚焦在如何准确地描述公共健康体系的适宜程度，即适宜体系的具体定位；并借此形成令人信服的定量标准。这也是迄今为止国内外在研究和应用方面的短板。

对此，课题组应用健康系统宏观模型思路和原理，有针对性地开展了相应的研究，明确提出了适宜公共健康体系应具备的 8 个要素和 63 个具体定位，首次为公共健康体系建设提供了"何为适宜"的定性评判标准。据此能够大致分析出不同国家（地区）公共健康体系的现状、优势与短板，也为后续构建适宜公共健康体系的定量标准奠定了基础。

第一节　具体定位的形成

适宜公共健康体系的具体定位，代表着一个国家（地区）公共健康体系的建设目标和发展蓝图。然而，如何科学定位尚无明确的方法学指导。因此，课题组在进行了大量的探索后，最终达成了方法学共识，并运用之形成了具体的定位。

一、定位形成的理论依据

健康系统的运行有其内在规律。健康系统宏观模型（Macro Model

of Health System）是运用系统分析思路描述健康系统运行规律的理论
与方法。[①②] 健康系统宏观模型如图2—1所示。课题组以该模型为指导
形成了适宜公共健康体系的具体定位。

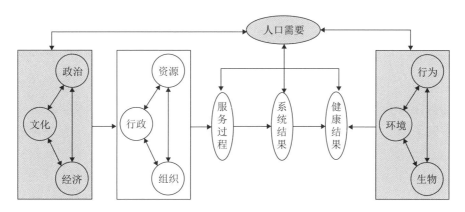

图2—1　健康系统宏观模型及其子模作用关系[③]

健康系统宏观模型原理揭示，健康系统的构成虽然繁杂，但依据一
定规律运作，可以用一系列子模表达并按相应的逻辑关系排列。这些子
模可以分成内部子模和外部子模两类，每一个子模都有特定的内涵和范
围，可以用一系列的概念和指标加以解释和表达，具体可参见图2—3。

其中，内部子模反映的是健康系统行为的内部动力，内部子模的排
列关系遵循"结构—过程—结果"的思路，子模之间的相互影响和制约
形成动态平衡过程，投入的"资源"通过特定的服务"过程"产出相应
的"结果"。而外部子模包含政策环境，经济发展水平，社会文化，人
口需要，生物、环境和行为等，体现的是系统行为的外在动力。外部子
模对内部子模起着重要的影响。

内、外部子模相互之间的关系，反映了健康系统的内部运作与社会
大系统的关系。内部子模中通过资源投入、服务提供，会产生相应系统
结果和健康结果；而健康结果会影响公众的健康需要，进而会对政策、
经济等产生影响。

---

① A. Y. Ellencweig: *Analysing Health Systems：A Modular Approach*，Oxford University Press，1992，p. 38.

② 郝模主编：《卫生政策学》（第2版），人民卫生出版社2013年版，第30页。

③ 图中灰色底纹为外部子模，白色底纹为内部子模。

另外，健康系统子模之间具有严密的逻辑关系和顺序。子模间的逻辑关系和顺序，可以用模型中子模之间的"箭头"表示。箭头有单向和双向之分，单向箭头表示子模间的关系是单向作用，例如"系统结果"受"服务过程"影响；双向箭头表示子模之间的关系是相互作用，例如"系统结果"与"人口需要"之间即是相互作用的关系。一个子模并非受所有其他子模的直接影响，而只受那些箭头直接指向自己的子模的影响。如，"系统结果"子模只受"服务过程"和"人口需要"两个子模的直接影响和制约；而"人口需要"和"结构"子模直接对"服务过程"子模发生影响；"服务过程"和"系统结果"子模可以通过影响"人口需要"子模，进而再影响"政治""经济""文化"子模，从而对"结构"子模产生影响。

公共健康体系隶属于健康系统，服从于上述模型的规律，既受到外部环境的影响，也遵循体系内部结构的规律运作。以该模型作为理论基础，指导适宜公共健康体系具体定位和定量标准形成的全过程：（1）模型中内部、外部相关子模可以作为确定体系要素的框架和依据；（2）具体定位的确认要结合公共健康的实践并作科学的推理和判断，并以模型为归类标准；（3）定量标准的形成过程中需要基于模型"子模—概念—指标"的思路进行衍化和筛选评价指标。此外，健康系统宏观模型也指导着后续把握体系的优势和短板、明确体系的关键问题、研制体系的治本策略等。

二、定位形成的工作步骤

遵循健康系统宏观模型、比较研究的基本原理和思路，课题组按照图2—2所示的思路、步骤与方法确立了适宜公共健康体系的具体定位。

（一）初步勾勒要素框架

运用边界分析和文献计量方法，在系统收集得到的国内外涉及公共健康体系框架的523篇中英文文献资料中，明确了描述公共健康体系的25个初步要素（当分析至第394篇时，要素个数达到"饱和"，后续的

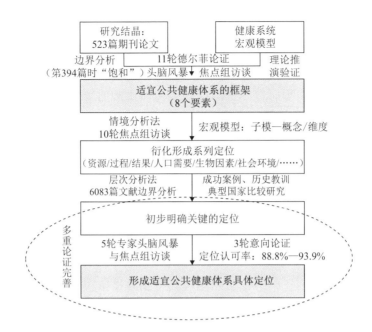

图2—2 确立适宜公共健康体系具体定位的研究思路与技术路线

文献分析中不再出现新的要素），包括组织体系、服务项目、人力资源等（见图2—3），并定量明确了上述要素的初步序位。

（二）确定适宜体系要素

依据健康系统宏观模型中"子模—概念"的对应关系，结合7轮次的德尔菲论证，将上述25个初步要素逻辑归类为8个要素（见图2—3）。例如，一个国家（地区）的政策、法律、经济、文化状况是整个体系所处的社会大环境，会共同影响体系建设的整体水平，因此将相应的内容归并为"社会环境支撑"要素，以综合体现社会环境对公共健康体系的支撑作用。

通过4轮次的头脑风暴法，对8个要素进行进一步精确界定，明确了适宜公共健康体系应具备的8个要素，并将8个要素划分为外部环境、内部结构两类。

（三）衍化形成系列定位

围绕8个要素，依据健康系统宏观模型中"子模—概念/维度"的

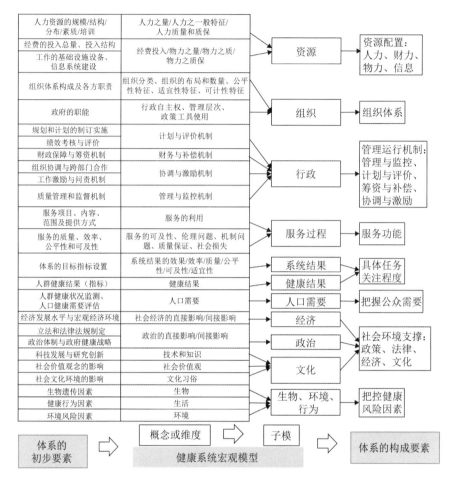

图 2—3　公共健康体系构成要素的确认过程

逻辑关系进行理论推演，借用边界分析法解析文献中提及的表述，结合情境分析、10 轮焦点组访谈，推导、演化各要素中包含的关注方面，初步形成一系列定位，如资源配置中的人力应关注其数量、质量和质量保证等。

（四）确立适宜体系定位

综合运用文献边界分析（6083 篇文献）、典型国家的比较研究及层次分析法，分析明确关键的适宜体系定位；通过 5 轮专家头脑风暴与焦点组访谈，结合实践经验进一步凝练和升华适宜的公共健康体系定位，并运用层次分析法明确了各要素和定位的权重。在此基础上，再次通过

3 轮意向论证，对其科学性、合理性和全面性进行完善，最终确定了适宜公共健康体系应包含的 63 个具体定位。

三、确立的具体定位概况

课题组依据健康系统宏观模型，明确了适宜公共健康体系应具备的 8 个要素：外部环境包括强而有力的社会环境支撑、动态把握公众需要的能力、把控公众健康风险的水平 3 个要素，内部结构包括适宜的人财物等资源配置、成熟并且协调的组织体系、行之有效的管理运行机制、健全的公共健康服务功能、公共健康具体任务的关注程度 5 个要素。8 个要素又可进一步细化为 63 个可操作的具体定位，各要素包含的定位数如表 2—1 所示，具体定位概况见附表 1。来自东部、中部和西部代表性省份的公共健康实践专家、理论专家对这些要素和定位的认可度为 88.8%—93.9%。

表 2—1　适宜公共健康体系的具体定位概况

要素	要素的权重	包含的定位数	总体认可度（%）
1. 强而有力的社会环境支撑	0.124	16	93.1
2. 动态把握公众需要的能力	0.107	3	93.9
3. 把控公众健康风险的水平	0.104	5	91.3
4. 适宜的人财物等资源配置	0.140	13	90.5
5. 成熟并且协调的组织体系	0.143	4	90.5
6. 行之有效的管理运行机制	0.121	14	93.1
7. 健全的公共健康服务功能	0.117	4	91.3
8. 公共健康具体任务的关注程度	0.144	4	88.8
总计	1.000	63	—

运用层次分析法，进一步明确了各要素和定位的权重。其中公众健康具体任务关注程度的权重最高（0.144），这与该要素既体现政府等设置公共健康工作目标的导向和合理程度，又体现整个体系的运行结果和健康结果密切相关；组织体系、资源配置的权重分别为 0.143 和 0.140，这两个要素是整个体系非常重要的结构基础和资源支撑，因而

也被赋予了较高的权重。这也与公共健康体系以"提升公众的健康水平"为目标、强调政府要确保"各项保障措施"到位的导向相一致。

适宜公共健康体系具体定位的确立，首次为一个国家（地区）公共健康体系建设提供了"何为适宜"的定性评判标准，为明确体系未来的发展方向提供了参考；运用上述定位，可以大致判断一个国家（地区）公共健康体系的现状，以及具有的优势和存在的短板，成为区域健康治理能力的度量衡；也为后续构建适宜公共健康体系的定量标准奠定了基础。

第二节 外部环境的定位

良好的外部环境是公共健康体系运行的保障。健康系统宏观模型提示，政策环境，经济发展，社会文化，人口需要，生物、环境和行为习惯等外部环境对公共健康体系内部的动态平衡起着举足轻重的作用。本节的重点是介绍社会环境、公众需要和健康风险因素等外部环境的具体定位。

一、社会环境支撑

社会环境主要包括政策、法律、经济、文化状况等，影响着公共健康体系的整体水平。一个适宜的公共健康体系应当具备强而有力的社会环境支撑，总体包括政策环境、法律规制、经济发展、社会文化4个方面。

（一）政策环境

"健康融入所有政策"已被各方广泛认可并付诸行动，这表明政策支持对公共健康体系起着重要的影响。政策优劣决定事业兴衰。政策环境的优化，能对经济支撑、社会氛围的改善起到带动作用，并进一步对资源配置、组织体系等要素产生正向作用，进而带动整体效果的提升。例如，《"健康中国2030"规划纲要》的出台确立了健康优先战略，有助于引导政府及各方加大对公共健康的投入，引导老百姓形成"共建共享"的氛围，进而对体系的组织架构、人员队伍建设等产生积极作用。[①]

适宜的公共健康体系应当有优先的政策环境。课题组研究后得出 5 个定位（见表 2—2），各方对此的认可度为 93.1%。

表 2—2　适宜公共健康体系的具体定位——优先的政策环境的定位及权重

要素	定位	权重
优先的政策环境	健康优先：把健康作为国家（地区）的优先发展战略	0.258
	规范引导：将优先发展战略衍化为一系列可操作的法律、法规、规划和措施等，起到规范和引导效应	0.209
	职责明确：相关部门、专业机构及其他组织依据优先战略划分职责任务	0.198
	任务落实：各方围绕目标，各司其职、协作配合，健康优先战略及其任务切实得以落实	0.174
	考核评估：将公共健康体系运行效果纳入政府的考核评价体系，并作为各相关方业绩考评的重要依据	0.161

主要关注两个方面：

首先是关注一个国家（地区）的政府是否发布了健康优先战略，明确将健康优先上升为国家（地区）战略。这个是纲，纲举才能目张，其他的相关要素才能跟进。

其次是关注健康战略能否落到实处。如果能够有效落实，可以为整个公共健康体系的发展和建设提供良好的支撑氛围，主要有 4 个方面：（1）是否明确划分各个部门（机构）在落实和推进健康战略中的职责；（2）各个部门（机构）是否发布一系列配套的政策、规划和措施等；（3）各个部门（机构）是否细化任务的推进方案和实施路线图；（4）政府是否将各部门（机构）落实公共健康职责、任务的状况进行考核，作为业绩考评的重要依据。

5 个定位在要素内的权重如表 2—2 所示：其中"健康优先"的权

① 何强、陈菲、王映红等：《基于政策工具视角的我国老年健康服务业政策分析》，《医学与社会》2020 年第 33 卷第 6 期，第 47—52 页。

重最大，"规范引导"的权重次之，这也体现了发布健康战略，明确将健康作为区域优先发展方向的重要性。

运用这 5 个定位可以大致判断一个国家（地区）政策环境的优先程度。例如，在 2017 年《"健康中国 2030"规划纲要》发布后，31 个省（自治区、直辖市）也陆续发布了各自的健康战略，这表明健康已经上升为国家（地区）的优先战略。后续的重点是随着《健康中国行动（2019—2030 年）》的出台，如何确保各方的任务分工予以明确，有效推进健康中国战略的落实。[①]

（二）法律规制

"有法可依、有法必依、执法必严、违法必究"是法治建设的重要原则。法律规制引领、规范公共健康体系的运行与发展，其作用不可替代。法律规制的完善是公共健康各项工作有序开展的基础，能够带动政策支持、经济支撑和社会氛围的改善；在此基础上，如果能做到"有法必依"，明确体系各方的权责匹配，则将大幅促进管理运行机制的落实，从而改善资源配置、推动各项服务的提供，最终引导体系的良性发展。[②]

适宜的公共健康体系应当有齐备的法律规制。课题组研究得出如下4 个定位，如表 2—3 所示，各方对此的认可度为 93.1%。

一是关注法律规制是否完善，包括框架是否完备，文本内容形式是否齐全，是否能够涵盖各子体系、各部门（机构），并且覆盖各类公共健康具体任务。这是依法治理的基础，体现了"有法可依"。

二是关注法律规制能否得到落实，既包括法律规制是否明确规定了公共健康体系的地位、目标、各部门（机构）的职责范围等；也包括是否明确规定了各部门（机构）职责落实不到位的约束条款或罚则，体现刚性约束。这是"有法必依"的保障。

① 李程跃、施培武、沈群红等：《新型冠状病毒肺炎疫情对疾病预防控制体系的影响及思考》，《上海预防医学》2020 年第 32 卷第 4 期，第 303—308 页。

② 景翔、高翔、卢露等：《法律体系对沪陕传染病防控工作保障程度研究》，《预防医学论坛》2019 年第 25 卷第 3 期，第 171—174 页。

表 2—3　适宜公共健康体系的具体定位——齐备的法律规制的定位及权重

要素	定位		权重
齐备的法律规制	框架完备：法律规制应覆盖各领域、相关部门、专业机构及其他组织等		0.262
	地位法定：以法律的形式明确规定体系的地位、目标、行为规范和各方的权责关系等		0.261
	刚性约束：对体系各相关方行为均具有约束力，能够促使相关部门、专业机构等有效落实规定和要求		0.256
	措施完善：能主动弥补相关法律规制的欠缺，针对特定区域、特定问题和特定需要因地制宜开展完善性补充		0.221

　　课题组认为完备的法律规制框架，应是在宪法明确"保障公众健康"的大原则下，建立起公共健康领域的母法或法典，并逐步完善公共健康各领域的法律、法规、规章、规范性文件、技术规程和标准等。如表 2—4 所示，在中国，"发展医疗卫生事业和保护人民健康"已明确写入宪法，并已形成了覆盖"法律—法规—规范性文件"的较为系统的法律规制框架，为"有法可依"奠定了基础。但慢性病预防控制领域仍然没有相应的法律或法规，[①] 仍需进一步健全和完善。

表 2—4　适宜公共健康体系的法律规制框架及中国、上海部分法律规制列举

层级	分类	名称
国家	宪法	《中华人民共和国宪法》第二十一条："发展医疗卫生事业和保护人民健康"
	公共健康领域的母法或法典	《中华人民共和国基本医疗卫生与健康促进法》
	法律	《中华人民共和国传染病防治法》 《中华人民共和国母婴保健法》 《中华人民共和国精神卫生法》 《中华人民共和国突发事件应对法》 ……

---

　　① 顾怀婷、田壮、刘苗苗等：《晋冀两地慢性病法律法规体系完备程度的比较分析》，《济宁医学院学报》2020 年第 43 卷第 3 期，第 183—187 页。

续　表

层级	分类	名称
国家	行政法规、部门规章	《突发公共卫生事件应急条例》 《中华人民共和国传染病防治法实施办法》 ……
	规范性文件、技术规程、标准	《全国儿童保健工作规范》 《结核病预防控制工作规范》 ……
地方	地方性法规、规章	《上海市精神卫生条例》 《上海市传染病防治管理办法》 《上海市母婴保健条例》 ……
	规范性文件、技术规程、标准	《上海市结核病防治管理办法实施细则》 《上海市母婴保健专项技术服务管理办法》 ……

　　4 个定位在要素内的权重如表 2—3 所示：其中"框架完备"的权重最大，"地位法定"次之，这也表明法律规制赋权赋责及其产生的作用已被广泛认可。

　　运用上述 4 个定位可以大致判断一个国家（地区）法律规制的保障程度。例如，"刚性约束欠缺"，对部分工作的规定不具体、对部门的职责界定不明确是中国法律规制落实中常常被提及的问题。①

　　（三）经济发展

　　一个国家（地区）的经济发展水平和财政投入的优先导向直接影响着公共健康体系的适宜程度。经济发展水平及公共健康优先投入落实到位，对体系的资源配置有着直接影响，对人力、财力、物力等基础条件的改进和优化起到关键支撑作用，为体系既有功能的实现奠定了坚实的经济基础。反之，如果经济发展水平相对滞后或是对公共健康的优先投入保障不到位，容易导致对体系投入不足，从而带来公共健康职能落实

---

　　① 吴海峰、何坪、罗艳秋等：《对重庆市基本公共卫生服务体系建设的思考》，《中国卫生事业管理》2013 年第 30 卷第 10 期，第 760—762、768 页。

不到位，影响整体健康水平的提升。[①]

适宜的公共健康体系应当有优先的经济支撑。课题组通过研究得出以下 4 个定位可体现出适宜程度，如表 2—5 所示，各方的认可程度为93.1%。具体来看：最重要的是，是否以制度的形式，明确社会经济对健康战略所需的各类资源配置的优先保障和支撑，这是确保公共健康体系适宜投入的基础；在此基础上，才是关注制度的落实程度，包括承担资源配置职责的部门（机构）职责是否清晰、是否制定了相关的政策、规划和措施，各类履行公共健康职能的部门（机构）是否获得了所需的资源，是否依据健康战略落实的状况对相关的部门（机构）给予相应的奖励或惩罚。

表 2—5 适宜公共健康体系的具体定位——优先的经济支撑的定位及权重

要素	定位	权重
优先的经济支撑	制度保障：健康优先战略具有优先的制度保障的资源配置	0.304
	配套政策：围绕健康优先战略衍化相关政策、规划和措施，优先配置相应的资源	0.248
	优先配置：根据职责分工，优先保证相关部门、专业机构、其他组织等履行职能所需的资源投入	0.244
	落实激励：根据落实情况与政府考核评价结果，对相关部门、专业机构、其他组织等给予相应的奖励或惩罚	0.204

4 个定位在要素内的权重如表 2—5 所示：其中"制度保障"的权重最大，这表明从全社会的层面对公共健康体系的投入形成制度保障是各方的共识。

运用上述 4 个定位可以大致判断一个国家（地区）经济发展的支撑程度。例如，中国尚未形成针对公共健康投入的保障性制度；[②] 参考教育投入的有效方式，以法律或法规明确全社会对公共健康的投入总量在GDP 中的占比，如 1.5%—2.0% 应是努力方向。

---

① 高红霞、陈晶、张佳慧等：《不同经济水平的乡镇的卫生院公共卫生功能发挥比较分析》，《中国初级卫生保健》2009 年第 23 卷第 1 期，第 38—41 页。

② 王颖、衷凤水、李程跃等：《政府加大投入力度，投入机制尚未健全——省级疾控绩效考核应用之四》，《中国卫生资源》2012 年第 15 卷第 2 期，第 81—82、168 页。

（四）社会文化

公共健康需要全体社会成员"共建共享"。社会文化对公共健康体系的影响主要体现为科学技术进步与社会价值观念。良好的社会文化氛围有助于引导各方重视公共健康的价值，形成全社会协同开展公共健康工作的合力，为各部门落实管理机制、高效地统筹协调奠定基础。

适宜的公共健康体系应当具有良好的社会文化氛围。课题组研究得出可通过以下 3 个定位体现（见表 2—6），具体包括：（1）认可"公共健康是一门科学，需要科学的理论与方法指导实践"，鼓励科研机构和专业人员与时俱进引进、推广、使用新理论和新方法；（2）认可公共健康价值，不断提高公共健康从业人员的社会地位；（3）形成"共建共享公共健康"的氛围，积极投身到公共健康行动中，不断提升健康素养。各方对此的认可度达到了 93.1%。

表 2—6　适宜公共健康体系的具体定位——良好的文化氛围的定位及权重

要素	定位	权重
良好的文化氛围	掌握技术：与时俱进地掌握公共健康相关学科理论和技术方法，并能够转化为实践应用	0.310
	认同价值：社会各方尤其是政府以及相关部门的决策和执行者，广泛认可公共健康的价值	0.351
	提升素养：形成公众参与、共建共享的健康价值观和社会氛围，以促进健康素养的提升	0.339

3 个定位在要素内的权重如表 2—6 所示：其中"认同价值"的权重最大，这也表明社会各方一旦价值观趋于一致，并形成"尊重公共健康、认可公共健康"的氛围，对体系的发展意义重大。

运用上述 4 个定位可以大致判断一个国家（地区）社会文化氛围的引领程度。在中国，近 20 年来，公共健康体系在"防止传统传染病反弹和阻断新发传染病暴发"中的作用巨大，但由于这一重要成效难以被量化评估，造成了社会对公共健康价值的感知度和认同感不强。[1]

---

[1]　夏宇、王亚丽、卢露等：《沪陕传染病防控领域公共卫生价值趋同程度研究》，《中国农村卫生事业管理》2019 年第 39 卷第 7 期，第 462—465、474 页。

二、公众健康需要

公众的健康需要反映了人群依据实际健康状况与"理想健康状态"之间存在的差距而提出的对预防、保健等服务的客观要求，其满足程度决定着一个国家（地区）公共健康的策略和人群的健康状况水平。准确、动态地把握公众的健康需要，能够据此对体系目标适时动态调整，从而引导体系的组织架构、资源配置、功能和服务等与之相适应，促进工作效果的提升。[①]

适宜的公共健康体系应能动态把握公众的健康需要。课题组研究得出以下 3 个定位可以体现适宜程度，如表 2—7 所示，具体包括：一是政府等能够关注公众的健康需要，形成健康信息定期发布制度，及时地发布人群健康相关信息；二是政府等能够根据人群健康需要的变化，及时地制定、调整发展战略与规划，与时俱进地提供相应的公共健康服务，最大限度地满足公众的健康需要。各方对此的认可程度为 93.9%。

表 2—7 适宜公共健康体系的具体定位——动态把握公众需要的能力的定位及权重

要素	定位	权重
动态把握公众需要的能力	准确识别：系统收集并正确把握公众的健康需要	0.364
	科学决策：针对公众需要制定发展战略、作出科学决策	0.341
	动态调整：根据公众的健康需要适时动态调整相应功能，提供适宜服务，最大限度满足公众需要，尤其关注重点人群和解决重点任务的需要	0.295

3 个定位在要素内的权重见表 2—7：其中"准确识别"的权重最大，这也与准确把握公众的健康需要是后续科学决策和动态调整的重要基础相符合。

运用上述 3 个定位可以大致判断一个国家（地区）动态把握公众需要的现状、优势和不足。例如，2003 年后中国建立了传染病网络直报系统，能够及时掌握法定传染病的发病状况，每月定期发布人群传染病

[①] 刘苗苗、林振平、钱东福等：《京沪妇保工作关注公众需要程度分析》，《中国农村卫生事业管理》2019 年第 39 卷第 2 期，第 139—143 页。

发病或死亡的信息，已能有效地把握传染病预防相关的健康需要，需要进一步改进和提高的是如何基于掌握的信息及时地制定预防控制政策、采取相应措施，做好相关的传染病的预防控制工作。[①]

三、健康风险因素

公共健康的要义在于"治未病"。传染病疫情的预防控制也取决于"未雨绸缪、防患未然"，将疫情消除或控制在萌芽状态，公共健康的其他领域同样如此。及时地监测、掌握健康风险因素水平，有助于政府、相关部门、专业机构及时调整健康策略、工作目标、资源配置和服务提供等。

适宜的公共健康体系应能准确把控主要健康风险因素。课题组研究得出以下 5 个定位可以体现出适宜程度（见表 2—8），各方对此的认可度为 91.3%。主要关注：一是是否能够及时地识别主要风险的本底情况，预测预警主要风险的未来变化趋势；二是是否能够及时地采取降低和消除主要健康风险的干预和控制措施；三是在面对疫情或突发公共健康事件时，是否能够及时地进行疫情处置和医疗救治，有效应对风险爆发。

表 2—8　适宜公共健康体系的具体定位——把控健康风险因素的水平的定位及权重

要素	定位	权重
把控健康风险因素的水平	风险监测：建立健全风险因素的监测网络，识别主要风险因素，掌握本底情况、作用规律及危害程度	0.220
	风险预警：具备对主要风险变化及趋势的及时预测预警能力	0.220
	风险防控：及时采取降低和消除主要健康风险的有效干预和控制措施	0.211
	应急响应：具有完善的应急处置和救援体系，能够有效应对风险爆发	0.186
	效果评估：建立干预控制效果的评估机制	0.163

[①] 沈群红、郝晋、钱捷等：《主动健康视野下疾控体系建设转型的思考》，《行政管理改革》2020 年第 4 期，第 29—36 页。

5 个定位在要素内的权重见表 2—8：其中"风险监测"和"风险预警"的权重最大，这也验证了在把控健康风险因素中，做好疾病及风险因素的本底监测，并基于演变趋势及时地前瞻预警，是后续提出干预措施、及时应急响应的重要保证。

运用以上 5 个定位可以大致判断一个国家（地区）把控健康风险因素的程度。在新冠肺炎疫情后，如何能够加强对新发传染病、呼吸道传染病等疾病的早期预测预警，以便在未来再次出现类似情况时能及时拉响警报，应当有新的突破。[①]

第三节　内部结构的定位

公共健康体系的内部结构有其自身的运作规律，不可否认的是也受到外部环境的影响和作用。在特定的行政模式下，投入的资源由内部的公共健康服务组织通过一定的服务过程产出相对应的结果，其内部相关的要素和定位十分重要。本节的重点是介绍资源配置、组织体系等内部结构的具体定位。

一、适宜的资源配置

公共健康服务的对象是全人群，其产出的是公共产品，必须有适宜的资源配置作为支撑，主要包含人力、财力、物力、信息资源等。

（一）人力资源

人是生产力第一要素，人才是第一资源。拥有一支稳定的公共健康人员队伍，能够促进组织架构、管理机制的完善，推动各项工作的切实落实，也有助于提供高质量的公共健康服务，从而促进健康水平的提升。反之，如果未能营造"吸引人才""稳定人才"的氛围，将会带来

---

① 吴群红、孙殿军：《关于强化疾病预防控制中心在重大疫情应对过程中核心作用的思考与建议》，《中华地方病学杂志》2020 年第 39 卷第 7 期，第 529—533 页。

队伍结构不合理、难以留住人才等问题，并直接影响各类服务的有效提供。[①]

公共健康体系应当拥有适宜的人力资源配置。课题组研究得出如下3个定位可以体现出适宜程度，如表2—9所示，各方对此的认可度为90.5%。具体如下：（1）相关部门（机构），尤其是专业公共健康机构的人员数量充足，能够满足工作开展的需要。（2）人员的年龄结构、专业结构、岗位结构等合理，掌握所需的专业技能。（3）具有多元、有效的个人激励机制，包括有竞争性的薪酬待遇、专业技能培训制度、职业发展规划与上升通道等，在绩效分配中体现"多劳多得、优绩优酬"，确保队伍的稳定性。

表2—9　适宜公共健康体系的具体定位——适宜的人力资源配置的定位及权重

要素	定位	权重
适宜的人力资源配置	规模适宜：相关部门、专业机构的人员数量能够满足工作任务开展的需要	0.326
	能力胜任：人员结构和素质能够支撑专业工作的需要	0.351
	激励有效：具有确保人员积极性和稳定性的有效激励机制，不断提升工作能力	0.323

3个定位在要素内的权重如表2—9所示：其中"能力胜任"的权重最大，表明了高素质人才是人力资源管理的制高点，起着决定性作用。

运用这3个定位可以大致判断一个国家（地区）人力资源配置的适宜程度。在中国，公共健康人员数量不足，尤其是高素质的专业人员紧缺，待遇偏低，队伍不稳定等已成为制约体系发展的瓶颈。[②]

（二）财力资源

"财神跟着瘟神走"是公共健康领域的一大黑色幽默。财力是公共

---

① 程杨杨、吴树运、李龙云等：《我国妇幼保健机构卫生人力资源配置公平性分析——基于Lorenz曲线和Gini系数的视角》，《中国初级卫生保健》2014年第28卷第4期，第13—16页。
② 胡龙军、苌凤水、孙梅等：《9省257个县级疾病预防控制中心人力资源变迁分析》，《医学与社会》2017年第30卷第4期，第5—7、12页。

健康体系有效运行的基础。具有总量充足、增长稳定的财力投入能够稳定一支高素质的队伍、配置和更新必需的设施设备，进一步为各项公共健康服务的落实提供基础。反之，如果得不到足额的经费保障，一方面会因为人员、设备、材料等不足导致部分服务无法正常提供，另一方面会迫使专业机构为"维持生存"而注重追求"有偿服务"，造成职能偏废。[1]

公共健康体系应当拥有适宜的财力资源配置。课题组研究得出以下3个定位可以体现出适宜程度，详见表2—10。主要包括两个方面：（1）政府在公共健康体系的筹资渠道中起到主导作用，确保公共健康服务作为公共产品提供；（2）以制度化的形式，明确政府等每年对公共健康体系的投入总量及每年的增长幅度，解决"投入不足""投入随意性"的难题。

表2—10 适宜公共健康体系的具体定位——适宜的财力资源配置的定位及权重

要素	定位	权重
适宜的财力资源配置	政府负责：确立健康优先的筹资渠道	0.388
	投入适宜：投入足以维持相关部门、专业机构等的有效运行	0.326
	稳定增长：适宜投入基础上，具有制度保障的稳定增长	0.286

3个定位在要素内的权重如表2—10所示：其中"政府负责"的权重最大，这与维持公共健康体系的稳定并有效运行需要以政府为主导，尤其是确保保障措施到位的要求相一致。

运用这3个定位可以大致判断一个国家（地区）财力资源配置的适宜程度。例如，在中国，常被提到的"对公共健康体系投入不足"的困境虽然有所缓解，但至今依然存在；投入的"随意性"依然未见改变，尚未形成保障性制度等。[2]

---

① 张光鹏、于竞进、于明珠等：《中国疾病预防控制体系公共职能偏废的根源分析》，《卫生研究》2005年第34卷第2期，第133—135页。
② 刘俐、邓晶、郝模等：《广西传染病防控中政府财力资源配置情况分析》，《卫生软科学》2020年第34卷第10期，第85—88页。

（三）物力资源

相关的设施设备等物力资源就是战士手中的武器，是落实公共健康任务的保障。"工欲善其事，必先利其器"，设施设备配置齐全且有其一定的先进性，为公共健康各项工作的开展奠定了硬件基础。反之，如果物力资源配置不适宜，例如特定实验室不健全、设备陈旧老化，将直接制约检验检测能力，并影响其相应的处置能力。[①]

公共健康体系应当拥有适宜的物力资源配置。课题组研究得出如下4个定位（见表2—11），各方对此的认可度为90.5%。

表2—11　适宜公共健康体系的具体定位——适宜的物力资源配置的定位及权重

要素	定位	权重
适宜的物力资源配置	数量适宜：设施、设备和物资的数量能够保障工作任务落实，重点领域的专业设备配置适度超前	0.296
	品种齐全：设施、设备和物资的种类与结构能够保障功能实现	0.259
	质量保证：设施、设备和物资符合标准要求并维护良好	0.246
	更新及时：具有折旧更新制度，保障物力提供的可持续性	0.199

主要关注以下几方面：

第一，关注基本需求，即各类设施、设备和物资的总量、种类、结构、质量等是否符合相关标准的配置要求，能够保障功能落实和服务提供的质量。

第二，关注适度超前，即特定国家（地区）根据自身的相关需求，适度超前地配置一定的专业设备。

第三，关注及时更新，即是否建立起设施、设备和物资的折旧、更新制度，及时更新不符合需求的设施设备。这是改变当前设施设备"一过性投入"局面的关键。

4个定位在要素内的权重如表2—11所示：其中"数量适宜"的权

---

① 钱东福、王建明、胡志斌等：《关于完善疫情防控体制机制的思考》，《南京医科大学学报（社会科学版）》2020年第20卷第3期，第220—224页。

重最大,"品种齐全"的权重次之,这表明确保各类设施、设备与物资的总量与种类符合数量要求是基础。

运用这 4 个定位可以大致判断一个国家(地区)物力资源配置的适宜程度。例如,新冠肺炎疫情暴露了中国公共健康体系在物资配置方面存在实验室用房面积不达标、应急物资储备不充足、专用设备欠缺等诸多问题。[①]

(四) 信息资源

"信息孤岛""信息烟囱"在公共健康信息化建设中屡被提及。信息是公共健康体系有效运行及科学决策的重要依据。完备的信息系统能够为公共健康决策运行、实时指挥、系统内外互联互通共享、开展考核评价等提供依据,也能够为疾病及相关因素的预测预警、相关政策的制定提供支撑。反之,如果缺乏顶层设计或统一规划,容易造成不同信息系统之间的信息无法互通,或是缺乏分析与决策功能,未能在疾病的早期预测预警和支撑决策方面发挥应有的作用。[②]

公共健康体系应当拥有适宜的信息资源配置。课题研究得出以下 3 个定位可以体现出适宜程度,如表 2—12 所示,各方对此的认可度达到 90.5%。

表 2—12　适宜公共健康体系的具体定位——适宜的信息资源配置的定位及权重

要素	定位	权重
适宜的信息资源配置	广泛收集:收集各类健康相关信息,建有覆盖相关部门、专业机构和其他组织等的信息系统	0.329
	有效利用:能实时分析利用各类信息,及时准确把握公众的健康需要与变化,提供预测与预警,支撑快速反应和科学决策	0.357
	互联共享:相关信息能够在政府、相关部门、专业机构和其他组织间跨部门、跨领域交流共享	0.314

主要包括以下几方面:

---

① 李程跃、施培武、沈群红等:《新型冠状病毒肺炎疫情对疾病预防控制体系的影响及思考》,《上海预防医学》2020 年第 32 卷第 4 期,第 303—308 页。

② 卢露、夏宇、焦安安等:《沪陕两地传染病信息共享程度分析》,《卫生软科学》2019 年第 33 卷第 9 期,第 61—65 页。

一是通过顶层设计，建立能够全面收集各类健康相关信息的信息系统。

二是通过收集、分析各类健康相关信息，能够准确把握健康需要的变化，为预测预警、快速反应、科学决策提供支撑，具有决策支持功能。这是判断信息化建设是否真正发挥作用的关键。

三是建立互联互通的共享机制，实现公共健康相关信息在不同部门（机构）、不同地域、不同领域间的交流共享，消除"信息孤岛""信息烟囱"的现象。

3 个定位在要素内的权重如表 2—12 所示：其中"有效利用"的权重最大，这充分表明分析和利用数据为决策提供支持的重要性已达成共识。

运用这 3 个定位可以大致判断一个国家（地区）信息资源配置的适宜程度。在中国，虽然公共健康信息化建设起步较早、进步明显，但不同信息系统间无法互通，与医院信息系统（Hospital Information System，HIS）也无法对接，数据挖掘和利用不充分，存在"僵尸信息"等现象。[①]

二、成熟的组织体系

适宜公共健康体系的组织体系，核心是与承担的任务和事项相匹配，应该随着公共健康理念的拓展进行动态调整。由于不同国家（地区）政治制度、经济状况等存在差异，公共健康体系的组织架构会有所不同。组织体系健全有助于整体布局、分工合理、规范有序地应对各类公共健康具体任务，能够更好地承担各项公共健康职能。反之，如果组织架构不健全、职责分工不明确，容易出现不同部门间互相推诿、协调配合不到位等现象，导致在常规工作中难以形成合力，其效率与效果也将受到影响。[②]

适宜公共健康体系应具备成熟且协调的组织体系。通过以下 4 个定

---

① 张靳冬、郝超、钱建东等：《区域性公共卫生业务信息管理平台建设》，《公共卫生与预防医学》2016 年第 27 卷第 1 期，第 117—119 页。

② 尹航、陈若卉、潘琳等：《辽宁、吉林两省突发公共卫生应急组织体系完善程度的比较》，《中国农村卫生事业管理》2020 年第 40 卷第 5 期，第 344—348 页。

位可以体现出"适宜"，具体如表 2—13 所示，各方对此的认可度为
90.5％。主要关注两个方面。

一是应对和解决各类公共健康具体任务时，是否均有相应的体系承
担，并且相应部门（机构）的设置是否齐全（见表 2—14）。完备的组
织架构是最重要的基础。

二是分析多部门之间"职责是否明确"和"是否高效协调"，即相
关部门（机构）、专业机构的任务是否清晰、权责是否明确，是否具有
权威的协调机构能够统筹协调各子体系及各部门（机构）。这是能否形
成各方有效联动机制的基础。

表 2—13　适宜公共健康体系的具体定位——成熟并且协调的组织体系的定位及权重

要素	定位	权重
成熟并且协调 的组织体系	体系完整：广泛覆盖公众的健康需要，并能关注、回应 且最大限度满足重点需要，如慢性病防治与管理、老龄 人口健康管理等	0.273
	架构完备：包含不同层级的政府及相关部门、专业机 构、其他组织等	0.252
	协调权威：能以计划、行政、监督、指导等手段，统筹 协调相关部门与专业机构等有效发挥作用	0.260
	职责明确：政府及相关部门、专业机构等任务清晰、权 责明确，避免职能交叉、重叠	0.215

公共健康体系完备的组织架构应当包括（见表 2—14）：（1）政
府——起主导作用，必须维持公共健康体系的有效运行；（2）相关部
门——政府所属的具有组织、管理及保障职能的相关部门，按照部门职
能的不同可以划分为 3 类，分别是业务主管部门（组织和管理某项公共
健康工作，如主管传染病预防控制工作的为卫生健康部门、主管环境健
康相关工作的为环境保护部门）、关键支撑部门（承担核心的保障职能，
包括政策保障部门、财力保障部门、人事保障部门、医保部门）、其他
支撑部门（如公安部门、教育部门、通信及新闻部门等）；（3）专业机
构——直接提供公共健康服务的各类专业技术机构，如疾病预防控制中
心（专业防治站所）、医院、基层健康服务机构，以及环境监测机构、
食品药品检验机构等；（4）其他组织——补充提供部分公共健康服务的

相关协会、基金会、高等院校、科研机构、慈善机构、企业和志愿者团体等，作为第三方既起到有效的互补作用，又能够在一定程度上在政府与公众间起到缓冲作用。

表2—14　适宜公共健康体系的组织架构构成

分类		部门（机构）分类
政府		各级政府
相关部门	业务主管部门	卫生健康部门，环境保护部门，食品药品监管部门等（根据公共健康任务的不同，业务主管部门会有差异）
	关键支撑部门	政策保障部门、财力保障部门、人事保障部门、医保部门
	其他支撑部门	教育部门、环境保护部门、福利部门、通信及新闻部门、城市建设部门、公安部门、入境口岸、体育部门、工业信息部门、农业部门、劳动就业部门、贸易部门、水利部门、交通运输部门、科技部门、司法部门、旅游部门、食品药品监管部门、邮政部门、检验检疫部门等
专业机构		专业公共健康机构、医院、基层健康服务机构；环境监测机构、食品药品检验机构等
其他组织		相关学（协）会、基金、高等院校、科研机构、慈善机构、企业和志愿者团体等

运用上述4个定位可以大致判断一个国家（地区）公共健康组织体系的现状、优势和短板。在应对新冠肺炎疫情当中，中国充分发挥制度优势，在政府的统筹和协调下，充分调动各个部门有效参与，联防联控，[①] 取得了抗击新冠肺炎疫情的阶段性胜利。这也再次表明公共健康工作的开展和成效的取得需要政府主导下各个部门协同参与，需要"健康融入所有政策"。

三、有效的运行机制

管理运行主要体现在构建与落实管理与监控、计划与评价、筹资与

①　陈迎春、常静肝、张全红等：《新型冠状病毒肺炎疫情下湖北省基层卫生机构联防联控协作机制分析》，《医学与社会》2020年第33卷第9期，第10—14页。

补偿、协调与激励等各类机制上。各项机制健全并稳定运行能够促进组织架构完善、保障经费和设施设备到位、调动专业人员队伍的积极性，从而围绕体系的共同目标协同开展工作、提供各项服务，为体系的良性运转提供制度基础。反之，如果管理机制不健全或是各项机制难以落实到位，可能造成各方的行为缺乏有效约束、工作开展缺乏科学的评价以及相应的奖励或责任追究，导致各方实现目标的效能大打折扣。[①]

一个适宜的公共健康体系应当具有行之有效的管理运行机制，以下从管理与监控、计划与评价、筹资与补偿、协调与激励4个方面阐述。

（一）管理与监控机制

管理与监控机制是公共健康体系规范运行和及时纠偏的基础。

适宜的公共健康体系应当有完善权威的管理与监控机制。课题研究得出以下3个定位可以体现出适宜程度（见表2—15），各方的认可度为93.1%。

表2—15　适宜公共健康体系的具体定位——完善权威的
管理与监控机制的定位及权重

要素	定位	权重
完善权威的管理与监控机制	制度完善：针对体系，具有完善的管理和监控机制	0.354
	权威保障：管理与监控机制具有权威与实效，并具有强有力的技术与专业支撑	0.323
	有效落实：管理与监控机制能够有效落实，能够严格约束与切实影响相关方的行为	0.323

主要包括两个方面：

一是管理与监控机制是否完善，即各项管理制度是否涵盖了体系运行所涉及的各个方面（包括目标、任务、流程、标准等）及整个过程，对各部门（机构）的职责规定是否清晰、明确。

二是管理与监控机制能否切实落实，即机制是否具有权威性、是否有监督各部门（机构）机制落实状况的考核主体，确保机制的约束力。

---

① 李力、李程跃、周庆誉等：《京沪妇女保健管理与监控机制的健全程度》，《中国卫生事业管理》2019年第36卷第6期，第466—469页。

（二）计划与评价机制

计划与评价机制是确保公共健康体系朝着中长期发展战略稳定扎实迈进的基础。

适宜的公共健康体系应当有导向明确的计划与评价机制。课题组研究得出具有以下 4 个定位能够体现适宜程度，如表 2—16 所示，各方的认可度为 93.1%。

表 2—16　适宜公共健康体系的具体定位——导向明确的
计划与评价机制的定位及权重

要素	定位	权重
导向明确的计划与评价机制	覆盖各方：具有围绕健康的中长期发展战略，各领域及其相关部门、专业机构等围绕其制订相应计划	0.267
	突出重点：发展战略和各类计划关注重点问题与重点人群	0.245
	健康导向：评价指标体系以公众的健康为导向，必须纳入主要健康状况指标	0.246
	执行到位：政府及其相关部门、专业机构等能够有效落实发展战略与计划，执行评价标准	0.242

主要包括两个方面：

一是是否制定相应的规划和评价体系，即各部门（机构）围绕提升公众的健康水平，是否制定了中长期发展战略，是否建立以人群健康目标实现程度为导向的绩效评价指标体系。

二是规划和评价体系能否落实，即各部门（机构）是否有效履行各自职责，落实发展战略的各项任务，是否严格执行评价标准。

（三）筹资与补偿机制

筹资与补偿机制是公共健康体系的财力资源得到制度化保障的根基。

适宜的公共健康体系应当有政府保障的筹资与补偿机制。课题组研究得出具有如表 2—17 所示的 3 个定位，即能够体现出适宜程度，主要如下：最根本的是，是否形成了稳定的筹资与补偿机制，即是否以法律、法规或政策文件等制度形式，确保对公共健康体系的投入总量适宜、并且稳定增长；在此基础上，才去考量机制的执行情况，即作为具体执行的财力保障部门，是否及时、足量地执行筹资与补偿机制中的规定。

表 2—17　适宜公共健康体系的具体定位——政府保障的筹资与补偿机制的定位及权重

要素	定位	权重
政府保障的筹资与补偿机制	机制健全：具有投入适宜、保障有力并稳定增长的筹资与补偿机制	0.367
	政府主导：对政府作为筹资与补偿主导者的地位具有制度规范和刚性约束力	0.345
	有效落实：相关部门能够有效执行筹资与补偿机制规定，无违背和不符补偿原则的现象	0.288

（四）协调与激励机制

协调与激励机制能够在既定资源的基础上，更好地发挥体系功能，优化服务，促进体系目标的实现。

适宜的公共健康体系应当有高效统筹的协调与激励机制。课题组研究得出具有如下 4 个定位就能够体现适宜程度，如表 2—18 所示，各方的认可度为 93.1%。

表 2—18　适宜公共健康体系的具体定位——高效统筹的协调与激励机制的定位及权重

要素	定位	权重
高效统筹的协调与激励机制	广泛协调：具有统筹协调公共健康体系与其他体系、体系内部的机制	0.297
	目标导向：具有以健康目标实现程度为导向的机构和人员激励机制	0.257
	权威有效：协调机制与激励机制等具有权威性	0.217
	切实执行：机制切实执行与落实，实现政府主导，相关部门、专业机构、其他组织等各尽其责、协作联动	0.229

主要包括两个方面：

一是是否建立协调与激励机制，即是否具有能够统筹协调与公共健康相关的各个部门、各个机构、各类组织的机制，是否建立以人群健康目标实现程度为导向的部门（机构）或个人的激励机制。

二是上述机制是否能够落实，即协调和激励机制是否具有足够的权威性能够约束各个部门（机构），对职责落实到位的部门（机构）或个人是否给予奖励，对职责落实不到位的部门（机构）或个人是否进行问责。

四、健全的服务功能

公共健康服务的有效提供与满足公众需要直接相关，更与人群的健康水平密切相关，也是体系存在的价值所在；而这也需要以适宜的资源配置、成熟的组织体系和健全的管理机制为基础。反之，如果提供的公共健康服务未能覆盖相关的项目与人群，未能达到相应的程度和要求，则会对健康水平的提升产生影响。①

适宜的公共健康体系应提供健全的服务。课题组研究得出如下 4 个定位，如表 2—19 所示，各方对此的认可度为 91.3%。

表 2—19　适宜公共健康体系的具体定位——健全的
公共健康服务功能的定位及权重

要素	定位	权重
健全的公共健康服务功能	功能健全：覆盖人群健康的主要方面，且有相应的主体承担	0.282
	满足需要：覆盖全人群，尤其是满足重点人群与解决重点问题的需要	0.282
	公平可及：确保城乡、不同族群、不同区域、不同收入人群，以及妇女、儿童、老年人口、流动人口等人群获得服务的公平性，并最大限度确保服务对象能够方便、快捷地获得服务	0.248
	兼顾效率：在满足公平的前提下，兼顾效率，即追求高效率的公平	0.188

主要关注两个方面：

一是提供的服务功能是否齐全，即老百姓所需的各类服务是否均有

---

① 王旭、李程跃、左姣等：《京沪妇女保健服务的健全程度》，《中国卫生资源》2019 年第 22 卷第 1 期，第 16—19 页。

相对应的子体系能够承担和提供，提供的服务种类是否齐全，服务质量是否达到要求。

二是提供的服务功能是否公平、是否高效，即城乡之间、区域之间、不同收入群体之间，妇女、儿童、老年人口、流动人口等重点人群是否都能公平地享有公共健康服务，所提供的服务是否能最大限度地符合经济学中投入—产出的效益。

4 个定位在要素内的权重见表 2—19：其中"功能健全"和"满足需要"的权重最大，这表明提供的公共健康服务满足全人群需要、同时能够关乎重点人群与任务是其中的关键。

运用上述 4 个定位可以大致判断一个国家（地区）公共健康服务提供的现状、优势与短板。例如，公共健康服务的公平性问题一直备受关注，也常常出现问题。中国虽然已广泛实施基本公共卫生服务均等化项目，但流动人口获得各类公共健康服务的公平性、可及性等仍然需要加强，例如流动儿童的疫苗接种率低于户籍儿童仍是普遍现象。[①]

五、明确的健康导向

公共健康体系是否以健康为导向，可以通过政府等落实公共健康具体任务时所设置的目标体现。目标是聚集相关各方协调统一并确定共同努力的方向；与此同时，目标的实现状况还与体系运行的系统结果、健康结果密切相关。目标明确、定量可考，且以健康为导向，有助于引导体系的组织架构、资源配置、服务提供等围绕实现目标展开，并且能够依据目标的实现程度给予明确的奖惩，形成良性循环。反之，如果体系的目标不明确，设置的科学性、合理性欠佳，有可能导致各方的行为偏离保障人群健康的发展方向，影响健康水平的提升。[②]

适宜的公共健康体系应有明确的目标。课题组研究得出如下 4 个定位体现适宜程度（见表 2—20），主要关注两个方面：（1）体系的相关

---

① 于浩、郭威、王洁等：《2012—2014 年德州市新生儿首针乙肝疫苗和卡介苗接种情况分析》，《预防医学论坛》2015 年第 21 卷第 10 期，第 763—765、768 页。

② 刘苗苗、陈菲、蒲川等：《京沪妇女保健工作定量目标设置状况比较》，《中国农村卫生事业管理》2019 年第 39 卷第 2 期，第 129—133 页。

部门、专业机构和其他组织，均以提升公众的健康水平为目标方向，并且职责和分工明确，例如疾病预防控制机构、医院等均应该以"不生病、少生病"为共同的目标；（2）围绕需要应对和解决的公共健康具体任务，体系均已设置了相应的工作目标，并且设置时能够体现健康结果导向，能够注重定量可考核，能够努力接近或达到特定区域的先进水平。各方对此的认可度为88.8%。

表2—20　适宜公共健康体系的具体定位——具体任务的关注程度的定位及权重

要素	定位	权重
公共健康具体任务的关注程度	目标一致：政府及其相关部门、专业机构和社会组织，均能以保障公众的健康、促进社会的发展为统一目标和发展方向，比如疾病预防控制机构和医疗机构等应该以不生病、少生病等为共同目标	0.294
	分工明确：政府及其相关部门、专业机构等，依据共同目标清晰地衍化出相应的职责和任务	0.266
	科学合理：目标的设置因地制宜，在适宜的基础上充分体现努力方向和先进性	0.217
	需要导向：广泛体现公众的健康需要，适时扩大服务覆盖范围	0.223

4个定位在要素内的权重见表2—20：其中"目标一致"和"分工明确"的权重较大，这也表明公共健康体系中相关各方都朝着统一方向行动一致，并且各方分工明确显得更为重要。

运用上述4个定位可以大致判断一个国家（地区）公共健康具体任务的关注程度。在国内应对新冠肺炎疫情的实践中，专业公共健康机构侧重于预防控制，减少新增病人数，减少增量；医院侧重于救治新冠肺炎患者，减少存量。[1] 这也与公众对疾病的流行和对自身健康的关注高度契合。

李程跃　吴群红　沈群红　胡　志　张　瑜　汪　华

郝　超　徐天强　施培武　陈　政　郝　模　王磐石

---

[1] 李士雪、单莹：《新型冠状病毒肺炎研究进展述评》，《山东大学学报（医学版）》2020年第58卷第3期，第19—25页。

第三章

适宜公共健康体系的定量标准

在研究并确立了公共健康体系具体定位的同时，围绕如何量化并评价公共健康体系的适宜程度，课题组也展开了相关的探索，并构建了包含 83 个指标的适宜公共健康体系定量标准。各方对这些定量标准的认可度为 94.1%—100%。这一系列量化评判标准，为定量评估体系的适宜程度和区域健康治理能力提供了方法，也为定量评判一个国家（地区）公共健康体系的现状、优势与短板，确认体系发展的关键问题与根源，形成相应的治本策略提供了基础。本章的重点是介绍83 个定量标准形成的思路，以及构建外部环境、内部结构定量标准的步骤、方法和结果。

第一节　定量标准的形成

适宜公共健康体系的定量标准，是在已确立的 63 个适宜公共健康体系具体定位基础上，经过一系列的探索和研究过程形成的。基本要求是形成的定量标准能够科学、客观和合理地量化表达公共健康体系的现状，从而能够定量地反映一个国家（地区）公共健康体系的适宜程度和体系建设的进展程度，也能定量反映区域的健康治理能力。

一、定量标准形成的基本原则

围绕定量标准的构建，课题组确立了"公开公正、逻辑合理、科学可行、客观可比"的原则。并强调"公开公正"是整个标准构建的基础，即以公开信息为数据源，独立开展评价；"逻辑合理、科学可行"侧重形成的过程和产出，做到思路符合逻辑、研究方法科学、研究过程可行、进展和结果能被各方接受；"客观可比"则强调形成的定量标准在不同国家（地区）、不同时间段、不同工作领域之间都能应用。

（一）公开公正

1. 公开

公共健康直接关乎人群健康，具有广泛的公益性诉求。[①] 因此，作为起主导作用的政府，其在应对和解决公共健康具体任务时所采取的各种行动和措施、发布的各类法律法规和规范性文件、提供的各类具体公共健康服务等，公众都应享有知情权，相应的信息应公开发布、能够公开获得。

课题组在评价一个国家（地区）公共健康体系时，以公开渠道（如政府及相关部门网站、专业公共健康机构网站、文献数据库等）获取和收集的信息为基础，不涉及政府部门、专业机构内部专门填报的数据。如果通过公开渠道无法获得反映该国家（地区）公共健康相关措施、活动或效果的信息，在一定程度也表明其公共健康体系存在缺陷。

通过这一评价方式，也期望能够鼓励和促进政府及其相关部门和机构进一步重视公共健康信息并及时公开和发布。

2. 公正

基于第三方立场，独立、公正地开展评价。课题组基于公开发布的资料、运用科学的方法独立开展评价工作，其过程和结果不受外来因素的影响，以求真实地勾勒和反映公共健康体系建设的现状、明确优势和短板、分析体系发展的关键问题、找到建设适宜公共健康体系的治本策略。

---

① 王文科：《公共健康问题与政府的治理责任》，《医学与哲学（人文社会医学版）》2006年第27卷第9期，第22—24页。

（二）逻辑合理

1. 逻辑性

课题组在定量标准构建过程中的逻辑性，除了体现在全过程的研究思路、步骤和方法之外，还体现在三方面。

一是定量标准的构建具有良好的基础。前期已明确了何为公共健康、何为公共健康体系，明确了适宜公共健康体系的具体定位。在此基础上，围绕定位进行推导和量化，构建相应的定量标准，据此评判一个国家（地区）公共健康体系是否适宜。

二是定量标准能反映健康系统宏观模型中的相互关系。不同要素之间、不同定位之间均遵循着模型的运行规律。例如反映人力、财力、物力等资源配置状况的评价指标将直接影响反映服务功能满足程度的评价指标，进而影响反映人群健康结果的评价指标。

三是能够体现"内容—三级指标—二级指标—一级指标"间的逻辑关系。通过收集提供的信息及其关联与组合，能够反映某个三级指标，若干个三级指标综合起来能够反映某个二级指标，若干个二级指标综合起来能够反映某个一级指标，若干个一级指标综合在一起即能够反映某个国家（地区）公共健康体系的现状、优势和短板。

2. 合理性

"合理性"意味着研究过程及其结果需符合科学规律且被各方所接受，主要体现在三个方面。

一是研究结果具有较高认可度。各个评价指标被公共健康领域的专家、学者所接受。

二是研究结果与现实具有较高吻合度。利用定量标准计算获得的不同国家（地区）公共健康体系适宜程度的高低与现实状况基本一致。

三是研究结果能被实践验证。基于定量标准反映的某个国家（地区）公共健康体系的现状、优势、短板、找到的关键问题、治本策略及预期效果等能在实践应用中被验证。

（三）科学可行

1. 科学性

"科学性"着眼于研究的过程和采用的理论方法是科学的、可信的，结果是可考核的。课题组研究的全过程和每个具体的步骤中，均运用公认的方法开展研究；主要的方法，如健康系统宏观模型、高价值政策制定程序等，均是课题组过去 35 年研究积累的结晶，已成功应用于健康系统不同子领域并取得了一系列的理论与实践成果，被业内专家和同行广泛认可，为适宜公共健康体系定量标准研制奠定了扎实的科学基础。

2. 可行性

"可行性"是指在科学性的基础上，其信息获得和指标推演具有可行性和可重复性。主要体现在以下两方面。

一是资料收集具有可行性。在评价过程中采用公开发布的数据资料，收集的渠道以政府部门及专业机构网站、大型门户网站、文献数据库为主，路径清晰，操作便利。

二是评价过程具有可行性。着重明确了每个定量指标具体的评价步骤与方法、每个步骤中需要运用的字段、相应的计算公式及分子与分母，并在每个定量指标中以现实数据为基础演示详细的测算过程，为定量标准的使用和推广提供操作指南。

（四）客观可比

1. 客观性

一是在确保逻辑性、科学性和可行性的基础上，严格依照相应的操作步骤研制定量标准，分析不同国家（地区）公共健康体系的现状、优势、短板、关键问题、相应的治本策略及预期的效果。

二是开展评价过程中不带任何主观色彩，也不受其他主观因素的影响，确保得到的结果、观点与结论客观、真实。

2. 可比性

借鉴流行病学中时间、空间和人群间"三间分布"理念，构建的定量标准可以实现"三间可比"。

一是时间上可比。既能够评价某一时间点公共健康体系的建设状况，也能够评价特定时间段公共健康体系的建设状况，比较不同年份之间的差异。

二是空间上可比。能够比较分析不同国家（地区）间公共健康体系的建设现状、优势、问题，既可分析全国 34 个省级行政区或其他不同层级地区间公共健康体系建设状况的差异，也可分析不同国家间体系建设状况的差异。

三是群体间可比。例如可以比较艾滋病、结核病等不同疾病的预防控制的状况，也可比较传染病预防控制、慢性病预防控制、妇幼保健等工作状况。

二、定量标准形成的工作步骤

评价指标体系的构建已有相对成熟的方法和步骤，在定量标准形成过程中重点要解决的是如何融入"公共健康"的特征、如何对"适宜公共健康体系的具体定位"有一个完美的诠释。

遵循健康系统宏观模型、模型构建的基本原理，课题组按照图3—1所示的思路、步骤与方法构建了适宜公共健康体系的定量标准。

（一）量化表达具体定位

围绕 8 个要素 63 个定位，基于健康系统宏观模型"子模—概念—指标"的逻辑思路和敏感性分析等方法，结合 15 轮的名义团体法和专家头脑风暴，逐层衍化出能够定量或半定量反映定位的分析指标（字段），实现量化表达，确保体现不同指标间的逻辑关系。

（二）初步形成定量指标

借鉴层次结构分析理论和内容分析等，将若干个分析指标（字段）进行关联和组合，形成能够综合反映定位的定量指标，界定指标的含义与解释、计算公式、操作步骤、基础字段的资料来源等内容；并以现实数据为基础推演验证，补充框架，完善评价标准，确保构建过程的科学性。

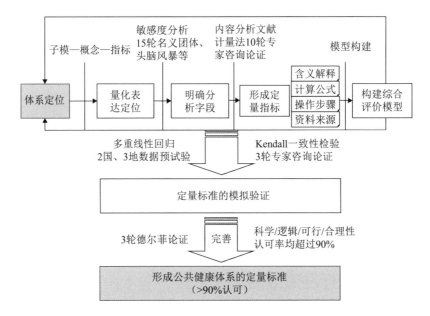

图 3—1　构建适宜公共健康体系定量标准的研究思路与技术路线

（三）建立综合评价模型

遵循模型构建的思路、原理和步骤，基于代表性国家和国际城市的现实公共健康数据，构建拟合评价模型，并对模型进行检验与修正，比对不同模型拟合的效果与精确性，检验模型结果与实际情况的吻合程度。

（四）模拟验证定量指标

以代表性国家和国际城市的基础数据开展预试验，模拟验证定量指标和评价模型，确保在资料收集、定量指标计算、体系现状分析等方面的可行性、拟合结果与现实结果的一致性与合理性。

（五）论证形成定量标准

运用德尔菲法，再次从逻辑性、科学性、合理性和可行性等方面论证、完善适宜公共健康体系的定量标准。经来自东部、中部和西部代表性省份的公共健康实践专家、理论专家的论证，各方的认可度为94.1%—100.0%。

三、确立定量标准的总体概况

按照上述过程，课题组最终构建的适宜公共健康体系定量标准包含8个一级指标、31个二级指标、44个三级指标，共计83个指标。其中，外部环境32个，内部结构51个。比如社会环境的支撑程度，包括4个二级指标、16个三级指标。围绕63个定位的83个量化测算公式详见下文及附表2。

在逐一明确8个要素的适宜程度后，通过计算获得体系的适宜程度这一综合指标。据此可以综合判断一个国家（地区）公共健康体系的适宜程度，也可以判断不同任务领域、不同任务类型体系建设的适宜程度。例如，运用上述定量标准，课题组的评价结果显示，上海新发传染病预防控制日常工作的开展状况在全球城市中处于领先地位，适宜度评分比纽约高22.8%；结合此次新冠肺炎疫情防控过程中的表现，进一步验证了上海新发传染病的预防控制能力，这也体现了定量标准的科学性、合理性。

适宜公共健康体系定量标准的构建，首次为各个国家（地区）公共健康体系建设提供了"何为适宜"的量化标准，可以精确衡量公共健康体系的建设进展，也可以为建设适宜公共健康体系、提升健康治理能力、夯实健康国家（地区）的基石，提供以下分析判断和相关治理服务：一是判断该国家（地区）公共健康体系的现状和地位；二是确认该国家（地区）公共健康体系已有的优势；三是诊断该国家（地区）公共健康体系存在的问题；四是确认该国家（地区）公共健康体系的关键问题及其危害程度、演变趋势等，并提供及时的预警；五是明确关键问题与其他问题之间的相互影响与作用；六是明确关键问题的根源、形成机制；七是找到解决关键问题的治本策略和配套政策。

第二节　外部环境的定量标准

依据健康系统宏观模型的原理和逻辑思路，将已确立的外部环境的具体定位量化表达，构建了相应的定量标准，包括社会环境的支撑程度、动态把握公众需要的程度等外部环境的定量标准。为便于阅读，文中各定量标准的测算公式一律用文字表述。

一、社会环境的支撑程度

适宜公共健康体系的社会环境支撑，包括优先的政策环境、齐备的法律规制体系、优先的经济支撑、良好的社会文化氛围等。需对政策环境的影响程度、法律规制的保障程度等分别进行量化后，方能综合评价社会环境支撑的总体适宜程度。

（一）政策环境

适宜公共健康体系优先的政策环境要求做到"健康优先、规范引导、职责明确、任务落实和考核评估"。

围绕以上5个定位，课题组按照如下思路进行量化表达。

首先，定量评价"健康优先"的程度，可通过对一个国家（地区）是否发布、什么时间发布具有指导全局性的健康优先战略等方面进行分析，形成"健康发展战略的优先程度"指标。

其次，评价"规范引导"的程度时，可通过一个国家（地区）围绕健康优先战略所发布的各类法律法规及规范性文件及其覆盖的内容、任务领域是否齐全等进行分析判断。

最后，量化"职责明确"的程度时，可通过落实健康战略过程中，各类部门（机构）的职责界定明确、清晰可考的占比进行判断；在量化"任务落实"和"考核评估"这两个定位时，由于业务主管部门、专业公共健康机构、医院、基层健康服务机构等是公共健康体系的核心主干，因此可以从考核上述业务部门的职责是否界定明确、是否清晰可考核，是否衍化出落实健康战略的规划计划或实施方案、是否具有评估任务落实程度的外部考核主体、对工作的考核是否以健康结果为导向等角度进行分析。

按照上述思路，可以将5个定位演化为5个相应的定量指标。其中，健康战略是否发布最为重要，在此基础上才能去评估规范引导程度、职责明确程度等。综合这 5 个方面的量化结果可以评估政策环境的适宜程度。每个定量指标的测算公式如表 3—1 所示，具体测算步骤与方法详见下篇第九章第一节。

表 3—1　适宜公共健康体系定量标准——政策环境的影响程度

要素	定位	定量指标及测算公式
优先的政策环境	健康优先：把健康作为国家（地区）的优先发展战略	健康发展战略的优先程度（%）＝发布健康优先战略赋值×响应世界卫生组织号召的及时程度×校正系数×100%
	规范引导：将优先发展战略衍化为一系列可操作的法律、法规、规划和措施等，起到规范和引导效应	健康优先战略的规范引导程度（%）＝（框架完备程度＋内容形式完备程度＋覆盖公共健康任务领域的程度）÷3×100%
	职责明确：相关部门、专业机构及其他组织等依据优先战略划分职责任务	健康优先战略的职责明确程度（%）＝职责明确的基本程度×校正系数×100%
	任务落实：各方围绕目标，各司其职、协作配合，健康优先战略及其任务切实得以落实	健康优先战略的任务落实程度（%）＝Σ各部门（机构）任务落实程度赋值÷10×100%
	考核评估：将公共健康体系运行效果纳入政府的考核评价体系，并作为各相关方业绩考评的重要依据	健康优先战略的考核评估程度（%）＝健康发展战略及配套政策设置考核指标的覆盖程度×［（设置健康结果指标的覆盖程度＋有考核主体的覆盖程度）÷2］×100%

以上海为例，具体演绎量化"健康发展战略的优先程度"指标的测算过程。

首先，收集涉及上海公开发布的健康战略及与之相关的配套政策文件集，摘录和分析其中提及的"发布时间""涉及部门""部门职责"等字段。

其次，对收集的基础信息进行分析：上海 2017 年发布了《"健康上海 2030"规划纲要》，其发布健康优先战略的赋值为 100%；但发布的年份较世界卫生组织号召"人人享有健康"的时间（1977 年）晚了 40 年，故校正系数为 65.0% ［100%－（2017－1977－5）×1%］。因此，上海健康发展战略的优先程度为 65.0%（100%×65%×100%）。

（二）法律规制

适宜公共健康体系齐备的法律规制体系要求做到"框架完备、地位法定、刚性约束、措施完善"。

为完整定量表达这 4 个定位，课题组遵循如下思路进行研究。

首先，评价法律规制是否完备，可通过其框架是否完备、文本形式是否齐全、法律主体和领域中公共健康具体任务是否覆盖完全等加以反映。

其次，法律规制的可落实程度通过公共健康地位的法定程度和对各方的刚性约束程度进行判断，地位法定程度可通过法律规制对公共健康的地位、目标、各部门（机构）职责规定的明确程度进行判断。刚性约束重点考察法律规制对各主要部门（机构）职责不落实的罚则、约束条款是否可执行、可落实。

最后，在量化"措施完善"时，主要通过各地是否能够依据所辖区域、特定的具体任务因地制宜地及时修订、完善、制定相应的法律、法规及规范性文件来反映各区域主动完善法律规制的程度。

按照这一思路和程序，研制形成了 4 个定量指标，综合这 4 个定量指标可进一步评估法律规制的保障程度。每个定量指标的测算公式如表3—2 所示，具体测算步骤与方法详见下篇第九章第二节。

表3—2　适宜公共健康体系定量标准——法律规制的保障程度

要素	定位	定量指标及测算公式
齐备的法律规制	框架完备：法律规制应覆盖各领域、相关部门、专业机构及其他组织等	公共健康法律规制的完备程度（％）＝法律规制框架的完备程度×｛〔文本形式的完备程度＋对主要部门（机构）的覆盖程度＋对领域内各具体任务的覆盖程度〕÷3｝×100％
	地位法定：以法律的形式明确规定体系的地位、目标、行为规范和各方的权责关系等	公共健康法律规制的地位法定程度（％）＝（地位的明确程度＋目标的明确程度＋职责的明确程度）÷3×100％
	刚性约束：对体系各相关方行为均具有约束力，能够促使相关部门、专业机构等有效落实规定和要求	公共健康法律规制的刚性约束程度（％）＝罚则覆盖主要部门（机构）的程度×罚则清晰的程度×100％

续　表

要素	定位	定量指标及测算公式
齐备的法律规制	措施完善：能主动弥补相关法律规制的欠缺，针对特定区域、特定问题和特定需要因地制宜开展完善性补充	完善法律规制的程度（％）＝（国家层面是否对该领域法律规制进行修订的赋值）×100％（评价对象为国家层面）； （国家层面是否对法律规制进行修订的赋值＋地方是否有相关法规、条例出台的赋值＋地方是否早于国家出台的赋值）÷3×100％（评价对象为地方层面）

　　运用这 4 个指标可以对特定国家（地区）法律规制的保障程度进行评价。以上海、纽约为例（见表 3—3），上海新发传染病预防控制法律规制的保障程度略优于纽约（分别为 856.8 分和 828.1 分）。上海在法律规制的刚性约束方面优于纽约，即对专业公共健康机构、医院等在新发传染病预防控制中的职责、权利、约束措施均作了相对明确的规定；但法律规制的完备程度与纽约比略有差距。

　　以上分析结果表明，运用上述 4 个定量指标量化比较上海、纽约法律规制的保障程度的差异是可行的。

表 3—3　2017 年上海、纽约新发传染病预防控制法律规制的保障程度分析

评价指标	适宜度评分[*]	
	上海	纽约
法律规制的完备程度	850.5	1000.0
法律规制的地位法定程度	1000.0	1000.0
法律规制的刚性约束程度	653.6	392.2
完善法律规制的程度	784.3	784.3
综合评价法律规制的保障程度	856.8	828.1

　　[*] 依据适宜公共健康体系定量标准进行量化评估，该评分为指标的适宜程度值与现实标杆比较后所得，满分为 1000.0 分，下同。

（三）经济发展

　　适宜公共健康体系优先的经济支撑要求做到"制度保障、配套政策、优先配置、落实激励"。

为量化表达上述定位，课题组遵循如下思路进行研究。

首先，在量化"制度保障"时，由于人力和财力是体系资源配置中最核心的两类资源，因此可通过健康战略是否针对人力、财力资源配置明确提出优先保障的要求来分析资源配置的制度保障程度。

其次，资源优先配置的制度落实需要依赖人力、财力保障部门的推进，因此在量化"配套政策"和"优先配置"的程度时，可通过考察上述两个主要支撑部门的职责和任务是否清晰、是否可考核，以及针对专业公共健康机构的财政投入是否有所增长等情况进行分析。

最后，有效的奖惩能够调动各方推进健康战略落实的积极性，因此在量化"落实激励"的程度时，可以通过对业务主管部门、专业机构的奖励或惩罚措施是否清晰、是否可执行判断落实健康优先战略的奖惩程度。在实践工作中，还可以用一个国家（地区）卫生总费用中对各类公共健康工作的总投入占当年 GDP 的比重定量地反映社会经济对公共健康的支撑程度。

按照这一思路和方法，形成了 4 个定量指标，综合上述指标可评估经济发展的支撑程度。每个定量指标的测算公式如表 3—4 所示，具体测算步骤与方法详见下篇第九章第三节。

表 3—4　适宜公共健康体系定量标准——经济发展的支撑程度

要素	定位	定量指标及测算公式
优先的经济支撑	制度保障：健康优先战略具有优先的制度保障的资源配置	公共健康资源优先配置的制度保障程度（%）＝（财力资源的制度保障程度＋人力资源的制度保障程度）÷2×100%
	配套政策：围绕健康优先战略衍化相关政策、规划和措施，优先配置相应的资源	公共健康资源配置的职责明确程度（%）＝（财力保障部门的明确程度＋人力保障部门的明确程度）÷2×100%
	优先配置：根据职责分工，优先保证相关部门、专业机构、其他组织等履行职能所需的资源投入	公共健康资源配置的职责落实程度（%）＝专业公共健康机构投入增长情况赋值÷2×100%
	落实激励：根据落实情况与政府考核评价结果，对相关部门、专业机构、其他组织等给予相应的奖励或惩罚	落实健康优先战略的奖惩程度（%）＝奖惩措施的覆盖程度×奖惩措施的清晰明确程度×100%

（四）社会文化

适宜公共健康体系良好的社会文化氛围要求做到"掌握技术、认同价值、提升素养"。

课题组主要依据如下思路对上述定位进行量化表达。

首先，对于先进技术的掌握程度很难直接评价，也没有现成的指标可以利用，从可行的角度，通过一个国家（地区）围绕某个公共健康任务领域公开发表的研究论文数，可以大致判断其对该领域理论方法或实践技术的掌握程度。

其次，在量化"认同价值"及社会氛围的适宜程度时，固然可以通过人群调查、满意度调查等获得结果，但在不同区域间的评价时难有足够的人力、财力和时间逐一开展上述调查，可行性不强。因此选择从政府（公共健康具体任务关注范围的大小）、部门（部门的职责明确程度，专业公共健康机构、医院和医保的行为是否以"公众的健康"为导向）、社会（社会经济的投入程度）、公众（健康素养水平）等几个视角综合判断认同程度和支持的氛围。

按照上述思路，形成了3个定量指标，进一步综合这3个指标即可判断文化氛围的引领程度。每个定量指标的测算公式如表3—5所示，具体测算步骤与方法详见下篇第九章第四节。

表3—5　适宜公共健康体系定量标准——文化氛围的引领程度

要素	定位	定量指标及测算公式
良好的文化氛围	掌握技术：与时俱进地掌握公共健康相关学科理论和技术方法，并能够转化为实践应用	先进技术的掌握程度（％）＝（专业机构和相关部门的研究活跃度＋研究机构的研究活跃度）÷2×100％
	认同价值：社会各方尤其是政府以及相关部门的决策和执行者，广泛认可公共健康的价值	公共健康价值的趋同程度（％）＝[关注程度×分工明确程度＋（1－社会导向偏离公众健康的程度）]÷2×100％
	提升素养：形成公众参与、共建共享的健康价值观和社会氛围，以促进健康素养的提升	健康素养的形成程度（％）＝当地最新健康素养水平的实际值×100％

针对综合优先的政策环境、齐备的法律规制体系、优先的经济支撑、良好的文化氛围4个方面进行量化所形成的综合定量指标，经各方论证，其科学性、逻辑性均为100%，指标的可行性、合理性均为94.1%，认可度较高。

二、动态把握公众需要的程度

适宜公共健康体系在把握公众的健康需要时要求做到"准确识别、科学决策、动态调整"。

为定量表达这3个定位，课题组按照如下思路进行研究。

首先，量化"准确识别"的程度时，可以从政府部门、专业公共健康机构、研究机构等主体是否及时发布人群健康相关指标的信息、信息发布与更新的及时程度、信息发布的连续性与规律性等角度进行综合评判，信息发布越及时、规律性越好，表明政府等把握公众需要越到位。

其次，评价是否依据公众需要进行科学决策和动态调整时，可以从政府公开发布的中长期规划中目标是否涵盖一级、二级和三级预防，是否定量可考核，是否依据需要调整目标的种类和数量等进行判断。

按照这一思路，形成了3个定量指标。相应的测算公式如表3—6所示，经各方论证，指标的科学性、合理性的认可度均为100%，逻辑性、可行性的认可度均为94.1%，表明对研究思路和形成的指标认可程度均较高。每个定量指标的具体测算步骤与方法详见下篇第十章。

表3—6　适宜公共健康体系定量标准——动态把握公众需要的程度

要素	定位	定量指标及测算公式
动态把握公众需要的能力	准确识别：系统收集并正确把握公众的健康需要	政府等把握公众需要的程度（%）=（识别的权威程度＋识别的及时程度＋识别的连续程度＋识别的系统程度）÷4×100%
	科学决策：针对公众需要制定发展战略、作出科学决策	针对公众需要科学决策的程度（%）=（一级预防目标科学决策程度赋值×49%＋二级预防目标科学决策程度赋值×32%＋三级预防目标科学决策程度赋值×19%）÷3×100%

要素	定位	定量指标及测算公式
动态把握公众需要的能力	动态调整：根据公众的健康需要适时动态调整相应功能，提供适宜服务，最大限度满足公众需要，尤其关注重点人群和解决重点任务的需要	根据公众需要动态调整的程度（%）＝（一级预防指标动态调整的程度×49%＋二级预防指标动态调整的程度×32%＋三级预防指标动态调整的程度×19%）×100%

　　运用这 3 个定量指标对上海、纽约进行比较评价（见表 3—7）：上海、纽约在日常的新发传染病预防控制工作中，动态把握公众需要的程度评分分别为 442.9 分、431.8 分，上海略优于纽约，分项指标上各有优劣，但均与定位要求有不小差距。上海与纽约相比，在及时把握公众需要方面略有优势；在此次新冠肺炎疫情期间，上海市政府新闻办连续召开发布会，及时通报疫情防控进展，积极回应公众的健康需要，更印证了上述评价。

　　由此可见，运用上述定量指标能够比较不同国家（地区）动态把握公众需要程度的差异，也验证了指标的科学性、合理性。

表 3—7　2017 年上海、纽约新发传染病预防控制动态把握公众需要的程度分析

评价指标	适宜度评分	
	上海	纽约
政府等把握公众健康需要的程度	671.7	561.1
针对公众需要科学决策的程度	456.6	469.3
根据公众需要动态调整的程度	173.9	257.5
综合评价动态把握公众需要的程度	442.9	431.8

三、把控健康风险因素的程度

　　适宜公共健康体系在把控健康风险因素时要求在拥有完备的监测系统基础上做到"风险监测、风险预警、风险防控、应急响应、效果评估"。

　　在量化表达上述定位时，课题组的主要研究思路如下。

　　首先，在评判监测系统的完备程度时，可以通过系统是否建立、建

立的时间、监测的方式、监测的频率以及监测内容涉及的范围等维度定量评价其完备程度。

其次，"风险监测、风险预警、风险防控"等定位反映的是基于监测系统的数据发挥相应作用的程度，因此通过一个国家（地区）利用监测系统收集的各类健康相关数据，发布与疾病发生率或发病人数（患病率或患病人数）、疾病发病趋势等相关的各类新闻信息、报告、统计数据、研究文献的多少，能够大致判别不同国家（地区）监测系统数据利用的程度；而基于监测系统数据所发布的各类信息越多，表明利用监测系统在识别风险程度、预警防控等方面做得越好。

依据这一思路，形成了相应的定量指标及测算公式（见表3—8）。其中，是否建立相应的健康风险监测系统是基础，在此基础上才能去评价预测预警的程度、提出干预措施的程度。综合这6个指标可以量化评估把控健康风险因素的程度。经各方论证，指标的科学性、可行性的认可度为100%，逻辑性的认可度为94.1%，合理性的认可度为88.2%。每个定量指标的具体测算步骤与方法详见下篇第十一章。

表3—8　适宜公共健康体系定量标准——把控健康风险因素的程度

要素	定位	定量指标及测算公式
把控健康风险因素的水平	风险监测：建立健全风险因素的监测网络，识别主要风险因素，掌握本底情况、作用规律及危害程度	监测系统的完备程度（%）＝（监测方式赋值＋监测时间跨度赋值＋监测频率赋值＋监测内容赋值）÷12×100%
		对公共健康具体任务及影响因素的识别程度（%）＝识别某一具体任务及影响因素的理论能力×识别某一具体任务及影响因素的实际程度×100%
	风险预警：具备对主要风险变化及趋势的及时预测预警能力	预警公共健康具体任务的程度（%）＝预测预警某一具体任务的理论能力×预测预警某一具体任务的实际程度×100%
	风险防控：及时采取降低和消除主要健康风险的有效干预和控制措施	提出干预措施的程度（%）＝提出某一具体任务干预措施的理论能力×提出某一具体任务干预措施的实际程度×100%

要素	定位	定量指标及测算公式
把控健康风险因素的水平	应急响应：具有完善的应急处置和救援体系，能够有效应对风险爆发	提出应急处置措施的程度（％）＝提出某一具体任务应急处置措施的理论能力×提出某一具体任务应急处置措施的实际程度×100％
	效果评估：建立干预控制效果的评估机制	开展干预效果评估的程度（％）＝开展某一具体任务干预效果评估的理论能力×开展某一具体任务干预效果评估的实际程度×100％

运用上述定量指标对上海、纽约进行比较评价，结果表明：上海、纽约把控新发传染病风险因素的水平相差无几，适宜度评分分别为748.8分、719.9分；两地的监测系统均相对完备（分别为888.9分、1000.0分）；上海在风险监测、风险防控方面的工作优于纽约，但两地在风险预警方面作用都几乎没有显现。以上分析结果也再次验证了量化思路和定量指标的科学性和可行性。

第三节　内部结构的定量标准

沿用外部环境定量标准的思路和方法，将已经确立的内部结构的具体定位进行量化表达，构建相应的内部结构的定量标准。在内部结构中重点是资源配置的适宜程度、组织体系的成熟程度等。

一、资源配置的适宜程度

适宜公共健康体系的资源配置包含适宜的人力、财力、物力、信息4类资源。要定量综合评价资源配置的适宜程度，需要逐一对上述4类资源的适宜程度进行分析。

（一）人力资源

适宜公共健康体系的人力资源配置要求做到"规模适宜、能力胜任、激励有效"。

围绕这3个定位，课题组尝试从两个角度对其进行量化表达。

第一，目前关于公共健康从业人员的数量、质量和有效激励没有统一的评价标准，并且基于公开信息也难以完整地获得不同国家（地区）公共健康体系人员的基础数据，因此借鉴文献荟萃分析的思路进行半定量评价，即系统收集反映某个国家（地区）公共健康人力资源配置状况的研究文献，摘录其中描述人员数量是否充足、人员素质和结构是否合理、人员的薪酬和培训等激励措施是否有效地表述，采用"五分度评分"法对这些表述进行半定量评分（0分表示不存在问题，5分表示问题非常严重），据此评价从业人员数量、质量和激励机制的适宜程度。

第二，现实中合理的收入水平有利于吸引高素质人才、保持队伍的稳定、减少人员的流失、确保队伍的规模适宜、激励各类人员有效开展工作。因此，根据公共健康从业人员收入水平的适宜程度，可以综合判断体系的人员规模是否适宜、能力是否胜任、激励是否有效。

公共健康人员收入水平的适宜程度的评价可以从以下几个角度展开：（1）与社会平均收入的比较，社会平均收入反映了社会人群的平均收入水平，据此分析公共健康人员收入水平与社会总体情况的差异；（2）与当地公务员或企业白领平均收入的比较，公务员和企业白领的素质构成与公共健康专业人员相近，据此分析公共健康人员收入水平与可比阶层的差异；（3）与工作性质相同的人员（医院工作人员）的平均收入的比较，两类人员同属卫生健康系统，承担的社会责任相似，通过两者收入水平的比较可以判断公共健康专业在卫生健康系统内的吸引力；（4）与当地每平方米住宅销售价格的比较，一个国家（地区）的房价对就业人员的工作与生活的选择有相当重要的影响，若公共健康人员平均收入相对住宅的购买力较小，也会影响其对高素质人才的吸引力。

按上述思路，可以将3个定位演化为4个定量评价指标，综合这4个指标可以量化评估人力资源配置的适宜程度。每个定量指标的测算公式如表3—9所示，具体测算步骤与方法详见下篇第十二章第一节。

表 3—9　适宜公共健康体系定量标准——人力资源资源配置的适宜程度

要素	定位	定量指标及测算公式
适宜的人力资源配置	规模适宜：相关部门、专业机构的人员数量能够满足工作任务开展的需要	公共健康人力资源规模的适宜程度（％）＝（1－人员数量不足问题的严重程度评分÷5）×100％
	能力胜任：人员结构和素质能够支撑专业工作的需要	公共健康人力资源能力的胜任程度（％）＝（1－人员结构和素质不佳问题的严重程度评分÷5）×100％
	激励有效：具有确保人员积极性和稳定性的有效激励机制，不断提升工作能力	公共健康人力资源有效激励的程度（％）＝（1－人员激励不足问题的严重程度评分÷5）×100％
		公共健康人员收入水平的适宜程度（％）＝（与社会平均收入的比值＋与医院工作人员平均收入的比值＋与公务员平均收入的比值＋与白领平均收入的比值＋与每平方米住宅销售均价的比值）÷5×100％

　　以上海、纽约为例，课题组运用公共健康人员收入水平适宜程度指标评价两地从事慢性病预防控制人员配置的适宜程度（见表 3—10）：2017 年上海从事慢性病预防控制人员的平均年收入为 70915.0 元，仅相当于医院工作人员的 42.6％，公务员的 65.9％，企业白领的 61.7％，对高素质人才缺乏吸引力；全年收入在上海仅可购买 1.3 平方米商品房。而纽约同类人员的收入则可购买 31.6 平方米商品房。这表明上海的公共健康工作人员收入偏低，难以留住人才，不可能稳定一支高水平的专业人员队伍。

　　以上分析过程表明，运用上述定量指标能够明确上海公共健康专业人员队伍的配置水平，能够比较上海与纽约的差异，这提示形成的定量评价指标具有科学性、合理性和可行性。

表 3—10　2017 年上海、纽约从事慢性病预防控制
工作专业人员的收入水平适宜程度分析

评价指标	上海	纽约
慢性病预防控制专业人员的平均年收入	70915.0（元）	59100.0（美元）
与社会平均收入的比值（％）	99.5	135.8

评价指标	上海	纽约
与医院工作人员平均收入比值（%）	42.6	66.0
与公务员平均收入的比值（%）	65.9	91.7
与企业白领平均收入的比值（%）	61.7	69.1
年收入可购买当地住房的平方米数（m²）	1.3	31.6

（二）财力资源

适宜公共健康体系的财力资源配置要求做到"政府负责、投入适宜、稳定增长"。

在量化表达上述 3 个定位时，课题组的研究思路如下：虽然可以通过政府投入占公共健康投入的占比、公共健康经费投入的总量及投入的年均增长幅度对上述 3 个定位进行定量反映；然而无论是投入的占比、投入的总量和增长幅度均缺乏统一的评价标准，并且通过公开信息也同样难以获得不同国家（地区）公共健康体系经费投入的基础数据。因此，与人力资源部分类似，同样借鉴文献荟萃分析的思路，在反映某个国家（地区）公共健康财力资源配置状况的研究文献中摘录描述政府在财力投入中是否起主导作用、对体系的财政投入总量是否充足、是否存在随意性的表述，据此对政府的主导程度、投入总量和稳定增长的适宜程度进行半定量评价。

按照这一思路形成的定量指标及其测算公式如表 3—11 所示；综合这 3 个指标即可评估财力资源配置的适宜程度。每个定量指标的具体测算步骤与方法详见下篇第十二章第二节。

表 3—11　适宜公共健康体系定量标准——财力资源配置的适宜程度

要素	定位	定量指标及测算公式
适宜的财力资源配置	政府负责：确立健康优先的筹资渠道	公共健康财力资源配置政府的主导程度（%）＝（1－政府未起到主导作用的严重程度评分÷5）×100%
	投入适宜：投入足以维持相关部门、专业机构等的有效运行	公共健康财力资源投入总量的适宜程度（%）＝（1－投入总量不足的严重程度评分÷5）×100%

要素	定位	定量指标及测算公式
适宜的 财力资源 配置	稳定增长：适宜投入基础上，具有制度保障的稳定增长	公共健康财力资源投入稳定增长的适宜程度（％）＝（1－财力投入随意性问题的严重程度评分÷5）×100％

（三）物力资源

适宜公共健康体系的物力资源配置要求做到"数量适宜、品种齐全、质量保证、更新及时"。

课题组的量化思路与财力资源配置考量的做法基本一致：虽然可以通过公共健康体系配置的设施设备数量总数、各类设施设备的构成比对物力资源配置的定位进行量化分析，但同样缺乏统一的评价标准，不同国家（地区）的数据同样难以直接获得。因此，仍然借鉴文献荟萃分析的思路，摘录研究文献中描述公共健康体系设施、设备、物资等物力资源的数量是否充足、种类和结构是否齐全、质量是否达标、折旧更新是否及时的描述，对上述 4 个定位进行半定量评价。

按照上述研究思路，形成了 4 个定量指标，综合上述指标可评估物力资源配置的适宜程度。每个定量指标的测算公式如表 3—12 所示，具体测算步骤与方法详见下篇第十二章第三节。

表 3—12　适宜公共健康体系定量标准——物力资源配置的适宜程度

要素	定位	定量指标及测算公式
适宜的 物力资源 配置	数量适宜：设施、设备和物资的数量能够保障工作任务落实，重点领域的专业设备配置适度超前	公共健康物力资源数量的充足程度（％）＝（1－物力资源数量不足的严重程度评分÷5）×100％
	品种齐全：设施、设备和物资的种类与结构能够保障功能实现	公共健康物力资源种类的齐全程度（％）＝（1－物力资源种类与结构不齐全的严重程度评分÷5）×100％
	质量保证：设施、设备和物资符合标准要求并维护良好	公共健康物力资源质量的适宜程度（％）＝（1－物力资源质量不达标问题的严重程度评分÷5）×100％

要素	定位	定量指标及测算公式
适宜的物力资源配置	更新及时：具有折旧更新制度，保障物力提供的可持续性	公共健康物力资源更新的及时程度（％）＝（1－物力资源更新不及时问题的严重程度评分÷5）×100％

（四）信息资源

适宜公共健康体系的信息资源配置要求做到"广泛收集、有效利用、互联共享"。

围绕3个定位，课题组按照如下研究思路进行量化表达。

首先，在评价"广泛收集"的程度时，可通过是否建立相应的监测系统、监测系统收集的各类字段的范围大小进行判断。

其次，量化信息的有效利用程度时，可以借鉴"把控健康风险因素程度"的思路，通过利用监测系统的信息发布的有关疾病本底监测、预测预警等各类文献、报告、统计数据的数量进行衡量。

最后，在评价"互联共享"时，难以通过对各部门（机构）间是否有进行信息交流、分享等直接判断，因此可借助基于监测信息数据发布的各类文献、报告中署名的部门（机构）数量进行初步估算判断，发布的具有共同署名的文献、报告数量越多，参与署名的部门（机构）的数量越多，可以提示信息共享的程度越高。

依据这一思路，形成了相应的定量指标及测算公式（见表3—13）；综合这3个指标可以量化信息资源配置的适宜程度。每个定量指标的具体测算步骤与方法详见下篇第十二章第四节。

表3—13　适宜公共健康体系定量标准——信息资源配置的适宜程度

要素	定位	定量指标及测算公式
适宜的信息资源配置	广泛收集：收集各类健康相关信息，建有覆盖相关部门、专业机构和其他组织等的信息系统	公共健康信息资源广泛收集的程度（％）＝（信息系统建立程度×信息系统具备的能力程度）×100％

要素	定位	定量指标及测算公式
适宜的信息资源配置	有效利用：能实时分析利用各类信息，及时准确把握公众的健康需要与变化，提供预测与预警，支撑快速反应和科学决策	信息有效利用的程度（％）＝（识别掌握程度＋预测预警程度＋提出干预措施的程度＋提出应急处置措施的程度＋开展干预效果评估的程度）÷5×100％
	互联共享：相关信息能够在政府、相关部门、专业机构和其他组织间跨部门、跨领域交流共享	信息互联共享程度（％）＝〔信息进行共享的程度＋信息在部门（机构）间的共享程度〕÷2×100％

　　综合人力、财力、物力和信息资源适宜程度的量化结果，可以综合评判一个国家（地区）公共健康体系资源配置的适宜程度。经各方论证，指标的科学性为100％、逻辑性为94.1％，可行性和合理性均为88.2％。

二、组织体系的成熟程度

　　适宜公共健康的组织体系要求做到"体系完整、架构完备、协调权威、职责明确"。

　　在定量表达上述4个定位时，课题组遵循了如下研究思路。

　　首先，对"体系完整、架构完备"的量化，可以通过现实中开展公共健康工作时参与的部门（机构）数占理论上应覆盖的部门（机构）数的比例加以反映。

　　其次，对"协调权威"的量化，主要从应对重大问题时的协调权威性和日常工作中的协调权威性两方面进行分析，前者可通过重大问题协调机制所能调动和协调的部门（机构）数的占比加以反映，后者可通过日常工作分管公共健康工作负责人能够协调的部门（机构）数的占比进行评价。

　　最后，评估各部门（机构）围绕体系目标的职责分工是否明确，可用职责分工明确、清晰、可考核的部门（机构）数的占比进行综合衡量。

按照这一思路，形成了3个定量指标，相应的测算公式如表3—14所示。其中，组织架构是否完备最为重要，它是协调权威和职责明确的基础。经各方论证，指标的科学性、逻辑性和合理性的认可度均为100%，可行性的认可度为94.1%。每个定量指标的具体测算步骤与方法详见下篇第十三章。

以评估上海的高血压预防控制为例，其"组织架构的健全程度"的测算过程如下。

首先，系统收集上海所有与高血压预防控制相关的政策文件集，摘录和分析提及"部门""机构""组织"的内容。

其次，依据收集的信息进行分析：在高血压预防控制应覆盖的23类部门（机构）中，上海共覆盖了19类，因此组织架构的基本健全程度为82.6%（19÷23×100%）；在应覆盖的9类主要部门（机构）中，上海均已覆盖，因此主要部门（机构）的覆盖程度为100.0%（9÷9×100%）；综合基本健全程度和主要部门（机构）的覆盖程度，可以量化得到上海高血压预防控制组织架构的健全程度为91.3%〔（82.6%＋100.0%）÷2×100%〕。

表3—14 适宜公共健康体系定量标准——组织体系的成熟程度

要素	定位	定量指标及测算公式
成熟并且协调的组织体系	体系完整：广泛覆盖公众的健康需要，并能关注、回应且最大限度满足重点需要，如慢性病防治与管理、老龄人口健康管理等	组织架构的健全程度（%）＝〔组织架构的基本健全程度＋主要部门（机构）的覆盖程度〕÷2×100%
	架构完备：包含不同层级的政府及相关部门、专业机构、其他组织等	
	协调权威：能以计划、行政、监督、指导等手段，统筹协调相关部门与专业机构等有效发挥作用	组织体系协调者的权威程度（%）＝〔协调机构（机制）的权威程度＋日常工作协调的权威程度〕÷2×100%
	职责明确：政府及相关部门、专业机构等任务清晰、权责明确，避免职能交叉、重叠	各方职责明确程度（%）＝职责明确的基本程度×校正系数×100%

以上海、纽约为例，运用上述定量指标可进行比较评价（见表3—15）。

上海新发传染病预防控制组织体系的成熟程度优于纽约（分别为813.6分和532.4分）。上海的优势主要体现在组织构架涵盖了防控工作所需的各个部门（健全程度1000.0分）、应对重大公共健康事件的联席会议制度权威有效（协调机制的权威程度960.4分）。在新冠肺炎疫情中上海集中力量充分动员各方、多部门联防联控高效协同即是很好的佐证，应对疫情的表现优于纽约。上海的不足主要是日常在没有重大疫情时，各部门尤其是一些主要支撑部门的职责不明确、无法有效地统筹协调（协调权威程度仅249.0分）。

以上结果表明，运用上述定量指标能够明确不同国家（地区）公共健康组织体系的适宜程度，并能分析具体的优势和问题。

表3—15　2017年上海、纽约新发传染病预防控制组织体系的成熟程度分析

评价指标	适宜度评分	
	上海	纽约
组织架构的健全程度	1000.0	717.9
组织体系协调者的权威程度	604.7	184.5
其中：重大事件协调机构（机制）的权威程度	960.4	151.1
日常工作协调的权威程度	249.0	217.9
各方职责明确程度	631.3	548.7
综合评价组织体系的成熟程度	813.6	532.4

三、管理运行的完善程度

适宜公共健康体系的管理运行机制包括完善权威的管理与监控机制、导向明确的计划与评价机制、政府保障的筹资与补偿机制和高效统筹的协调与激励机制。要定量评价一个国家（地区）公共健康体系管理运行机制的完善程度，需要逐一评价上述4类机制的健全程度。

（一）管理与监控机制

适宜公共健康体系的管理与监控机制要求做到"制度完善、权威保障、有效落实"。

围绕这 3 个定位，课题组遵循以下研究思路对其量化表达。

首先，评价"制度完善"的程度，可通过各类公共健康相关的法律、法规、规划计划、规范指南等文件是否涵盖机制所需的各项内容、对各部门（机构）的职责界定是否清晰、是否可考核进行评价。

其次，量化"权威保障"的程度时，可通过日常工作分管公共健康工作负责人的协调范围、政策文件发布部门（机构）的层级高低和影响力大小（如立法机关发布、政府层面发布、多部门联合发布等）间接反映。

最后，评价"有效落实"的程度，可通过各部门（机构）的职责是否明确可考核、是否有明确的外部考核主体进行衡量。

按照这一思路可形成 3 个定量指标，综合这 3 个指标可进一步量化管理与监控机制的健全程度。每个定量指标的测算公式如表 3—16 所示，具体测算步骤与方法详见下篇第十四章第一节。

表 3—16　适宜公共健康体系定量标准——管理与监控机制的健全程度

要素	定位	定量指标及测算公式
完善权威的管理与监控机制	制度完善：针对体系，具有完善的管理和监控机制	管理与监控机制齐全程度（％）＝管理与监控机制的内容形式完备程度×管理与监控机制的职责分工明确程度×100％
	权威保障：管理与监控机制具有权威与实效，并具有强有力的技术与专业支撑	管理与监控机制的权威程度（％）＝（日常工作分管负责人的协调权威程度＋管理与监控机制文件集的权威程度）÷2×100％
	有效落实：管理与监控机制能够有效落实，能够严格约束与切实影响相关方的行为	管理与监控机制的可行程度（％）＝管理与监控机制的基本可行程度×校正系数×100％

运用这 3 个指标以上海、纽约为例进行比较评价（见表 3—17）：日常工作中，上海在新发传染病预防控制工作的管理与监控机制健全程

度上优于纽约（分别为 536.8 分和 459.6 分）；上海重视管理机制的建设，内容形式基本齐备（完备程度 1000.0 分）；但在机制的执行和落实层面与纽约、与适宜标准要求相比仍有不小的差距（可行程度仅 381.8分）。由此表明，依据上述思路形成的定量指标能够比较不同国家（地区）管理与监控机制健全程度的差异，且比较结果与实际情况相吻合。

表 3—17　2017 年上海、纽约新发传染病预防控制管理与监控机制的健全程度分析

评价指标	适宜度评分	
	上海	纽约
管理与监控机制齐全程度	563.8	360.7
其中：内容形式完备程度	1000.0	711.1
管理与监控机制的权威程度	660.4	553.4
管理与监控机制的可行程度	381.8	472.9
综合评价管理与监控机制的健全程度	536.8	459.6

（二）计划与评价机制

适宜公共健康体系的计划与评价机制要求做到"覆盖各方、突出重点、健康导向、执行到位"。

课题组按照如下研究思路量化表达上述 4 个定位。

首先，通过分析各类中长期规划目标覆盖公共健康具体任务的范围、覆盖各部门（机构）的程度来评价公共健康具体任务纳入中长期规划的范围。

其次，评价是否以健康为导向，可以从所建立的评价体系是否涵盖一级、二级、三级预防工作，并作为反映人群健康状况的指标来进行判断。

最后，中长期目标和评价体系的落实有赖于业务主管部门、专业机构以及财力、人力等关键支撑部门的落实，因此评判"执行到位"可通过上述部门的职责是否清晰可考核、是否有针对性的评价指标进行分析。

按照这一思路，形成了 4 个定量指标，综合这 4 个定量指标可进一步评估计划与评价机制的健全程度。每个定量指标的测算公式如表 3—18

所示，具体测算步骤与方法详见下篇第十四章第二节。

表 3—18　适宜公共健康体系定量标准——计划与评价机制的健全程度

要素	定位	定量指标及测算公式
导向明确的计划与评价机制	覆盖各方：具有围绕健康的中长期发展战略，各领域及其相关部门、专业机构等围绕其制订相应计划	制定中长期目标的公共健康具体任务的范围（%）＝制定中长期目标的公共健康具体任务数÷公共健康具体任务总数×100%
	突出重点：发展战略和各类计划关注重点问题与重点人群	中长期目标涉及相关各方的程度（%）＝中长期目标的设置程度×中长期目标的覆盖程度×100%
	健康导向：评价指标体系以公众的健康为导向，必须纳入主要健康状况指标	评价指标体系中敏感指标的覆盖程度（%）＝（一级预防敏感指标覆盖情况赋值×49%＋二级预防敏感指标覆盖情况赋值×32%＋三级预防敏感指标覆盖情况赋值×19%）÷3×100%
	执行到位：政府及其相关部门、专业机构等能够有效落实发展战略与计划，执行评价标准	中长期目标及其评价体系的可落实程度（%）＝（中长期目标的可落实程度＋评价标准的可落实程度）÷2×100%

（三）筹资与补偿机制

适宜公共健康体系的筹资与补偿机制要求做到"机制健全、政府主导、有效落实"。

在量化表达上述定位时，课题组的研究思路如下：判断"机制健全""政府主导"的程度，主要依据所发布的与公共健康相关的各类政策文件中是否提及了政府对体系的投入总量及其占比、每年增加的幅度等表述，以及上述规定的明确程度、可考核程度进行分析；而筹资与补偿机制是否得到有效落实，主要从财力部门的职责分工情况及其可考核程度进行分析。

按照这一思路，形成了 3 个定量指标，综合上述 3 个指标可评估筹资与补偿机制的健全程度。每个定量指标的测算公式如表 3—19 所示，具体测算步骤与方法详见下篇第十四章第三节。

表3—19 适宜公共健康体系定量标准——筹资与补偿机制的健全程度

要素	定位	定量指标及测算公式
政府保障的筹资与补偿机制	机制健全：具有投入适宜、保障有力并稳定增长的筹资与补偿机制	筹资与补偿机制经费投入水平的明确程度（％）＝（经费投入总量明确程度＋经费增长幅度明确程度）÷2×100％
	政府主导：对政府作为筹资与补偿主导者的地位具有制度规范和刚性约束力	筹资与补偿机制政府主导地位的明确程度（％）＝（是否提及政府主导筹资赋值＋政府主导地位是否清晰赋值＋政府主导地位是否可考核赋值）÷3×100％
	有效落实：相关部门能够有效执行筹资与补偿机制规定，无违背和不符补偿原则的现象	筹资与补偿机制的可落实程度（％）＝（是否提及财力保障部门职责赋值＋财力保障部门职责是否清晰赋值＋财力保障部门职责是否可考核赋值）÷3×100％

（四）协调与激励机制

适宜公共健康体系的协调与激励机制要求做到"广泛协调、目标导向、权威有效、切实执行"。

课题组主要依据如下研究思路对上述定位进行量化表达。

首先，对"广泛协调"的量化，可以通过纳入协调机制的部门（机构）数占应覆盖的部门（机构）数的比例反映。

其次，对"目标导向"的量化，可以通过各类激励机制的覆盖范围进行衡量，即业务主管部门、专业公共健康机构、医院、基层健康服务机构等业务部门是否具备清晰、可执行的正向或负向激励措施。

最后，量化"权威有效"时可通过协调与激励机制在应对重大公共健康问题时和日常工作开展时的协调范围进行评估。机制的可落实程度通过职责清晰并且可以考核的部门（机构）的占比进行衡量。

按照上述思路，可以形成4个定量指标，进一步综合这4个指标即可判断协调与激励机制的健全程度。每个定量指标的测算公式如表3—20所示，具体测算步骤与方法详见下篇第十四章第四节。

表 3—20　适宜公共健康体系定量标准——协调与激励机制的健全程度

要素	定位	定量指标及测算公式
高效统筹的协调与激励机制	广泛协调：具有统筹协调公共健康体系与其他体系、体系内部的机制	协调机制的覆盖范围（％）＝［纳入覆盖范围的部门（机构）总数］÷［应覆盖的部门（机构）数］×100％
	目标导向：具有以健康目标实现程度为导向的机构和人员激励机制	激励机制的覆盖范围（％）＝（负向激励机制覆盖程度＋正向激励机制覆盖程度）÷2×100％
	权威有效：协调机制与激励机制等具有权威性	协调与激励机制的权威程度（％）＝（日常工作分管负责人的影响程度＋协调与激励机制的影响程度）÷2×100％
	切实执行：机制切实执行与落实，实现政府主导，相关部门、专业机构、其他组织等各尽其责、协作联动	协调与激励机制的可行程度（％）＝［职责清晰可考核的部门（机构）数］÷［应覆盖的部门（机构）总数］×100％

综合管理与监控机制、计划与评价机制、筹资与补偿机制、协调与激励机制的量化结果，即可定量判断管理运行机制的完善程度。各方对这些指标的科学性、可行性的认可度均为100％，对逻辑性和合理性的认可度均为94.1％。这表明论证结果与实践应用的效果相一致。

四、服务功能的健全程度

适宜公共健康体系应确保提供的服务"功能健全、满足需要、公平可及、兼顾效率"。

首先，评价公共健康体系提供的服务是否匹配公众需要、是否健全时，遵循公共健康"三级预防"的基本原则，可以根据已提供的各类服务的种类是否满足公共健康具体任务所需的一级、二级、三级预防的要求，以及提供的各类服务的质量是否有明确的考核评价指标进行判断。

其次，对服务"公平可及""兼顾效率"程度的评价，虽然可以采取常见的基尼系数、集中指数、成本效果分析等指标进行量化评价，这些指标也均有明确的衡量标准，但从公开信息可获得性的角度，无法获取不同人群各类公共健康服务的覆盖情况以及各类服务提供的成本等数据，因此采取和人力资源适宜程度评价相同的方式，借鉴文献荟萃分析的思路，半定量评价服务功能的公平程度和效率水平。

依据上述思路，形成了相应的定量指标，并依据这些指标综合后可评价服务功能的健全程度，测算公式如表 3—21 所示。经各方论证，指标的科学性、可行性的认可度为 100%，逻辑性的认可度为 94.1%，合理性的认可度为 88.2%。每个定量指标的具体测算步骤与方法详见下篇第十五章。

表 3—21　适宜公共健康体系定量标准——服务功能的健全程度

要素	定位	定量指标及测算公式
健全的公共健康服务功能	功能健全：覆盖人群健康的主要方面，且有相应的主体承担	服务功能与公众需要匹配程度（%）＝一级预防服务与公众需要的匹配程度×49%＋二级预防服务与公众需要的匹配程度×32%＋三级预防服务与公众需要的匹配程度×19%
	满足需要：覆盖全人群，尤其是满足重点人群与解决重点问题的需要	
	公平可及：确保城乡、不同族群、不同区域、不同收入人群，以及妇女、儿童、老年人口、流动人口等人群获得服务的公平性，并最大限度确保服务对象能够方便、快捷地获得服务	公共健康服务的公平程度（%）＝（1－公共健康服务提供不公平性的严重程度评分÷5）×100%
	兼顾效率：在满足公平的前提下，兼顾效率，即追求高效率的公平	公共健康服务的效率水平（%）＝该国家（地区）单位成本带来的健康效果÷单位成本带来的健康效果的理想值×100%

运用上述定量指标对上海、纽约的服务功能健全程度进行评价（见表 3—22）：上海新发传染病预防控制服务提供基本达到"适宜"要求，适宜度评分为 925.5 分。上海在各类服务与公众需要的匹配程度、服务的投入—产出效率方面优于纽约；在新冠肺炎疫情中上海及时采取"隔离控制传染源、切断传播途径、保护易感人群"等各类措施，成功做到"内防扩散、外防输入"即是很好的例证。以上分析结果也再次验证了量化思路和定量指标的科学性、合理性和可行性。

表 3—22　2017 年上海、纽约新发传染病预防控制服务功能的健全程度分析

评价指标	适宜度评分	
	上海	纽约
服务功能与公众需要的匹配程度	1000.0	405.1
公共健康服务的公平程度	705.9	504.2
公共健康服务的效率水平	802.0	370.1
综合评价服务功能的健全程度	925.5	427.1

五、具体任务的关注程度

适宜公共健康体系围绕落实公共健康具体任务的目标设置应做到"科学合理、需要导向",并且各方应"目标一致、分工明确",方能很好地关注和回应公众的健康需要。

在量化表达上述 4 个定位时,课题组遵循如下研究思路。

首先,评价目标与健康需要的匹配程度以及科学合理程度,可以通过分析应对各类公共健康具体任务已公开发布的目标有否覆盖一级、二级、三级预防,有否体现人群健康状况的指标,是否定量可考核,指标的制定是否有依据等方面进行判断。

其次,评价各部门(机构)围绕实现共同目标的分工明确程度,可以从职责分工明确、清晰、可以考核的部门(机构)数的占比进行衡量。

最后,评价各方"目标一致"的程度,可以通过判断专业公共健康机构、医院和医保等主体的行为是否均以"提升公众的健康水平"为导向进行衡量。

依据上述思路形成的定量指标及测算公式如表 3—23 所示,综合这4 个指标后能分析评价其具体任务的关注程度。经评估得到了各方的认可,指标逻辑性的认可度为 100%,科学性和合理性的认可度均为94.1%,可行性的认可度为 88.2%。每个定量指标的具体测算步骤与方法详见下篇第十六章。

表 3—23 适宜公共健康体系定量标准——公共健康
具体任务的关注程度

要素	定位	定量指标及测算公式
公共健康具体任务的关注程度	目标一致：政府及其相关部门、专业机构和社会组织，均能以保障公众的健康、促进社会的发展为统一目标和发展方向，比如疾病预防控制机构和医疗机构等应该以不生病、少生病等为共同目标	相关各方目标的一致程度（％）＝内部相关各方目标的一致程度（％）＝分工明确程度（％）＝职责明确的基本程度×校正系数×100％
	分工明确：政府及其相关部门、专业机构等，依据共同目标清晰地衍化出相应的职责和任务	分工明确程度（％）＝职责明确的基本程度×校正系数×100％
	科学合理：目标的设置因地制宜，在适宜的基础上充分体现努力方向和先进性	目标设置科学合理程度（％）＝（一级预防目标科学合理基本程度赋值×49％＋二级预防目标科学合理基本程度赋值×32％＋三级预防目标科学合理基本程度赋值×19％）÷4×100％
	需要导向：广泛体现公众的健康需要，适时扩大服务覆盖范围	目标与公众需要匹配的程度（％）＝（一级预防目标匹配程度赋值×49％＋二级预防目标匹配程度赋值×32％＋三级预防目标匹配程度赋值×19％）÷3×100％

运用上述指标对上海、纽约进行定量评价显示（见表 3—24）：上海对新发传染病预防控制具体任务的关注程度评分为 540.3 分，纽约的评分为 507.5 分；上海在目标设置的科学合理程度、与公众需要的匹配程度方面与纽约略有差距；由于政府及各部门对传染病预防控制工作始终高度重视，因而在新发传染病预防控制中上海各部门的任务分工明确程度优于纽约。但也应当注意到，当前的分工明确程度距离"适宜"仍有差距；应当借助健康优先战略的推进，进一步夯实各方任务的推进，才能使其发挥好引领和样板的作用。

表 3—24　2017 年上海、纽约对新发传染病预防控制具体任务的关注程度分析

评价指标	适宜度评分	
	上海	纽约
目标与公众需要匹配的程度	492.8	519.4
目标设置科学合理程度	401.0	432.7
分工明确程度	631.3	548.7
相关各方目标的一致程度	631.3	548.7
综合评价具体任务的关注程度	540.3	507.5

李程跃　马安宁　郝　超　徐天强　陈　政　沈群红

施培武　王磐石　张　瑜　汪　华　郝　模

第四章

适宜公共健康体系的任务清单

公共健康体系的任务清单，特指在一定时期内，全社会需要共同面对的疾病和健康风险，是围绕公共健康需要解决的问题和完成的工作。任务清单具有时效性、开放性和差异性，会随着时空和人群的变化而变化。准确把握这种变化也是适宜体系的基本内容之一。课题组的研究旨在系统地明确现阶段究竟有多少公共健康任务及表现形态，为研究者、决策者、实践者和公众提供一个概貌。

依据课题组主要成员原创的"高价值政策制定程序（Procedure of Hi-valued Policy Making）"中"政策问题确认程式"的思路、步骤和方法，[①] 课题组在文献研究的基础上，综合世界卫生组织和专家的关注程度，建立了包含 222 项具体任务的清单；根据理论功能框架等分类方式，结合疾病诊断分类标准，将其划分为 11 个领域和 48 个类型，并结合任务的轻重缓急予以充分重视。

第一节　任务清单的作用意义

将日常繁杂的工作事项用清单的方式固定下来，并实行"销号式"管理，是化繁为简、提高效率的有效手段。在不同国家（地区）间，同一任务清单还能起到标准化和绩效考评的作用。在适宜公共健康体系

---

① 郝模主编：《卫生政策学》（第 2 版），人民卫生出版社 2013 年版，第 34—67 页。

中，任务清单完成的程度既能直接反映出一个国家（地区）的工作能力，又能体现当地健康体系的结构和功能，这种"比较"在正向激励下，能够促进体系的优化和工作能力的提升。

一、奠定公共健康体系的工作基础

公共健康体系的工作目标必须通过具体任务的完成而实现。美国疾病控制与预防中心官网上关注的各类疾病和健康风险因素超过 200 种，这些都是美国政府关注的公共健康任务。[①] 而从 20 世纪 70 年代起，美国已先后发布了五版"健康公民（Healthy People）"战略规划，明确健康领域不同议题的十年发展目标，以"健康公民 2020（Healthy People 2020）"为例，其中涉及的疾病和健康风险因素多达百余种，[②] 美国政府围绕这些具体任务开展了大量工作。中国健康领域的各项规划，同样也都针对具体的疾病或风险因素制定预防控制目标，明确相应的任务和措施。例如，《"健康中国 2030"规划纲要》中提出的"降低重大慢性病过早死亡率"目标，包含着针对 4 大类慢性病造成的过早死亡的控制。[③]

任务清单的制订和实施，也对体系的结构和功能起着微调的作用。对清单中的任务进行合理分类，充分考虑任务之间的相似性和差异性，准确把握任务的性质与特征，据此对体系的结构和运行予以调整，使体系的功能和效用达到最大化。美国国家卫生研究院的发展历史可以作为一个缩影，从 19 世纪 80 年代负责海运的烈性传染病的检疫，到 1937 年成立癌症研究所，再到 20 世纪 40 年代以后陆续成立包含精神健康、口腔健康、代谢疾病以及新发传染病等在内的 20 多个专门机构；从早期建立实验室研究病原微生物，到与其他多个部门共同研究慢性病、职

[①] Centers for Disease Control and Prevention：*Diseases & Conditions*，Centers for Disease Control and Prevention，accessed 1 June，2018. https：//www. cdc. gov/DiseasesConditions/.

[②] Office of Disease Prevention and Health Promotion：2020 Topics and Objectives－Objectives A － Z，Office of Disease Prevention and Health Promotion，accessed 15 March，2019. https：//www. healthypeople. gov/2020/topics－objectives.

[③] 新华社：《中共中央政治局召开会议　审议"健康中国 2030"规划纲要　中共中央总书记习近平主持会议》，新华网 2016 年 8 月 26 日。http：//www. xinhuanet. com/politics/2016－08/26/c＿1119462383. htm.

业病危险因素以及环境污染对健康的影响,[①] 这种任务的变化,带来了机构设置的改变。

任务清单的适时调整是公共健康体系长期具有生命力的基础。公共健康的范围由于健康需要的改变而不断扩展,体系的工作任务也将发生变化。如早期的主要任务是应对传染病,后来逐步扩展到应对包括各类慢性病、精神障碍、伤害等各类影响健康的疾病和健康风险因素。这也是"适宜"的必然要求。

二、反映健康治理能力的直接指标

公共健康任务清单是健康治理目标下的一系列工作。工作任务完成的好坏,直接关系到目标的实现与否,体现的是一个国家(地区)的健康治理能力。因此,在实践当中为了达到目标,常常会围绕特定任务制订相应的战略规划或工作计划,成体系地开展预防控制工作。例如,中国近年来不断发布包括艾滋病、结核、疟疾等传染病,慢性病,精神障碍,妇女和儿童保健等众多预防控制规划,[②③④⑤⑥⑦] 有效督导具体公共

① National Institutes of Health:*A Short History of the National Institutes of Health*,National Institutes of Health,accessed 20 October,2020. https://history. nih. gov/display/history.

② 国务院办公厅:《国务院办公厅关于印发〈中国遏制与防治艾滋病"十三五"行动计划〉的通知》,中国政府网 2017 年 2 月 5 日。http://www. gov. cn/zhengce/content/2017－02/05/content_5165514. htm.

③ 国务院办公厅:《国务院办公厅关于印发〈"十三五"全国结核病防治规划〉的通知》,中国政府网 2017 年 2 月 16 日。http://www. gov. cn/zhengce/content/2017－02/16/content_5168491. htm.

④ 卫生部、发展改革委、教育部等:《关于印发〈中国消除疟疾行动计划(2010—2020 年)〉的通知》,国家卫生健康委员会网站 2010 年 5 月 26 日。http://www. nhc. gov. cn/zwgk/wtwj/201304/15a4cc7a40b0452191fe409590ca99d8. shtml.

⑤ 国务院办公厅:《国务院办公厅关于印发〈中国防治慢性病中长期规划(2017—2025 年)〉的通知》,中国政府网 2017 年 2 月 14 日。http://www. gov. cn/zhengce/content/2017－02/14/content_5167886. htm.

⑥ 国务院办公厅:《国务院办公厅关于转发卫生计生委等部门〈全国精神卫生工作规划(2015—2020 年)〉的通知》,中国政府网 2015 年 6 月 18 日。http://www. gov. cn/zhengce/content/2015－06/18/content_9860. htm.

⑦ 国家卫生健康委:《卫生健康委关于印发〈母婴安全行动计划(2018—2020 年)〉和〈健康儿童行动计划(2018—2020 年)〉的通知》,中国政府网 2018 年 4 月 27 日。http://www. gov. cn/gongbao/content/2018/content_5327474. htm.

健康任务的落实。

治理本身隐含着调动一切政策和非政策资源解决困难、实现目标的过程和手段。一个国家（地区）的公共健康体系能够有效应对公共健康任务既体现了资源调动能力，也在客观上反映了主观能动性。想干事、能干事、干成事，才是关注民生、治理能力现代化的政府。基于客观实际，与时俱进，不断增加纳入疾病预防控制目标的公共健康任务是政府治理能力和水平提升的最直接表现。例如，中国在公开资料中可以查到的，截至 2017 年，设置了预防控制目标的慢性病共有 11 个，包括恶性肿瘤、糖尿病、高血压、心脏病、脑卒中、高脂血症、哮喘、慢阻肺、超重与肥胖、营养失衡以及阿尔茨海默病，意味着政府已将这部分公共健康任务纳入了工作范畴，与 2000 年相比关注范围增加了 120.0%。说明中国 21 世纪以来在慢性病的预防控制上取得了新的进步。上海在此基础上，于 2011 年增设了骨质疏松的预防控制目标；同期纽约的关注范围则多达 18 个，包括慢性肝病、慢性肾病、关节炎、慢性疼痛、睡眠障碍等公共健康任务均设置了预防控制目标。这在一定意义上说明，在慢性病预防控制方面，上海优于全国，但逊于纽约，这也成为评价三者在此方面已达到的治理水平的依据之一。

任务清单中，不同的任务其严重性、重要性和紧迫性也不同，一个国家（地区）应当尽可能多地关注和应对危害大、辐射广、收益多的任务；有效区分任务的轻重缓急，因地制宜、因时制宜地做好工作，完成任务，则恰恰体现了公共健康体系的适宜理念。

公共健康任务还具有显著的社会问题特征。任务的复杂性要求应对策略和手段具备多样性，应对主体也必然多元化。受制于政治、经济和文化等社会环境因素的交互作用，[1] 任何国家（地区）都必须从整体性出发，充分把握人与自然、社会的互动关系，运用所有项目和服务进行综合施策。[2] 同时，应对过程中要动员最广泛的相关部门，强化社会协

---

[1] A. Y. Ellencweig：*Analysing Health Systems：A Modular Approach*，Oxford University Press，1992，p. 38.

[2] E. L. Baker，R. J. Melton，P. V. Strange，et al：Health Reform and the Health of the Public：Forging Community Health Partnerships，*Journal of the American Medical Association*，1994，vol. 272，no. 16，pp. 1276－1282.

同，引导全体社会成员参与。①

三、比较体系适宜程度的客观准绳

任务清单的确立，可以将不同国家（地区）在针对同一类任务的表现，置于同一标准下进行衡量和比较，并利用适宜公共健康体系的具体定位和定量标准，系统地评价体系的适宜程度。

适宜公共健康体系的评价路径，系围绕应对特定公共健康任务的社会环境、组织架构、资源投入、管理机制、功能服务、目标结果以及公众需要的把握水平、环境因素的把控水平，评价其适宜程度。结合公共健康任务清单，能够对公共健康体系开展有效比较，既可在不同国家（地区）间进行横向比较，也可对不同历史时期进行纵向比较；既可在同类公共健康任务间进行比较，也可在不同公共健康任务间进行比较；既可对体系的现状进行评价，也可与理想的适宜状态进行比较。例如，既可横向比较中美之间、上海纽约之间同类任务的工作表现，也可纵向比较上海某一任务在不同时段的工作水平；既可综合评价多种任务，以反映公共健康体系的全貌，也可具体比较一类甚至某一具体任务的工作表现；既可对中国公共健康体系的发展状况进行评价，与其他国家进行现实比较，也可基于理想的适宜标准开展差距分析。

公共健康任务清单中的具体任务也是适宜程度评价的基本单元。在指标应用和计算中，基本思路有两种：一是从整体出发，各项具体任务共享评价结果；二是从具体任务出发，综合得到整体的评价结果。例如，健康战略的优先程度考察的是一个国家（地区）是否提出了健康优先发展的战略目标。作为发展战略，主要提供的是方向性指引，是对未来一定时期内工作重点的整体布局，通常而言不会特别具体。因此指标的设置也从整体出发，考察是否在战略规划中涉及了某一类的公共健康任务的工作安排，若有即可认为是适宜的。而对于目标设置是否满足公众健康需要，则要针对具体的公共健康任务的目标设置情况进行考察，

① The Sixty — seventh World Health Assembly：*Resolutions and Decisions Annexes*，WHA67.12，*Contributing to Social and Economic Development*：*Sustainable Action across Sectors to Improve Health and Health Equity*，World Health Organization，2014，pp. 23－26.

是否设置了定量目标、是否可考核、是否有敏感指标等，因为不同任务间的具体情况差异极大，不能一概而论，需要逐一评价和计算。因此，在评价过程中，有些是从整体出发，体系内的各项任务均赋予相同的指标值；有些则是从单一任务出发，通过具体任务的指标值加总得到公共健康体系的指标值。

第二节　任务清单的研究过程

　　一个准确把握公共健康需求而又符合实际的任务清单，是体系建设的重要抓手。如何循着正确的研究思路，采用简便易行的可靠方法明确一个国家（地区）的任务范围和优先重点显得尤其重要。

一、系统收集任务

　　为明确当前到底面临多少公共健康任务，理论上应当系统收集所有的相关资料进行综合判断。课题组借鉴"政策问题确认程式"的思路、步骤和方法，对以前的研究进行了系统梳理，"穷尽"任务，确保全面性、客观性和简明性，以此确定公共健康任务的边界范围。共梳理了222项公共健康任务。其中如何保证"穷尽"任务是研究过程中需要重点关注的技术难点，技术路线详见图4—1。

　　哪些疾病和健康风险因素是公共健康任务，在各类文献中浩如烟海。课题组以研究文献为基础，利用中国知网（CNKI）和 Web of Science 两个平台进行系统检索。以"公共健康或公共卫生（Public Health）"为关键词的相关文献全部纳入，截至研究时的 2016 年底，两个平台收录的文献已达 55382 篇。

　　为保证研究可行性，课题组借鉴横断面研究的思路进行抽样。首先，以置信水平 99.0% 和容许误差 0.02 测算样本容量；为降低随机误差，进一步扩大样本量，实际样本量为理论测算值的 168.5%（中文文献 2984 篇，英文文献 2556 篇）；其次，抽样后对文献的时间分布进行检验，确保与总体无统计学差异（中文文献：$\chi^2 = 0.056$，$P > 0.05$；

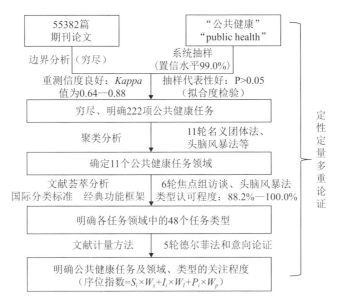

图4—1 公共健康任务清单研制的技术路线

英文文献：$\chi^2 = 0.420$，$P > 0.05$），避免时间变化造成的结果偏倚；最后，在清单形成后，利用数据库的检索功能，对样本提及任务与总体文献主题中涵盖的任务进行分布检验，结果均无统计学差异，可以认为抽样无偏。

基于文献资料的研究方式，势必要求对文献的评阅具有较高的精确度，如此才能全面反映当前的研究现状。首先，建立标准化文献评阅库以及包含5类17项的评价指标，通过指标对文献关键信息进行标准化提取。其次，规范评阅流程，对评阅人进行统一培训，规范评阅过程，对指标含义达成共识，并由专人负责进行检校，保证评阅质量。最后，应用重复测量法检验评阅信度，以$Kappa$系数评估重复信度，重点针对是否提及多项任务、单位层级、论述规范程度和涉及的地域范围4个指标进行测量，所得$Kappa$系数在0.64—0.88，符合大于0.40的检验要求，一致性较好，可以认为研究结果可信。

清单中所纳入的公共健康任务均经过2轮次专家论证，判断"是否为公共健康任务、是否纳入清单"，这是对具体任务认可程度的确认。最终，清单中的222项公共健康任务平均认可率为85.0%，其中认可率为100.0%的任务数为60项，占比27.0%；认可率为80.0%以上的任务占比达到了 70.2%，详见表 4—1。

表 4—1　公共健康任务认可程度的频数表

认可率（%）分组	任务数	占比（%）	累积占比（%）
100	60	27.0	27.0
90～	36	16.2	43.2
80～	60	27.0	70.2
70～	31	14.0	84.2
60～	8	3.6	87.8
50～	27	12.2	100.0

需要说明的是，公共健康任务清单所厘定的范围体现的是特定时期的情况，随着研究和实践的进展，清单会发生变化。而用上述方式针对不同的国家（地区）进行研究，不同时期也会得到不尽相同的清单，这在中英文文献的认知差异中已经有所体现，详见附表 3。因此课题组认为，公共健康任务清单必然具有开放性，应每隔 5—10 年开展持续的跟踪研究，发生新的重大公共健康事件或原有疾病等再次凸显时，应随时加入清单，以反映最新的实践和研究进展。

二、确定任务分类

为明确任务分类，指导实践中合理分工，应当基于适当的分类依据对任务进行划分。课题组借鉴类型学分析的思路，综合评阅文献的原始表述、专题研究获得的功能框架、国际疾病分类标准、代表性国家的实践分类方式和课题组专家的工作经验等 5 种依据，将 222 项任务划分为 11 个领域和 48 个类型，技术路线详见图 4—1。

任务领域包含一组具有共同或相似特征的公共健康任务，领域之间区隔明显，在其他研究和实践中也称其为体系的特定功能；任务类型则是领域内进一步细分的一组公共健康任务，虽然均从属于同一领域，但往往在管理方式和干预方法上存在差别，难以归纳到一起。

公共健康任务领域和类型的划分前后历经 17 轮专家论证。最终意向调查的结果显示，各方对 11 个任务领域的划分方式认可度为

100.0％；对各个领域中类型的划分方式的认可程度如表 4—2 所示，各领域内划分方式的认可度在 88.2％—100.0％，认可程度较高。其中对于传染性疾病与感染的预防与控制、慢性非传染性疾病的预防与控制、职业健康与安全控制、精神健康、生活方式与行为的干预和其他公共健康任务 6 个领域的类型划分认可程度为 100％。

表 4—2　公共健康任务类型划分方式的认可情况（%）

公共健康任务领域	选项			合计
	认可	不认可	不清楚	
传染性疾病与感染的预防与控制	100.0	0.0	0.0	100.0
慢性非传染性疾病的预防与控制	100.0	0.0	0.0	100.0
妇女和儿童保健	94.1	5.9	0.0	100.0
食品和药品安全控制	88.2	11.8	0.0	100.0
职业健康与安全控制	100.0	0.0	0.0	100.0
精神健康	100.0	0.0	0.0	100.0
环境健康风险因素的控制	94.1	5.9	0.0	100.0
生活方式与行为的干预	100.0	0.0	0.0	100.0
突发公共健康事件的应急处置	94.1	5.9	0.0	100.0
伤害和暴力的控制	88.2	11.8	0.0	100.0
其他公共健康任务	100.0	0.0	0.0	100.0

三、明确关注程度

在穷尽任务、明确分类的基础上，为明确任务间的轻重缓急，通过序位研究进行比较。课题组借鉴"政策问题确认程式"中关于序位比较的思路和方法，综合研究文献、世界卫生组织和国内外专家的关注程度，明确各项具体任务、类型和领域的序位，以此为各方提供确定优先重点的参考。

关注程度实际上反映的是不同主体对于同一公共健康任务轻重缓急的判断，研究文献代表了研究者的观点；世界卫生组织作为最大的政府间组织代表了行政部门及决策者的观点；专家的判断则代表了实际工作者的观点。三者互补，既集思广益又避免单独一方造成的结果偏倚。以下为具体的测量和计算方式。

（一）研究文献关注程度的测量

文献中提及的疾病及其健康风险因素，对其严重程度的描述并不相同；对严重性的判断和评价可以反映研究者对于这些任务的关注程度。课题组使用任务被提及的频率、任务涉及的地域范围、研究者的级别层次和研究的规范程度 4 项指标进行计算。依据文献关注程度指数计算公式确定每一类公共健康任务的相应指数：

$$S_i = \sum_n (d_i \times c_i \times l_i)$$

此公式中，S 为文献关注程度指数，i 为文献提及的具体任务，n 为任务 i 的提及次数，d 为任务的论及范围，c 为研究者单位层级，l 为研究规范程度。

（二）世界卫生组织关注程度的测量

作为健康领域的权威国际组织，世界卫生组织对公共健康任务的基本判断可以视作世界范围内的基本共识，如果针对某一公共健康任务给予极大关注、引导和鼓励各国采取应对措施，说明在一定时期内这一任务非常重要。因而课题组查阅世界卫生组织针对特定公共健康任务发布的相关文件，以判定主次关系。使用围绕特定公共健康任务的文件数量、文件类型、发布层级和内容范围 4 项指标进行计算。依据重要性权重计算公式确定每一项任务的世界卫生组织关注程度指数：

$$I_i = \begin{cases} 1 & (n = 0) \\ \sum_n \mu(t_i \times l_i) & (n \geqslant 1) \end{cases}$$

此公式中，I 为世界卫生组织关注程度指数，i 为具体的公共健康任务，n 为涉及任务 i 的相关文件数，t 为文件类型，l 为文件的发布层级，μ 为文件所涉内容范围的权重系数。

（三）相关专家关注程度的测量

公共健康领域的实践者因日常工作的性质和需要，对任务的严重性、重要性及其影响大小有最直观的体验和感受。这种经验判断可能与研究者和决策者的关注重点存在差异，特别是对于任务的可应对性，实践者通常有着较为深刻的认识，这是对于另外两者的重要补充。由于不同领域间的具体任务数量差别较大，课题组则采用直接排序、优序图法和层次分析法等方式，分别对任务间、类型间和领域间进行比较。采用此种方法能够直接得到相应的关注程度指数 P_i，随后根据权重将之纳入综合指数的计算。

（四）各方关注程度的综合计算

对于三类关注程度的综合方法，在分别计算研究者关注程度、世界卫生组织关注程度和实践专家关注程度的组内权重之后，根据三组的权重进行加权计算。最终的关注程度综合指数的计算公式为：

$$R_i = S_i \times W_S + I_i \times W_I + P_i \times W_P$$

其中，R_i 为针对某一任务综合关注程度指数，S_i 为文献关注程度指数，I_i 为世界卫生组织关注程度指数，P_i 为实践专家关注程度指数；W_S，W_I 和 W_P 分别为三者的权重，经过三轮次德尔菲法专家论证，最终确定三者的权重分别为 29.0%、36.5% 和 34.5%。各领域以及领域中各类型和具体任务的关注程度指数，均经过归一化处理表示。

第三节　任务清单的具体内容

遵循上述研究过程，形成了公共健康任务清单。本节将重点介绍任务清单的基本构成，划分的任务领域、类型及其关注程度。

一、基本构成

公共健康任务清单共包含 222 项具体任务，详见附表 3。这些任务均是针对特定的疾病或健康风险因素，反映了现阶段的普遍认知和基本共识。

公共健康任务清单理应随实践和理论的发展而不断调整。人类面临的疾病和健康风险因素会随自然和社会环境的变化而不断变化，理论上一切因素均可能产生健康影响，清单中任务的变化也成为必然。凡遇到新产生或新识别的疾病和健康风险因素，应及时进行确认和补充。同样，遇到已经被消除或控制的疾病等，也应予以剔除；如本次研究没有纳入天花，因为它是世界卫生组织确认的首个彻底消灭的传染病。

大部分公共健康任务是世界范围共同面临的。基于文献确认的公共健康任务，中英文文献结果的不同，在一定程度上反映了研究者的认知差异。一般而言，中文文献更多地讨论中国的情况，而英文文献则更多地研究其他国家的情况，体现了研究范围和对象的选择偏好。在全部222项公共健康任务中，有172项任务有文献明确其是全世界范围的任务，或者研究范围涉及多个国家（地区），占清单总数的77.5%。由此可以认为，这些任务的分布不具有明显的地域特征。

中外研究者在公共健康任务的判断上几乎没有差异。比较中英文文献关注的公共健康任务数量，中文文献中提及的公共健康任务共有207项，英文文献中提及的则有204项，数量基本相当，详见附表3。可以认为中国研究者与国外研究者对于哪些疾病或健康风险因素应作为公共健康任务，基本达成了共识。除了传染性疾病和感染的预防与控制、妇女和儿童保健2个任务领域有出入，其他领域的任务数量的判断基本一致。

就学术研究而言，中外对公共健康任务的认知基本无差异，但从实践来看，中国在部分任务的应对上与国外相比尚有一些差距。以疫苗可预防疾病的预防控制为例，中外研究者关注的公共健康任务同为30项。但是截至2017年，中国公开资料可查的设置了预防控制目标的任务为25项，同期英国为26项，美国和日本均为29项。慢性非传染性疾病的预防控制方面，中外研究者在22项公共健康任务上基本一致，但中国设置了预防控制目标的任务仅有11项，英国为15项，美国为18项，日本则为20项。当然，不同国家（地区）的经济社会条件不同，公共健康事业的起步早晚不同，但如何将研究成果与实践结合起来，形成与各个国家（地区）自身发展相适宜的公共健康体系，并最大限度地完成公共健康任务是需要着力应对的挑战，这也是公共健康内涵中"重在实践"的价值所在。

由于所得任务清单均基于各自资料的有效抽样，具有较好的代表性，两者的差异能在一定程度上反映中外面临的公共健康任务的现实差异。中英文文献所得清单的比较也证明了不同国家（地区）、不同经济社会条件的公共健康任务清单可以进行比较，反映的是关注范围和程度的差异，一定程度上印证了公共健康事业发展状况和疾病及健康风险因素影响大小的差异。如果能进一步确定造成这种差异的原因，就可以因地制宜地对不同地区进行分析。采用类似的思路和方法，可以对特定国家、特定地区乃至城市等范围的任务清单进行确认和比较。

二、任务分类

综合功能框架、国际疾病分类标准等依据，基于公共健康任务间的差异性和相似性，课题组将 222 项任务划分为 11 个领域；不同的领域中，又细分为 48 个不同的任务类型，详见表 4—3。

表 4—3 公共健康任务领域中的任务类型和具体任务数量

公共健康任务领域	任务类型数量	具体任务数量
传染性疾病与感染的预防与控制	5	102
慢性非传染性疾病的预防与控制	3	22
妇女和儿童保健	6	22
食品和药品安全控制	6	11
职业健康与安全控制	3	19
精神健康	3	11
环境健康风险因素的控制	6	6
生活方式与行为的干预	3	5
突发公共健康事件的应急处置	5	5
伤害和暴力的控制	3	6
其他公共健康任务	5	13

任务领域和类型的划分能够明晰公共健康体系的基本框架和范畴，有助于厘清不同工作条线的基本目标和任务，有助于解决实践中职责交叉重叠的管理难题。类型的划分还有助于区别不同公共健康任务的性质与特征，实施更为有效或更加精准的管理。例如，疫苗可预防疾病与其

他传染性疾病，就预防控制手段和管理方式而言与其他传染病有很大不同，有针对性地采取免疫接种等措施，能达到事半而功倍的预防控制效果。

（一）任务领域

任务领域具体包括传染性疾病与感染的预防与控制、慢性非传染性疾病的预防与控制、妇女和儿童保健、食品和药品安全控制、职业健康与安全控制、精神健康、环境健康风险因素的控制、生活方式与行为的干预、突发公共健康事件的应急处置、伤害和暴力的控制和其他公共健康任务 11 个。

传染性疾病与感染的预防与控制领域，简称传染病预防控制领域，共包含 102 项任务，主要涉及各类由病原体引起，能够在人与人之间、人与动物之间相互传播的疾病。公共健康的实践发端于传染病的预防控制，虽然随着经济社会的发展和科学技术的进步，传染病在致死人数、疾病负担、病死率等方面的影响上均有所下降，疾病谱发生变化，但仍是最为重要的工作领域之一。特别是 21 世纪以来，包括非典型肺炎疫情、甲型 H1N1 流感疫情、人感染高致病性禽流感、埃博拉疫情和新冠肺炎疫情等由新发传染病引起的重大公共健康事件时有发生，且具有惊人的破坏性，需不断予以高度重视。

慢性非传染性疾病的预防与控制领域，简称慢性病预防控制领域，共包含 22 项任务，它们已与传染性疾病一样，成为全球疾病谱中的主要疾病。这些疾病通常由基因、生活方式和环境健康风险因素等复杂原因共同作用引起，特征是病程长、不可自愈，发病率、患病率、病死率及致残率较高，疾病负担高，但可以采取相应的措施加以干预。课题组的分类与世界卫生组织基本相同，但精神障碍、生活方式与行为等均设置单独的领域，既考虑了任务间存在较大差异，也希望借此突出强调各自的重要性。

妇女和儿童保健领域共包含 22 项任务，涉及的是最受关注的两个重点人群。而由于人群特征的不同，在实践中也会被单独设置为不同的领域。世界卫生组织将相关疾病和健康风险单独列为一类工作领域予以关注；在联合国可持续发展目标当中，妇女和儿童健康也是重要的组成部分，成为衡量各国发展水平的重要指标。该领域主要围绕妇女和儿童的身心特点设置任务，在不同的生命阶段，针对各类疾病和健康风险因素，实施"医防结合"措施开展工作。

食品和药品安全控制领域，简称食品药品安全领域，共包含 11 项任务，均与人们的生活密切相关。频发的食品和药品安全事件会严重损害人们的健康，更会造成极大的社会恐慌。先行国家经历了长期的治理过程，中国近年来连续出现的重大食品药品安全事件，如三聚氰胺事件、长生疫苗事件等严重影响了社会生活和公众信心，仍需花大气力进行治理。在实践中该领域通常由一个部门进行管理，重点关注食品的生产、加工、流通和消费等环节，以及药品的研发、生产、流通和使用等环节的健康风险和安全隐患。

职业健康与安全控制领域，简称职业健康领域，共包含 19 项任务，主要包括从业者所在职业环境中存在的影响健康风险因素及其导致的疾病和伤害。该领域自工业革命以来始终都是公共健康不容忽视的重要组成部分，根据世界劳工组织（International Labour Organization，ILO）的估算，全球有超过 3.74 亿人因工作相关的意外受伤或生病，每年死于职业病或事故的多达 278 万人，造成的疾病负担约占全球 GDP 的 3.94%。[①]

精神健康领域共包含 11 项任务。心理健康作为构成健康的重要内容不容忽视，而且精神障碍正日益成为影响全球范围内健康水平的重要原因。世界卫生组织估计，全球疾病负担中，每 5 个伤残损失寿命年（Years Lived with Disability，YLD）就有 1 个由精神疾患造成；仅抑郁和焦虑每年造成的经济损失超过 1 万亿美元；[②] 抑郁症在全球约有 2.64 亿患者，是全球第一的致残原因。[③]

环境健康风险因素的控制领域，简称环境健康领域，共包含 6 项任

---

① International Labour Organization：*Safety and Health at Work*，International Labour Organization，accessed 10 October，2020. https：//www.ilo.org/global/topics/safety－and－health－at－work/lang－－en/index.htm.

② World Health Organization：*Mental Health*，World Health Organization，accessed 27 October，2020. https：//www.who.int/health－topics/mental－health#tab＝tab＿1.

③ World Health Organization：*Depression*，World Health Organization，30 January 2020. https：//www.who.int/news－room/fact－sheets/detail/depression.

务。环境健康是公共健康的关注重点之一，包括卫生学、流行病学等的发展都建立在控制环境健康风险因素的实践基础上。世界卫生组织指出，每年有 24% 的死亡人数是由于可改变的环境健康风险造成的，更健康的环境可以预防近四分之一的全球疾病负担。清洁的空气、稳定的气候、充足洁净的水、防止辐射、健康的耕作方式、健康的建筑环境以及生态环境保护等都是健康的前提。[①]

生活方式与行为的干预领域共包含 5 项任务，主要包括生活中长期存在，可控制可改变的威胁身心的行为习惯。这些任务在联合国可持续发展目标当中也占有重要地位；世界卫生组织则将药物滥用、缺乏运动和性传播感染等内容都作为重要的监测指标。

突发公共健康事件的应急处置领域，简称突发应急领域，共包含 5 项任务。此类事件具有突然发生，对人群健康和社会生活造成严重损害的特点，原因多样、危害惨烈，对事件的控制、处置和善后都考验着多部门、多系统协作的能效和政府的执政能力。新冠肺炎疫情的应对即属于重大疾病疫情的应急处置。

伤害和暴力的控制领域，简称伤害控制领域，共包含 6 项任务。世界卫生组织已将之列为三大公共健康挑战之一，也被联合国纳入了可持续发展目标的核心统计指标，其严重性不容忽视。以交通事故为例，每年约有 135 万人因其死亡，已成为全球第 8 位的死因，更是 15 岁至 29 岁年龄段人口首要的死亡原因。[②]

其他公共健康任务领域目前包含 13 项任务，这些任务在实践中已经或正在受到关注和重视。该领域的设置也为日后任务清单调整发展预留了空间。

（二）任务类型

任务类型的划分，同样综合了多种分类依据，着重强调管理和干预的特征。这些类型是同一领域中具体任务的不同组合。其中传染性疾病

---

① World Health Organization：*Environmental health*，World Health Organization，accessed 27 October，2020. https：//www.who.int/health-topics/environmental-health#tab=tab_1.

② World Health Organization：*Global Status Report on Road Safety* 2018，World Health Organization，2015，pp.3—5.

与感染的预防与控制领域分为 5 个类型，慢性非传染性疾病的预防与控制领域分为 3 个类型，妇女和儿童保健领域分为 6 个类型，食品和药品安全控制领域分为 6 个类型，职业健康与安全控制领域分为 3 个类型，精神健康领域分为 3 个类型，环境健康风险因素的控制领域分为 6 个类型，生活方式与行为的干预领域分为 3 个类型，突发公共健康事件的应急处置领域分为 5 个类型，伤害和暴力的控制领域分为 3 个类型，其他公共健康任务领域分为 5 个类型，详见附表 3。

任务类型的划分具有引导性和指导性作用。以传染性疾病与感染的预防与控制领域为例，类型主要根据世界卫生组织及代表性国家的实践判断，以及技术和干预特点进行划分。一是常见传染病类型，主要包含长期在世界范围内流行，各国都将其视作重要的工作任务的传染病，多数被世界卫生组织纳入统计口径，包含艾滋病/HIV 感染、结核、疟疾等 42 项任务。二是疫苗可预防传染疾病类型，有无疫苗对传染病的预防控制来说差别巨大，该类型为目前有可供给疫苗的传染病，包含乙型肝炎、登革热、狂犬病等 33 项任务。三是新发传染病类型，主要包含 1970 年以后发现或识别的人类传染病，均源于新的病原微生物，包含人感染高致病性禽流感、传染性非典型肺炎等 25 项任务。四是医源性感染类型，主要包含医院感染和抗生素耐药菌 2 项任务，这一类型的任务已经被世界卫生组织高度关注，与其他传染病并列强调。五是其他传染病类型，包含了不属于上述类型的各种传染病，这些疾病同样广泛分布，为研究者和实践者关注，但没有被纳入世界卫生组织的统计口径；这一类型是另外类型的重要补充，同样也为清单的增补提供了空间。

需要说明的是，传染性疾病与感染的预防与控制领域当中，部分任务在类型上存在交叉。这些疾病的影响范围和波及人群广，既作为常见传染病受到关注，又可以通过强化免疫接种来加以预防和控制。因而，此类交叉设置有益无害，利于多角度去进行预防控制。如结核病、乙型肝炎、脊髓灰质炎等。另外，这些任务虽然存在类型上的交叉，但在总的任务清单中只算作一种。

慢性非传染性疾病的预防与控制领域的类型划分，课题组则主要根据世界卫生组织对各项任务不同的关注、重视程度分为三类。一类为强调类型，主要是世界卫生组织纳入统计口径的 4 大类主要慢性病，也是造成过早死亡的重要原因，包含恶性肿瘤、糖尿病、高血压等 8 项任务。二类为关注类型，主要是世界卫生组织设置了议题或确认该疾病为公共健康挑战的慢性病，一般以研究报告、政策建议、行动指南等形式，发布倡议呼吁全世界关注和要求解决，包含超重及肥胖、营养失衡、阿尔茨海默病等 11 项任务。三类为其他类型，主要是世界卫生组织目前尚无全球性倡议关注，但在部分国家（地区）已有实践的慢性病，包含睡眠障碍、高尿酸血症和慢性胃肠炎 3 项任务。

其他各个领域的类型划分也遵循类似的思路。比如，突发公共健康事件的应急处置领域的分类方式，课题组充分参考了世界卫生组织和欧美国家、中国的实践，纳入的范围涵盖了各类型突发事件中的公共健康行动，强调应急处置的社会性、系统性，需要政府和社会尽可能广泛的协作。该领域包含重大疫情、重大食物和职业中毒事件、自然灾害、事故灾难及其他严重影响公众健康的事件的应急处置 5 个类型。

三、关注程度

关注程度的高低，既说明现阶段各方对于公共健康任务或健康危害因素的严重程度、重要程度和紧迫程度的认识有较高的一致性，同时也提示仍然存在着不同程度的差异。这种差异在任务领域，以及任务类型和具体任务之间都有所体现。关注程度高意味着这些任务在考虑轻重缓急、确定优先重点时已处于较前的序位，或者已经获得了较大程度的重视，甚至可能已经成为日常工作的一部分，但也不能排除这些任务历史更悠久、涉及面更广、认识更透彻造成的偏差。课题组更倾向于把关注程度看作现实中某个领域、类型或具体任务有可能被忽视的指标；也就是说，关注程度越低的，越有可能在现实中不受重视。

所以，在对关注程度的研究结果进行具体运用时，既要重视它的引导作用和鲜明提示，也要关注程度形成差异的原因，尤其是不能就此忽视关注程度相对较低，重要性在短时间内未被认识的任务领域、类型和具体任务。例如，环境污染会对人类健康产生长期负面影响，食品药品安全问题容易引发巨大的社会恐慌，新冠肺炎疫情为代表的突发公共健康事件对健康和经济社会全方位冲击，等等，一旦轻视怠慢，后果严重。

（一）不同任务领域的关注程度

如表 4—4 所示，各个领域的关注程度不同，传染性疾病与感染的预防与控制和慢性非传染性疾病的预防与控制是目前最受关注的 2 个任务领域，关注程度指数分别为 0.2754 和 0.1830，与其他领域相比权重较高。两者序位较高源自实践工作的长期影响，作为全球疾病谱当中最重要的两类疾病，地域和人群分布范围广，疾病负担高，人类与之斗争的历史悠久。

妇女和儿童保健（0.0952）、食品和药品安全控制（0.0739）、职业健康与安全控制（0.0738）、精神健康（0.0670）、环境健康风险因素的控制（0.0622）和生活方式与行为的干预（0.0600）6 个领域的权重均在 6% 至 10%，受关注程度也较高。这些领域在百余年的公共健康实践中逐步为人们认识和关注，甚至都已经形成了对应的独立学科，[1] 研究和实践都取得了较大进展。但与传染病相比，仍属于起步较晚；与慢性病相比，目前疾病负担也较低，因此关注程度相对而言较低。

突发公共健康事件的应急处置（0.0492）、伤害和暴力的控制（0.0483）和其他公共健康任务（0.0120）。这些领域中的公共健康任务的应对相对而言起步晚，认识不足，仍处于发展过程中。例如，突发公共健康事件的应急处置事实上举足轻重，这些事件的基本属性决定了其一旦爆发，对人类健康和经济社会发展影响巨大，危害惨烈。新冠肺炎疫情全球大流行，已经造成全球一亿六千余万人感染、三百余万人死亡，经济受到剧烈冲击，世界卫生组织认为其影响将持续数十年，[2] 恰恰说明优先重点不能仅从关注程度的序位作出简单判断。

---

① 李立明、姜庆五主编：《中国公共卫生理论与实践》，人民卫生出版社 2015 年版，第 6 页。
② 世界卫生组织：《COVID—19 突发事件委员会强调需要开展长期应对工作》，世界卫生组织 2020 年 8 月 1 日。https://www.who.int/zh/news/item/01—08—2020—covid—19—emergency—committee—highlights—need—for—response—efforts—over—long—term.

表4—4　公共健康任务领域的关注程度指数和序位

公共健康任务领域	关注程度指数	序位
传染性疾病与感染的预防与控制	0.2754	1
慢性非传染性疾病的预防与控制	0.1830	2
妇女和儿童保健	0.0952	3
食品和药品安全控制	0.0739	4
职业健康与安全控制	0.0738	5
精神健康	0.0670	6
环境健康风险因素的控制	0.0622	7
生活方式与行为的干预	0.0600	8
突发公共健康事件的应急处置	0.0492	9
伤害和暴力的控制	0.0483	10
其他公共健康任务	0.0120	11

对关注程度的解读还应考虑公共健康体系的整体性，主要包含两个方面：一是公共健康工作涉及政府及其相关部门、专业机构、社会组织和公众等全部社会成员，参与主体具有广泛性；二是即便在具体工作中会出现业务主管划分，但应对公共健康任务并不仅仅是某一两个部门的责任，所有部门都应以保障公众的健康水平和促进健康公平为己任，工作目标具有一致性。

参与主体的广泛性方面，应对任何公共健康任务，都应实现政府主导、社会协同、全体社会成员参与，尤其是政府及其相关部门必须强化协同合作，真正将健康融入所有政策。公共健康体系遵循健康系统宏观模型的运作规律，适宜的公共健康体系至少需要强有力的社会环境支撑、适宜的资源配置和管理运行等八方面的条件。在应对公共健康任务的过程中，除了业务主管部门提供公共健康服务、采取具体的干预措施之外，也需要广泛的多部门合作，这与关注程度的高低无关。所以，与其把关注程度看作判断轻重缓急的依据，尚不如认为是现实中有可能被轻慢的警示。

在中国，各级人民代表大会作为立法机构应予以法律规制方面的支持，发展改革部门作为负责规划及决策的部门应保证健康发展目标的优先级，财政部门和人社部门作为最主要的资源调度者应予以资金、人员方面的支持等。以新冠肺炎疫情的应对为例，中国之所以能够取得重大战略性成果，关键的一点在于实施了最为强大而又广泛的联防联控机制。在国家层面，国务院联防联控机制几乎将所属部门和机构尽数囊括，在政策协调、资源配置方面发挥了极大优势；各类医疗卫生机构、科研院所、社区组织、企业等，分别承担着医疗救治、卫生防疫、科研攻关、基层管理、物资保障等各项职责。这一实践充分体现了公共健康的内涵，但如何将政府和社会协同合作的成功经验制度化，确保不出现"用而无备"或"巧妇难为无米之炊"的窘况，仍需要付出长期努力。

工作目标的一致性方面，应对不同公共健康任务，在实际工作中往往由业务主管部门具体负责；但负有此类主管职责的部门很多，并不局限于个别部门，尤其不局限于卫生健康部门。根据任务的不同属性，划定不同的权责归属，在管理上的确更为高效；但这种划分前提是明确职责、落实工作，促使各个部门围绕公共健康的统一目标行动，否则只会导致权责不清、互相推诿，使得公共健康的巨大效用被极大削弱甚至彻底丧失。

例如食品和药品安全控制、环境健康风险因素的控制等领域，相关任务在中国由食品药品监督部门和环境部门主责管理，应当使之清楚明确这些也是公共健康工作的重要组成部分。生活方式与行为的干预领域，毒品使用需要依托公安部门、社区等开展行为矫正；烟草和酒精使用需要从根本上调整产业政策加以限制；运动缺乏则同样需要体育、教育部门的干预。伤害和暴力的控制领域，意外中毒、溺水、跌倒等伤害的控制过程中，有毒有害物质的管控、水域管理和防溺水教育、无障碍设施和居住环境安全性保障等都需要工业、商务、水利、教育、建设等部门的参与。可见，这些部门也都是公共健康体系中负有一定主管职责的部门；如何加深各方对这些公共健康任务的规律性认识，积极参与公共健康工作，履行管理和干预的主导责任，也是一项重要课题。

（二）不同任务类型的关注程度

除了能比较不同任务领域的关注程度，领域内的任务类型和具体任务都能进行比较。这一部分将以传染性疾病的预防与控制、慢性非传染性疾病的预防与控制 2 个领域为例具体展开。前者是任务数量最多，分类也最为复杂的领域；而后者则是疾病谱转变之后造成疾病负担最大的领域；这两个领域也是受各方关注程度最高的领域。另外 9 个领域课题组也都作了相应研究，以类似思路对具体任务和类型的关注程度开展了详尽分析，具体情况见附表 3。

1. 传染性疾病与感染的预防与控制

如表 4—4 至表 4—8 所示，传染性疾病与感染的预防与控制的任务清单共包含 102 项公共健康任务，分属 5 个类型。各个类型的关注程度指数依次为常见传染性疾病的预防与控制（0.3895）、疫苗可预防疾病的预防与控制（0.2600）、新发传染病的预防与控制（0.1779）、其他传染性疾病的预防与控制（0.1244）和医源性感染的预防与控制（0.0482）。这一关注程度指数的差异，一定程度上体现了全球范围内传染性疾病预防控制的关注重点。

常见传染性疾病的预防与控制类型包含 42 项任务，关注程度前 5 位的任务是艾滋病/HIV 感染、结核、疟疾、乙型肝炎和丙型肝炎，详见表 4—5。这些疾病均被纳入世界卫生组织的统计口径；而艾滋病、结核和疟疾更是被认为是世界范围内最主要的三大传染病。

表 4—5 常见传染性疾病的预防与控制类型的任务清单

公共健康具体任务	关注程度指数与序位			中外研究者关注程度比较				认可率（%）
	综合指数	类型序位	领域序位	类型序位		领域序位		
				中	外	中	外	
艾滋病/HIV 感染	0.0451	1	1	1	1	1	2	100.0
结核	0.0398	2	2	2	3	2	4	100.0
疟疾	0.0313	3	4	10	2	11	3	100.0
乙型肝炎	0.0295	4	5	3	6	3	7	100.0
丙型肝炎	0.0275	5	6	5	5	4	6	100.0
登革热	0.0242	6	7	17	4	25	5	94.1
狂犬病	0.0223	7	8	13	8	17	9	100.0
血吸虫病	0.0196	8	9	16	7	23	8	100.0
霍乱	0.0172	9	11	15	28	21	46	100.0

公共健康具体任务	关注程度指数与序位			中外研究者关注程度比较				认可率（％）
	综合指数	类型序位	领域序位	类型序位		领域序位		
				中	外	中	外	
脊髓灰质炎	0.0164	10	12	25	38	37	82	100.0
人感染高致病性禽流感	0.0162	11	13	9	18	10	27	100.0
淋病	0.0161	12	14	37	14	73	19	94.1
梅毒	0.0158	13	15	18	34	27	67	94.1
麻风病	0.0158	14	16	8	9	9	10	93.8
流感	0.0153	15	18	6	10	7	11	94.1
沙眼	0.0150	16	20	21	17	32	25	82.4
传染性非典型肺炎	0.0140	17	22	5	31	6	54	100.0
甲型肝炎	0.0138	18	26	24	21	35	31	94.1
土源性蠕虫感染	0.0135	19	28	36	30	72	49	58.8
甲型 H1N1 流感	0.0126	20	30	35	11	70	14	88.2
包虫病	0.0117	21	31	11	13	15	18	88.2
白喉	0.0110	22	33	29	35	44	68	100.0
淋巴丝虫病	0.0105	23	34	41	12	81	17	82.4
麻疹	0.0099	24	36	20	29	31	47	94.1
鼠疫	0.0096	25	39	14	37	19	80	100.0
破伤风	0.0095	26	40	23	39	34	87	93.8
百日咳	0.0094	27	41	38	25	74	41	94.1
布鲁氏菌病	0.0093	28	42	28	24	43	35	94.1
细菌性和阿米巴性痢疾	0.0092	29	44	31	19	47	28	88.2
轮状病毒感染	0.0087	30	46	7	15	8	20	88.2
基孔肯雅热	0.0086	31	49	—	16	—	23	58.8
风疹	0.0085	32	51	40	40	79	88	88.2
钩端螺旋体病	0.0082	33	52	34	22	66	32	82.4

续　表

公共健康 具体任务	关注程度指数与序位			中外研究者关注程度比较				认可率 （%）
	综合 指数	类型 序位	领域 序位	类型序位		领域序位		
				中	外	中	外	
黄热病	0.0075	34	54	30	32	45	55	94.1
绦虫病/囊虫病	0.0073	35	55	22	27	33	45	88.2
手足口病	0.0071	36	57	12	26	16	44	94.1
伤寒	0.0071	37	58	27	33	41	59	82.4
流行性出血热	0.0067	38	61	32	23	50	33	100.0
乙型脑炎	0.0063	39	64	26	20	40	30	94.1
炭疽	0.0043	40	77	39	—	76	—	94.1
流行性腮腺炎	0.0029	41	85	19	—	30	—	100.0
流行性和地方性斑疹伤寒	0.0025	42	88	33	36	51	71	88.2

　　疫苗可预防疾病的预防与控制类型包含33项任务，关注程度前5位的任务是结核、疟疾、乙型肝炎、登革热和狂犬病，详见表4—6。事实上，这些疾病除了能够通过疫苗有效预防控制，其影响范围、危害程度，均已得到了世界卫生组织确认；但这不意味其余疫苗可防疾病的预防控制可以松懈和忽视，另外的类型亦是如此。

表4—6　疫苗可预防疾病的预防与控制类型的任务清单

公共健康 具体任务	关注程度指数与序位			中外研究者关注程度比较				认可率 （%）
	综合 指数	类型 序位	领域 序位	类型序位		领域序位		
				中	外	中	外	
结核	0.0398	1	2	1	2	2	4	100.0
疟疾	0.0313	2	4	5	1	11	3	100.0
乙型肝炎	0.0295	3	5	2	4	3	7	100.0
登革热	0.0242	4	7	10	3	25	5	94.1
狂犬病	0.0223	5	8	6	5	17	9	100.0
霍乱	0.0172	6	11	9	17	21	46	100.0

公共健康具体任务	关注程度指数与序位			中外研究者关注程度比较				认可率（%）
	综合指数	类型序位	领域序位	类型序位		领域序位		
				中	外	中	外	
脊髓灰质炎	0.0164	7	12	15	27	37	82	100.0
流感	0.0153	8	18	3	6	7	11	94.1
甲型肝炎	0.0138	9	26	14	12	35	31	94.1
戊型肝炎	0.0137	10	27	8	7	20	13	94.1
白喉	0.0110	11	33	18	23	44	68	100.0
麻疹	0.0099	12	36	12	18	31	47	94.1
人乳头状瘤病毒感染（HPV）	0.0099	13	37	30	10	82	21	76.5
鼠疫	0.0096	14	39	7	26	19	80	100.0
破伤风	0.0095	15	40	13	29	34	87	93.8
百日咳	0.0094	16	41	26	16	74	41	94.1
流行性脑膜炎	0.0089	17	45	27	8	75	16	94.1
轮状病毒感染	0.0087	18	46	4	9	8	20	88.2
风疹	0.0085	19	51	29	30	79	88	88.2
钩端螺旋体病	0.0082	20	52	24	13	66	32	82.4
肺炎球菌病	0.0082	21	53	—	15	—	38	88.2
黄热病	0.0075	22	54	19	20	45	55	94.1
伤寒	0.0071	23	58	17	21	41	59	82.4
流行性出血热	0.0067	24	61	21	14	50	33	100.0
水痘	0.0066	25	62	23	—	62	—	100.0
乙型脑炎	0.0063	26	64	16	11	40	30	94.1
带状疱疹	0.0050	27	72	25	19	67	48	82.4
炭疽	0.0043	28	77	28	—	76	—	94.1
蜱传脑炎	0.0031	29	84	20	28	46	85	76.5
流行性腮腺炎	0.0029	30	85	11	—	30	—	100.0
腺病毒感染	0.0011	31	96	—	24	—	70	88.2

续　表

公共健康 具体任务	关注程度指数与序位			中外研究者关注程度比较				认可率 （%）
	综合 指数	类型 序位	领域 序位	类型序位		领域序位		
				中	外	中	外	
B型流感嗜血杆菌 （Hib）	0.0011	32	97	22	25	60	77	82.4
Q热	0.0008	33	98	—	22	—	64	82.4

新发传染性疾病的预防与控制类型包含 25 项任务，关注程度前 5
位的任务是艾滋病/HIV 感染、丙型肝炎、人感染高致病性禽流感、传
染性非典型肺炎和甲型肝炎，详见表 4—7。其中，人感染高致病性禽
流感和传染性非典型肺炎是 21 世纪以来相继发生的重大全球公共健康
事件，充分说明了新发传染病对人类健康和经济社会发展的重大危害。
而其他三项任务，随着流行程度加剧，已经被世界卫生组织纳入了重点
关注的范围，因此也出现在常见传染性疾病的预防与控制类型中。

表 4—7　新发传染性疾病的预防与控制类型的任务清单

公共健康 具体任务	关注程度指数与序位			中外研究者关注程度比较				认可率 （%）
	综合 指数	类型 序位	领域 序位	类型序位		领域序位		
				中	外	中	外	
艾滋病/HIV 感染	0.0451	1	1	1	1	1	2	100.0
丙型肝炎	0.0275	2	6	2	2	4	6	100.0
人感染高致病性禽 流感	0.0162	3	13	5	7	10	27	100.0
传染性非典型肺炎	0.014	4	22	3	15	6	54	100.0
甲型肝炎	0.0138	5	25	12	8	35	31	94.1
莱姆病	0.0138	6	26	16	16	63	56	76.5
甲型 H1N1 流感	0.0126	7	30	19	3	70	14	88.2
轮状病毒感染	0.0087	8	46	4	5	8	20	88.2
埃博拉病毒感染	0.0087	9	47	8	11	22	39	87.5
星状病毒感染	0.0072	10	56	6	9	13	34	94.1

公共健康具体任务	关注程度指数与序位			中外研究者关注程度比较				认可率（%）
	综合指数	类型序位	领域序位	类型序位		领域序位		
				中	外	中	外	
大肠杆菌 O157：H7 感染	0.0063	11	65	7	4	14	15	88.2
丁型肝炎	0.0063	12	66	13	21	56	74	88.2
庚型肝炎	0.0055	13	70	21	—	80	—	88.2
西尼罗病毒感染	0.0047	14	75	11	6	29	24	58.8
嗜肺军团菌感染	0.0042	15	78	9	14	26	52	94.1
微小隐孢子虫感染	0.0037	16	79	10	20	28	66	70.6
产毒素（TSST-1）金黄色葡萄球菌感染	0.0034	17	82	14	10	58	37	94.1
大肠杆菌 O104：H4 感染	0.0029	18	86	20	12	77	42	88.2
创伤弧菌感染	0.0021	19	89	—	22	—	78	58.8
中东呼吸综合征冠状病毒感染	0.002	20	90	17	18	68	63	82.4
幽门螺杆菌感染	0.0017	21	91	18	19	69	65	70.6
空肠弯曲菌感染	0.0016	22	92	15	13	59	51	52.9
新型布尼亚病毒感染	0.0014	23	94		17	—	62	76.5
嗜吞噬细胞无形体感染	0.0004	24	100		23	—	79	58.8
埃里克体感染	0.0002	25	102	22	—	86	—	52.9

其他传染性疾病的预防控制类型包含 30 项任务，关注程度前 5 位的任务是钩虫病、李斯特菌病、肝吸虫病、滴虫病和肝片吸虫病，详见表 4—8。该类型虽然是另外 4 个类型的重要补充，但是任务数量众多，所造成的疾病负担也不容小觑；而且随着对疾病认识和预防控制实践的深入，这一类型的任务数量可能还会进一步增加。

表 4—8　其他传染性疾病的预防与控制类型的任务清单

公共健康 具体任务	关注程度指数与序位			中外研究者关注程度比较				认可率 （%）
	综合 指数	类型 序位	领域 序位	类型序位		领域序位		
				中	外	中	外	
钩虫病	0.0178	1	10	6	3	42	29	88.2
李斯特菌病	0.0154	2	17	7	18	48	81	64.7
肝吸虫病	0.0152	3	19	18	10	78	58	94.1
滴虫病	0.0144	4	21	—	7	—	50	82.4
肝片吸虫病	0.0139	5	23	—	6	—	43	76.5
寨卡病毒感染	0.0138	6	24	9	4	52	36	76.5
肺吸虫病	0.0129	7	29	16	17	65	76	88.2
盘尾丝虫病	0.0111	8	32	—	9	—	57	52.9
诺如病毒感染	0.0104	9	35	1	1	12	22	76.5
肺炎克雷伯菌感染	0.0099	10	38	—	11	—	60	70.6
旋毛虫病	0.0093	11	43	5	5	39	40	70.6
弓形虫病	0.0086	12	48	10	2	53	26	70.6
疯牛病	0.0085	13	50	2	21	24	86	88.2
蛔虫病	0.0070	14	59	3	8	36	53	88.2
阿米巴虫感染	0.0068	15	60	8	16	49	75	70.6
出血性结肠炎	0.0065	16	63	14	—	61	—	58.8
口蹄疫	0.0061	17	67	19	—	83	—	88.2
回归热	0.0061	18	68	13	13	57	69	52.9
A组链球菌感染	0.0050	19	71	22	—	87	—	58.8
痘病毒感染	0.0049	20	73	—	19	—	83	64.7
先天性巨细胞病毒 感染	0.0048	21	74	—	12	—	61	70.6
猪链球菌感染	0.0043	22	76	11	—	54	—	88.2
克里米亚—刚果出 血热	0.0036	23	80	—	14	—	72	52.9
鞭虫病	0.0035	24	81	4	—	38	—	64.7

公共健康 具体任务	关注程度指数与序位			中外研究者关注程度比较				认可率 （%）
	综合 指数	类型 序位	领域 序位	类型序位		领域序位		
				中	外	中	外	
呼肠孤病毒感染	0.0033	25	83	—	20	—	84	52.9
蛲虫感染	0.0028	26	87	15	15	64	73	70.6
拉沙热	0.0016	27	93	12	—	55	—	52.9
罗斯河热	0.0013	28	95	17	—	71	—	52.9
鼠咬热	0.0006	29	99	20	—	84	—	64.7
淋巴细胞脉络丛脑膜炎	0.0003	30	101	21	—	85	—	58.8

医源性感染的预防控制类型包含 2 项任务，详见表 4—9。其中耐药菌感染的关注程度更是在全领域中居第 4 位，重要性毋庸置疑。与 4 个类型的传染病相比，医源性感染与人类活动的关联程度更高，预防控制策略的重点有所不同，例如耐药菌被证明与抗生素滥用、人类活动导致的环境污染有密切关联，这就需要与其他公共健康任务的应对充分协同。

表 4—9　医源性感染的控制类型的任务清单

公共健康 具体任务	关注程度指数与序位			中外研究者关注程度比较				认可率 （%）
	综合 指数	类型 序位	领域 序位	类型序位		领域序位		
				中	外	中	外	
耐药菌感染	0.0326	1	3	1	1	5	1	100.0
医院感染	0.0059	2	69	2	2	18	12	100.0

比较中英文文献对公共健康任务的关注程度，可以发现国内外研究者的判断是不同的。中国研究者关注程度最高的前 5 位任务分别是艾滋病/HIV 感染、结核、乙型肝炎、丙型肝炎和耐药菌感染，而英文文献关注程度最高的前 5 位任务则是耐药菌感染、艾滋病/HIV 感染、结核、疟疾和登革热。中国是全世界范围内乙型肝炎负担最重的国家之一，2016 年的感染者（乙型肝炎表面抗原阳性）规模约有 8600 万人，

约占总人口的 6.1%，[①] 约占世界 2.57 亿感染者总数的四分之一；[②] 中国肝癌死亡顺位也由 1990 年的第 11 位上升到 2017 年的第 7 位，肝癌患者中约有 86% 感染了乙肝病毒。[③] 疟疾和登革热虽然在世界范围内分布广泛，但中国即将彻底消灭疟疾，登革热病例也多为输入性的，两者的差异基本符合普遍认知。

2. 慢性非传染性疾病的预防与控制

如表 4—10 所示，慢性非传染性疾病的预防与控制领域的任务清单共包含 22 项公共健康任务，分属 3 个类型。各个类型的关注程度依次为世界卫生组织强调的慢性非传染性疾病的预防与控制（0.5200）、世界卫生组织关注的慢性非传染性疾病的预防与控制（0.4148）和其他慢性非传染性疾病的预防与控制（0.0652）。强调的和关注的慢性非传染病已经在全世界范围内广泛流行，造成了严重的疾病负担，需要各国花大力气予以关注和应对。

表 4—10　慢性非传染性疾病的预防与控制领域的任务清单

任务类型（指数，序位）	公共健康具体任务	关注程度指数与序位			中外研究者关注程度比较				认可率（%）
		综合指数	类型序位	领域序位	类型序位		领域序位		
					中	外	中	外	
世界卫生组织强调的慢性非传染性疾病的预防与控制（0.5200,1）	恶性肿瘤	0.0995	1	2	3	1	4	2	100.0
	糖尿病	0.0871	2	4	1	2	1	4	100.0
	高血压	0.0773	3	5	2	3	2	5	100.0
	心脏病	0.0670	4	6	4	4	5	7	100.0
	脑卒中	0.0517	5	7	7	6	10	9	100.0

[①] The Polaris Observatory Collaborators：Global prevalence，Treatment，and Prevention of Hepatitis B Virus Infection in 2016：A Modelling Study，*The Lancet Gastroenterology & Hepatology*，2018，vol. 3，no. 6，pp. 383—403.

[②] World Health Organization：*Hepatitis B*，World Health Organization，27 July 2020. https：//www. who. int/news—room/fact—sheets/detail/hepatitis—b.

[③] 邵沛：《积极预防　主动检测　规范治疗　全面遏制肝炎危害——记 2019 年世界肝炎日宣传大会》，《中国社会组织》2019 年第 15 期，第 33—35 页。

任务类型 （指数， 序位）	公共健康 具体任务	关注程度指数与序位			中外研究者关注程度比较				认可率 （%）
		综合 指数	类型 序位	领域 序位	类型序位		领域序位		
					中	外	中	外	
世界卫生组织强调的慢性非传染性疾病的预防与控制 （0.5200，1）	高脂血症及血脂异常	0.0443	6	11	5	8	7	17	93.3
	哮喘	0.0326	7	13	8	5	18	8	82.4
	慢性阻塞性肺病	0.0275	8	17	6	7	9	13	94.1
世界卫生组织关注的慢性非传染性疾病的预防与控制 （0.4148，2）	超重及肥胖	0.1134	1	1	1	1	3	1	94.1
	营养失衡（包括营养不良）	0.0963	2	3	2	2	6	3	94.1
	阿尔茨海默病	0.0494	3	8	6	5	14	11	93.3
	慢性肾脏疾病	0.0493	4	9	5	3	12	6	73.3
	慢性肝病	0.0461	5	10	4	6	11	12	88.2
	镰状细胞病（地中海贫血）	0.0368	6	12	11	7	22	15	64.7
	关节炎	0.0320	7	14	8	8	16	16	64.7
	慢性鼻窦炎与过敏性鼻炎	0.0278	8	15	9	10	17	19	52.9
	骨质疏松	0.0276	9	16	3	4	8	10	88.2
	疼痛（腰背痛、偏头痛）	0.0125	10	18	7	9	15	18	52.9
	帕金森综合征	0.0037	11	21	10	11	19	20	76.5

续　表

任务类型（指数，序位）	公共健康具体任务	关注程度指数与序位			中外研究者关注程度比较				认可率（％）
		综合指数	类型序位	领域序位	类型序位		领域序位		
					中	外	中	外	
其他慢性非传染性疾病的预防与控制（0.0652，3）	睡眠障碍	0.0120	1	19	1	1	13	14	76.5
	高尿酸血症（含痛风）	0.0044	2	20	2	2	20	21	86.7
	慢性胃肠炎	0.0017	3	22	3	3	21	22	52.9

具体到任务，前 5 位的是超重及肥胖、恶性肿瘤、营养失衡、糖尿病和高血压。恶性肿瘤、糖尿病和高血压是世界卫生组织明确的主要慢性病，也是构成过早死亡率指标的主要死因。超重及肥胖是诸多慢性病的重要原因，世界卫生组织数据显示，2016 年全球 18 岁以上的成年人中逾 19 亿人超重，6.5 亿人肥胖，分别占总人口的 39.0％和 13.0％。[①]营养失衡既包括营养不良也包括营养过剩，已成为世界各国尤其是中低收入国家的双重负担。[②] 世界卫生组织估计，由营养不良导致的发育迟缓仍在影响 1.44 亿 5 岁以下儿童，该年龄段中死亡人数的 45.0％与营养不良有关。[③]

3. 其他任务

基于相同的分析思路，课题组对另外 9 个领域的类别也进行了系统研究。再以伤害和暴力的控制领域的任务清单为例。该领域共包含 6 项公共健康任务，分属 3 个类型。类型的关注程度依次为意外伤害（含事故）的控制（0.4473）、故意伤害（含暴力）的控制（0.3652）和自我伤害（含自杀）的控制（0.1876）。每个类型包含 2 项具体任务，序位依次为交通事故伤害（0.2382）、除交通事故外的意外伤害（0.2091）、

---

① World Health Organization：*Obesity and Overweight*，World Health Organization，1 April 2020. https：//www. who. int/news－room/fact－sheets/detail/obesity－and－overweight.

② World Health Organization：*Nutrition*，World Health Organization，accessed 20 October 2020. https：//www. who. int/health－topics/nutrition.

③ World Health Organization：*Malnutrition*，World Health Organization，1 April 2020. https：//www. who. int/news－room/fact－sheets/detail/malnutrition.

家庭暴力（0.1908）、除家庭暴力外的各类暴力及故意伤害（0.1742）、自杀（0.1340）和故意的自我伤害（0.0536）。基本涵盖了意外伤害以及针对他人和自身的各种故意伤害，中英文文献的认知也基本没有差异。

伤害和暴力的控制领域的公共健康任务的关注程度高低恰恰也体现了多部门协同和健康公平两项公共健康核心内涵的重要性。一方面，这些任务亟须跨部门协作予以应对。例如，故意伤害（含暴力）类型的关注程度较高，世界卫生组织的报告指出，全球约有 22.6% 的成年人曾在童年遭受过躯体虐待，36.3% 遭受过情感虐待；[①] 35.6% 的女性在两性关系中遭受过暴力，既包括身体暴力也包括身体暴力；[②] 仅 2016 年就有超过 65.7 万人死于各类冲突、谋杀等暴力伤害。[③] 这些公共健康任务需要政府以更具整体性的观念予以重视，各个相关部门投入力量加以应对。另一方面，应对好该领域的公共健康任务，必须关注健康公平。例如，交通事故伤害是领域内关注程度最高的任务；世界卫生组织的报告指出，尽管高收入国家的汽车总保有量是低收入国家的 40 倍，但 2016 年低收入国家交通事故的死亡率却是高收入国家的 3.3 倍，2013 年以来所有低收入国家的交通事故死亡人数均呈现增长，[④] 这源自交通建设管理的落后以及交通参与者的行为不当；加强经济社会建设，提升公众素质和规范行为，对于改善公共健康水平也同样重要。

周庆誉　王　旭　王象斌　蒲　川　郝　模

徐天强　沈群红　张　瑜　于明珠　郝　超

---

① 世界卫生组织、联合国毒品和犯罪问题办公室、联合国开发计划署著，俞敏主译：《2014年全球暴力预防状况报告》，人民卫生出版社 2017 年版，第 11 页。

② World Health Organization，London School of Hygiene，Tropical Medicine and South African Medical Research Council：*Global and Regional Estimates of Violence against Women*：*Prevalence and Health Effects of Intimate Partner Violence and Non-partner Sexual Violence*，World Health Organization，2013，p. 21.

③ World Health Organization：*Global Health Estimates* 2016：*Deaths by Cause*，*Age*，*Sex*，*by Country and by Region*，*2000-2016*，World Health Organization，accessed 20 October 2020. http：//www. who. int/healthinfo/global_burden_disease/estimates/en/index1. html.

④ World Health Organization：*Global status report on road safety 2018*，World Health Organization，2015，pp. 6-7.

第五章

适宜公共健康体系的系统评价

对一个国家（地区）的公共健康体系进行适宜程度的系统评价，主要是为了明确当地体系的现状，把握已有优势与存在的短板，为找到关键问题、研制标本兼治策略，从而改善体系的适宜程度提供基础。

在明确了适宜公共健康体系的具体定位和定量标准基础上，系统评价一个国家（地区）公共健康体系的适宜程度，对课题组而言，已经没有任何技术上的难题。难点是工作量巨大，多国家、多地区、多城市和多体系的海量信息收集整理，以及繁多的针对性分析和报告等。

因此，本章的重点是依据课题组主要成员原创的"高价值政策制定程序"中"政策评价程式"的思路、步骤和方法，[①] 结合上海市妇女和儿童保健领域适宜程度评价的结果，展示系统评价的作用；以及结合上海市传染病预防控制领域适宜程度评价的结果，演示如何进行优势与短板的分析。当然，在课题组信息平台中的任何一个国家（地区）都可以作同类的分析，如武汉、湖北、深圳、纽约、伦敦等。

第一节　系统评价的目的与作用

本章节所指的系统评价，特指按照课题组研制的适宜公共健康体系

---

① 郝模主编：《卫生政策学》（第2版），人民卫生出版社2013年版，第174—193页。

的具体定位和定量标准，运用规范差距分析等各类比较方法，有针对性地分析一个或多个国家（地区）公共健康体系的适宜程度现状，以及优势与短板。

这里所指的规范差距分析，是将一个或多个国家（地区）公共健康体系适宜程度，与适宜标准比较、地区间横向比较、时间维度纵向比较、与现实最优比较等方式，从而达到把握体系当前状况、定量明确现有差距、前瞻分析进步潜力、科学对位发展目标、引导形成建设氛围的评价目的。

与适宜标准比较可以明确现状与努力方向的差距，地区间横向比较可以了解自身所处的地位并找到效仿的对象，与现实最优比较则能够发现与目前做得最好的差距所在，而时间维度的纵向比较能够让人知晓进步的幅度以及发展的潜力。具体的阐述以上海市妇女和儿童保健领域的适宜程度评价结果为例。[①]

一、准确认识当前状况与现有差距

上海妇女和儿童保健领域经系统评价，显示适宜程度国际领先。由表5—1可见，上海2017年妇女保健领域适宜度评分达885.1分（满分1000.0分，下同），在10个代表性全球城市比较中排名第1位，比排名第2位的纽约（793.9分）高11.5%。上海儿童保健领域适宜度评分为937.2分，在10个全球城市中位居第1位，略高于伦敦（920.5分）。据此提示上海妇女和儿童保健领域在10个全球城市中处于领先水平，已经摸索出了一条适合自身发展的道路，充分体现了中国特色、时代特征、上海特点。其妇女和儿童保健领域整体水平的提升，促进了核心健康指标的提升。2019年上海孕产妇死亡率3.51/10万，婴儿死亡率3.06‰，已长期保持世界发达国家（地区）领先水平。

---

① 妇女和儿童保健在实践工作中分别针对妇女、儿童两类人群，因此在分析时按2个领域分别进行。

表5—1　2017年10个代表性全球城市妇女、儿童
保健领域适宜度比较

城市	全球城市等级		妇女保健领域		儿童保健领域	
	等级	序位*	评分	序位	评分	序位
伦敦	Alpha++	1	749.7	5	920.5	2
纽约	Alpha++	2	793.9	2	904.4	3
香港	Alpha+	3	581.5	9	694.1	9
北京	Alpha+	4	763.6	4	888.4	4
新加坡	Alpha+	5	446.8	10	513.6	10
上海	Alpha+	6	885.1	1	937.2	1
巴黎	Alpha+	8	690.7	8	757.3	7
东京	Alpha+	10	781.8	3	787.1	5
芝加哥	Alpha	12	698.9	7	723.8	6
洛杉矶	Alpha	17	728.7	6	768.7	6

＊ 根据全球化与世界城市研究网络（Globalization and World Cities Research Network，GaWC）2018年的全球城市分类，最高等级为Alpha级，又可细分为Alpha++、Alpha+、Alpha和Alpha-四档，分别有2个、8个、23个和22个。上海已在55个最高等级（Aplha级）全球城市中列第6位，属于8个Alpha+城市之一。课题组选取的比较对象包括：伦敦（第1）、纽约（第2）、香港（第3）、北京（第4）、新加坡（第5）五个位次高于上海的全球城市，以及巴黎（第8）、东京（第10）、芝加哥（第12）、洛杉矶（第17）。

与适宜标准水平相比，上海妇女和儿童保健领域仍有上升空间。从领域整体看，上海妇女保健和儿童保健较适宜标准分别存在11.5%和6.3%的差距。从要素来看，各个要素均已达到国际领先水平，如表5—2所示，妇女保健和儿童保健的组织体系成熟程度较伦敦和纽约均高6%以上，但距离适宜标准分别存在25.5%和12.9%的发展空间。从定位看，虽然重大事件协调的权威程度远高于其他城市，但日常工作的协调仍存在不足，较伦敦差距达到近70%。可见，上海妇女和儿童保健领域虽然整体成效显著，但依旧存在短板，需要进一步系统梳理优势与短板，形成问题清单，进而补短板、堵漏洞、强弱项，激发进步潜力。

表5—2　上海、伦敦和纽约妇女和儿童保健领域组织体系成熟程度评分比较

评价指标	妇女保健领域			儿童保健领域		
	上海	伦敦	纽约	上海	伦敦	纽约
组织架构健全程度	1000.0	917.4	977.7	1000.0	994.7	1000.0
组织体系协调的权威程度	613.4	785.9	131.4	667.6	838.2	241.0
重大事件协调的权威程度	926.5	568.3	0.0	1000.0	573.5	196.1
日常工作协调的权威程度	300.3	1000.0	262.7	326.8	1000.0	285.9
各方职责明确程度	329.4	114.4	429.4	450.3	361.3	481.4
组织体系的成熟程度	745.5	696.9	627.5	871.0	802.2	717.6

二、前瞻分析进步潜力与发展目标

上海妇女和儿童保健领域稳步增长，领跑潜力巨大。如图5—1所示，2002年以来，上海妇女保健领域的进步幅度达到42.8%，优于纽约（30.7%）；如图5—2所示，儿童保健领域的进步幅度达到53.5%，优于伦敦（43.3%），提示两个领域均实现了稳步提升，若上海未来能继续发挥优势、全力以赴弥补不足，促进高起点上的持续提升，完全有条件在全球城市中实现全面引领。

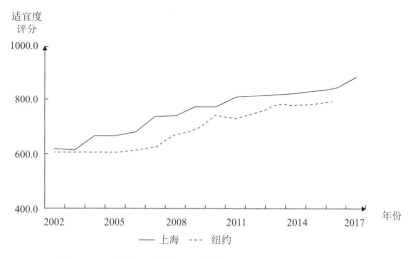

图5—1　上海、纽约妇女保健领域适宜程度发展趋势对比

适宜度
评分

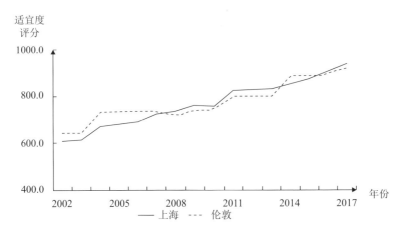

图 5—2 上海、伦敦儿童保健领域适宜程度发展趋势对比

上海妇女和儿童保健领域在发展过程中，已探索出一条与自身相适宜的发展道路。上海逐步形成了坚持政府主导、完善服务网络、保障资源供给、加强规制建设、提升服务能力的上海经验。如加强规制建设：首先，如图 5—3 所示，上海妇女保健领域管理内容形式完备程度评分已达 1000.0 分，比纽约高 17.2%；如图 5—4 所示，上海儿童保健领域管理内容形式完备程度评分亦达 1000.0 分，与伦敦持平。表示上海重视妇女和儿童保健领域的制度建设。自 2002 年以来，上海连续发布了妇女、儿童发展规划及多个专项规划，出台了一系列工作规范与管理办

适宜度
评分

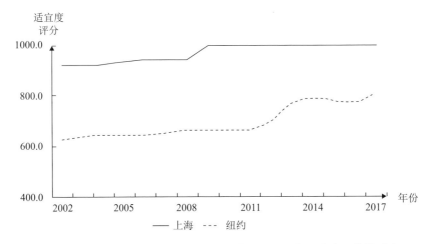

图 5—3 上海、纽约妇女保健领域管理内容形式完备程度发展趋势对比

法，并积极推动规划的落实。经评价，上海妇女与儿童保健的规制建设基本健全，已广泛覆盖了战略目标、任务措施、服务标准、监督控制等各项内容。

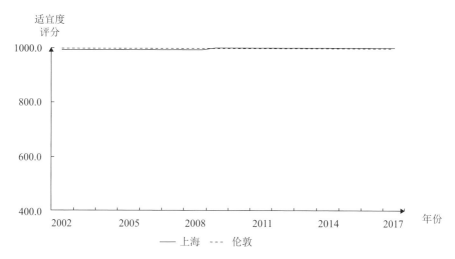

图 5—4　上海、伦敦儿童保健领域管理内容形式完备程度发展趋势对比

其次，上海妇女保健领域的协调与激励机制的适宜程度高。如图 5—5 所示，上海评估达 852.4 分，在 10 个全球城市中位居第 1，比纽约高 31.0%。提示上海妇女和儿童保健领域逐步由粗放型管理模式向责任型管理模式转变。上海围绕责任链，在市、区卫生健康部门、妇女

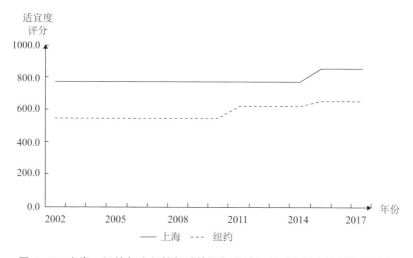

图 5—5　上海、纽约妇女保健领域协调与激励机制适宜程度发展趋势对比

和儿童保健机构、助产医疗机构、基层健康服务机构之间形成了规范有序的分级管理。并建立了母婴安全的评审与问责机制，对发生可避免的孕产妇死亡病例的机构和区实行一票否决，全市通报。

课题组基于模拟预测，上海若能在"明确相关各方职责并确保落实到位"上多下功夫，其妇女和儿童保健领域 4—5 年内有望建成全球城市的典范。

以建成国际妇幼标杆为目标，领跑全球城市。通过对上海妇女和儿童保健领域应对位的发展现状、差距和进步潜力等的分析，揭示其已跻身国际领先行列。鉴于上海在中国改革创新中的地位，若坚持贯彻执行"继续当好排头兵和先行者"的要求，上海继续不断加强适宜妇女和儿童保健领域的建设，有望建成全球健康城市典范，推动上海朝卓越的全球城市目标迈进。其经济地位和治理经验，也决定了完全有条件、有能力将国际标杆定为未来妇女和儿童保健领域的发展目标，并借此领跑全球城市。

三、促进形成体系共建的良性氛围

全球而言，适宜公共健康体系建设绝非一国之事，国内来说，也非一省一市之责，需要引导每个国家每个地区参与，形成共同建设的氛围。突发公共健康事件因波及范围极广、日益频繁，且危害惨烈而备受关注，2009 年以来仅世界卫生组织宣布的跨国突发公共健康事件（Public Health Emergency of International Concern，PHEIC）就有 6 起，平均 2 年不到 1 起；新冠肺炎疫情截至 2021 年 5 月 15 日，全球累计确诊人数超过 16151.3 万例。① 可见，公共健康的全球化趋势日益凸显，某一国家（地区）所发生的健康问题，将不同程度地威胁到其他国家（地区）的人群健康，适宜公共健康体系建设已成为全球健康治理的重要组成部分。因此，引导各个国家（地区）形成共同建设的氛围显得尤为重要。在明确各个国家（地区）公共健康体系建设现状、存在差

---

① World Health Organization：*WHO Coronavirus Disease（COVID－19）Dashboard*，World Health Organization，accessed 16 May 2021. https：//covid19. who. int/.

距、进步潜力和发展目标后，可促进各国各地优势的发挥，补齐短板，相互争先创优，形成良性的适宜公共健康体系建设氛围。

四、构建适宜程度的动态信息平台

围绕每一个国家（地区）公共健康体系的适宜程度评价，其信息在收集、整理与分析后，可建立适宜公共健康体系的信息平台。逐步成为一个纵向跨越时间维度（不同年份）、横向跨越空间维度（不同地区）、内部涵盖不同领域与具体任务、包含不同类型结果的数据库。

目前，课题组已汇集了下列国家（地区）适宜公共健康体系的公开信息：全国 34 个省级行政区，大陆 32 个省会城市与计划单列市；国际上有代表性的 10 个国家和 10 个全球城市。涵盖 2000 年以来的传染病预防控制、慢性病预防控制、妇女保健、儿童保健、精神健康、突发应急等 6 个领域共 150 个公共健康任务，涉及政策、法律、人力、财力、设备、组织、运行机制、服务提供、风险监测、健康结果等指标。

该信息平台具有健康领域、空间、时序的可扩展性。在健康领域方面，可逐步拓展至食品安全、药品安全、环境健康、职业健康、生活方式与行为的干预等领域和老年人、流动人口、残障人群等重点人群；在地区上可扩展至更多的国家和代表性城市，延伸到区（县）级地区；在时间维度，可以更新后续任意时间点的体系相关信息。同时，该信息平台可通过智能化的信息技术进行升级，如通过信息快速抓取技术，提升数据更新效率，通过数据智能分析技术提升公共健康体系评价与资政效率等。可以为卫生管理学科的发展，奠定和拓展一个系统、全面、全方位、全新的方向，更为重要的是为完善公共健康体系建设和落实健康国家（地区）战略提供目前国内外独有的信息基础。

适宜公共健康体系动态信息平台的建立，为建立公共健康体系发展战（策）略研制平台和重大问题（风险）预测预警平台打下了基础。建成三大平台，已可为政府及相关部门、专业机构等，提供 8 类被平台覆盖范围的专业资政服务，包括问题诊断、关键问题确认及预测预警、突破口及治本策略研制、策略和配套措施的可行性评估、政策效果评价、发展规划制定、公共健康基础数据库建设、实时信息咨询等，为中国健康治理体系和治理能力现代化提供智库服务。

第二节　基于系统评价明确优势短板

　　适宜公共健康体系建设，基于对现有体系的完善，即在弘扬优势与长处之余补短板、堵漏洞、强弱项。公共健康体系适宜程度的系统评价，能够让决策者明确体系究竟存在哪些优势与多少短板，为"找准问题"即把握关键问题打下基础；公共健康体系适宜程度的系统评价，也能够让决策者系统把握体系的全貌，做到有的放矢，防止以偏概全和一叶障目，减少决策偏差。

　　本节的重点，是介绍如何依据适宜公共健康体系的具体定位和定量标准，系统梳理上海市传染病预防控制领域的优势与短板。这一过程，同样适用于不同国家（地区）的公共健康体系、某一个领域、具体任务分析。

一、外部环境的分析

（一）社会环境支撑

　　依据适宜公共健康体系具体定位，政策、法律、经济、文化状况构成了体系的社会环境，制约着体系的整体水平。

　　1. 政策环境

　　上海在 2017 年发布的《"健康上海 2030"规划纲要》，明确提出了"把健康放在优先发展的战略地位，将健康融入公共政策制定和实施的全过程"。时间虽然较晚，但健康优先的理念已得到了具体体现。该文件覆盖了较为全面的内容形式。

　　由表 5—3 可见，健康发展战略的优先程度和规范引导程度是上海的优势，评分分别达到 764.7 分和 759.5 分。由于上海发布健康战略时间不久，2017 年围绕《"健康上海 2030"规划纲要》提出的任务，仅提及了政府及业务条线部门的职责且清晰和可考核程度不够，任务可落实

程度评分为 705.9 分，较伦敦和纽约均存在近 30% 的差距；也未出台
其他相应的部门职责划分和考核评估配套措施，职责明确和考核评估的
适宜度评分均为 0.0 分，是其短板。随着后续配套政策的出台，会逐步
对各方职责及考核评估加以明确。

表 5—3　2017 年上海市传染病预防控制领域政策环境的优势、短板及评分

要素/定位	优势	短板	上海	伦敦	纽约
健康优先：把健康作为国家（地区）的优先发展战略	已将健康作为上海优先发展的战略	—	764.7	835.3	870.6
规范引导：将优先发展战略衍化为一系列可操作的法律、法规、规划和措施等，起到规范和引导效应	健康优先发展战略内容形式和领域覆盖全面	尚未衍化成一系列可操作的配套文件	759.5	919.0	1000.0
职责明确：相关部门、专业机构及其他组织等依据优先战略划分职责任务	—	尚未依据战略明确相关部门、专业机构及其他组织的职责	0.0*	378.2	420.2
任务落实：各方围绕公共健康目标，各司其职、协作配合，健康优先战略及其任务切实得以落实	围绕公共健康目标，提及了政府及业务条线部门的职责	各方职责尚未清晰可考核	705.9	1000.0	1000.0
考核评估：将公共健康体系运行效果纳入政府的考核评价体系，并作为各相关方业绩考评的重要依据		尚未将公共健康体系运行效果纳入政府的考核评价体系	0.0*	352.9	470.6
优先的政策环境			478.8	744.3	818.2

　　* 评价时上海健康战略刚刚发布，后续应会有配套政策对各方职责及考核评估加以明确。

2. 法律规制

由表5—4可见，围绕传染病预防控制领域，上海已经形成了基本完善的"宪法—法律—地方性法规/规章—规范性文件"框架，法律框架完备程度评分达到850.5分，这构成了上海的优势，已具备引领工作有序开展的法制条件。

在法律规制中，明确公共健康相关领域工作的目标与地位是优势之二。如《上海市传染病防治管理办法》规定"预防、控制和消除传染病的发生与流行，保障人民身体健康"，并要求市和区人民政府，建设和完善传染病预防控制服务体系，统筹协调预防控制工作中的重大事项，其评分达到1000.0分。

从刚性约束程度来看，罚则覆盖的部门较为有限，主要集中于业务条线部门，关键支撑部门罚则尚未提及。法律的强制性或者说约束性是法律的根本属性，没有刚性约束或者说强制力不够的法律规制，意味着难于依法办事，无法落地。现实中则表现为无法追究责任，有法不依、执法不严。当前刚性约束程度评分仅达到653.6分，较适宜标准差距较大，是其短板。

表5—4 2017年上海市传染病预防控制领域法律规制的优势、短板及评分

要素/定位	优势	短板	上海	伦敦	纽约
框架完备：法律规制应覆盖各领域、相关部门、专业机构及其他组织等	已形成完备的法律框架，能覆盖相关部门、专业机构及其他组织	——	850.5	931.2	1000.0
地位法定：以法律的形式明确规定体系的地位、目标、行为规范和各方的权责关系等	以法律的形式明确规定了传染病预防控制领域的地位、目标、行为规范和各方的权责关系	——	1000.0	1000.0	1000.0
刚性约束：对体系各相关方行为均具有约束力，能够促使相关部门、专业机构等有效落实规定和要求	对业务条线部门能够起到刚性约束作用	对关键支撑部门未有相应罚则保障规定有效落实	653.6	653.6	392.2

要素/定位	优势	短板	上海	伦敦	纽约
措施完善：能主动弥补相关法律规制的欠缺，针对特定区域、特定问题和特定需要因地制宜开展完善性补充	能主动弥补相关法规的欠缺，因地制宜开展完善性补充	—	784.3	784.3	784.3
齐备的法律规制		—	856.8	877.9	828.1

3. 经济支撑

人力资源优先配置方面，《"健康上海 2030"规划纲要》提出从"完善医学教育体系""加强人才队伍建设"等方面优化人力资源的配置；在财力资源优先配置方面，规划也提出"加大对健康领域的投入，完善政府对健康的投入机制"。由表5—5可见，资源优先配置的制度及配套政策保障程度分别达到了882.4分、784.3分，高于纽约50.0%和33.3%，已具备经济发展支撑公共健康体系建设的优势。其短板是资源保障部门的职责不可考，资源优先配置程度和落实激励程度评分分别为588.2分和0.0分。主要是在健康战略及配套文件中，既未提及对人力资源和财力资源保障部门的职责，也没有对专业条线部门（机构）落实任务的奖惩制度。

表5—5　2017年上海市传染病预防控制领域经济发展支撑的优势、短板及评分

要素/定位	优势	短板	上海	伦敦	纽约
制度保障：健康优先战略具有优先的制度保障的资源配置	健康优先发展战略提及了对财力、人力资源配置的优先保障		882.4	1000.0	588.2
配套政策：围绕健康优先战略衍化相关政策、规划和措施，优先配置相应的资源	健康优先战略规定了对财力、人力保障部门的相应职责	财力、人力保障部门的职责不可考核	784.3	980.4	588.2

要素/定位	优势	短板	上海	伦敦	纽约
优先配置：根据职责分工，优先保证相关部门、专业机构、其他组织等履行职能所需的资源投入	—	资源投入增长尚不显著	588.2	588.2	588.2
落实激励：根据落实情况与政府考核评价结果，对相关部门、专业机构、其他组织等给予相应的奖励或惩罚	—	根据落实情况与政府考评结果，对相关部门、专业机构、其他组织等给予相应的奖励或惩罚机制尚未建立	0.0*	470.6	0.0

＊评价时上海健康战略刚刚发布，后续应会有配套政策对激励机制加以明确。

4. 文化氛围

文化反映了各个国家（地区）的价值观、生活方式以及社会的整体结构等，也是影响包括传染病预防控制领域在内的公共健康体系建设的重要因素。表 5—6 可见，上海传染病预防控制领域在公共健康价值认同方面，适宜度评分为 514.6 分；居民健康素养水平为 22.1%，适宜度评分达到 259.6 分；掌握技术适宜度评分为 546.2 分，与伦敦与纽约的差距超过 40%。析其原因主要是，虽然上海能广泛关注传染病预防控制的各项任务，但短板是推进防控工作各部门分工的明确程度略显不足；重医轻防的现象仍存在，尚未形成广泛认同的公共健康价值；加之健康素养水平依然不高，上海公众参与公共健康的程度仍显不足，亟待补齐。

表 5—6　2017 年上海市传染病预防控制领域文化氛围的优势、短板及评分

要素/定位	优势	短板	上海	伦敦	纽约
掌握技术：与时俱进地掌握公共健康相关学科理论和技术方法，并能够转化为实践应用	—	与时俱进地掌握公共健康相关学科理论和技术方法，并转化为实践应用的水平有待提升	546.2	960.3	1000.0

续　表

要素/定位	优势	短板	上海	伦敦	纽约
认同价值：社会各方尤其是政府以及相关部门的决策和执行者，广泛认可公共健康的价值	—	各方对公共健康价值的认同程度尚待提升	514.6	420.5	446.5
提升素养：形成公众参与、共建共享的健康价值观和社会氛围，以促进健康素养的提升	—	公众参与、共建共享的健康价值观和社会氛围尚未形成，健康素养水平较低	259.6	0.0*	0.0*
良好的文化氛围	—	—	480.3	394.4	638.3

* 尚未有公开数据能够反映该市公众的健康素养水平。

（二）把握公众需要

公众的健康需要，是在生命历程中永恒不变的最基本需要。对于体系运行而言，公众的健康需要与环境、生物等自然因素，以及和政治、经济、文化等社会环境相互影响、相互作用，制约和影响着体系的组织架构与资源配置等。能否在满足公众普遍需要的前提下满足重点人群和解决重点健康问题的需要，是全面把握公众的健康需要的主要评价依据。

上海市传染病预防控制领域，对公众的健康需要的识别与重视状况较好。优势是政府、专业机构和研究机构共同发布敏感指标的任务占比达到了 65.4%；上海目前及时更新发布公众需要的信息占比达到了 84.6%；对被关注传染病的关键预防信息，政府和专业机构能做到及时、连续发布（占比 76.9%），对法定传染病能够每年发布一次。

上海市传染病预防控制领域对公众的健康需要能主动识别、及时响应、连续发布，由表 5—7 可见，其准确识别公众需要的适宜度评分达 568.6 分，较伦敦和纽约分别高 68.2% 和 23.9%。需要注意的是上海市传染病预防控制领域在发布相关统计报告信息后，其短板是对目标设置的调整还不及时，尤其是缺乏对敏感目标设置的调整，其动态调整的适宜度评分仅为 210.4 分。

适宜公共健康体系应关注全人群尤其是重点人群的健康需要，监测、预警和防控风险因素并及时公布、反馈信息是关注人群健康需要的重要手段。上海动态把握公众的健康需要能力适宜度评分为 423.7 分，分别比伦敦和纽约略高 19.8% 和 9.6%。比如，此次防控新冠肺炎疫情过程中，市政府新闻办及时通报疫情防控进展，所有疫情数据全网可查，信息公开透明，也体现了上海积极关注和回应公众的健康需要。

表 5—7　2017 年上海市传染病预防控制领域动态把握
公众需要能力的优势、短板及评分

要素/定位	优势	短板	上海	伦敦	纽约
准确识别：系统收集并正确把握公众的健康需要	对公众的健康需要能够做到主动识别、及时响应、连续发布	—	568.6	338.0	459.1
科学决策：针对公众需要制定发展战略、作出科学决策	—	针对公众需要制定发展战略、做出科学决策的能力仍需提升	477.7	670.8	412.9
动态调整：根据公众的健康需要适时调整相应功能，提供适宜服务，最大限度满足公众需要，尤其关注重点人群和解决重点任务的需要	—	对目标设置的调整还不及时，尤其是极为缺乏对敏感目标设置的调整	210.4	30.2	292.4
动态把握公众需要的能力	—		423.7	353.8	386.6

（三）把握健康风险

传染病风险的影响因素复杂多样，需在建立健全传染病风险监测网络的基础上，明确本底状况，识别三间分布和影响因素，分析演变趋势并预测预警，及对风险实施干预控制等，以防患于未然。

评价显示，上海已经建立了统一的、覆盖面较广泛的传染病及风险因素监测网络，目前已经起到了识别主要风险、掌握疾病本底情况的作用，其适宜度评分为 587.2 分，高于伦敦和纽约，是上海的优势。其短板是疾病监测预警能力薄弱，信息共享、共用的平台没有建立，存在信息孤岛、僵尸信息，大量的监测数据未能充分挖掘、分析与利用。风险预警、风险防控、应急响应、效果评估的评分均不足 400.0 分，并在此次防控新冠肺炎疫情中已暴露，传染病监测系统在风险预警和防控干预方面发挥的作用有限。

二、内部结构的分析

（一）资源配置

资源配置是公共健康体系实现目标、履行功能的基本保证。上海的优势与短板是：

1. 人力资源

上海市传染病预防控制领域在人才队伍建设上没有优势。主要存在数量不足，高素质人才缺乏，激励机制不健全并致人员流失严重的短板。由表 5—8 可见，人员规模适宜程度、能力胜任程度、激励有效程度评分分别为 582.0 分、554.6 分和 470.6 分。

2. 财力资源

优势是政府对传染病预防控制领域的投入不断增加，正在逐步将经济发展的优势转化为对传染病预防控制工作的支撑，适宜度评分已达到 941.2 分，较伦敦与纽约分别高 37.9％ 和 60.0％；短板是仍存在缺口尤其是在人才队伍建设上的投入不足，政府负责的筹资渠道以及投入适宜度评分分别为 611.8 分和 682.4 分。

3. 物力资源

优势是在设施、设备和物资的种类与质量上已基本达到适宜程度，评分均为 941.2 分；在数量和更新及时程度方面是短板，评分分别为 705.9 分和 235.3 分，本次应对新冠肺炎疫情也印证了这一情况，初期口罩等防护物资短缺，后续很快凭借上海产能优势，迅速补齐物资，确保了预防控制工作的顺利进行。

表5—8　2017年上海市传染病预防控制领域资源配置的优势、短板及评分

要素/定位		优势	短板	上海	伦敦	纽约
适宜的人力资源配置	规模适宜：相关部门、专业机构的人员数量能够满足工作任务开展的需要	—	相关部门、专业机构的人员数量尚不能满足传染病预防控制工作开展的需要	582.0	470.6	470.6
	能力胜任：人员结构和素质能够支撑专业工作的需要	—	传染病预防控制人员结构和素质尚待优化	554.6	682.4	564.7
	激励有效：具有确保人员积极性和稳定性的有效激励机制，不断提升工作能力	—	激励机制不能有效保障人员积极性和稳定性，人才流失问题长期存在	470.6	470.6	470.6
适宜的财力资源配置	政府负责：确立健康优先的筹资渠道	—	健康优先筹资的政府主导责任仍需强化	611.8	882.4	852.9
	投入适宜：投入足以维持相关部门、专业机构等的有效运行	—	财力投入不足以维持相关部门、专业机构等的有效运行	682.4	602.9	611.8
	稳定增长：适宜投入基础上，具有制度保障的稳定增长	适宜投入基础上，具有制度保障的稳定增长	—	941.2	682.4	588.2
适宜的物力资源配置	数量适宜：设施、设备和物资的数量能够保障工作任务落实，重点领域的专业设备配置适度超前	—	设施、设备和物资的数量尚不能保障工作任务落实	705.9	403.4	823.5

要素/定位		优势	短板	上海	伦敦	纽约
适宜的物力资源配置	品种齐全：设施、设备和物资的种类与结构能够保障功能实现	设施、设备和物资的种类与结构能够保障功能实现	—	941.2	705.9	235.3
	质量保证：设施、设备和物资符合标准要求并维护良好	设施、设备和物资符合标准要求并维护良好	—	941.2	1000.0	329.4
	更新及时：具有折旧更新制度，保障物力提供的可持续性	—	更新制度执行不力，不能保障物力提供的可持续性	235.3	1000.0	470.6

（二）组织体系

传染病预防控制的组织体系，是落实传染病预防控制目标，承担传染病预防控制功能和提供服务的主干，同时也是结构基础。由表5—9上海与纽约、伦敦的比较可知，上海的优势是充分动员各方力量，形成纵向到底、横向到边的组织体系，其组织架构完备适宜程度为912.7分，比纽约高26.4%。

上海于2005年在中国率先建立并逐步完善了公共卫生联席会议制度。以公共卫生联席会议制度为基础，彰显应对重大问题的协调优势。本次应对新冠疫情，上海充分利用这一协调机制，第一时间成立了市区两级政府、市属29个职能部门、军队乃至重点企业参加的疫情防控领导小组，集中力量办大事。研究结果显示，当面临重大突发公共健康事件时，其指挥与协调权威性适宜度评分为874.8分，分别是伦敦和纽约的2.4倍和3.3倍。短板是日常工作的协调，仅能统筹业务条线的部门，无法有效协调关键支撑部门和其他部门，因此，日常工作协调的权威性适宜度评分仅为226.8分。如何将体制优势体现在日常工作中，进一步提升日常工作协调的效率，将是新冠肺炎疫情预防控制常态化后，实现平战结合需关注的着力点。

表 5—9　2017 年上海市传染病预防控制领域
组织体系的优势、短板及评分

要素/定位	优势	短板	上海	伦敦	纽约
体系完整：广泛覆盖公众的健康需要，并能关注、回应且最大限度满足重点需要，如慢性病防治与管理、老龄人口健康管理等	传染病预防控制领域组织架构完备，包含不同层级的政府及相关部门、专业机构、其他组织等	—	912.7	1000.0	721.8
架构完备：包含不同层级的政府及相关部门、专业机构、其他组织等					
协调权威：能以计划、行政、监督、指导等手段，统筹协调、相关部门与专业机构等有效发挥作用	—	—	550.8	721.0	241.9
重大问题协调的权威程度	重大问题的协调能够统筹协调相关部门与专业机构等有效发挥作用	—	874.8	369.3	265.9
日常工作协调的权威程度	—	日常工作不能有效统筹协调相关部门与专业机构等有效发挥作用	226.8	1000.0	217.9
职责明确：政府及相关部门、专业机构等任务清晰、权责明确，避免职能交叉、重叠	卫生健康部门及其专业机构的职责相对明确	人力、财力等关键支撑部门职责不明确	548.6	583.4	566.2
成熟并且协调的组织体系	—		726.2	824.8	552.8

（三）管理运行

在其他条件尤其是资源一定时，管理运行机制是体系达到目标以及产出效益的决定性因素，完善的管理运行机制是体系目标实现的重要保证，决定着传染病预防控制领域运行的效能。下面将从管理与监控、计划与评价、筹资与补偿、协调与激励四个机制综合分析上海市传染病预防控制领域管理运行中的优势与短板。

1. 管理与监控机制

建立健全公共健康体系管理与监控机制一直是上海的重点工作之一，也是上海的优势。由表5—10可见，公开发布的各类管理机制，已广泛覆盖目标、任务措施、服务范围、服务标准、考核评价标准等相关内容，在25项评价内容中已覆盖了20.4项，具备了实现管理目标的基本条件。

短板是除了卫生健康部门及其专业机构的职责相对明确外，其他部门的职责不清且不可考核，人力、财力等关键支撑部门更是如此；配套的保障措施执行乏力，导致实际的工作效能与政策目标产生偏差，制度完善、权威保障与有效落实程度分别为494.1分、588.9分和313.5分。

表5—10　2017年上海市传染病预防控制领域
管理与监控机制的优势、短板及评分

要素/定位	优势	短板	上海	伦敦	纽约
制度完善：针对体系，具有完善的管理和监控机制	管理与监控机制内容形式覆盖全面；卫生健康部门及其专业机构的职责相对明确	人力、财力等关键支撑部门及其他部门职责不明确	494.1	487.4	341.6
权威保障：管理与监控机制具有权威与实效，并具有强有力的技术与专业支撑	—	管理与监控机制的权威性及技术与专业支撑不足	588.9	794.9	568.0
有效落实：管理与监控机制能够有效落实，能够严格约束与切实影响相关方的行为	—	管理与监控机制落实程度不足，约束与影响相关方行为的效果欠佳	313.5	581.2	480.0

要素/定位	优势	短板	上海	伦敦	纽约
完善权威的管理与监控机制	—	—	466.9	617.5	459.8

2. 计划与评价机制

上海中长期战略规划能广泛覆盖传染病预防控制任务，48 个传染病预防控制任务发布了相应中长期目标，占比 92.3%；高于伦敦和纽约。针对 23 个任务发布了专项规划，占比高达 44.2%，优于纽约（高70.6%）。在规划及后续配套文件中提及了卫生健康部门及专业机构的职责，还对其他相关部门在传染病预防控制工作的职责有相应的规定。

因此，上海的优势，一是计划与评价机制覆盖各方和突出重点方面，表 5—11 可见，其评分分别达到了 1000.0 分和 656.7 分，优于纽约和伦敦。二是健康导向方面，适宜度评分达到 595.1 分，远高于伦敦和纽约。对被关注的传染病均已设置一级预防的定量评价指标，对传染病注重以量化的指标评价防控工作的过程和结果，评价指标体系具备科学合理性。

短板是在评价指标的落实方面，关键支撑部门的职责分工仍未得到明确，4 类部门中职责可考核的部门占比仅为 7.2%；未对任何关键支撑部门设置评价指标。计划与评价机制的执行到位适宜度评分仅为 451.6 分，将会影响中长期目标各方有效落实职责。支撑部门职责不明确，导致传染病预防控制工作所需的资源等不足，战略目标难以落实到位。

表 5—11　2017 年上海市传染病预防控制领域计划与评价机制的优势、短板及评分

要素/定位	优势	短板	上海	伦敦	纽约
覆盖各方：具有围绕健康的中长期发展战略，各领域及其相关部门、专业机构等围绕其制订相应计划	具有围绕健康的中长期发展战略，政府及其相关部门、专业机构等围绕其制订相应计划	—	1000.0	833.7	998.9
突出重点：发展战略和各类计划关注重点问题与重点人群	发展战略和各类计划关注重点任务和重点人群	—	656.7	380.2	344.2

要素/定位	优势	短板	上海	伦敦	纽约
健康导向：评价指标体系以公众的健康为导向，必须纳入主要健康状况指标	评价指标体系以公众的健康为导向，纳入了主要健康状况指标	—	595.1	89.9	248.3
执行到位：政府及其相关部门、专业机构等能够有效落实发展战略与计划，执行评价标准	—	保障关键支撑部门有效落实发展战略与计划，执行评价标准的机制设置不足	451.6	414.1	445.4
导向明确的计划与评价机制			693.6	428.1	505.5

3. 筹资与补偿机制

传染病预防控制服务具有公共产品的属性，需要政府发挥筹资的主导作用。上海建立了相应预算机制以明确传染病预防控制的经费投入，也一直重视政府在传染病预防控制筹资机制中的主导地位。其短板一是经费总量的制度保障和政府主导没有做到可以考核，适宜度评分均为784.3 分（见表 5—12），存在提升空间；二是在机制落实方面，仍未见财力保障部门有可考核的职责，这意味着政府对财力保障部门投入职责缺乏具体落实过程的规范；三是其监控考核也难以实施，经费投入可能存在拨款不及时等问题，机制有效落实的适宜度评分仅达到482.0 分。

表 5—12　2017 年上海市传染病预防控制领域筹资与
补偿机制的优势、短板及评分

要素/定位	优势	短板	上海	伦敦	纽约
机制健全：具有投入适宜、保障有力并稳定增长的筹资与补偿机制	建立了投入适宜、保障有力并稳定增长的筹资与补偿机制	筹资与补偿机制不可考核	784.3	392.2	980.4

要素/定位	优势	短板	上海	伦敦	纽约
政府主导：对政府作为筹资与补偿主导者的地位具有制度规范和刚性约束力	已建立政府作为筹资与补偿主导者的地位	政府作为筹资与补偿主导者的地位尚不可考核，缺乏刚性约束	784.3	784.3	1000.0
有效落实：相关部门能够有效执行筹资与补偿机制规定，无违背和不符补偿原则的现象	—	机制尚不能有效约束相关部门有效执行筹资与补偿机制规定，无违背和不符补偿原则的现象	482.0	392.2	0.0
政府保障的筹资与补偿机制	—	—	693.2	524.3	761.4

4. 协调与激励机制

上海传染病预防控制协调机制的优势是能够广泛覆盖各方。2005年，建立了涵盖传染病预防控制的公共卫生工作联席会议制度。由分管副市长担任第一召集人，各委办局、各区政府及相关部门作为联席会议成员单位，对开展传染病预防控制工作的业务部门、关键支撑部门实现了全覆盖。由表5—13可见，广泛协调适宜度评分达到了1000.0分。其短板表现为：一是在日常工作中，协调的权威程度不足（见组织体系部分的相关阐述）。二是在协调与激励机制的执行方面，仍未能明确卫生健康系统以外的关键支撑部门、其他相关部门的职责，因此切实执行的适宜度评分仅为292.1分，较伦敦和纽约分别低44.7%和31.9%。

表5—13　2017年上海市传染病预防控制领域协调与
激励机制的优势、短板及评分

要素/定位	优势	短板	上海	伦敦	纽约
广泛协调：具有统筹协调公共健康体系与其他体系、体系内部的机制	具有统筹协调不同层级的政府及相关部门、专业机构、其他组织等的机制	—	1000.0	613.9	317.9

要素/定位	优势	短板	上海	伦敦	纽约
目标导向：具有以健康目标实现程度为导向的机构和人员激励机制	具有以公众的健康目标实现程度为导向的机构和人员激励机制	—	910.4	1000.0	570.4
权威有效：协调机制与激励机制等具有权威性	重大问题的协调能够统筹协调相关部门与专业机构等有效发挥作用	日常工作不能有效统筹协调相关部门与专业机构等有效发挥作用	550.8	721.0	241.9
切实执行：机制切实执行与落实，实现政府主导，相关部门、专业机构、其他组织等各尽其责、协作联动	—	机制执行与落实不足，政府主导，相关部门、专业机构、其他组织等职责不明确	292.1	528.4	429.0
高效统筹的协调与激励机制	—	—	719.2	747.0	389.6

（四）服务功能

公共健康服务的有效提供与满足公众需要直接相关，更与人群的健康水平密切相关，也是体系存在的价值所在。上海市传染病预防控制领域的服务广覆盖是其优势。2004 年《上海市社区综合防治工作方案（试行）》，提出上海要不断扩大免疫规划覆盖范围。2008 年，按照国家扩大免疫规划方案和上海第二轮公共卫生三年行动计划，依据该市相关传染病流行特点和人群免疫状况，在现行的乙肝疫苗、卡介苗、脊灰疫苗、全细胞百白破疫苗、麻疹疫苗、白破疫苗、A 群流脑疫苗和乙脑疫苗等 8 种免疫规划疫苗基础上实施扩大免疫规划方案，实现上海传染病预防控制服务全覆盖一、二、三级预防。功能健全程度的评分达 980.9分（见表5—14），较伦敦和纽约高 36.7% 和 172.7%。广泛的服务提供可更好地匹配公共的健康需要；有望达到保障人人享有健康和提升公共健康水平的体系建设目标。然而，服务公平性不足依然是未来需要解决的短板。2017 年服务功能的公平性评分仅达 705.9 分。主要是一方面受管理机制落实、资源配置不足等方面的限制，导致当前阶段服务的提供需要优先满足重点人群；另一方面，公平性不足会引致服务的全民性、全面性、全程性不足，最终影响公众的健康结果。

表 5—14　2017 年上海市传染病预防控制领域服务功能的优势、短板及评分

要素/定位	优势	短板	上海	伦敦	纽约
功能健全：覆盖人群健康的主要方面，且有相应的主体承担	传染病预防控制服务覆盖人群健康的主要方面	—	980.9	717.3	359.7
公平可及：确保城乡、不同族群、不同区域、不同收入人群，以及妇女、儿童、老年人口、流动人口等人群获得服务的公平性，并最大限度确保服务对象能够方便、快捷地获得服务	—	传染病预防控制服务的公平性有待进一步提升	705.9	529.4	504.2
健全的公共健康服务功能	—	—	860.7	641.5	396.2

（五）关注具体任务

关注公共健康的具体任务，可以通过政府等针对公共健康任务设置目标的状况进行体现，目标是聚集相关各方、协调统一并确定共同努力的方向。上海的优势是应关注的 52 项传染病预防控制任务，关注了 48 项，关注范围达 92.3%。体现了以人为本、生命至上、对全民健康的高度重视，也为各项工作的顺利开展奠定了基础。短板是在目标设置方面，敏感目标、定量且敏感目标的设置均不足。2017 年目标设置的科学合理和需要导向适宜度评分分别为 541.9 分和 589.5 分（见表 5—15），较伦敦低 8.9% 和 5.8%。这将可能影响目标有效约束各方行动的效果，最终会影响到健康结果的改善。

表 5—15　2017 年上海市传染病预防控制领域关注具体任务程度的优势、短板及评分

要素/定位	优势	短板	上海	伦敦	纽约
目标一致：政府及其相关部门、专业机构和社会组织，均能以保障公众的健康、促进社会的发展为统一目标和发展方向，比如疾病预防控制机构和医疗机构等应该以不生病、少生病等为共同目标	卫生健康部门及其专业机构能够依据共同目标清晰地衍化出相应的职责和任务	人力、财力等关键支撑部门及其他部门尚未依据共同目标清晰地衍化出相应的职责和任务	548.6	583.4	566.2
分工明确：政府及其相关部门、专业机构等，依据共同目标清晰地衍化出相应的职责和任务	—	—	—	—	—
科学合理：目标的设置因地制宜，在适宜的基础上充分体现努力方向和先进性	—	目标的设置尚未在适宜的基础上充分体现努力方向和先进性	541.9	594.9	393.5
需要导向：广泛体现公众的健康需要，适时扩大服务覆盖范围	目标设置广泛体现公众的健康需要	目标设置需进一步扩大三级预防覆盖范围	589.5	625.5	509.6
公共健康具体任务的关注程度	—	—	546.1	584.5	506.6

第三节　系统评价的步骤与方法

本章前两节以课题组前期部分成果为载体，讲述了如何对公共健康体系进行系统评价，明确现状、优势与短板。本节将从操作层面，重点介绍如何完成系统评价的步骤与方法。需要注意的是，理论上系统评价

的操作步骤，除了本节所含内容，还应包括构建评价指标、制订评价实施计划等，由于前述章节已经构建了适宜公共健康指标体系，为系统评价打下了理论基础，故本节的系统评价步骤直接从系统收集信息着手，并阐述评价方法和报告撰写。

一、系统收集信息

（一）明确信息收集范围与来源

1. 收集范围

首先要明确评价需要哪些信息。上篇第三章已经明确的"适宜公共健康体系评价标准"共包含 83 个评价指标，在深入理解每个指标的含义和计算公式基础上，依据公式所需的必要信息，梳理并确定需要收集的信息及范围。

课题组根据上述途径与方式，形成了各指标计算所需的：关注具体任务、经济文化支撑、资源配置适宜程度、管理内容形式、管理职责、筹资补偿机制、服务功能及其公平性、把握公众需要、把控健康风险因素等共 9 类 330 项内容的信息采集表。

2. 收集来源

第一，政策文件。公共健康相关政策文件指的是国家政府机关、政党组织为了实现保障人群健康的目的，以权威形式公开发布的具有法律或行政约束力的文件。其能标准化地反映出在一定的历史时期内，公共健康体系建设期望达到的奋斗目标、遵循的行动原则、须完成的计划任务、严格实行的工作流程和方式，包括采取的步骤和具体措施。系统收集被评价国家（地区）公开发布的公共健康及其各领域相关的政策文件，包括法律法规、战略规划、技术指南和标准、管理规范、政策文件等。以政策文件为基础的定位主要集中在社会环境的支撑程度、组织体系的成熟程度、管理运行的完善程度、服务功能的健全程度、具体任务的关注程度等要素。政策文件系统收集的主要渠道包括政府相关官方网站、法律及规范性文件汇总网站，以及通过政策回顾的研究文献。

第二，文献资料。文献资料在适宜公共健康体系评价中，主要用于评价文献中研究特定主题的相关问题的严重程度。如针对人、财、物力等资源配置问题、服务公平性问题等主题评价相关的文献。依据每一个需要评价的主题，如某一问题的严重程度判断等，分别建立中文、英文研究文献的检索式，系统收集所有文献。

第三，其他公开信息。动态把握公众的健康需要程度、把控危害健康风险因素的程度等要素时，需要收集特定疾病防控一级（二级、三级）预防敏感指标、疾病监测系统的监测报告等公开信息，包括新闻、白皮书、绿皮书、月报、季报、年报、政策报告等基础数据资料。对公开发布的信息资料主要通过政府及专业机构、相关社会组织官方网站等渠道进行收集。以政府及专业机构官方网站作为主要资料收集渠道，以相关社会组织官方网站作为资料的补充，确保公开发布的报告、新闻报道等资料收集齐全。

（二）制定信息收集标准与内容

摘录前，需要根据定位和指标计算公式内涵的要求，明确每个信息的摘录标准，并设定严格的摘录要求，保障信息摘录的准确性。

以"目标设置的科学合理程度"为例，在判断每一个目标属于哪一个层级时，课题组依据"三级预防"的原则，形成了如下标准：一级预防目标，主要指病因预防，如"预防传染病""降低患病率""提高知识知晓率"等；二级预防目标，主要指早发现、早诊断、早治疗，如"控制疫情传播""强化筛查"等；三级预防目标，主要指减少死亡和并发症，如"控制死亡率""提高治愈率"等。以此类推，最终形成所有信息收集的标准集，即可严格遵守该标准进行收集。

（三）规范信息收集步骤与方法

在依据指标公式确定了每个需要收集的信息及相应标准后，根据标准对信息进行判断收集。对收集信息进行复测信度检验、信息格式核查、信息内容核查等严格的质量控制。信息的整理主要包括规范性检查，在确保信息正确性后，按照适宜公共健康体系定量评价指标的计算规则，分别计算出每个定位、要素、具体任务、任务类型、任务领域的评分。

二、分析评价信息

如图 5—6 所示，在系统收集公共健康体系相关信息后，通过系统评价与分析，即可得到体系的现状、优势与短板。下面将对评价信息分析的步骤与方法进行阐述。

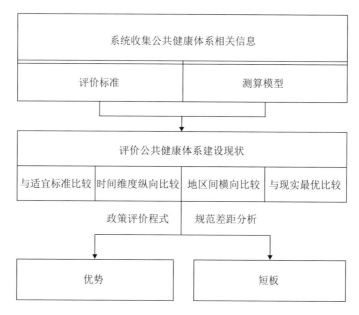

图5—6 适宜公共健康体系系统评价的技术路线

（一）明确体系的现状

系统收集被评价国家（地区）公共健康体系相关信息，依据"适宜公共健康体系评价标准"进行信息整理与计算分析后，可以全面系统地获得公共健康体系现状。

首先，按照评价标准的分析层次，可逐条梳理清晰公共健康任务、领域、体系 63 个定位的现状，进而综合得到公共健康任务、领域、体系社会环境的支撑程度、资源配置适宜程度、管理运行完善程度、组织体系成熟程度等 8 个要素的现状，最后综合各要素的现状得出公共健康任务、领域、体系整体的现状。

其次，按照公共健康的任务层次划分，可细化分析 222 项公共健康任务在定位、要素、整体上的现状；综合任务的现状可明确每个任务类型的现状；综合各个领域中任务类型的现状可得到 11 个公共健康领域的现状。

最后，综合与适宜标准比较、地区间横向比较、时间维度纵向比较、与现实最优比较等方式，把握体系的现状、明确现有的差距、分析进步的潜力、对位发展的目标、形成推进建设的氛围。

（二）确认优势与短板

1. 多维度比较明确定位状态

第一，与适宜标准对比。把适宜标准作为期望标杆，将已经得到的每个定位现状等信息与之对比，明确优势与短板。首先，根据字段基础信息的整理，从定性的角度判断每个定位是否达到标准的要求；其次，结合每个指标的现状，与适宜标准进行对比，定量判断是否达到适宜定位的要求。最后，综合两方面的判断后，确定优势与短板。如果当前的定位现状达到适宜标准时，可以认为在这一方面，该国家（地区）水平较佳，能够较好地促进公共健康；但当定位的现状未能达到适宜标准时，该方面的工作仍存在欠缺，但此时的欠缺程度还需要考虑其他维度的对比，来明确当前地区、当前时期的不足程度。

第二，时间维度的纵向对比。将被评价国家（地区）的公共健康体系各个定位进行时间维度上的纵向对比，主要从两个方面进行比较。首先，从纵向的时间维度观察自身内部的提升幅度，明确被评价地区在公共健康体系建设历程中，在哪些节点上促进或者延缓了公共健康体系建设，造成了哪些定位发展速度提升或缓慢。其次，对比其他国家（地区）公共健康体系相应定位的进步幅度，定量的明确地区间发展速度上的差异。最后，综合两方面的判断后，确定优势与短板。

第三，与典型国家（地区）对比。典型国家（地区）即在公共健康体系方面被业内较为公认的、建设得较好或者有代表性的国家（地区）。同上所述，将被评价国家（地区）的公共健康体系的所有定位与典型国家（地区）的各个定位进行比较，明确优势或差距。

第四，与现实最优对比。将被评价国家（地区）的公共健康体系的每一个定位与现实中最好的地区进行比较，找出自身的优势或短板。理论上，现实最优为各个定位在所有同级别地区中做得最好的地区对应的水平，但实践中因为时间和精力有限，无法对所有同级别地区均进行评价，所以现实最优可选择所有被纳入对比范围的地区中做得最好的即可。

2. 总结形成优势与短板清单

以每个定位的现状与适宜标准对比结果为主要判断标准，综合其他维度的对比结果，可综合形成公共健康体系的优势与短板清单。需要注意的是，与适宜标准对比的结果是衡量优势与短板的基础标准，即达到了适宜标准即为优势，反之则为短板；但最终判断仍需要结合其他维度的比较，倘若在其他维度中已经达到最优水平，结合现实情况后，即便是未达到适宜标准，也可认为该定位为优势。

三、撰写评价报告

完成系统评价报告的重点需要关注：在系统分析的基础上归纳结论，形成报告，同时力求报告规范格式达到相关要求。首先需要推理演绎，通过概括归纳所有分析结果，尤其是针对同一分析维度及指标的分析结果；继而通过逻辑推理、归因分析等方法，以分析结果为依据，阐述关键结论及其可能原因，形成观点。

报告形式的规范。一般来说，对一个国家（地区）公共健康体系的评价报告应包含内容摘要、背景简述、主要结果（体系现状、优势与短板）、主要结论与初步建议等方面。当然，评价报告往往会针对不同的服务人群，如决策部门、执行机构、大众传媒等，在内容上有所侧重。

当某一区域或范围内，所有国家（地区）的评价结果形成之后，即可形成公共健康体系适宜程度的系列排行榜。当前课题组基于评价结果，已经发布了 10 个代表性国家、10 个代表性全球城市、中国 34 个省级行政区、大陆 32 个省会城市与计划单列市共 4 个系列的公共健康体系适宜程度排行榜，包括反映适宜度进步幅度的"进步榜"和反映目前适宜度水平的"现状榜"。公共健康体系适宜程度排行榜客观反映了各地的重视程度和健康治理能力，揭示了各地适宜公共健康体系建设的实践经验，具有重要现实意义。

高　翔　蒲　川　施培武　张　瑜　汪　华
郝　模　张朝阳　王磐石　陈　政

第六章

适宜公共健康体系的问题确认

"**矛**盾无处不在，无时不有。"如何抓住主要矛盾也即关键问题，考验着决策者的智慧和能力。经过系统评价能够发现一个国家（地区）公共健康体系的短板，也即存在的问题，但是只有在这众多问题中找出关键问题或问题的关键，决策者才能够准确把握适宜公共健康体系建设的重点，从而有的放矢、纲举目张。

本章依据课题组主要成员原创的"高价值政策制定程序"中"政策问题确认程式"的思路、步骤和方法，[①] 结合上海市慢性病预防控制领域的建设，展示如何确认关键问题，明确关键问题的危害，以及对关键问题的转归进行预测预警等。

第一节　体系关键问题的确认

关键问题确认，是政策研究和制定的逻辑起点，目的在于"找准问题"，是指运用公认的科学方法，遵循合理的逻辑步骤，确认特定领域或范围的关键问题。当然，对政策研究者而言，还有促使关键问题优先进入政策议程成为政策问题的义务。找准问题，实际上就是政策制定者和研究者对"特定领域—众多问题—问题界定—优先顺序（重要性、严重性和可解决性）—关键问题—政策问题……"的定性定量关系的动态

---

① 郝模主编：《卫生政策学》（第 2 版），人民卫生出版社 2013 年版，第 36—53 页。

把握。

　　经过系统评价，课题组已经对上海慢性病预防控制领域的优势与短板作了系统的分析，尤其是对存在的问题已经作了定性定量的界定。本节的重点主要是从问题的严重性、重要性与可解决性三方面进行综合分析，从而得出问题的优先顺序，并推导出上海慢性病预防控制领域建设中的关键问题。

　　表6—1，为课题组经系统评价界定并归纳形成的2017年上海慢性病预防控制领域的问题系统。从表中可见，按适宜标准，上海慢性病预防控制领域存在21类问题，涉及社会环境、资源配置、组织体系、管理运行、服务功能等多个方面，如上海2017年就发布了健康优先战略，然而尚未见围绕慢性病预防控制衍化成一系列可操作的法律、法规、政策、规划和措施等，也就是战略尚未形成对慢性病预防控制的规范和引导作用，或者说体系慢性病预防控制职能尚未切实落实到位，对照适宜标准尚欠火候。

表6—1　2017年上海市慢性病预防控制领域的问题系统

序号	问题描述	问题范畴
1	健康优先战略未能衍化成一系列可操作的法律、法规、政策、规划和措施等，尚未发挥规范和引导作用（问题1）	社会环境—政治
2	相关部门、专业机构、其他组织等履行慢性病预防控制职能所需的资源投入还未得到优先保证（问题2）	社会环境—经济
3	未见出台相关法律与地方性法规，慢性病预防控制法律体系仍不完备（问题3）	社会环境—法律
4	慢性病预防控制法律规制缺乏刚性约束力，不能够使相关部门、专业机构等有效落实规定和要求（问题4）	社会环境—法律
5	慢性病预防控制的价值未能得到社会各方尤其是政府及相关部门决策者和执行者的广泛认可（问题5）	社会环境—文化
6	相关部门、专业机构人员数量尚不能满足工作开展的需要（问题6）	资源配置—人力
7	激励机制不能有效保障人员积极性和稳定性，人才流失问题长期存在（问题7）	资源配置—人力

续　表

序号	问题描述	问题范畴
8	财力投入不足以维持相关部门、机构等的有效运行（问题 8）	资源配置—财力
9	更新制度执行不力，不能保障物力提供的可持续性（问题 9）	资源配置—物力
10	日常工作中，协调机制（机构）难以统筹协调相关部门与专业机构有效发挥作用（问题 10）	组织体系、管理运行
11	相关部门和机构的慢性病预防控制职责不清晰或难以考核（问题 11）	组织体系、管理运行
12	涉及慢性病预防控制工作的支撑部门缺乏相应评价标准，发展战略与规划难以有效落实（问题 12）	管理运行
13	机构和人员激励机制未充分以公众慢性病预防控制需要为导向（问题 13）	管理运行
14	慢性病预防控制服务尚不能满足公众的健康需要（问题 14）	服务功能
15	目标设置未能广泛体现公众的健康需要（问题 15）	关注具体任务
16	政府未能准确收集并把握公众的健康需要（问题 16）	把握公众需要
17	未能根据公众的健康需要实时动态调整功能服务，提供适宜慢性病预防控制服务（问题 17）	把握公众需要
18	慢性病风险因素监测网络不健全，不能准确识别主要风险因素，掌握本底情况（问题 18）	把控健康风险因素
19	尚不具备慢性病主要风险变化趋势的及时预测预警能力（问题 19）	把控健康风险因素
20	未能及时采取降低和消除主要慢性病风险的有效干预和控制措施（问题 20）	把控健康风险因素
21	尚未针对慢性病预防控制措施的干预控制效果建立有效评估机制（问题 21）	把控健康风险因素

　　上述为上海慢性病预防控制领域要达成适宜所存在的系列问题，源自系统评价结果，其问题的序位也是按照评价时的逻辑思路形成。为确保分析的逻辑性和连贯性，在后续的问题严重性、重要性、可解决性与优先顺序等分析的表格中，其问题描述的编号将与此表格一致。

一、问题的严重性

一般而言，"严重性"反映的是某个特定问题对体系或社会的影响与危害程度，是确定问题优先顺序的重要依据之一。毫无疑问，问题越严重需要解决的优先程度也越高。

课题组对存在问题严重性的判断，主要采用"规范差距分析"方法，将每类问题的现状与适宜标准进行比较，定量明确差距（D_i），差距越大说明问题相对越严重。通过对差距的归一化处理，可得到各类问题的相对严重程度（S_i），其排序即为问题的严重性序位。计算公式如下：

问题 i 与适宜标准的差距（D_i）＝［（适宜标准值－问题 i 实际值）/适宜标准值］×100%

$$问题\ i\ 的归一化严重程度（S_i）=(\frac{D_i}{\sum D})\times100\%$$

表6—2为课题组对2017年上海慢性病预防控制领域存在问题的严重性分析结果，从中可见，严重性序位前四位的问题：一是健康优先战略尚未发挥规范和引导作用，也即优先战略的落实在慢性病预防控制领域尚在过程中；二是履行慢性病预防控制职能的相关部门、专业机构等，所需的资源投入不足，更没有得到优先保证；三是慢性病预防控制没有相应的法律规制保障，仅有的规制缺乏刚性约束力，因而不足以使得相关部门、专业机构等切实落实规定的职能；四是尚未针对慢性病预防控制措施的干预控制效果建立有效评估机制。这四个问题与慢性病预防控制领域的适宜标准差距约达85%。

表6—2　2017年上海市慢性病预防控制领域存在问题的严重性分析

序号	问题描述	与适宜标准差距 D_i（%）	归一化严重程度 S_i（%）	严重性排序
1	健康优先战略未能衍化成一系列可操作的法律、法规、政策、规划和措施等，尚未发挥规范和引导作用（问题1）	85.0	6.25	1

序号	问题描述	与适宜标准差距 D_i（%）	归一化严重程度 S_i（%）	严重性排序
2	相关部门、专业机构、其他组织等履行慢性病预防控制职能所需的资源投入还未得到优先保证（问题2）	85.0	6.25	1
3	慢性病预防控制法律规制缺乏刚性约束力，不能够使相关部门、专业机构等有效落实规定和要求（问题4）	85.0	6.25	1
4	尚未针对慢性病预防控制措施的干预控制效果建立有效评估机制（问题21）	84.9	6.24	4
5	尚不具备慢性病主要风险变化趋势的及时预测预警能力（问题19）	79.2	5.83	5
6	未能及时采取降低和消除主要慢性病风险的有效干预和控制措施（问题20）	79.2	5.83	5
7	慢性病风险因素监测网络不健全，不能准确识别主要风险因素，掌握本底情况（问题18）	75.8	5.58	7
8	相关部门和机构的慢性病预防控制职责不清晰或难以考核（问题11）	71.9	5.29	8
9	日常工作中，协调机制（机构）难以统筹协调相关部门与专业机构有效发挥作用（问题10）	68.8	5.06	9
10	涉及慢性病预防控制工作的支撑部门缺乏相应评价标准，发展战略与规划难以有效落实（问题12）	66.0	4.85	10
11	更新制度执行不力，不能保障物力提供的可持续性（问题9）	65.0	4.78	11
12	政府未能准确收集并把握公众的健康需要（问题16）	62.9	4.63	12
13	慢性病预防控制的价值未能得到社会各方尤其是政府及相关部门决策者和执行者的广泛认可（问题5）	59.2	4.35	13

序号	问题描述	与适宜标准差距 D_i（%）	归一化严重程度 S_i（%）	严重性排序
14	机构和人员激励机制未充分以公众慢性病预防控制需要为导向（问题 13）	56.5	4.16	14
15	未能根据公众的健康需要实时动态调整功能服务，提供适宜慢性病预防控制服务（问题 17）	56.0	4.12	15
16	目标设置未能广泛体现公众的健康需要（问题 15）	55.2	4.06	16
17	激励机制不能有效保障人员积极性和稳定性，人才流失问题长期存在（问题 7）	54.1	3.98	17
18	未见出台相关法律与地方性法规，慢性病预防控制法律体系仍不完备（问题 3）	49.1	3.61	18
19	相关部门、专业机构人员数量尚不能满足工作开展的需要（问题 6）	46.8	3.44	19
20	慢性病预防控制服务尚不能满足公众的健康需要（问题 14）	40.9	3.01	20
21	财力投入不足以维持相关部门、机构等的有效运行（问题 8）	33.0	2.43	21

二、问题的重要性

相对而言，所谓的"重要性"主要用以明确问题的主次关系，反映问题对实现系统（体系）目标的影响力大小，是确定问题优先顺序的另一重要标准。一个特定问题的重要性，在体系内具有相对稳定的特征。因此，明确各类问题的重要性，实际上是围绕体系的目的、目标，判断每类问题的影响大小，从而确定重要性序位。

在上篇第二章中，适宜公共健康体系的每一个具体定位，都分析和确定了重要性权重（W_i）。而根据具体定位分析归纳的体系问题，其相对重要性可以直接运用相应的定位权重判断。进一步通过归一化处理，可得每类问题的相对重要程度（I_i）。计算公式如下：

$$问题\,i\,的相对重要程度\,(I_i) = (\frac{W_i}{\sum W}) \times 100\%$$

当然，问题的重要性也可以采用其他方法确定，如主观赋权法和客观赋权法。常用的主观赋权法有：德尔菲法、层次分析法、二项系数法、环比评分法、最小平方法等，此类方法较为依赖评价者的主观判断，对评价者的实践经验要求较高；常用的客观赋权法有：主成分分析法、熵值法、离差及均方差法、多目标规划法等，其中熵值法用得较多。限于篇幅这里不作详细解释。

表6—3是课题组运用具体定位的权重，确认的2017年上海市慢性病预防控制领域存在问题的相对重要性。从表中可见，重要性位列前四位的问题依次是：慢性病预防控制相关的部门机构职责不清晰或难以考核，目前所提供的慢性病预防控制服务尚不能满足公众的健康需要，慢性病预防控制的目标设置未能广泛体现公众的健康需要，以及未能根据公众的健康需要实时、动态地调整功能服务。毫无疑问，这些问题对于体系能否实现有效预防控制慢性病、提升人群健康水平的目标，均具有重要的影响。

表6—3　2017年上海市慢性病预防控制领域存在问题的重要性分析

序号	问题描述	定位权重 W_i（%）	相对重要程度 I_i（%）	重要性排序
1	相关部门和机构的慢性病预防控制职责不清晰或难以考核（问题11）	8.7	19.12	1
2	慢性病预防控制服务尚不能满足公众的健康需要（问题14）	6.8	14.94	2
3	目标设置未能广泛体现公众的健康需要（问题15）	3.2	7.03	3
4	未能根据公众的健康需要实时动态调整功能服务，提供适宜慢性病预防控制服务（问题17）	3.2	7.03	3
5	慢性病风险因素监测网络不健全，不能准确识别主要风险因素，掌握本底情况（问题18）	2.3	5.05	5

续 表

序号	问题描述	定位权重 W_i（%）	相对重要程度 I_i（%）	重要性排序
6	尚不具备慢性病主要风险变化趋势的及时预测预警能力（问题19）	2.3	5.05	5
7	日常工作中，协调机制（机构）难以统筹协调相关部门与专业机构有效发挥作用（问题10）	2.2	4.83	7
8	未能及时采取降低和消除主要慢性病风险的有效干预和控制措施（问题20）	2.2	4.83	7
9	健康优先战略未能衍化成一系列可操作的法律、法规、政策、规划和措施等，尚未发挥规范和引导作用（问题1）	2.0	4.40	9
10	尚未针对慢性病预防控制措施的干预控制效果建立有效评估机制（问题21）	1.7	3.74	10
11	财力投入不足以维持相关部门、机构等的有效运行（问题8）	1.6	3.52	11
12	相关部门、专业机构人员数量尚不能满足工作开展的需要（问题6）	1.5	3.30	12
13	激励机制不能有效保障人员积极性和稳定性，人才流失问题长期存在（问题7）	1.4	3.08	13
14	相关部门、专业机构、其他组织等履行慢性病预防控制职能所需的资源投入还未得到优先保证（问题2）	1.3	2.86	14
15	慢性病预防控制的价值未能得到社会各方尤其是政府及相关部门决策者和执行者的广泛认可（问题5）	0.9	1.98	15
16	未见出台相关法律与地方性法规，慢性病预防控制法律体系仍不完备（问题3）	0.8	1.76	16
17	慢性病预防控制法律规制缺乏刚性约束力，不能够使相关部门、专业机构等有效落实规定和要求（问题4）	0.8	1.76	16
18	涉及慢性病预防控制工作的支撑部门缺乏相应评价标准，发展战略与规划难以有效落实（问题12）	0.7	1.54	18

序号	问题描述	定位权重 W_i（％）	相对重要程度 I_i（％）	重要性排序
19	机构和人员激励机制未充分以公众慢性病预防控制需要为导向（问题13）	0.7	1.54	18
20	政府未能准确收集并把握公众的健康需要（问题16）	0.7	1.54	18
21	更新制度执行不力，不能保障物力提供的可持续性（问题9）	0.5	1.10	21

三、问题可解决性

　　问题的可解决性，是指在现有实际环境和条件下相应问题能够得到解决的可能性。一般而言，当决策者认为在特定时期内某类问题尚不具备解决条件时，这类问题很难被列入政策议程。也就是说，问题的有效解决，建立在一定的客观条件之上，而"可解决性"即是对是否具备这种解决条件的大致判断。

　　可解决性大致分为三种情况：已经具备解决条件，经过努力可以具备条件，以及不具备解决条件。值得重视的是，问题的可解决性判断决定了问题是否被纳入后续的问题解决优先性分析，具有"一票否决"的地位。

　　判断问题的可解决性，依赖对现实条件的准确把握。从政策研究者角度，常通过关键知情人访谈、焦点组访谈、德尔菲法等方法，借助专家的实践经验，逐一对体系问题的可解决性进行判断。另外，有两点必须注意：一是这种可解决性的划分对不同能级的决策者是相对的，那些对低能级的决策者而言解决起来十分困难或不具备解决条件的问题，对高能级决策者而言则可能十分容易，因此能级越低不具备解决条件的问题越多，而能级越高不具备解决条件的问题越少；二是问题的可解决性是处于动态变化中的，原本不可解决的问题随着社会经济发展、技术进步等条件的改善，可能会变成可解决的问题，而原本可解决的问题，也可能因为社会的变革、政策导向的变化变得难以解决。

本部分内容讨论的主要是在特定时期内的第一种情况，也即将两者结合考虑。公共健康体系问题的解决，往往需要相关各方尤其是各能级决策者的共同努力，其中协调各方各司其职，是解决问题过程中面临的关键点。对于卫生健康部门而言，受职权范围制约，其协调能力一般只局限于传统卫生健康系统内部，包括各级卫生健康部门、医疗机构、专业公共健康机构、基层健康服务机构以及一些相关的科研机构、协会、企业等。若问题解决涉及的部门超过其协调范围，仅靠卫生健康部门自己是难以妥善协调的，必须需要更高的决策层级才能有效协调各方共同解决问题。换言之，问题解决需协调的范围越大，相应的问题解决的难度也越大。

从这个思路出发，课题组将适宜公共健康体系建设中存在问题的可解决性，大致细分为四个层次。（1）只需要卫生健康部门决策即可着手解决的问题，协调难度较低，问题解决相对"容易"。例如解决特定国家（地区）"目标设置不够科学合理，未能做到因地制宜并充分体现努力方向与先进性"的问题，主要涉及相关专业机构的技术能力，对卫生健康部门而言协调难度较低。（2）需要业务主管部门与其他相关部门共同决策才能着手解决的问题，协调难度较大，问题解决则相对"较难"。比如解决"相关部门、专业机构的人员数量尚不能满足工作开展的需要"这一问题，势必需要采取增加岗位设置等一系列措施，这就不可避免要涉及与人力资源等部门的协调，问题解决难度较大。（3）对于那些必须要政府牵头协调多部门参与配合才能解决的问题，协调难度最大，问题解决也将十分困难。例如，要解决"健康优先战略未能衍化成一系列可操作配套文件，尚未发挥规范和引导作用"这一问题，必须要靠政府牵头所有相关部门积极配合才能实现；又比如在此次新冠疫情期间实施的"外防输入、内防扩散"工作，也是在各地政府牵头下由交通、公安、新闻、教育、健康以及社区等多方共同努力才得以实现的。（4）若是有些问题即使政府与相关部门共同努力也难以短时期内解决，比如国家（地区）经济发展落后导致政府财政收入不足，或是问题解决遇到关键技术瓶颈等，这些问题则属于不可解决的范畴。

表6—4是课题组从卫生健康部门视角出发确认的2017年上海市慢

性病预防控制领域存在问题的可解决性。从表中可见，在上海这个特定区域内分析，这 21 类问题中并没有不可解决的问题，但均需要卫生健康部门协调不同能级和范围的其他部门，其中有 10 类问题至少需要多个部门联合才能有效解决，有 11 类问题必须要政府牵头多部门参与才可能有效解决。也就是说仅凭目前卫生健康部门难以得到有效的解决，必须通过政府牵头各相关部门共同努力才有可能实现慢性病预防控制领域的有效治理。仔细分析表 6—4 不难发现，这些问题虽然对于卫生健康部门而言解决起来十分困难，但对于上海市的决策者来说应属于容易解决的类别。

表 6—4　2017 年上海市慢性病预防控制领域存在问题的
可解决性分析（对卫生健康部门）

序号	问题描述	问题范畴	解决问题的决策层级	可解决性
1	健康优先战略未能衍化成一系列可操作的法律、法规、政策、规划和措施等，尚未发挥规范和引导作用（问题 1）	社会环境—政治	政府牵头多部门参与	困难
2	相关部门、专业机构、其他组织等履行慢性病预防控制职能所需的资源投入还未得到优先保证（问题 2）	社会环境—经济	政府牵头多部门参与	困难
3	未见出台相关法律与地方性法规，慢性病预防控制法律体系仍不完备（问题 3）	社会环境—法律	政府牵头多部门参与	困难
4	慢性病预防控制法律规制缺乏刚性约束力，不能够使相关部门、专业机构等有效落实规定和要求（问题 4）	社会环境—法律	政府牵头多部门参与	困难
5	慢性病预防控制的价值未能得到社会各方尤其是政府及相关部门决策者和执行者的广泛认可（问题 5）	社会环境—文化	政府牵头多部门参与	困难
6	相关部门、专业机构人员数量尚不能满足工作开展的需要（问题 6）	资源配置—人力	多部门联合	较难
7	激励机制不能有效保障人员积极性和稳定性，人才流失问题长期存在（问题 7）	资源配置—人力	多部门联合	较难
8	财力投入不足以维持相关部门、机构等的有效运行（问题 8）	资源配置—财力	政府牵头多部门参与	困难

续　表

序号	问题描述	问题范畴	解决问题的决策层级	可解决性
9	更新制度执行不力，不能保障物力提供的可持续性（问题9）	资源配置—物力	多部门联合	较难
10	日常工作中，协调机制（机构）难以统筹协调相关部门与专业机构有效发挥作用（问题10）	组织体系、管理运行	政府牵头多部门参与	困难
11	相关部门和机构的慢性病预防控制职责不清晰或难以考核（问题11）	组织体系、管理运行	政府牵头多部门参与	困难
12	涉及慢性病预防控制工作的支撑部门缺乏相应评价标准，发展战略与规划难以有效落实（问题12）	管理运行	政府牵头多部门参与	困难
13	机构和人员激励机制未充分以公众慢性病预防控制需要为导向（问题13）	管理运行	多部门联合	较难
14	慢性病预防控制服务尚不能满足公众的健康需要（问题14）	功能服务	多部门联合	较难
15	目标设置未能广泛体现公众的健康需要（问题15）	关注具体任务	政府牵头多部门参与	困难
16	政府未能准确收集并把握公众的健康需要（问题16）	把握公众需要	政府牵头多部门参与	困难
17	未能根据公众的健康需要实时动态调整功能服务，提供适宜慢性病预防控制服务（问题17）	把握公众需要	多部门联合	较难
18	慢性病风险因素监测网络不健全，不能准确识别主要风险因素，掌握本底情况（问题18）	把控健康风险因素	多部门联合	较难
19	尚不具备慢性病主要风险变化趋势的及时预测预警能力（问题19）	把控健康风险因素	多部门联合	较难
20	未能及时采取降低和消除主要慢性病风险的有效干预和控制措施（问题20）	把控健康风险因素	多部门联合	较难
21	尚未针对慢性病预防控制措施的干预控制效果建立有效评估机制（问题21）	把控健康风险因素	多部门联合	较难

四、问题优先序位

明确了问题的重要性、严重性和可解决性，选用特定的方法就能够综合确定问题的优先顺序。毫无疑问，序位靠前的有着被视为关键问题的科学基础。需要注意，问题可解决性具有"一票否决"的地位，对于短期内不可解决的问题，将不纳入问题优先序位分析；对于可解决的问题，则主要通过问题严重性与重要性两方面综合确定问题的优先序位。课题组将结合上海市慢性病预防控制领域建设中存在的问题，重点介绍优先指数法和四象限法两种综合分析优先顺序的方法。

（一）优先指数法

优先指数法，是通过对问题重要性和严重性指数进行标化然后加权，依据得到的综合优先指数（R）明确问题优先序位的方法。优先指数（R）的计算步骤如下：（1）针对问题系统，对问题原始严重程度和重要程度进行归一化处理，分别得到问题系统的严重性指数（S）和重要性指数（I）；（2）分别计算严重性指数（S）和重要性指数（I）的变异系数（CV_S和CV_I）；（3）通过变异系数计算两种指数的归一化权重（W_S和W_I）；（4）通过权重逐一对每个问题的两种指数S_i和I_i进行加权，得到优先指数（R_i），进而确定问题的优先序位。计算公式如下：

计算归一化权重：

$$W_S = \frac{CV_S}{CV_S + CV_I} \; ; \; W_I = \frac{CV_I}{CV_S + CV_I}$$

计算问题的优先指数：

$$R_i = S_i \times W_S + I_i \times W_I$$

表6—5是运用优先指数法确认的上海市慢性病预防控制领域存在问题的优先顺序。从表中可见，依据优先指数，"慢性病预防控制相关部门的职责不清晰或难以考核"排在第一位，"慢性病预防控制服务尚不能满足公众的健康需要"排在第二位。据此，可以初步确认上海市慢性病预防控制领域的关键问题，是除了业务主管部门外，其他"相关部门和机构等的慢性病预防控制职责不清晰或难以考核"。

表6—5   2017年上海市慢性病预防控制领域存在问题的优先指数分析

序号	问题描述	Si（%）	Ii（%）	Ri（%）	优先排序
1	相关部门和机构的慢性病预防控制职责不清晰或难以考核（问题11）	5.29	19.12	16.29	1
2	慢性病预防控制服务尚不能满足公众的健康需要（问题14）	3.01	14.94	12.48	2
3	目标设置未能广泛体现公众的健康需要（问题15）	4.06	7.03	6.42	3
4	未能根据公众的健康需要实时动态调整功能服务，提供适宜慢性病预防控制服务（问题17）	4.12	7.03	6.42	3
5	尚不具备慢性病主要风险变化趋势的及时预测预警能力（问题19）	5.83	5.05	5.24	5
6	慢性病风险因素监测网络不健全，不能准确识别主要风险因素，掌握本底情况（问题18）	5.58	5.05	5.20	6
7	未能及时采取降低和消除主要慢性病风险的有效干预和控制措施（问题20）	5.83	4.83	5.00	7
8	日常工作中，协调机制（机构）难以统筹协调相关部门与专业机构有效发挥作用（问题10）	5.06	4.83	4.86	8
9	健康优先战略未能衍化成一系列可操作的法律、法规、政策、规划和措施等，尚未发挥规范和引导作用（问题1）	6.25	4.40	4.79	9
10	尚未针对慢性病预防控制措施的干预控制效果建立有效评估机制（问题21）	6.24	3.74	4.21	10
11	相关部门、专业机构、其他组织等履行慢性病预防控制职能所需的资源投入还未得到优先保证（问题2）	6.25	2.86	3.59	11
12	相关部门、专业机构人员数量尚不能满足工作开展的需要（问题6）	3.44	3.30	3.32	12
13	激励机制不能有效保障人员积极性和稳定性，人才流失问题长期存在（问题7）	3.98	3.08	3.29	13

序号	问题描述	Si（%）	Ii（%）	Ri（%）	优先排序
14	财力投入不足以维持相关部门、机构等的有效运行（问题8）	2.43	3.52	3.29	13
15	慢性病预防控制法律规制缺乏刚性约束力，不能够使相关部门、专业机构等有效落实规定和要求（问题4）	6.25	1.76	2.72	15
16	慢性病预防控制的价值未能得到社会各方尤其是政府及相关部门决策者和执行者的广泛认可（问题5）	4.35	1.98	2.49	16
17	涉及慢性病预防控制工作的支撑部门缺乏相应评价标准，发展战略与规划难以有效落实（问题12）	4.85	1.54	2.19	17
18	未见出台相关法律与地方性法规，慢性病预防控制法律体系仍不完备（问题3）	3.61	1.76	2.17	18
19	政府未能准确收集并把握公众的健康需要（问题16）	4.63	1.54	2.13	19
20	机构和人员激励机制未充分以公众慢性病预防控制需要为导向（问题13）	4.16	1.54	2.05	20
21	更新制度执行不力，不能保障物力提供的可持续性（问题9）	4.78	1.10	1.85	21

（二）"四象限"法

"四象限"法，顾名思义，是使用二维坐标系的象限概念为工具，对问题的优先性进行聚类分析的方法。课题组选用问题"重要""不重要"为横轴，以问题"严重""不严重"为纵轴，形成"重要且严重的问题、重要而不严重的问题、严重而不重要的问题、既不严重也不重要的问题"四个象限的二维坐标系（见图6—1）。对于严重性与重要性分类的标准，可通过所有问题的平均归一化指数来确定，也可借助专家咨询等方法确定，或直接运用聚类分析的方法进行聚类。

在四个分类中，"重要且严重的问题"，表示该问题既对体系产生了严重的危害也会对健康治理目标实现产生重要影响，应该予以优先解决。"重要但不严重的问题",表示对体系目标实现会产生重要影响但目前并未产生严重危害,需要政策制定者予以重点关注,以防问题恶化。"严重但不重要的问题",表明问题严重但不会直接对体系目标实现产生重要影响,在条件允许的情况下也应予以解决。对于"不重要也不严重的问题",往往不会上升为关键问题,也不需要优先解决。理论上,这四个分类问题的优先解决顺序为:重要且严重的问题>重要但不严重的问题>严重但不重要的问题>既不严重也不重要的问题。

图6—1所示,为课题组运用聚类分析的方法,形成的上海市慢性病预防控制领域存在问题优先性的"四象限"分析结果。结果显示,上海市慢性病预防控制领域的问题系统中,重要且严重的问题有1个,即表6—1中的问题11"相关部门和机构的慢性病预防控制职责不清晰或难以考核";重要但不严重的问题有1个,为问题14"慢性病预防控制服务尚不能满足公众的健康需要",严重但不重要的问题有10个,不严重也不重要的问题有9个。以此分析为基础,按照这四类问题的优先级,可以初步排列问题的优先顺序,即:〈问题11〉>〈问题14〉>〈问题1、2、4、10、12、16、18、19、20、21〉>〈问题3、5、6、7、8、9、13、15、17〉。后续只需要在每一类内部对问题的解决优先性进行比较(如使用优先指数法),即可获得问题系统整体的优先序位。从以上结果可以初步确认,上海市慢性病预防控制领域的关键问题是"相关部门和机构的慢性病预防控制职责不清晰或难以考核",此结果与优

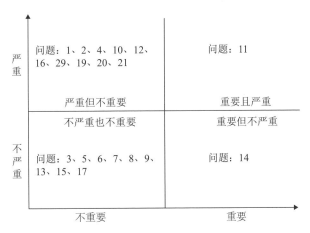

图6—1 2017年上海市慢性病预防控制领域存在问题优先性的"四象限"分析

先指数法所得结果一致。

在初步确认问题优先顺序的基础上，为保证研究结果的合理性、客观性和现实性，还需运用各种定性定量方法多重论证，尤其是组织利益相关方对问题的优先顺序进行论证。

以上海市慢性病预防控制领域为例，课题组在初步确认关键问题为"相关部门和机构的慢性病预防控制职责不清晰或难以考核"之后，组织上海相关的政策决策者、执行者、研究者，对问题的优先顺序尤其是关键问题进行了意向论证，结果显示至少 93.2％利益相关者认可问题的优先顺序，以及"相关部门和机构的慢性病预防控制职责不清晰或难以考核"是慢性病预防控制领域的关键问题。提示在上海，如果期望提升慢性病预防控制领域的适宜程度，需优先解决职责不清晰或难以考核的问题。

第二节　关键问题带来的危害

按照健康系统宏观模型所提示的原理和思路，公共健康体系的问题都不是孤立存在的，问题与问题之间存在复杂的相互作用与相互联系。因此，体系的关键问题不可避免地会对体系的其他方面乃至体系整体带来危害，甚至是严重危害。

完善或强大公共健康体系，需要在解决关键问题基础上，消除或减缓其带来的危害。本节的重点仍是以上海慢性病预防控制领域为例，首先是确认关键问题带来的危害，其次是定量明确危害的严重程度，为后续的关键问题预测预警尤其是前瞻治理提供基础。

一、关键问题的危害与相互关系

在上篇第二章对于"健康系统宏观模型"的介绍中，已然清楚模型由不同的子模构成，子模可以由不同的概念和维度解释，子模之间有着明确的相互影响的关系。

那么一个特定体系的关键问题，必然通过这样的关系带来其他的一系列问题，且这些问题就在评价时已经被系统梳理清晰的"问题系统"

之中。对上海市的慢性病预防控制领域而言，分析关键问题和前述其他20类问题之间的从属关系，就可以系统确定关键问题与其他问题之间的影响关系，从而明确关键问题带来的危害。这一思路同样适用于任何特定国家（地区）的特定公共健康体系。同时也提示研究者对特定国家（地区）特定公共健康体系的问题确认应系统全面。

（一）系统搜寻关键问题的危害

所谓的搜寻关键问题带来的危害，首先须明确其思路、步骤和方法。从关键问题所在子模概念出发，遵循健康系统宏观模型的影响路径，就能逐步寻找到关键问题的危害，从而实现对关键问题危害的全面把握，具体步骤如下。

1. 确定关键问题在模型中的位置

比对关键问题与健康系统宏观模型"子模—概念"之间的对应关系，就能明确关键问题在宏观模型中所处的位置，即坐落于哪一个子模中，对应了哪一个概念。

上海市慢性病预防控制领域的关键问题，"相关部门和机构的慢性病预防控制职责不清晰或难以考核"，在适宜公共健康体系评价标准中对应"组织体系"要素的"分工明确"定位，定位于健康系统宏观模型的"结构—组织"子模。

2. 利用模型的影响关系寻找危害

进一步参照健康系统宏观模型中不同子模之间存在客观的影响关系，就能够逐步寻找被关键问题影响的子模、产生的问题及其危害。

上海慢性病预防控制领域关键问题，既然在慢性病预防控制中，相关部门的职责不清晰或难以考核，那么对这些相关部门来说，慢性病预防控制工作就属于可做可不做的范畴，不做也无法考核和追究责任。那么，"日常工作中缺乏协调，难以统筹协调相关部门围绕慢性病预防控制形成合力"（组织子模）就是很现实的情况；适宜的财力、人力就很可能是奢想，从而出现"财力投入不足以维持相关部门、专业机构等的有效运行"（资源—财力）、"人员数量不足难以满足慢性病预防控制工作开展"（资源—人力）、"激励机制效果不佳人才流失问题长期存在"

（资源—人力）等问题在所难免。"监控、评价、激励等机制不健全且落实困难"的问题（行政子模）出现也就并不奇怪了。

上述这些体系内结构子模的问题，必然影响和危及慢性病预防控制服务的提供。所以"慢性病预防控制服务尚不能满足公众的健康需要"（服务过程），进而引发"尚未能准确收集并把握公众的健康需要""未能根据公众的健康需要实时动态调整功能服务"（人群需要）等问题出现，并最终造成"上海市慢性病预防控制领域适宜程度不高""慢性病预防控制效果欠佳"（系统结果）等问题和危害。

3. 归纳总结关键问题带来的危害

经过系统搜寻，就能够全面地把握体系关键问题所带来的危害。进一步归纳总结，并精确界定危害的表现与影响，能够形成关键问题的危害清单。

表6—6是课题组搜寻、归纳并确认的上海市慢性病预防控制领域关键问题的危害清单（2017年）。从表中可见，"相关部门和机构的慢性病预防控制职责不清晰或难以考核"，将给上海慢性病预防控制领域的适宜程度，带来17类不同程度的危害，涉及体系的结构—过程—结果等多个方面。毋庸置疑，消除或缓解关键问题，也即明确相关各方的慢性病预防控制职责，应能够有效带动体系整体的完善和适宜程度的提高，达到纲举目张的效果。

表6—6 2017年上海市慢性病预防控制领域关键问题的危害清单

危害序号	危害描述	所属子模—概念
1	相关部门、专业机构的人员数量尚不能满足工作开展的需要	资源—人力
2	激励机制不能有效保障人员积极性和稳定性，人才流失问题长期存在	资源—人力
3	财力投入不足以维持相关部门、专业机构等的有效运行	资源—财力
4	更新制度执行不力，不能保障物力提供的可持续性	资源—物力
5	日常工作中，协调机制（机构）难以统筹协调相关部门与专业机构有效发挥作用	组织—协调

续　表

危害序号	危害描述	所属子模—概念
6	管理与监控机制尚不能严格约束并切实影响相关方的行为	行政—管理与监控机制
7	涉及慢性病预防控制工作的支撑部门缺乏相应评价标准，发展战略与规划难以有效落实	行政—计划与评价机制
8	机构和人员激励机制未充分以公众慢性病预防控制需要为导向	行政—协调与激励机制
9	慢性病预防控制服务尚不能满足公众的健康需要	服务过程—可及性
10	政府未能准确收集并把握公众的健康需要	人口需要—准确识别
11	未能根据公众的健康需要实时动态调整功能服务，提供适宜慢性病预防控制服务	人口需要—动态调整
12	慢性病风险因素监测网络不健全，不能准确识别主要风险因素，掌握本底情况	健康风险因素
13	尚不具备对慢性病主要风险变化趋势的及时预测预警能力	健康风险因素
14	未能及时采取降低和消除主要慢性病风险的有效干预和控制措施	健康风险因素
15	尚未针对慢性病预防控制措施的干预控制效果建立有效评估机制	健康风险因素
16	慢性病预防控制领域适宜程度不高	系统结果
17	慢性病预防控制效果欠佳	系统结果

（二）确定"关键问题—危害"的影响关系链

知道了关键问题，明确了关键问题的危害，如果进一步按照健康系统宏观模型中子模—子模之间的逻辑联系，梳理"关键问题—危害"之间的直接和间接影响关系，就可以得到这是"关键问题—危害"的影响关系链。关系链的获得，将为后续定量确认关键问题的危害奠定坚实的基础。

图6—2为上海慢性病预防控制领域"关键问题—危害"的影响关系示意图。通过对关键问题危害的系统分析，已经明确"部门职责不清晰不可考"带来了结构—过程—结果层面的多个危害。

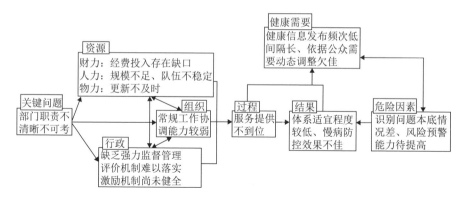

图6—2 上海市慢性病预防控制领域"关键问题—危害"的影响关系

从图6—2中可见，"部门职责不清晰不可考"在"结构"层面直接带来了资源、组织与行政三个子模的危害，同时资源、组织与行政三者之间存在的相互影响关系，更加剧了彼此危害的形成。首先，人力、财力部门的慢性病预防控制职责不清晰、难以考核，带来了当前慢性病预防控制领域的财力（经费投入存在缺口）、人力（数量不足、队伍不稳定）、物力（不能及时更新）资源配置不合理。其次，多部门职责不明确，使得组织体系中慢性病预防控制日常工作的协调同样受到了影响，除传统卫生健康系统内部的4类业务部门（机构）外，日常工作中支撑部门难以协调统一。此外，慢性病预防控制领域管理运行机制的设置也受到了影响，一方面由于各方慢性病预防控制职责不清晰不可考核，相应的考核、评价与激励缺少量化依据，不可避免会带来强力监督管理的缺失、评价标准难以落实、激励机制不健全等问题；另一方面，由于资源配置不合理、各方工作不协调，各方慢性病预防控制职能本就缺少充分落实的条件，在此情况下若是加强了考核评估，无疑是给自身套上"枷锁"，这也降低了各方主动完善考核、评价激励等机制的积极性。

体系"结构"决定"过程"，体系组织、资源、行政等方面的不足，直接影响了体系服务提供能力，造成慢性病预防控制服务提供不到位的问题，进而影响了识别慢性病预防控制本底、预测预警的能力以及把握公众需要的连续性。而"过程"决定"结果"，上述这些影响，最终在"结果"层面造成体系适宜程度较低、慢性病预防控制效果不佳等结果。

通过对"关键问题—其他问题—系统结果（危害）—健康结果（危

害)"影响关系链的梳理，可以更为直观地反映关键问题对上海市慢性病预防控制领域适宜程度的影响与作用，根据其可以定量分析关键问题对体系适宜程度影响的严重程度。

二、关键问题的影响与严重程度

政策制定者和研究者如果期望准确地把握关键问题的危害程度，可以进一步定量分析并确认危害的严重程度，为后续预测预警关键问题提供数据基础。定量把握关键问题带来的危害，一般从两方面测算：一是测算关键问题所带来各类危害的严重程度；二是测算关键问题对体系整体的适宜与否带来的危害程度。

（一）逐一明确危害的严重程度

有了前述各章的基础，逐一定量判断关键问题带来的危害，从思路、步骤和方法角度而言，是水到渠成的事。当问题的严重性知道了，适宜体系的具体定位界定了，适宜与否的标准也明确了，就可以确定具体定位或问题的现况与适宜标准之间的差距即定量的危害程度，差距越大说明危害越严重。

课题组已经对全国 34 个省级行政区、大陆 32 个省会城市和计划单列市、国际上有代表性的 10 个国家和 10 个全球城市的传染病预防控制、慢性病预防控制、妇女保健、儿童保健、精神健康、突发应急领域及公共健康体系总体，进行了系统评价，获得了每个具体定位的定量适宜程度现况，只要通过计算适宜程度现况与适宜标准之间的差距，即可逐一定量明确每个危害的严重程度。

表 6—7 是课题组运用上述思路、步骤和方法，确定的 2017 年上海市慢性病预防控制领域关键问题各类危害的严重程度。从表中可见，这 17 类危害中有 11 类危害的严重程度超过 60％，甚至有危害严重程度达到 84.9％，表明受关键问题"相关部门和机构的慢性病预防控制职责不清晰或难以考核"的影响，上海慢性病预防控制领域的很多方面距离适宜仍有很大差距。

表6—7　2017年上海市慢性病预防控制领域关键问题的危害的严重程度

序号	关键问题的危害	对应指标	严重程度（%）
1	相关部门、专业机构的人员数量尚不能满足工作开展的需要	人力资源规模的适宜程度	46.8
2	激励机制不能有效保障人员积极性和稳定性，人才流失问题长期存在	人力资源有效激励的程度	54.1
3	财力投入不足以维持相关部门、专业机构等的有效运行	财力资源投入总量的适宜程度	33.0
4	更新制度执行不力，不能保障物力提供的可持续性	物力资源更新的及时程度	65.0
5	日常工作中，协调机制（机构）难以统筹协调相关部门与专业机构有效发挥作用	日常工作协调的权威程度	68.8
6	管理与监控机制尚不能严格约束并切实影响相关方的行为	管理与监控机制的可行程度	79.1
7	涉及慢性病预防控制工作的支撑部门缺乏相应评价标准，发展战略与规划难以有效落实	评价体系中敏感指标的覆盖程度	66.0
8	机构和人员激励机制未充分以公众慢性病预防控制需要为导向	激励机制的覆盖范围	56.5
9	慢性病预防控制服务尚不能满足公众的健康需要	服务功能与公众需要匹配程度	40.9
10	政府未能准确收集并把握公众的健康需要	政府等把握公众需要的程度	62.9
11	未能根据公众的健康需要实时动态调整功能服务，提供适宜慢性病预防控制服务	根据公众需要动态调整的程度	56.0
12	慢性病风险因素监测网络不健全，不能准确识别主要风险因素，掌握本底情况	对公共健康具体任务及影响因素的识别程度	75.8
13	尚不具备对慢性病主要风险变化趋势的及时预测预警能力	预警公共健康具体任务的程度	79.2
14	未能及时采取降低和消除主要慢性病风险的有效干预和控制措施	提出干预措施的程度	79.2

序号	关键问题的危害	对应指标	严重程度（%）
15	尚未针对慢性病预防控制措施的干预控制效果建立有效评估机制	开展干预效果评估的程度	84.9
16	慢性病预防控制领域适宜程度不高	慢性病预防控制领域整体适宜程度	69.6
17	慢性病预防控制效果欠佳	慢性病预防控制效果的适宜程度	63.8

（二）明确关键问题对体系整体的危害程度

关键问题带来的具体危害，最终将反映为体系适宜与否的系统结果。关键问题越严重，带来的具体危害越大，则特定国家（地区）的特定公共健康体系（如慢性病预防控制领域）距离适宜标准的差距也将越大。

因此，在明确了每个危害的严重程度的基础上，可以通过衡量特定的公共健康体系的适宜程度现况与标准的差距来综合表达，进而分析关键问题对特定公共健康体系整体适宜程度带来的危害。分析的方法很多，如回归分析、路径分析等。

课题组采用的是回归分析，以特定公共健康体系的不完善程度作为因变量，关键问题及其产生危害的严重程度为自变量（先以主成分分析消除自变量之间共线性影响），构建回归方程，分析关键问题对体系整体适宜程度的影响。进而通过回归系数计算弹性系数，即关键问题每上升（下降）10%，将带来多大程度的体系不完善程度上升（下降），定量表达关键问题对体系适宜程度的危害。

通过分析上海市慢性病预防控制领域，得到关键问题"部门职责不清晰不可考"对体系整体适宜程度的偏回归系数为0.233，弹性系数为1.53，表示部门职责不清晰不可考核问题的严重程度每上升（下降）10%，会使体系整体的不完善程度上升（下降）15.3%。这表明若解决或减缓"相关部门和机构的慢性病预防控制职责不清晰或难以考核"这一关键问题，上海市慢性病预防控制领域走向适宜的步伐将未来可期。

而解决这个关键问题，对上海市决策者而言应该不是太大的难题。

第三节　关键问题的预测预警

曲突徙薪、未雨绸缪，公共健康体系强调预防为主、防患于未然。对体系关键问题的潜在风险进行预测预警，是实现前瞻治理的前提，从而最大限度减少风险和危害。本节重点即是在明确公共健康体系的关键问题及危害的基础上，进一步明确其演变趋势，开展关键问题的预测与预警，其中预测是预警的基础。

一、关键问题的预测

应用适宜公共健康体系评价标准和信息平台，对特定国家（地区）的特定公共健康体系的关键问题，能够简易获得每年的回顾性数据。在年份足够多的数据基础上，通过时间序列分析预测关键问题未来的演变和发展趋势，对成熟的政策研究者而言，并不存在技术难点。明确的是若不采取干预措施，关键问题将如何演变和转归。

图6—3是2000—2017年上海市慢性病预防控制领域的职责明确程度状况。从图中可见，上海市慢性病预防控制部门的职责明确程度并不是一成不变，而是缓慢上升的，只是上升的幅度较小，且直至2017年为止职责的明确程度评分仅为281.4分（满分1000分）。线性趋势预测所得的关键问题的演变趋势表明，若不采取任何干预措施，10年后至2027年，上海市慢性病预防控制部门职责明确程度将从2017年的281.4分上升至361.6分，问题的严重程度将从71.9%下降至63.8%（自身减少11.2%）。这种缓慢的演变趋势，毫无疑问不符合上海市的地位和发展要求。

根据前述关键问题严重程度与体系整体不完善程度的量化关系（弹性系数=1.53），结合对关键问题变化趋势的测算，可以进一步预测：在不加干预的情况下，关键问题经过10年自然演变，能够使体系整体适宜程度与适宜标准的差距，在2017年基础上缩小17.1%。这样的自然转归是否符合上海市地位以及百姓与决策者的期望，决定着关键问题是否进入政策议程。

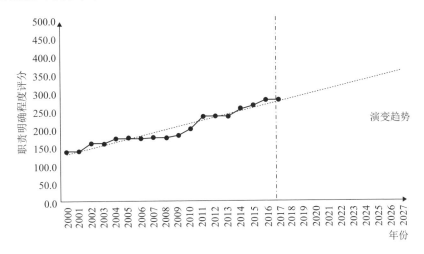

图 6—3   上海慢性病预防控制领域关键问题自然趋势预测

二、关键问题的预警

关键问题的自然演变趋势，当然并不是一成不变的，会随着外部环境、体系结构的变化而变化。因此需要对其演变趋势的严重程度进行持续的观测，以达到预警的目的。

课题组借鉴突发公共健康事件预警等级划分，根据预测的体系适宜程度与标准的差距大小划定了关键问题的预警等级（见表 6—8）。例如，（1）若预测结果显示，五年后某地公共健康体系适宜程度距离标准的差距在 20% 以内，则可以认为关键问题演变趋势的风险等级较低（蓝色），暂时可以不予以干预；（2）若预测结果显示，五年后某地公共健康体系适宜程度距离标准的差距在 20%—40%，则可以认为关键问题风险等级一般（黄色），但需要予以持续关注以免风险提升；（3）若五年后差距达到 40%—60%，则可以认为关键问题风险等级较重（橙色），应针对性开展干预以防关键问题恶化严重影响体系建设；（4）若五年后差距仍然在 60% 以上，则可以认为关键问题风险等级严重（红色），应立即采取措施予以干预。

表6—8　公共健康体系关键问题预警等级划分示例

风险等级	预警标识	预警标准
Ⅰ（风险较低）	蓝色	5年后体系适宜程度距离标准差距0—20％
Ⅱ（风险一般）	黄色	5年后体系适宜程度距离标准差距20％—40％
Ⅲ（风险较高）	橙色	5年后体系适宜程度距离标准差距40％—60％
Ⅳ（风险严重）	红色	5年后体系适宜程度距离标准差距60％以上

　　运用以上方法可以对上海市慢性病预防控制领域关键问题的转归进行预警，根据前面的测算结果，2017年上海市慢性病预防控制领域整体适宜程度距离适宜标差距为69.6％；5年后至2022年，体系整体适宜程度与标准的差距将因关键问题自然演变逐步降低至64.0％。根据以上预警等级划分，关键问题的风险处于严重等级，应有针对性地对关键问题展开干预，以加速上海适宜慢性病预防控制领域的建设。

李　力　徐凌忠　沈群红　龚朝晖　徐天强　郝　超
于明珠　王磐石　张　瑜　汪　华　郝　模

第七章

适宜公共健康体系的治本策略

高价值政策源于科学制定，需要在众多的问题中确认关键问题（重点、抓手），更需要针对关键问题寻找到影响因素、根源和形成机制。知晓影响因素能够推导一系列的治标策略，也即"头痛医头、脚痛医脚"的对症措施；明确了根源方能研制治本策略；而掌握了问题的形成机制则能顺利研制标本兼治的策略。

本章继续依据课题组主要成员原创的"高价值政策制定程序"中"政策问题根源分析程式""政策方案研制程式"所展示的思路、步骤和方法，[①] 结合课题组非典后全国疾病预防控制（以下简称"疾控"）体系建设研究结果，[②] 展示如何确认关键问题的根源与形成机制，研制体系完善的治本策略方案，以及预测治本策略的实施效果等。

第一节　关键问题的根源与形成机制

通常只要条件允许，医生总是愿意针对病因和发病机制采用标本兼治的治疗方案。政策根源分析即是针对特定问题，运用公认的科学方法和逻辑步骤，定性定量确定其根源和影响因素，并在厘清"问题—根源—影响因素—危害"之间关系基础上，明确问题的形成机制，为寻找

[①] 郝模主编：《卫生政策学》（第 2 版），人民卫生出版社 2013 年版，第 68—122 页。
[②] 郝模、于竞进、于明珠等：《〈重塑中国疾病预防控制体系政策研究〉课题概述》，《卫生研究》2005 年第 34 卷第 1 期，第 1—4 页、9 页。

治本和标本兼治策略打下基础。

一、关键问题的影响因素

在关键问题确认阶段，我们已经获得了丰富的信息，如关键问题所处的位置、问题系统中各问题的严重与重要程度，以及问题之间的相互关系等。关键问题影响因素的搜寻过程，与寻找关键问题危害类似，同样以健康系统宏观模型的思路与原理为指导，在问题系统中展开，只是搜寻的方向相反。

另外，在特定的公共健康体系内，一个问题可以是其他问题的影响因素、危害乃至根源，存在着一因多果、多因多果和多因一果。所以，关键问题的影响因素或根源，通常也是体系中存在的问题。如果在体系的问题确认阶段能够做到系统与全面，也即"穷尽"了问题，那对关键问题影响因素的搜寻，只需在确认的问题系统范围内进行即可。

（一）确定关键问题在模型中的位置

如何确定关键问题在健康系统宏观模型中的位置（坐落于哪一个子模中），其思路步骤和方法，已经在关键问题危害确认部分作过详细介绍，这里不再重复。

非典后，课题组确认了中国疾控体系存在的关键问题是"疾控功能难以切实落实到位"。[①] 比对健康系统宏观模型中的"子模—概念"可知，这一问题位于模型的"服务过程"子模中，表现为疾控体系提供的服务不能满足社会的需要，可以运用"服务过程"子模中的服务可及性概念进行解释：服务能力与需要的脱节。

服务能力与需要的脱节主要有两种形式：一是服务能力与需要的绝对脱节，即疾控的服务能力远远低于社会对这类公共产品的需要；二是服务能力与需要的相对脱节，即疾控机构所提供的服务类型发生偏移，并非社会所最迫切需要的。事实上，即使时至今日，这两种形式的脱节

---

① 于竞进、于明珠、段勇等：《论证中国疾病预防控制体系的首要问题》，《卫生研究》2005年第34卷第1期，第8—9页。

依旧普遍存在。

（二）根据模型影响关系搜寻影响因素

依据健康系统宏观模型中子模间的逻辑关系，在关键问题所在的子模，以及那些能够影响关键问题的子模中，逐步寻找能够影响关键问题的概念（指标），即能系统确认关键问题的影响因素。关键问题"疾控功能难以切实落实到位"影响因素的系统搜寻过程如下。[①]

1. 寻找直接相关因素

"疾控功能难以切实落实到位"的直接相关因素可从"过程子模"中的"服务利用"概念中引出。随着中国宏观经济改革的进程，疾控机构呈现的鲜明特征之一，是一部分容许收费的准公共乃至非公共产品进入了原来疾控机构工作范畴，即所谓的"有偿服务"。这使得疾控机构的收入与提供"有偿服务"量和收费产生了直接的联系，因此，增设能增加收益的项目可以有效增加机构收入。当这种现象常态化，就意味着疾控机构的目的、目标、范围、内容、方法等出现了"修正"，甚至可以说功能出现了偏废。在机构内"重有偿服务轻无偿服务""重收益多科室（项目）轻收益少科室（项目）"就在情理之中了，这种轻重缓急也必然影响疾控体系和微观机构的人力、物力和财力安排，甚至形成相应的管理侧重，也使得疾控机构内部部门之间、职工之间出现收入差异，并在不同层次的疾控机构之间出现直接的利益竞争。据此，总结关键问题的直接相关因素：在追求有偿服务的前提下，增设能增收项目、注重有收益科室、竞争有收益范围（过程子模）。

2. 寻找促发因素

中国疾控机构均为政府办的"全额补贴机构"，理论上不应该存在"追逐有偿服务"的现象，因为这么做，疾控机构将承受巨大的社会压力。有理由相信，如果没有强有力的促发因素，这种总体违反常规的运作过程是不可能出现的，至少不可能演化为关键问题。进一步分析能够影响服务过程的结构子模与概念，将能得到关键问题的促发

---

① 郝模、傅鸿鹏、邵晶晶等：《社会互动：疾控功能难以落实作用机制模型的逻辑推论》，《中国卫生资源》2001年第34卷第1期，第13—18页。

因素。

在总体上出现违反常规的运作过程，必然与体系运作机制存在的问题相关：要么是机制本身（结构—行政子模）存在缺陷，要么是机制操作过程（过程子模）发生问题，要么是两者均存在问题。机制概念中，包括筹资与补偿机制、管理与监控机制、计划与评价机制，以及协调与激励机制。结合国内的普遍报道，发现机制本身的问题主要存在于筹资与补偿机制的不完善。[①] 其他三类机制则主要与补偿机制操作过程发生的问题有关。

问题出现在 20 世纪 80 年代，疾控机构由原来的政府全额拨款变成通过下列两条途径的补偿形式：财政投入（A）、有偿服务收费（B）。通过有偿服务收费来补偿，难度相对较高且规范压力巨大，如果 A 途径（财政投入）畅通的话，没有任何一家疾控机构愿将精力过多地放在 B 途径（有偿服务收费）上。因此，上述服务过程中"追求有偿服务"的倾向性行为，之所以会成为社会关注问题，必然是 A 途径（财政投入）阻塞而 B 途径（有偿服务收费）仍然有一线希望。进一步分析发现，中央和地方财政对卫生事业的投入相对萎缩（结构—资源子模），政府财政投入部分已经从原有能基本补偿疾控目标达成所需的人力、物力和管理消耗，演变为仅仅只能保障 50％左右的人力成本的局面。这留给疾控机构的管理人员简单的选择，要么机构生存发展面临危机，要么拓宽宏观政策"容许"的补偿途径（有偿服务），以弥补机构的人力、物力和管理消耗。为了生存与发展，疾控机构不得不"追求有偿服务"，出现"增设能增收项目、注重有收益科室、竞争有收益范围"等现象也在所难免。因此，沿着筹资与补偿机制的思路，关键问题的促发因素包括：财政对疾控机构投入量相对萎缩（结构—资源子模）、疾控机构补偿变成财政投入与有偿服务并存（结构—行政子模）。目前类似的报道依然频频出现。

总体违反常规的运作过程能长此以往，表明疾控机构运作过程中的管理与监控机制、计划与评价机制以及协调与激励机制等存在严重缺

---

① 吴延风、刘俊、郝模等：《医疗费用内部结构调整与各方受益分析》，《中华医院管理》1995 年第 11 卷第 9 期，第 562—563 页。

陷。一方面，如果疾控机构与其他相关部门之间存在有效调控机制的话，就不会出现补偿机制扭曲、疾控功能难以落实等问题，且其严重程度当能控制在极小的范围内。因此可以肯定社会总体的协调与激励机制尚不完善（结构—行政子模）。另一方面，如果业务部门内部这类机制完善并严格操作的话，上述问题也可以制约在一定范围，但是疾控体系的总体萎缩是必然代价，因为解决补偿机制扭曲这一问题，已超出卫生健康部门及专业机构本身的能力范围。由此，疾控包括卫生系统内有两种可能性：一是机制是完善的但并没有操作，没有严格要求或缺乏监控；二是机制不完善也无所谓严格操作（结构—行政子模）。客观结果就表现为对疾控机构追求补偿行为的默许。

鉴于结构子模在外部子模的规范下演变，因此在外部子模可以搜寻到更深层次的影响因素。比如，机制问题直接带来三个层次的疾控服务伦理问题：一是出现"权力寻租""乱收费、乱摊派和乱罚款"等问题；二是个人借助固有权力滋生出的一些腐败现象；三是以上两类问题与上述过程形成恶性循环时，疾控机构管理的重点发生了转变，机构本身的生存变成了头等大事，怎么让职工多一点收入成了工作的重要议题，服务的质量保障因此出现空缺。

这种导向下，短期内存在有限疾控资源的浪费，从中长期演变过程来说，疾控资源的无效配置则是必然结果。所以，"投入不足与资源浪费并存"的矛盾在疾控体系中出现也就不足为怪了。受其影响，疾控服务的可及性、公平性和适宜性下降，服务效率、质量和服务效果的降低等问题难以避免，疾控功能的组织、提供和需求三方之间的长期脱节必然发生（人口需要子模）。费用的不断增长，与服务数量、层次、质量和态度的不断下降形成对比，引起社会各方对疾控体系的不满（社会环境子模）。对疾控体系的信任程度在降低，这又进一步促成了社会总体对卫生事业的重视程度不够，客观上加剧政府投入的不足。

虽然一直强调"预防为主"、政府财政投入向防保、基层和农村倾斜，但鲜见落到实处。即使到了社会改革进程迅速演进的今天，社会对健康系统提出了明确的期望，而疾控事业的发展仍在恶性循环中难见突破性进展。总体而言，种种因素导致疾控体系所提供服务与公众的需要之间出现脱节（人口需要子模），这加剧了社会各方对疾控体系的不满

（社会环境子模），同时这些促发因素客观上又促成了财政进一步的投入不足（结构—资源子模），形成恶性循环。

（三）对得到的影响因素进行总结归纳

总结归纳搜寻到的影响因素，基本可以确定关键问题影响因素的边界，做到从"理论"上没有遗漏，可形成关键问题的影响因素列表。表7—1为21世纪初中国疾控体系关键问题与影响因素列表，因素涉及外部环境—结构—过程多个方面。

表7—1　21世纪初中国疾控体系关键问题与影响因素列表

问题描述	问题/因素分类	所属子模—维度
疾控功能难以切实落实到位	关键问题	过程—服务可及性
机构追求有偿服务，增设能增收项目、注重有收益科室、竞争有收益范围	直接相关因素	过程—服务利用
财政对疾控机构投入量相对萎缩	促发因素	结构—资源
疾控机构补偿变成财政投入与有偿服务并存	促发因素	结构—行政
社会总体的协调与激励机制尚不完善	促发因素	结构—行政
没有严格要求或缺乏监控	促发因素	结构—行政
疾控服务的提供与需要长期脱节	促发因素	人口需要
社会各界对疾控的不满与指责加剧	促发因素	社会环境

二、关键问题形成的根源

不同的影响因素对关键问题的发生发展所起的作用也不尽相同，有些影响因素的消除能够快速缓解问题的严重程度，但由于产生问题的源头仍在，关键问题仍然可能继续恶化；有些影响因素是关键问题形成的根源，解决这些问题可以从源头截断关键问题发生发展的动力，进而逐步根除关键问题。因此有效解决问题的关键在于在众多影响因素中找到关键问题的根源。

依据健康系统宏观模型中各子模间的逻辑关系，可以梳理各影响因素与关键问题的关系，形成"影响因素—关键问题"之间的关系链。以关系链为主线，可以发现某些影响因素在关系链中处于起始位置，对关键问题的产生起到重要影响，这类因素可视为关键问题的根源。也就是说若能够消除或缓解这些因素，上述关系链就难以维系，进而可从源头上遏制关键问题的发生与发展。

遵循上述思路和步骤，课题组确认了 21 世纪初中国疾控体系"功能难以切实落实到位"这一关键问题的根源，[①] 主要包括两个方面：一是"政府的筹资职能缺位"，表现为投入总量不足和投入方式低效，这导致政府投入非常有限，以 2003 年可比价格计，全国 3147 个疾控机构合计缺口 64.98 亿元；二是"政府管理职能缺位"，表现为在政府筹资职能缺位、投入不足的情况下，政府允许疾控机构采用自筹资金的筹资机制，最终导致有偿服务成为各级疾控机构的工作重点。

三、关键问题的形成机制

确认问题根源之后，可以对"关键问题—问题根源—影响因素"之间关系进行系统全面的表达，即构建关键问题的形成机制理论模型。

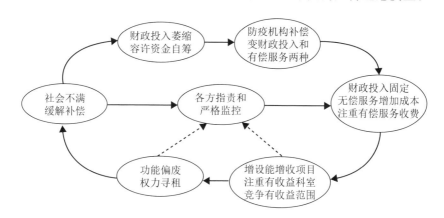

图 7—1 21 世纪初中国疾控体系"疾控功能难以切实落实"的形成机制模型

如图 7—1 所示，是课题组研制的 21 世纪初中国疾控功能难以切实落实的形成机制模型，[①] 该模型的基本内涵和解释如下。

---

① 张光鹏、于竞进、于明珠等：《中国疾病预防控制体系公共职能偏废的根源分析》，《卫生研究》2005 年第 34 卷第 2 期，第 133—135 页。

20 世纪 80 年代前，各级卫生防疫机构（其后改为疾控机构）作为卫生防疫（疾控）公共产品的提供者，一直为全额拨款的事业单位。但是，随着财政投入的相对萎缩，使得疾控机构功能运转和人员开支难以维持。对此，81.1％的各方人员赞同。20 世纪 80 年代以来，政府逐步放开有关资金自筹的政策，允许疾控机构开展有偿服务。这一做法在国际上极为罕见，使得疾控机构的补偿形式从单一的政府拨款，变成"政府财政投入和有偿服务收费"补偿形式（同意率 81.1％）。这也使得相当部分的公共产品沦落为准公共产品乃至个人消费的商品（同意率 96.0％）。

财政拨款占疾控机构支出的比重越来越小。从 1997 年到 2001 年，财政投入占疾控机构业务支出比重从 46.7％下滑至 40.3％，约相当于人头费。中国的疾控机构靠服务收费勉强维持着生存，并支撑 42％左右的公共职能（同意率 96.8％）。

面对渐进萎缩的财政投入，疾控机构提供的公共产品越多，财务收支缺口越大；有偿服务项目设置和开展得越多，则业务收入就越多，财务收支缺口越小。追求"有偿服务"成为疾控机构维持生存而不得不走的补偿途径（同意率 98.1％）。因此，在政策允许范围内，疾控机构很自然地在拓宽有偿服务方面投入了相当多的精力和热情，而对投入不足的公共产品项目仅限于完成指令性任务，并且难以保证质量和数量，形成"重有偿服务轻无偿服务、重收益多服务轻收益少服务"的现象，导致功能偏废。2000 年调查各方意向的同意率为 64.8％，而 2004 年调查各地各级疾控机构同意率达到 90.9％。

靠服务收费来养公共产品，这一做法在理论上是一悖论，其结果必然导致公共职能难以落实到位或流于形式。捉襟见肘的补偿，无法合理配置完成目标所需的人力、物力和组织资源，以致疾控的目的、目标、范围、内容、方法、质量等，难以满足社会需求（同意率 99.4％）。有的疾控机构中，有偿服务收入占总收入的比例已高达 93％，公共产品正在逐步沦为现实中的个人消费品（同意率 84.3％）。

同时，疾控机构有偿服务与政府机关和事业单位的创收类似，带有利用固有的权力换取经济收益的特征，难以避免地出现下列消极影响：乱收费、乱摊派和乱罚款（同意率 60.1％）；内部不同部门出现收入差异（同意率 91.5%）；不同层次机构之间出现利益竞争，上一级疾控机构利用权力将利益多的有偿服务留给本机构（同意率 83.1%）；工作效率和协调效果降低（同意率 93.5%）；基层疾控工作难以落实（同意率 97.4%），以至于疾控机构形象大跌（同意率 90.3%）。

非典后加强疾控体系建设，大致将投入不足问题从 6 成降到了 3 成，成效是明显的，但是其关键问题尤其是关键问题的形成机制依旧存在，只是其中的影响因素出现了一些变化。

四、形成机制的定量论证

确立关键问题的根源与形成机制理论模型后，可以进一步构建定量模型，对关键问题的根源及形成机制进行量化验证。

（一）构建关键问题形成机制的定量模型

根据构建的"关键问题—问题根源—影响因素—危害"形成机制理论模型，寻找（构建）合适的指标（公式）逐一对模型中的各类因素、问题进行量化表达，形成定量模型。这一过程需考虑数据的可获得性，并使量化表达尽可能反映问题的实际情况。在此基础上，通过比对现实数据的实际值与公式推导值的差距，可以模拟验证定量模型的稳定性与拟合效果。

课题组由此构建了中国疾控体系"疾控功能难以落实到位"这一关键问题的根源与形成机制定量模型，[①] 可以定量表达财政投入萎缩严重程度、疾控机构有偿服务收入、疾控机构对有偿服务重视程度等。

表 7—2 是课题组运用定量模型所得的有偿服务理论推导值，与全国疾控机构总体实际值之间的模拟验证结果。从表中可见，两者的差异很小，极值差距也仅仅在 ±11% 以内，说明了构建的定量模型对现实的拟合效果很好。

---

① 李鹏翔、马安宁、江泳等：《中国疾控功能难以切实落实的作用机制定量模型》，《中国初级卫生保健》2001 年第 15 卷第 9 期，第 10—12 页。

表 7—2　1986—1997 年全国平均每疾控机构有偿服务
收入的公式推导值与实际值的比较

年份	实际值（万）	公式推导值（万）	（推导值—实际值）/ 实际值（%）
1986	5.4	5.3	−1.9
1988	15.4	13.8	−10.4
1990	24.1	23.9	−0.8
1992	38.3	39.7	3.7
1994	73.7	78.2	6.1
1995	102.9	105.3	2.3
1996	119.1	117.1	−1.7
1997	139.0	141.7	1.9

（二）定量论证关键问题的形成机制模型

课题组结合 21 世纪初全国疾控机构的总体数据，运用"中国疾控功能难以切实落实的形成机制定量模型"揭示的规律，模拟论证并定量确定了政府财政对疾控机构投入萎缩及其严重程度、疾控机构对有偿服务重视程度，以及疾控机构有偿服务收入膨胀归因等。[①]

1. 定量验证影响因素的严重程度

定量验证疾控财政投入不足及其严重程度。表 7—3 是根据定量模型计算出的 1986—1997 年政府对疾控机构应承担的投入额、财政相对萎缩额和财政实际投入与理论应该投入的比值。从表中可见，1988 年前，全国疾控机构的财政投入相对其所从事的无偿服务未见明显不足或缺口很小，然而到 1997 年财政投入的缺口达到了平均每个机构 37.6 万元—47.4 万元。财政实际投入占应承担的比例也从 1986 年的96.2%—97.9%，降到 65.6%—70.7%。可见从 20 世纪 80 年代中期以来，财政对疾控机构的投入存在相对萎缩的现象。这与意向调查的结果完全一致，77.6% 的被调查者认为，政府对疾控事业的投入是不足的，导致了

---

① 李鹏翔、虞国良、倪莹青等：《运用全国疾控机构数据模拟论证疾控功能难以切实落实模型》，《中国初级卫生保健》2001 年第 15 卷第 9 期，第 13—15 页。

疾控机构总收入构成失衡、功能偏废和政府影响力减弱等问题。82.9%的疾控机构工作人员认为政府财政投入的相对萎缩，使得疾控机构功能落实和人员开支难以维持。

表 7—3　1986—1997 年全国平均每疾控机构财政投入平均萎缩状况

年份	财政投入（万元）	财政应该承担的金额（万元）		财政投入萎缩额（万元）		财政实际投入占应该承担的比例（%）	
		低限	高限	低限	高限	低限	高限
1986	18.8	19.2	19.5	0.4	0.8	96.2	97.9
1988	23.1	21.2	22.3	—1.8	—0.7	103.2	108.6
1990	24.4	29.2	30.8	4.8	6.4	79.2	83.6
1992	29.5	43.4	45.8	13.9	16.3	64.5	68.0
1994	65.0	87.7	92.9	22.7	28.0	69.9	74.1
1995	73.6	99.9	107.4	26.3	33.8	68.6	73.6
1996	81.5	104.7	113.2	23.2	31.7	72.0	77.8
1997	90.4	127.9	137.8	37.6	47.4	65.6	70.7

2. 定量验证影响因素与关键问题的关系

进一步运用定量模型，课题组分析了 21 世纪初疾控机构对有偿服务的重视程度，以验证财政投入不足与疾控机构追求有偿服务的关系。

（1）疾控机构有偿服务的收支比。根据确认的公式可以计算有偿服务的收支比，结果显示中国疾控机构的有偿服务的收支比历年均大于1.0，在 1.3—1.7（见表 7—4）。提示了在财政投入不足的情况下，疾控机构的有偿服务是弥补缺口的有效途径；或者说在财政投入一定的情况下，疾控机构注重有偿服务、注重有收益的项目应该是很自然的行为。

表 7—4　1986—1997 年全国疾控机构有偿服务收支情况

年份	有偿服务收入（万元）	有偿服务支出（万元）		有偿服务收支比（收入/支出）	
		低限	高限	低限	高限
1986	5.4	3.3	3.6	1.49	1.65
1988	15.4	10.4	11.5	1.34	1.48

年份	有偿服务收入（万元）	有偿服务支出（万元）		有偿服务收支比（收入/支出）	
		低限	高限	低限	高限
1990	24.1	15.4	17.0	1.41	1.56
1992	38.3	22.8	25.2	1.52	1.68
1994	73.7	50.2	55.4	1.33	1.47
1995	102.9	70.4	77.9	1.32	1.46
1996	119.1	80.3	88.8	1.34	1.48
1997	139.0	93.6	103.5	1.34	1.49

（2）疾控机构业务支出中有偿服务所占比重的变化。有偿服务支出占疾控机构业务支出的比重（最大值为 1.00），从 1986 年的 0.18—0.20 上升到 1997 年的 0.48—0.53；相应无偿服务支出的比重从 0.80—0.82 下降到 0.47—0.52（见表 7—5）。可见疾控机构的业务工作重心往有偿服务上转移的趋势，说明"在财政投入一定的情况下，疾控机构注重有偿服务、注重有收益的项目应该是很自然的经济行为"的推论是客观现实，这种行为进一步演变的话，必然导致疾控机构"重有偿轻无偿"甚至功能偏废。

表 7—5　1986—1997 年全国疾控机构有偿服务与无偿服务在业务支出中的比重

年份	有偿服务支出/业务支出 $X_{有偿}$		无偿服务支出/业务支出 $X_{无偿}$	
	低限	高限	相对于 $X_{有偿}$低限	相对于 $X_{有偿}$高限
1986	0.18	0.20	0.82	0.80
1988	0.36	0.40	0.64	0.60
1990	0.41	0.45	0.59	0.55
1992	0.44	0.49	0.56	0.51
1994	0.41	0.45	0.59	0.55
1995	0.46	0.51	0.54	0.49
1996	0.49	0.54	0.51	0.46
1997	0.48	0.53	0.52	0.47

意向调查结果也支持上述论点，64.8% 的被调查者认为疾控机构

"重有偿轻无偿、重收益多轻收益少"的现象已经形成趋势。74.1％的
疾控机构的被调查者认为，疾控机构在内部人员配置上，往往侧重那些
有服务收费的部门和收益高的部门，而忽视无服务收费部门和收益差的
部门。

（3）有偿服务收入对于补足财政投入缺口的作用。有偿服务收入
对疾控机构的补偿作用在逐年上升，有偿服务收入占总收入的比重从
1986 年的 22.3％上升到 1997 年的 57.9％（见表 7—6）。快速增加的
有偿服务收入，大多是用于补足财政投入相对萎缩的部分，如 1997
年疾控机构 70.3％—78.6％的有偿服务收入是用于补足财政投入
缺口。

表 7—6　1986—1997 年全国疾控机构有偿服务收入对于补足财政投入缺口的作用

年份	有偿服务收入（万元）①	有偿服务收入/总收入（％）②	为补偿财政投入缺口疾控机构需获得的有偿服务毛收入（万元）③		占有偿服务收入的比重④（％）④＝③/①	
			低限	高限	低限	高限
1986	5.4	22.3	1.2	0.8	22.2	14.8
1988	15.4	38.2	－1.5	－5.4	－9.7	－35.1
1990	24.1	48.2	11.4	11.6	47.3	48.1
1992	38.3	53.5	23.8	26.5	62.1	69.2
1994	73.7	51.3	59.5	68.8	80.7	93.4
1995	102.9	56.3	73.3	81.9	71.2	79.6
1996	119.1	57.2	65.5	68.0	55.1	57.1
1997	139.0	57.9	97.7	109.0	70.3	78.4

这一方面说明了财政投入萎缩是疾控机构追求有偿服务的根源，另
一方面也说明了有偿服务的开展在弥补财政投入缺口。67.3％的被调查
者认为，有偿服务规模的扩大，使得疾控机构经费上的压力在一定程度
上得到缓解。相当程度上，这种替代掩盖了财政投入不足问题的严重性
和解决问题的迫切性，使得政府投入不足带来的问题难以在短期内得到
解决，形成恶性循环并导致功能偏废。

3. 定量论证关键问题根源的作用

财政投入不足是疾控机构有偿服务收入膨胀的根源，但不可否认，作为相对独立的经济实体，疾控机构也有追求自身利益最大化的内在动机。因此，课题组对"疾控机构有偿服务膨胀"的责任作了归因分析，即政府财政投入不足的责任，或疾控机构自身的责任，两者孰轻孰重。归因分析结果见表7—7。

从表中可见，至1997年，有偿服务收入增长（扣除物价因素），归因于弥补财政投入萎缩的部分高达77.0%—86.1%，远远大于疾控机构追求自身利益的13.9%—23.0%。由此，进一步证实了财政投入萎缩是导致疾控机构有偿服务膨胀的主要原因。

表7—7　1988—1997年扣除物价因素后各年相对于1986年
有偿服务膨胀的各方责任

年份	财政责任（%）		疾控机构自身责任（%）	
	低限	高限	对应财政低限	对应财政高限
1988	0.0	0.0	100.0	100.0
1990	56.2	57.1	43.8	42.9
1992	70.1	78.0	29.9	22.0
1994	91.0	105.1	9.0	−5.1
1995	79.2	88.6	20.8	11.4
1996	61.1	63.3	38.9	36.7
1997	77.0	86.1	23.0	13.9

第二节　体系完善的治本策略

依据关键问题的根源与形成机制，可以推导并形成解决问题的治本策略乃至标本兼治策略。本节将侧重介绍如何推导治本策略思路和配套措施，并论证其可行性。

一、明确策略思路

完善公共健康体系的重点，在于解决关键问题及其带来的危害，而治本策略思路是如何解决关键问题及危害的基本设想，也是策略研制的开端。

（一）推导治本策略思路模型

经过关键问题确认、问题根源分析等分析过程，已经得到"问题根源—影响因素—关键问题—问题危害"的形成机制与动态关系。以此为基础，可以反向推导关键问题治本策略和标本兼治策略思路。如图7—2所示，是解决中国疾控体系的关键问题"疾控功能难以切实落实到位"的治本策略思路模型。[①]

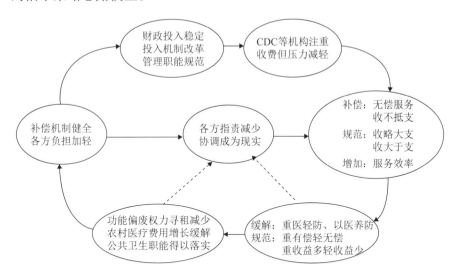

图7—2　重塑中国疾控体系的治本策略思路模型

从图7—2中可知，重塑中国疾控体系的突破口是政府筹资职能到位，具体要明确政府的筹资水平、现有资金缺口和具体的投入方向。同

---

① 邵晶晶、于竞进、于明珠等：《论证中国疾病预防控制体系公共职能偏废的治本策略》，《卫生研究》2005 年第 34 卷第 2 期，第 135—137 页。

时，政府还应增加对疾控工作的投入适宜性，拓宽各种投入渠道，如政府财政加大投入、已有财政对卫生的投入向防保转移支付、医疗保险和合作医疗经费与防保工作挂钩、乡村一体化管理中将乡镇卫生院统筹村卫生室的收入提留用于防保考核、药品收入按比例用于防保考核等，以增加疾控功能中无偿服务部分的投入幅度，解决政府的筹资职能缺位。

另外，改变现有的财政拨款和各种投入的方式，按服务数量和质量进行拨款，使原有"无偿服务项目"获得足够的补偿和激励，这将有利于提高卫生防疫人员从事"无偿服务项目"的工作积极性，确保政府投入的效率。同时，在投入适宜和稳定的基础上，针对目前存在的管理职能缺位的现况，明确政府对公共产品的组织职能，加强和完善政府对中国疾控工作的规范化管理，在机制和体制上提高管理效率。

在体现了政府对预防保健工作的重视和投入适宜性基础上，采取相应措施规范和明确有偿服务项目范围，调整各级疾控机构的有偿服务利益，卫生防疫机构当不会激烈反对。在有偿服务得以规范、无偿服务能获得足够补偿的基础上，社会整体的重医轻防、重有偿服务轻无偿服务、重收益多服务轻收益少服务等一系列消极现象可得到切实缓解，公共职能偏废问题亦有望得到解决。如果上述措施得到落实，在补偿机制逐步完善并形成制度保障的基础上，社会各方对疾控机构的信任程度增加，疾控机构的生存和发展环境得以改善，各部门间的协调即能变成现实，公共职能切实落实就不是遥不可及的奢望，疾控工作当能步入良性循环。

与上述突破口思路相配套，重塑中国疾控体系还必须明确界定中国疾控机构应该承担的公共职能，并设定切实履行这些公共职能所需要的人力配置和物力配置（仪器设备），才能使政府财政投入有的放矢、落到实处。在确保人力、物力、财力到位的基础上，还需改革中国疾控体系现有的管理体制，稳妥处理非公共产品服务，完善疾控机构工作职能规范，并予以切实落实。

对于上述思路，参与调查的各地各级疾控机构持相同观点的占95.0%—100.0%，东、中、西各地及省、市、县各级疾控机构之间无显著性差异。

(二) 定量论证治本策略思路

课题组对现实中"财政投入模式""有偿服务模式""财政投入与有偿服务混合模式"建立了相应的Cobb－Douglas生产函数，以定量表达不同模式的投入产出和效率的差异，并运用现实数据（1997年）进行了模拟（见表7—8）。[①] 以此定量论证切实落实疾控功能政策思路以及提高财政投入效率的标准。

从表7—8可见，在全国总体和各类不同地区的疾控机构中，现有人力和资本要素，如果按有偿服务模式配置，其效率平均为按财政投入模式配置的7.18倍，在大城市最高达11.06倍。城市规模越小和农村经济水平越低，效率比逐渐减小，四类农村最低但有偿服务模式效率也为财政投入模式2.60倍。如果取消有偿服务，按照目前财政投入模式运作，要使得疾控机构达到有偿服务模式的高效率，平均每家疾控机构需要的财政投入量高达667.1万元。这个费用是目前财政投入量的7.18倍，很明显财政将无法承受如此高额的费用。毫无疑问，将目前疾控机构的两种补偿途径改为由财政重新包断的设想，是否具备现实意义值得关注。

在全国总体和各类不同地区的疾控机构中，现有人力和资本要素，如果按有偿服务模式配置，其效率平均为按混合模式配置的2.61倍。如果视有偿服务模式中的两大问题——"重有偿轻无偿使得疾控机构的功能有所偏废，以及有偿服务在目前尚缺乏规范"为洪水猛兽，从而限制有偿服务在目前的状况，同时又想按照目前财政投入模式运作，要使得疾控机构达到有偿服务模式的高效率，平均每疾控机构需要的财政投入量也高达236.0万元。这个约为目前财政投入量2.61倍的费用，大概也是政府财政不愿意承受的。

即使是将疾控机构、现有人力和资本要素，按混合模式配置，其效率也将是按财政投入模式配置的2.75倍。这说明有偿服务补偿渠道的出现，将传统、僵化和缺乏激励作用的疾控机构财政包断的运作效率提

[①] 郝模、尹爱田、汤真等：《中国切实落实疾控功能政策思路的定量模型》，《中国初级卫生保健》2001年第15卷第9期，第22—24页。

高了 2.75 倍。如果取消有偿服务，靠财政以现有方式投入来达成这种效率，大致每家疾控机构至少得投入 236.0 万元，这个数字也是有偿服务为政府财政投入减轻的负担。

所以，下列改革将具有理论和现实双重意义的：增加对疾控预防保健工作的投入适宜性，并拓宽投入渠道，按 1997 年标准使得全国疾控机构平均投入增加 37.6 万元—47.4 万元，在此基础上，改变现有的财政拨款和投入的方式，按服务数量和质量进行拨款（即按市场运作法则，相当于政府代表全体居民向疾控机构购买疾控服务的形式），使原有无偿服务项目获得足够补偿和激励，有可能将规模报酬从现有的 0.99 提升到 1.14，也就是说能够使得 128.0 万元—137.8 万元/机构的政府投入发挥 236.0 万元的效率。

同时，采取相应措施规范有偿服务，调整各级疾控机构之间的有偿服务利益。在有偿服务得以规范、无偿服务能获得足够补偿的基础上，前述的一系列消极现象可得到切实缓解，疾控功能可望切实落实。

表 7—8　财政投入、有偿服务与混合模式的效率差异定量比较

地区别	有偿/财政效率比[a]	财政理想投入（万元）[b]	有偿/混合效率比[a]	混合理想投入（万元）[c]	混合/财政效率比[a]
全国	7.18	667.1	2.61	236.0	2.75
大城市	11.06	2440.2	3.23	713.2	3.42
中城市	6.82	727.1	2.54	270.9	2.68
小城市	6.46	507.4	2.41	194.1	2.61
一类农村	6.58	450.7	2.50	171.4	2.63
二类农村	5.42	227.3	2.27	95.0	2.39
三类农村	4.35	152.4	2.03	71.2	2.14
四类农村	2.60	71.7	1.56	43.2	1.66

　　a. 表中三个效率比分别代表：有偿服务效率与财政投入、有偿服务效率与目前混合效率、目前混合状态下与财政投入的效率差异。
　　b. 如果取消有偿服务，按照目前财政投入模式运作，要达到有偿服务模式高效率，需要的财政投入量。
　　c. 如果限制有偿服务，同时按照目前财政投入模式运作，要达到有偿服务模式高效率，需要的财政投入量。

二、研制配套措施

治本策略思路的实现，必须配套相应可操作的具体措施，从而形成一整套可操作的策略方案。研制策略思路的配套措施，可以从标本兼治策略思路模型中所涉及的各类因素入手。由此，课题组研制了解决"疾控体系功能难以切实落实到位"治本策略思路的配套措施。[①] 若能够按步骤有效落实下列配套措施，应当可以根治疾控公共职能缺位，重塑中国疾控体系，有 98.7％疾控机构支持这一观点。

需要注意的是，以下措施的研制是在非典之后，以 21 世纪初的数据为基础的，相应的观点与支持率主要反映了当时的现实状况，但其中逻辑思路与推论结果时至今日依然有效，对于新冠肺炎疫情后中国疾控体系建设仍具有指导与借鉴意义。具体的配套措施包括如下 7 个方面。

（一）明确政府责任是前提

鉴于公共产品的非排他性特征，虽然成本低、效果好，但是，市场条件下无人愿意提供。因而，疾控公共职能的筹资、组织、管理乃至提供等，政府责无旁贷（同意率 100.0％）。如前所述，疾控公共职能缺位的根源，是政府对公共产品的筹资和管理职能缺位。因此，期望根治疾控公共职能缺位的前提，是政府对疾控工作的重视（同意率 100.0％），即明确疾控的公共产品性质，而疾控机构承担的职能是政府社会公共职能，提供的是纯社会公益性服务（同意率 99.4％）。

（二）加大对疾控机构的投入

在政府重视的前提下，能否扭转疾控公共职能缺位，成败在于政府能否承担起相应的筹资职能，形成对疾控机构的适宜投入（同意率 98.7％）。经测算，按 2003 年可比价格，适宜投入的最低标准为全国每年约需在原有投入基础上追加 65.0 亿元常规维持经费（指人员经费、

---

① 王伟成、于竞进、于明珠等：《重塑中国疾病预防控制体系的改革步骤》，《卫生研究》2005 年第 34 卷第 2 期，第 130—132 页。

公务费、业务费和培训费等，未计基本建设、设备购置、修缮等），原有投入和追加投入总计 104.0 亿元。按测算的公共职能人力配置标准的159086 人计，人均每年 6.6 万元，其中人员经费占 53.6%。同样，疾控机构履行职责，完成各项具体工作，按改革后的人员编制标准，财政需要投入的经费为：省级疾控机构平均每名职工每年为 9.8 万元，市级为 7.0 万元，县级为 5.9 万元，包括人员经费、公务费、业务费和培训费等。各地需要按各地人均 GDP 进行调整。对此，77.1%—83.6% 的样本疾控机构持相同观点。如果期望测算 2020 年所需投入额，需要按2003 年标准增加 17 年的贴现率（每年 7%）即可。

（三）保证对基层疾控工作的投入

对疾控体系中城乡基层网络的建设，包括城镇地区的社区卫生服务机构和农村地区的乡村两级卫生机构等（同意率 98.7%）。研究发现，适当增加投入对基层防保工作的效果十分显著（同意率 98.7%）。考虑地区和投入成本的差异，适宜的经费投入标准为每万人口 5.0 万元—12.0 万元，全国需 65.0 亿元—156.0 亿元。上述经费，可从"拓宽各种投入渠道"获得，如政府财政适当加大对基层的投入、开征烟草税专项用于疾控；已有财政对卫生的投入向防保转移支付；合作医疗经费与防保工作挂钩；乡村一体化管理中的统筹收入进行防保考核提留；药品收入按比例用于防保考核等（同意率 90.9%）。这部分在非典之后的 17年中早已做到，但劳动人事部门 21 世纪初的薪酬制度改革，将大锅饭重新带入了疾控体系，致使效果骤减。

（四）建立稳定、适宜的投入机制，提高投入效率

政府对疾控工作的筹资职能，首先表现在投入的适宜性和稳定性，其次表现为投入的效率（同意率 97.2%）。而目前政府对疾控工作的投入在三方面均存在问题，即投入总量不足（同意率 100.0%），投入随意性大（同意率 95.5%），投入方式单一缺乏激励（同意率 99.4%）。因而，首先，需要在解决财政投入总量不足问题基础上，建立长期稳定的投入机制，形成适宜投入的制度保障，以消除投入的随意性，比如与财政支出增长水平同步（同意率 100.0%）。其次，鉴于疾控机构普遍

抱怨投入不足，以及政府对增加投入后疾控公共职能能否到位，也持相当程度怀疑态度（同意率 82.5%）。需要在投入适宜且稳定的基础上，进一步改革投入机制，如政府以按服务数量和质量购买的方式投入（同意率 93.5%）。这样，可迫使疾控机构，把追求服务收费的压力和热情逐步转移至公共产品提供上来（同意率 98.1%）。最后，通过改革投入方式，将政府投入与服务的数量和质量挂钩，也即通过挂钩一定程度上给公共产品"定价"，这样，政府代表公众购买疾控服务的过程也就是引入市场机制和理念的过程，可以提高投入效率 1 倍以上（同意率 86.9%）。

（五）改革管理体制，提高疾控机构的运作效率

比照管理学能级原理，中国各级卫生健康部门和疾控机构之间的关系，目前处于畸形状况。在大多数情况下，卫生健康部门中的疾控行政部门和疾控机构的行政级别相同，也就是说，疾控行政部门在行使管理职能时，先要通过同级别的疾控机构，然后到达疾控机构的相应管理部门，进行业务管理、服务提供与技术支持，形成罕见的"7"字形管理模式（同意率 89.1%）。这种现象，在疾控服务与卫生监督之间也同样存在，尤其是传染病的防治与监督（同意率 92.8%）。

上述关系，是管理工作中最难以协调的平级关系，同时还增加了一道管理环节，致使对公共产品的组织、管理难以形成合力，给疾控职能的落实效率带来下列问题：一是职能交叉、推诿扯皮；二是协调困难、反应迟缓；三是指挥不灵、信息不畅；机构重叠、资源浪费。对此，94.1% 的样本疾控机构有持相同观点。

因此，疾控管理体制上的低效应该予以避免，而在管理体制上打破这种"7"字形管理模式，可以增加疾控体系的管理运作效率（同意率 96.1%）。相比较而言，适宜公共健康体系遵循的是大健康理念，疾控、医保、药品和监督等职能合一，因而运作效率较高；疾控体系应实行准军事化管理，所以管理效能更高。鉴于此，特提出如下疾控体系的管理体制改革建议。

将卫生健康部门中疾控职能机构与同级疾控业务机构合二为一，形成新型的疾控机构，同时加挂"疾控局"牌子，隶属于同级卫生健康部

门，即所谓的"两块牌子、一套班子"，履行政府疾控的组织、行政管理、技术支持与服务提供等工作职能（同意率94.8%）。

在行使疾控工作的组织和管理（行政和业务）时，整合双方的管理人力和优势，以"疾控局"的形式出现。而在行使疾控工作的服务和指导时，以"疾控机构"的形式出现（同意率94.8%）。同时，为确保重大传染病的防治和监督职能的有效配合，整合后的"疾控机构"可增加传染病防治法的执法职能（同意率96.1%）。

鉴于疾控工作的战略地位和重要性，可提升"疾控局"的行政级别，由同级卫生健康部门的分管领导直接领导（同意率82.6%）。承担疾控组织管理和现场工作的岗位，执行公务员编制（或参照公务员管理）（同意率98.7%）；承担应用性研究、实验室检测分析与评价等技术支持职能的岗位，实行专业技术职称系列，按事业单位科技人员进行管理（同意率98.7%）。并可根据疾控的专业特点，设置一定比例的专业核心岗位，以稳定、吸纳优秀专业技术人员，提高疾控水平和应变能力。

以上体制，有利于统一协调管理，减少环节和矛盾，提高疾控机构的权威和工作效率，保证政令和信息畅通（同意率97.4%）；确保预防控制机构全局性任务的贯彻落实（同意率98.7%）；有利于调动管理人员的积极性，保证干部素质和人员结构（同意率98.7%）。

（六）改革劳动人事制度，吸引和稳定高素质人才

在职能明确、编制标准确定和机构效率提高前提下，重点满足疾控机构工作人员的合理待遇，通过竞争性工资和福利制度等措施，营造留住人才、吸引人才的氛围，以提高疾控人员素质（同意率100.0%）。

面对社会整体的重医轻防，以及疾控机构工作人员的经济和社会地位远低于医疗服务人员的状况，疾控机构关键技术人员，其待遇、竞争性工资和福利条件等，应该至少不低于同级医疗机构的业务骨干平均水平（同意率99.4%）。

在营造留住人才、吸引人才的环境氛围基础上，结合事业单位劳动人事制度改革，制定各级疾控机构人力的准入条件和岗位标准，明确非专业技术人员不得从事疾控的业务技术工作（同意率100.0%），按准

入条件和岗位标准（受教育程度和个人能力）择优和竞聘上岗，严格控制非专业人员进入疾控机构，稳定和吸引高素质人才（同意率99.4%），不符合准入条件和岗位标准的人员分流安排。

改变各级疾控机构现有人力素质偏低的状况，可以采取下列两种措施：一是对现有人员中不符合准入条件和岗位标准的人员，在减少振荡和保持社会稳定前提下，在非公共产品服务范围内逐步转岗分流（同意率98.0%）。二是对疾控机构新进入人员采取严格的准入制度。例如，进入国家疾控机构人力，学历要求需以研究生为主；省级学历要求需在本科及以上；市县级学历要求在大专及以上；基层疾控人员的学历要求至少在中专以上等（同意率98.7%）。

（七）规范疾控机构的有偿服务

如前所述，通过服务收费补偿政府对公共产品投入，导致政府疾控公共职能缺位和疾控机构功能错位。因此，在保证政府财政投入前提下，剥离疾控机构的"三产、门诊等非公共产品服务"，是既定的目标（同意率89.4%）。

然而，冰冻三尺非一日之寒，在论证中，全国8省180家省市县疾控机构的最大担忧是，取消有偿服务但政府财政投入不到位，导致疾控机构难以维持生计，甚至造成疾病控制体系瓦解。研究发现，95.9%样本疾控机构对政府投入到位缺乏信心。

稳妥、有序地处理疾控机构现在开展的"三产、门诊等非公共产品服务"，需要政府有效协调发展与改革、财政和卫生部门，从消除根源着手解决问题的顺序逐步改革（同意率98.7%）。这项改革，涉及公共职能定位、适宜的人力配置、适宜投入标准和现有人力留转等诸多问题（同意率96.7%），也涉及改革成本和改革潜在的振荡问题（同意率96.1%）。为确保改革的稳定推进，减少改革振荡和成本，可采取公共职能和有偿服务分别对待、财务分开和分别管理以及后勤服务社会化等措施（同意率92.2%）。

对所界定公共职能的政府投入，严格实行预算内管理。对服务收费实行收支两条线管理，用于转岗分流人员的平稳过渡（94.0%）。逐步将非公共产品服务人员和项目与疾控机构剥离（同意率92.7%），实行零基预算和项目管理。这样，可减少改革振荡，降低改革成本。如果强行取消有偿服务，解决不符合准入条件人员的转岗分流需要政府多投入37.4亿元。

第三节　治本策略的实施效果

前述分析，重在提示提升体系适宜程度的治本策略乃至标本兼治策略，是能够科学研制并发挥应有作用的。截至目前，课题组所界定的中国疾控体系关键问题及其形成机制，相当程度上仍然存在。但原本的问题根源"政府筹资职能缺位"这一问题得到了一定的缓解，关键问题的影响和危害也得到了一定程度的改善。这也是为什么近十年来，中国应对人感染高致病性禽流感、协助西非抗击埃博拉，以及应对新冠肺炎疫情中，疾控体系发挥了举足轻重作用的原因。

研制的治本策略能否达到预期效果，对适宜公共健康体系的建设作用多大，是决策者一直关心的问题。但策略和配套措施落实的程度不同，其效果也必然存在着差异。因此，在明确适宜公共健康体系建设的治本策略基础上，本节将重点介绍如何预测不同落实条件下策略实施所能达到的效果。这部分模拟预测，将以上海适宜公共健康体系建设为例。

聚焦传染病预防控制、慢性病预防控制、妇女保健、儿童保健、精神健康、突发应急 6 个领域，[①] 课题组对上海公共健康体系适宜情况进行了系统评价。经界定，上海提升公共健康体系适宜程度的关键问题，是"相关支撑部门职责不清晰、不可考"。针对该问题，课题组研制了"以'健康中国'战略为契机，明晰各部门职责分工并落实到位"为突破口的治本策略与配套措施，并对治本策略的实施效果进行了模拟预测，同时分析了上海建设适宜公共健康体系的可行性。

---

① 优先选择上述领域的理由：一是传染病预防控制、慢性病预防控制、妇女和儿童保健、精神健康、突发应急等领域是世界各国政府、社会普遍关注的重点；二是在国内上述领域的业务主管部门均为卫生健康部门。另外，妇女和儿童保健在实践工作中分别针对妇女、儿童两类人群，因此在分析时按 2 个领域分别进行。

一、治本策略实施效果及其预测模型研制

在前述"体系关键问题确认""关键问题根源分析""治本策略研制"三个阶段，已经确认了以下信息并形成了动态的定性定量关系：体系关键问题及其危害，关键问题的根源、影响因素与形成机制，解决关键问题的治本策略与配套措施。综合这些信息，遵循模型构建思路，可以构建形成治本策略潜在效果的预测模型，以反映治本策略落实程度不同对体系适宜程度的影响。

课题组设计了治本策略在三种状态下潜在效果的预测模型（见图7—3）：（1）无干预状态下的体系适宜程度的自然演变趋势；（2）治本策略和配套措施部分落实下，体系适宜程度的演变趋势；（3）治本策略和配套措施充分落实下，体系适宜程度的演变趋势。

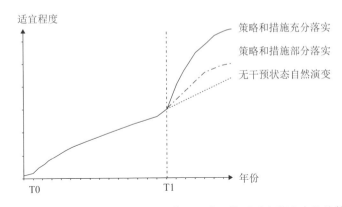

图7—3　策略和配套措施在不同落实程度下体系适宜程度变化趋势

二、建设适宜公共健康体系的可行性分析

（一）无干预状态下的自然演变趋势

无干预状况的自然演变趋势，是假设关键问题、各影响因素和问题形成机制等，按既有趋势发展下，不同时间段体系适宜程度发生的变化。观察这些变化，可以预测未采取任何干预措施，特定国家（地区）

的特定公共健康体系在特定时间点或时间段后的适宜水平，以及达成适宜标准所需的时间等。

表 7—9 是上海市的公共健康体系，在无干预状况下发展趋势的模拟结果。表中可见，突发应急（12 年）、妇女保健（14 年）、儿童保健（15 年）与传染病预防控制（19 年）四个领域，大概在 20 年内能够自然演变达到 2017 年的适宜标准；精神健康领域需经过 24 年左右才能达成 2017 年的适宜标准；而慢性病预防控制领域要达到 2017 年的适宜标准，则至少需要 41 年。随着时间的推移与城市的发展，适宜标准也必然会"水涨船高"，因此若按无干预状况下的自然演变趋势，可以说上海的公共健康体系尚不具备达到适宜的可行性。

表 7—9　无干预状况的自然演变状态下上海公共健康
各领域的体系适宜程度预测（%）

领域别	公共健康体系适宜程度与 2017 年适宜标准比值				达到 2017 年适宜标准的年份
	2021 年	2030 年	2035 年	2049 年	
儿童保健	79.2	97.8	103.2	108.2	2032
妇女保健	81.3	98.7	103.9	109.6	2031
传染病预防控制	74.1	92.1	99.6	115.0	2036
突发应急	83.9	101.0	104.1	111.0	2029
精神健康	68.1	88.9	95.1	107.8	2041
慢性病预防控制	43.0	61.2	68.6	89.4	2058

（二）治本策略与配套措施部分落实

一般而言，在现实中，治本策略与配套措施的"充分落实"是理想化的状况，更多的是处于"较好""不佳"或"中等"等，也即部分落实状态，介于"自然演变"和"充分落实"之间（见图 7—3）。

表 7—10 为上海公共健康体系仅靠卫生健康部门及专业机构努力的模拟效果。仅有卫生健康部门重视，意味着治本策略仅能在业务部门中保持有效的实施，而配套措施中需要其他相关部门支持的部分则很难保证。在这种状况下，儿童保健、妇女保健、传染病预防控制、突发应急、精神健康与慢性病预防控制 6 个领域，分别有望在治本策略落实后

7 年、8 年、8 年、8 年、11 年与 13 年内达到 2017 年适宜标准。可见这种状态下，上海构建适宜公共健康体系的速度相对较缓，是否符合上海的现实地位与发展愿景，则是决策者需要考虑的事。

表 7—10　配套措施部分落实状态下各领域达到适宜标准的模拟预测（%）

领域别	配套措施实施后不同年份公共健康体系适宜程度与 2017 年适宜标准的比值									
	4年后	5年后	6年后	7年后	8年后	9年后	10年后	11年后	12年后	13年后
儿童保健	94.6	97.1	99.5	101.6	—	—	—	—	—	—
妇女保健	85.1	90.0	94.3	98.6	102.7	—	—	—	—	—
传染病预防控制	83.5	88.4	93.0	97.2	101.4	—	—	—	—	—
突发应急	86.2	90.3	94.4	98.0	100.9	—	—	—	—	—
精神健康	71.8	76.4	81.2	85.9	90.5	94.4	97.9	101.4	—	—
慢性病预防控制	58.8	63.6	68.4	73.2	78.0	82.9	87.7	92.5	97.3	101.6

（三）治本策略与配套措施充分落实

治本策略与配套措施落实充分的假设，是为最优状态。这种状况下，意味着体制优势充分发挥，意味着各方能够通力协作，意味着"健康融万策"，也意味着落实策略的动力充足。影响该地区公共健康体系建设的关键问题、根源、影响因素和危害能够因此得到妥善解决。理论上，构成体系的各要素其适宜程度应得到最大幅度改善，体系整体的适宜程度能够得到最快速的提升，从而，体系达到适宜所需的时间相应最短。这种状况类似中国举国上下同心协力抗击新冠肺炎疫情的情景。

表 7—11 是上海公共健康体系在"政府高度重视、各相关部门鼎力支持"，治本策略和配套措施切实落实下的模拟效果。从表中可见，儿童保健有望 4 年，妇女保健、传染病预防控制、突发应急领域有望 5 年即达到 2017 年的适宜标准；精神健康和慢性病预防控制领域则有望在 7 年、8 年后达到适宜。与仅卫生健康部门重视的状况相比，各个领域达到适宜的时间普遍要提前 3 年以上。也就是说，上海的公共健康体系

是有可能通过 8 年的努力达到 2017 年的适宜标准，进一步也表明在通力协作下，上海实现健康治理体系与健康治理能力现代化是完全可行的。

表 7—11　配套措施落实充分状态下各领域达到适宜标准的模拟预测（%）

领域别	配套措施实施后不同年份公共健康体系适宜程度与 2017 年适宜标准的比值						
	2 年后	3 年后	4 年后	5 年后	6 年后	7 年后	8 年后
儿童保健	88.8	96.9	103.0	—	—	—	—
妇女保健	85.3	93.2	99.9	106.3	—	—	—
传染病预防控制	84.4	91.7	98.7	105.1	—	—	—
突发应急	85.7	92.7	99.3	104.9	—	—	—
精神健康	72.3	78.7	85.4	92.4	99.3	104.6	—
慢性病预防控制	59.6	67.6	74.3	81.0	87.9	94.9	102.1

李　力　徐凌忠　沈群红　于明珠　陈　政

施培武　张　瑜　王磐石　汪　华　郝　模

适宜公共健康体系的应用实践

围绕适宜公共健康体系建设的 10 个理论和现实难题，包括基本理论、具体定位、定量标准、任务清单，以及从适宜程度评价到找准关键问题、研制治本策略等，课题组历经五年，反复研究，得以实现。其结果能否应用于实践，既取决于与现实的拟合度，也就是能否客观反映现实；也取决于对未来趋势预测的准确度，也即照此推进是否能够取得预期效果。

为此，课题组应用这一研究结晶，选取了中国 34 个省级行政区、大陆 32 个省会城市和计划单列市、国际上有代表性的 10 个国家和 10 个全球城市的传染病预防控制、慢性病预防控制、妇女保健、儿童保健、精神健康、突发应急领域及公共健康体系总体，[①] 进行了适宜程度的系统评价，并进行了详尽的比较分析。本章从中选用中国、上海和省域三个层面的评价结果作为典型案例，展示这一研究结晶在适宜公共健康体系建设中的应用和意义。

第一节　中国公共健康体系适宜程度的评价

"预防为主""一切为了人民健康"是中国一以贯之的健康工作方针

---

① 优先选择上述领域的理由：一是传染病预防控制、慢性病预防控制、妇女和儿童保健、精神健康、突发应急等领域是世界各国政府、社会普遍关注的重点；二是在国内上述领域的业务主管部门均为卫生健康部门。另外，妇女和儿童保健在实践工作中分别针对妇女、儿童两类人群，因此在分析时按 2 个领域分别进行。

和指导思想。《"健康中国 2030"规划纲要》的推行更是将健康优先发展上升到了国家战略高度。几十年来，中国人口期望寿命、孕产妇与婴儿死亡率、健康素养等系列健康状况指标不断改善。

此次抗击新冠肺炎疫情，是对国家治理体系和治理能力的一次大考。要求既要立足当前，科学精准打赢疫情防控阻击战，更要放眼长远，总结经验、吸取教训，针对这次疫情暴露出来的问题，抓紧补短板、堵漏洞、强弱项，完善重大疫情预防控制的法制、体制和机制，健全国家公共健康体系。

当前中国公共健康体系到底达到了什么水平、具备了哪些优势、还存在哪些不足，需要明确答案。为此，课题组聚焦传染病预防控制、慢性病预防控制、妇女保健、儿童保健、精神健康和突发应急 6 个重点领域，运用适宜公共健康体系的标准与评价方法，对中国公共健康体系进行了系统评估，并选取美、英、日等 9 个国际上有一定代表性的国家作为比较对象，系统分析了中国公共健康体系的水平、优势与不足。结果显示：中国公共健康体系适宜程度在选取的 10 个国家中位列第 4，正在走上具有中国特色的适宜公共健康体系的发展之路。

一、现状与评价

（一）现实水平靠前

如表 8—1 所示，中国公共健康体系适宜度评分为 727.9 分（满分1000 分），评分在 10 个国家中位居第 4 位，高于其在人均 GDP 排序第10 位的位次。

表 8—1　2017 年 10 个代表性国家公共健康体系适宜程度

国家	体系适宜程度		经济发展水平	
	评分	排序	人均 GDP* （美元）	代表性国家排序
英国	778.6	1	39932	6
美国	777.4	2	59928	2
日本	768.3	3	38332	8

续　表

国家	体系适宜程度		经济发展水平	
	评分	排序	人均GDP*（美元）	代表性国家排序
中国	727.9	4	8759	10
澳大利亚	701.4	5	54094	3
德国	699.4	6	44681	5
法国	651.3	7	38679	7
加拿大	649.6	8	45070	4
俄罗斯	649.4	9	10751	9
新加坡	589.2	10	60298	1

　　* 数据来源：世界银行国民经济核算数据（2017 年）。https：//databank. worldbank. org/source/world－development－indicators/Series/NY. GDP. MKTP. KD.

（二）发展速度迅猛

　　中国的公共健康体系经历过天花和鼠疫等烈性传染病的肆虐，也经历了传染性非典型肺炎和人感染高致病性禽流感等新发传染病疫情的冲击，一直负重前行。由图 8—1 可见，自 2002 年起，体系建设速度迅速，适宜程度提升幅度达到 135.0％，与英国、美国的差距逐步缩小。

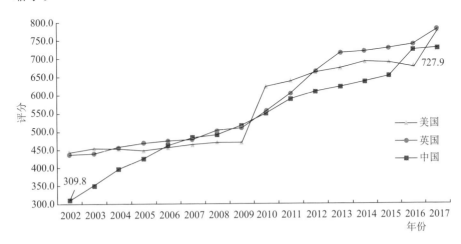

图 8—1　2002—2017 年英国、美国、中国公共健康体系适宜程度比较

（三）突发应急和传染病预防控制领域的适宜程度位居前列

在美、英、日等 10 个国家中，中国突发应急领域适宜度评分和进步幅度均居首位。传染病预防控制领域适宜度评分和进步幅度则均居第 2 位（见表 8—2）。这两个领域适宜程度的领先地位，顺应了国情和公众健康需要，为促进经济社会发展，保障国家和生命安全，提升公众的安全感、幸福感和获得感奠定了扎实基础。成功抗击传染性非典型肺炎疫情，2013 年有序应对人感染高致病性禽流感被世界卫生组织评价为"堪称典范"，2015 年"走出国门"协助西非成功抗击埃博拉，以及当前抗击新冠肺炎疫情的重大成果均是最好的例证。

表 8—2　2017 年 10 个代表性国家传染病预防控制与突发应急领域的
适宜度评分与进步幅度

国家	传染病预防控制				突发应急			
	适宜度评分	排序	进步幅度（%）*	排序	适宜度评分	排序	进步幅度（%）	排序
英国	826.4	1	44.5	9	911.1	2	141.1	4
美国	771.3	6	57.0	7	819.5	5	87.2	5
日本	815.6	3	72.8	5	910.3	3	56.6	6
中国	816.9	2	103.4	2	927.8	1	400.0	1
澳大利亚	782.8	5	62.8	6	791.3	6	51.9	9
德国	806.3	4	32.6	10	685.6	10	376.3	2
法国	658.6	10	46.5	8	725.9	7	48.4	10
加拿大	727.5	7	111.2	1	705.8	8	200.9	3
俄罗斯	660.2	9	78.0	4	857.4	4	54.4	7
新加坡	708.6	8	83.5	3	689.3	9	54.0	8

* 进步幅度（%）$= \left[\dfrac{\text{适宜度评分}_{2017} - \text{适宜度评分}_{2002}}{\text{适宜度评分}_{2002}} \right] \times 100\%$，表示指标适宜程度从 2002 年至 2017 年的进步幅度。本章后续表格中所涉进步幅度计算公式及内涵与此相同，不再特殊说明。

（四）妇女保健和儿童保健领域的适宜程度持续改善

妇女保健与儿童保健领域的体系适宜度评分，均位居 10 个代表性国家的第 2（见表 8—3），略逊于美国。尤其是两个领域均保持了持续进步，增幅分别为 47.3% 和 59.5%。

表 8—3　2017 年 10 个代表性国家妇女保健与儿童保健领域的适宜度评分与进步幅度

国家	妇女保健				儿童保健			
	适宜度评分	排序	进步幅度（%）	排序	适宜度评分	排序	进步幅度（%）	排序
英国	753.9	5	166.8	1	909.9	3	115.3	3
美国	901.1	1	81.4	7	952.7	1	73.4	6
日本	815.2	3	98.7	6	860.3	4	30.4	9
中国	859.6	2	47.3	8	924.6	2	59.5	8
澳大利亚	546.3	9	155.8	2	762.5	7	105.1	5
德国	680.9	7	102.2	5	837.3	5	115.4	2
法国	749.1	6	136.9	3	799.7	6	115.2	4
加拿大	655.4	8	40.9	9	677.1	9	67.4	7
俄罗斯	762.3	4	125.8	4	727.5	8	293.6	1
新加坡	446.8	10	21.2	10	513.6	10	24.9	10

（五）慢性病预防控制和精神健康领域的适宜程度进步明显

慢性病预防控制和精神健康领域较其他国家排序较后，分别列第 9 位和第 7 位（见表 8—4），主要是起步较晚、基础相对薄弱；但其增长态势仍较快，进步幅度均列首位。随着《健康中国行动（2019—2030 年）》的深入推进，各界高度重视，关注程度与投入力度加大，按此速度预计在此两个领域有望在"十四五"时期后进入一流行列。

表 8—4　2017 年 10 个代表性国家慢性病预防控制与精神健康领域的
适宜度评分与进步幅度

国家	慢性病预防控制				精神健康			
	适宜度评分	排序	进步幅度（%）	排序	适宜度评分	排序	进步幅度（%）	排序
英国	611.7	3	125.4	7	865.5	1	76.0	6
美国	715.5	1	107.8	9	729.4	2	74.4	8

续　表

国家	慢性病预防控制				精神健康			
	适宜度评分	排序	进步幅度（%）	排序	适宜度评分	排序	进步幅度（%）	排序
日本	663.5	2	123.4	8	658.6	5	46.3	10
中国	485.1	9	332.5	1	646.0	7	264.1	1
澳大利亚	580.6	5	194.4	6	698.7	3	75.9	7
德国	528.1	7	275.1	2	654.7	6	257.4	2
法国	591.1	4	77.8	10	557.0	9	92.0	5
加拿大	505.4	8	194.9	5	659.2	4	92.1	4
俄罗斯	530.6	6	206.2	4	642.3	8	68.2	9
新加坡	455.7	10	212.9	3	545.0	10	215.6	3

二、特色与优势

中国公共健康体系经过多年发展，已具备诸多优势，并在一定范围和领域形成了自己的特色，这些也成为公众健康的有力保障。

（一）政府高度关注健康

在纳入评价的 108 项公共健康任务中，中国公共健康体系的关注范围达到 83.3%，列第 4 位，仅比排名第 1 的日本低 7.6%（见表 8—5）。突发应急、儿童保健领域全面关注，传染病预防控制、妇女保健领域关注的范围达 90.0% 以上，上述 4 个领域在 10 个代表性国家排序均居首位。

表 8—5　2017 年 10 个代表性国家公共健康具体任务的关注范围

国家	公共健康具体任务的关注范围（%）							总体排序
	传染病预防控制	慢性病预防控制	妇女保健	儿童保健	精神健康	突发应急	总体	
英国	78.8	68.2	90.0	100.0	100.0	100.0	81.8	7
美国	88.5	81.8	80.0	100.0	100.0	100.0	88.7	2

国家	公共健康具体任务的关注范围（%）							总体排序
	传染病预防控制	慢性病预防控制	妇女保健	儿童保健	精神健康	突发应急	总体	
日本	90.4	90.9	80.0	100.0	81.8	100.0	90.2	1
中国	90.4	50.0	90.0	100.0	90.9	100.0	83.3	4
澳大利亚	78.8	72.7	80.0	100.0	100.0	100.0	82.3	6
德国	90.4	72.7	90.0	100.0	100.0	100.0	87.8	3
法国	73.1	86.4	70.0	100.0	81.8	100.0	81.0	8
加拿大	80.8	68.2	60.0	87.5	81.8	100.0	77.6	9
俄罗斯	88.5	68.2	80.0	87.5	90.9	100.0	83.3	5
新加坡	75.0	63.6	40.0	87.5	72.7	100.0	71.3	10

（二）健康优先氛围基本形成

《"健康中国2030"规划纲要》是引导健康领域各项事业发展的纲领性文件，也是政府对健康优先发展的庄重承诺。该文件进一步强调了"预防为主"的基本原则，在"优化健康服务、建设健康环境""支撑和保障措施"等方面对公共健康体系提出了新的具体要求，明确提出了"健康融入所有政策"，并制定了一系列促进措施。健康发展战略的优先程度评分为776.4分（见表8—6），显示中国已初步具备良好的政策环境，健康优先氛围基本形成。

表8—6　2017年10个代表性国家健康发展战略的优先程度与
法律法规框架的完备程度

国家	健康发展战略的优先程度		法律法规框架的完备程度	
	评分	排序	评分	排序
英国	1000.0	1	882.4	5
美国	1000.0	2	1000.0	1
日本	964.6	3	1000.0	1
中国	776.4	10	882.4	5

续　表

国家	健康发展战略的优先程度		法律法规框架的完备程度	
	评分	排序	评分	排序
澳大利亚	811.7	9	882.4	5
德国	929.3	5	882.4	5
法国	811.7	8	1000.0	1
加拿大	941.1	4	882.4	5
俄罗斯	823.4	6	1000.0	1
新加坡	823.4	6	882.4	5

（三）法律规制框架基本齐备

中国已将"发展卫生事业、保护人民健康"明确写入宪法，在此基础上，国家颁布了《传染病防治法》《母婴保健法》《精神卫生法》《突发事件应对法》等诸多法律。在"宪法—法律"的大框架下，丰富了规范性文件的内容，逐渐形成了"宪法—法律—法规/规章—规范性文件"的系统规制，具备引领工作有序开展的法制基础条件。中国法律规制框架完备程度评分为882.4分（见表8—6），与多数代表性国家不相上下。

（四）组织体系内部架构齐全

中国公共健康组织体系涵盖"国家—省—市（地）—县（市）—乡镇（街道）"五级，形成了以各级政府及卫生健康行政部门、专业机构为主要承担者，财政、人力等保障部门全力保障，教育、农业、食品安全、自然生态等其他部门广泛参与、通力合作的较为健全的组织架构。整体上组织架构的健全程度评分为904.7分，列第3位，较排名第1的英国仅低2.8%（见表8—7）；其中，突发应急、妇女保健、儿童保健以及精神健康领域的组织架构的健全程度评分均位列首位，传染病预防控制领域列第3位，慢性病预防控制领域列第5位。

表 8—7　2017 年 10 个代表性国家公共健康体系组织架构的健全程度

国家	组织架构的健全程度评分							总体排序
	传染病预防控制	慢性病预防控制	妇女保健	儿童保健	精神健康	突发应急	总体	
英国	1000.0	732.7	917.4	996.8	1000.0	920.7	930.3	1
美国	824.3	671.9	932.0	1000.0	943.4	846.5	823.7	4
日本	950.3	855.5	844.2	972.3	857.9	968.3	910.4	2
中国	916.4	704.8	1000.0	1000.0	1000.0	1000.0	904.7	3
澳大利亚	870.7	724.5	763.5	682.1	901.1	818.2	808.8	5
德国	871.7	581.9	649.6	935.6	597.8	756.1	745.3	9
法国	851.7	742.1	857.8	948.6	659.2	804.1	806.2	6
加拿大	798.7	613.2	758.2	738.3	804.5	964.5	753.5	8
俄罗斯	736.2	619.1	756.4	724.4	746.7	870.9	715.7	10
新加坡	819.8	642.1	824.7	952.7	829.6	1000.0	795.8	7

（五）健康服务范围广泛可及

中国提供的公共健康服务覆盖范围较广，如《传染病防治法》中规定传染病预防控制主要提供免疫接种、健康教育、疾病危险因素调查监测等系列服务；《中国防治慢性病中长期规划（2017—2025 年）》提出拓展服务，提供包括发现管理高风险人群、健康教育与促进、报告新发病例、社区患者防治管理、疾病危险因素监测、病因预防等在内的多项服务。进一步保持和完善，有望达到保障"人人享有健康"和提升公共健康水平的体系建设目标。中国公共健康体系服务功能与公众需要匹配程度的评分为 759.8 分；其中，妇女与儿童保健、突发应急、精神健康等领域的评分在 10 个代表性国家中均居首位，传染病预防控制领域列第 3 位，慢性病预防控制领域列第 5 位（见表 8—8）。

表8—8　2017年10个代表性国家公共健康体系服务功能与公众需要匹配程度

国家	服务功能与公众需要匹配程度评分							总体排序
	传染病预防控制	慢性病预防控制	妇女保健	儿童保健	精神健康	突发应急	总体	
英国	660.5	455.0	969.8	1000.0	385.8	1000.0	664.7	5
美国	659.5	475.5	830.6	1000.0	689.9	995.2	685.7	4
日本	645.3	448.8	670.6	894.3	527.4	727.2	605.2	8
中国	759.7	467.5	1000.0	1000.0	900.7	1000.0	759.8	1
澳大利亚	526.5	478.6	942.0	1000.0	517.2	861.9	612.7	7
德国	723.4	381.4	822.3	861.9	654.6	673.7	636.2	6
法国	524.4	487.6	895.6	1000.0	617.9	554.9	592.1	9
加拿大	762.1	462.6	1000.0	1000.0	732.8	804.2	723.2	2
俄罗斯	927.5	248.8	922.1	1000.0	794.9	529.8	716.8	3
新加坡	534.8	487.2	294.5	1000.0	592.6	683.7	567.0	10

（六）管理运行机制要素齐备

政策文件在内容上全面覆盖体系运行所涉及的各项管理过程与要素，是体系管理机制有效发挥其规范与约束作用的前提，亦是目标达成的重要条件。中国公共健康体系管理机制的建立健全一直是重点工作之一，公开发布的政策文件广泛覆盖目标、任务措施、考核评价标准等相关内容，内容形式基本齐备。6个领域总体的管理机制内容形式完备程度评分达到890.4分，位居10个代表性国家第2位，仅比第一位美国低0.2%（见表8—9）。其中，传染病预防控制、妇女保健、儿童保健以及突发应急4个领域均排在首位，精神健康领域列第3位，慢性病预防控制领域列第4位。

表8—9　2017年10个代表性国家公共健康体系管理机制内容形式完备程度

国家	管理机制内容形式完备程度评分							总体排序
	传染病预防控制	慢性病预防控制	妇女保健	儿童保健	精神健康	突发应急	总体	
英国	956.8	700.0	462.2	1000.0	1000.0	1000.0	874.6	3

国家	健康优先战略部门职责明确程度评分							总体排序
	传染病预防控制	慢性病预防控制	妇女保健	儿童保健	精神健康	突发应急	总体	
美国	949.5	786.2	822.8	947.5	925.4	929.3	891.9	1
日本	919.4	542.9	709.9	503.3	793.1	946.3	761.4	5
中国	989.8	644.7	1000.0	1000.0	916.6	1000.0	890.4	2
澳大利亚	556.8	465.9	546.0	442.1	667.4	783.1	550.7	9
德国	872.0	572.3	543.3	646.4	806.9	650.3	727.9	6
法国	727.1	765.4	860.3	689.5	788.1	954.1	767.1	4
加拿大	692.9	430.0	505.4	651.4	521.6	827.4	597.5	8
俄罗斯	604.8	573.2	654.1	566.7	815.6	976.8	645.3	7
新加坡	607.0	456.2	113.8	126.7	532.3	706.2	496.4	10

三、改进与完善

中国公共健康体系起步较晚，基础较差，且人口众多、发展不均衡，这些都成为公共健康体系发展的制约因素。以问题为导向，以改革为动力，是完善公共健康体系的重点。

（一）健康战略仍需持续强化落实

中国已将健康优先上升为国家战略，但如何落实战略，各方职责尚不明确；如何考核到位，亦不清晰；职责分工明确程度评分在 10 个代表性国家中位居末尾（见表 8—10），距美国等发达国家仍有差距。配套措施的迟滞和延宕，将会阻碍健康战略顺利实施，极有可能导致全社会的责任全部落在卫生健康部门及其所属专业机构上。2019 年，国务院成立了健康中国行动推进委员会，相信随着《健康中国行动（2019—2030 年）》的实施，职责分工明确状况会逐步得到显著改善。

表 8—10　2017 年 10 个代表性国家健康优先战略部门职责明确程度

国家	健康优先战略部门职责明确程度评分							总体排序
	传染病预防控制	慢性病预防控制	妇女保健	儿童保健	精神健康	突发应急	总体	
英国	529.1	426.3	392.2	392.2	457.5	369.4	462.6	4
美国	740.7	789.2	686.3	686.3	686.3	394.6	715.3	1
日本	520.2	450.1	220.6	220.6	110.3	358.1	405.5	6
中国	0.0	0.0	0.0	0.0	0.0	0.0	0.0	10
澳大利亚	595.2	613.8	0.0	0.0	117.6	327.4	448.3	5
德国	640.3	818.4	441.2	441.2	196.1	409.2	599.2	3
法国	119.0	0.0	477.9	477.9	0.0	102.3	124.4	9
加拿大	490.2	358.1	392.2	392.2	245.1	306.9	402.1	7
俄罗斯	816.3	491.0	514.7	514.7	588.1	102.3	609.3	2
新加坡	392.2	127.9	0.0	0.0	0.0	0.0	196.2	8

（二）人才队伍亟须持续加强

中国公共健康体系的资源配置水平虽在不断提升，但人力资源配置情况仍不容乐观，适宜度评分在 10 个国家中位次居末（见表 8—11）。人力资源配置存在多方面差距：数量不足且高素质人才缺乏，激励机制不全致人才流失严重。精神健康和慢性病预防控制领域人力资源配置的问题更为严重。如精神健康领域，中国的人员规模的适宜度评分为 276.8 分，比位居第一的英国低 57.2%；人员能力的胜任程度评分为 307.7 分，比第一的日本低 53.6%；人员的有效激励程度评分为 392.2 分，比第一澳大利亚低 52.0%（见表 8—12）。由此不难看出，中国公共健康体系尚未形成一支稳定的高素质人才队伍。

表 8—11　2017 年 10 个代表性国家公共健康体系人力资源配置的适宜程度

国家	人力资源配置的适宜度评分							总体排序
	传染病预防控制	慢性病预防控制	妇女保健	儿童保健	精神健康	突发应急	总体	
英国	647.3	648.0	621.4	621.4	621.7	612.9	638.7	1

国家	健康优先战略部门职责明确程度评分							总体排序
	传染病预防控制	慢性病预防控制	妇女保健	儿童保健	精神健康	突发应急	总体	
美国	529.2	452.8	490.7	490.7	454.5	459.2	490.2	8
日本	627.9	636.4	604.6	604.6	605.3	704.0	630.2	2
中国	491.1	353.8	525.5	525.5	318.7	531.4	444.2	10
澳大利亚	581.2	486.2	629.2	629.2	522.7	560.6	554.7	4
德国	498.1	488.8	767.1	767.1	424.7	565.5	531.4	6
法国	536.8	421.1	570.2	570.2	519.9	515.6	506.7	7
加拿大	601.2	560.5	582.5	582.5	371.9	461.6	554.2	5
俄罗斯	469.9	452.8	479.9	479.9	462.6	462.6	465.4	9
新加坡	633.5	482.8	609.2	609.2	574.7	580.6	579.1	3

表 8—12　2017 年 10 个代表性国家精神健康领域人力资源配置具体定位的适宜程度

国家	人员规模的适宜程度		人员能力的胜任程度		人员的有效激励程度	
	评分	排序	评分	排序	评分	排序
英国	647.1	1	620.3	3	635.3	4
美国	588.2	3	470.6	4	329.4	9
日本	537.8	5	663.1	1	647.1	3
中国	276.8	9	307.7	9	392.2	7
澳大利亚	117.6	10	470.6	6	817.6	1
德国	588.2	4	470.6	5	235.3	10
法国	470.6	8	423.5	7	705.9	2
加拿大	470.6	7	282.4	10	392.2	7
俄罗斯	522.9	6	352.9	8	549.0	5
新加坡	627.5	2	653.6	2	470.6	6

（三）财力资源适宜程度仍需提升

中国公共健康体系的财力资源配置适宜度评分为 562.3 分，在代表性国家中位居第 8（见表 8—13），较排名第 1 的英国低 27.0%，较平均分低 11.4%。财力投入总量的适宜度评分仅为 371.1 分，在 10 个代表性国家中列第 10 位（见表 8—13），较第一的美国低 55.0%，较平均分低 38.2%，可见中国公共健康经费投入仍存在较大缺口。目前中国对公共健康体系投入在逐年增加，投入稳定增长适宜度评分达到 857.6 分，列第 2 位；相信随着健康中国建设的深入、政府的持续重视以及经济水平的发展，公共健康财力资源配置有能力持续向适宜迈进。

表 8—13　2017 年 10 个代表性国家公共健康体系财力资源配置的适宜程度

国家	投入总量的适宜程度		投入稳定增长适宜程度		财力资源配置适宜程度	
	评分	排序	评分	排序	评分	排序
英国	825.1	1	560.5	6	770.0	1
美国	768.1	2	674.0	4	707.2	2
日本	615.9	5	523.1	8	636.6	5
中国	371.1	10	857.6	2	562.3	8
澳大利亚	563.6	6	625.3	5	679.6	4
德国	705.8	3	743.8	3	703.0	3
法国	518.1	8	429.8	9	548.9	9
加拿大	534.8	7	531.7	7	585.5	7
俄罗斯	687.1	4	235.3	10	611.5	6
新加坡	412.0	9	1000.0	1	539.1	10

（四）部门协调工作亟须优化

日常工作各方协作较为欠缺，尤其是难以协调财力、人力等关键支撑部门，可协调的关键支撑部门占比仅为 25.0%。整体上日常工作协调的权威程度评分为 308.1 分（见表 8—14），位于 10 个代表性国家的中下游水平，低于日本、新加坡、加拿大等国家。公共健康本应由政府主导、各方协同参与，多部门协调困难极易造成"扯皮推诿""权责交叉""合作不力"等诸多问题。

表 8—14　2017 年 10 个代表性国家公共健康体系日常工作协调程度

国家	日常工作协调程度评分							总体排序
	传染病预防控制	慢性病预防控制	妇女保健	儿童保健	精神健康	突发应急	总体	
英国	117.6	85.7	175.7	196.1	160.0	136.4	124.2	9
美国	373.5	300.5	405.4	441.2	441.2	272.8	359.9	4
日本	410.8	352.8	405.4	441.2	378.2	272.8	383.3	1
中国	303.2	215.9	405.4	441.2	418.3	306.9	308.1	6
澳大利亚	99.6	73.3	120.1	130.7	130.7	90.9	98.5	10
德国	298.8	192.3	315.5	343.1	392.2	272.8	281.4	8
法国	253.6	282.0	360.5	392.1	307.5	238.7	283.1	7
加拿大	385.1	253.8	472.9	457.9	461.3	358.1	366.2	3
俄罗斯	327.0	261.9	405.4	392.5	418.3	306.9	327.1	5
新加坡	402.5	305.4	379.2	436.1	394.8	341.0	371.4	2

（五）职责考核亟待明确与落实

中国参与公共健康工作的关键支撑部门等职责分工不够明确，适宜度评分为 333.6 分（见表 8—15），低于美国、澳大利亚等国家。主要表现为人力、财力等关键支撑部门的职责不清；相关配套保障措施执行乏力，导致实际的工作效能与政策目标产生偏差，使业务部门和专业机构被迫采取"上有政策，下有对策"的敷衍办法。若中国能及时明确各部门的工作职责并建立行之有效的考核机制，则可在职责落实度上奋勇争先。

表 8—15　2017 年 10 个代表性国家公共健康体系职责分工明确程度

国家	职责分工明确程度评分							总体排序
	传染病预防控制	慢性病预防控制	妇女保健	儿童保健	精神健康	突发应急	总体	
英国	553.3	244.0	126.2	363.2	353.5	447.5	397.1	3
美国	355.6	475.3	493.0	477.0	320.1	376.3	404.7	1
日本	308.2	169.3	222.5	259.8	306.6	289.0	259.1	7

国家	健康优先战略部门职责明确程度评分							总体排序
	传染病预防控制	慢性病预防控制	妇女保健	儿童保健	精神健康	突发应急	总体	
中国	481.0	98.6	329.5	458.4	122.0	554.4	333.6	4
澳大利亚	458.8	313.5	343.8	327.3	453.7	412.2	397.6	2
德国	312.9	117.9	106.6	268.7	178.9	137.8	208.4	9
法国	291.7	242.5	357.8	306.0	211.9	285.0	275.5	6
加拿大	265.0	102.6	245.4	210.2	116.0	276.4	201.3	10
俄罗斯	289.7	215.5	304.4	216.9	352.4	473.4	285.0	5
新加坡	329.0	110.0	121.4	16.8	364.3	78.2	210.2	8

综上所述，中国公共健康体系建设已取得令人瞩目的成绩，无须妄自菲薄。未来若能坚定适宜公共健康体系的方向，对标适宜标准，并持之以恒地巩固优势、弥补不足，中国现有的公共健康体系，将完全可能从西方单一标准的模式中脱颖而出，创出一条符合中国国情的适宜公共健康体系道路，并贡献于人类健康共同体。

第二节 上海公共健康体系在全球城市的地位

上海是一个人口达到 2400 万人以上的国际大都市，[①] 流动人口规模全国第一；[②] 老龄化情况严重；[③] 对外交往频繁；[④] 城市系统日趋复杂。[⑤]

---

① 上海市统计局：《2019 年上海市国民经济和社会发展统计公报》，上海市统计局网站 2020 年 3 月 9 日。http://tjj.sh.gov.cn/tjgb/20200329/05f0f4abb2d448a69e4517f6a6448819.html.

② 国家统计局：《中国 2010 年人口普查资料》，国家统计局网站 2012 年。http://www.stats.gov.cn/tjsj/pcsj/rkpc/6rp/indexch.htm.

③ 上海市卫生健康委员会：《2019 年上海市老年人口和老龄事业监测统计信息》，上海市卫生健康委员会网站 2020 年 5 月 27 日。http://wsjkw.sh.gov.cn/tjsj2/20200527/06873e6ec8f54a158c25475dbbb574a6.html.

④ 吴寰宇、宫霄欢、陶芳芳等：《上海市新发和输入性传染病防控工作的实践和思考》，《上海预防医学》2016 年第 28 卷第 10 期，第 677—681、745 页。

⑤ 上海市人民政府发展研究中心社会形势分析课题组：《2015/2016 年上海社会形势分析报告》，《科学发展》2016 年第 1 期，第 32—40 页。

城市特征决定了上海面临的健康风险更多更复杂。上海建设适宜公共健康体系，前瞻治理公共健康风险的需求更为迫切。在"继续当好改革开放排头兵和创新发展先行者"的发展征途中，上海明确提出要"建设共建共治共享的幸福、健康、人文城市"；并提出要"加快建成全球健康城市典范"的目标。

课题组运用适宜公共健康体系评价标准和模型，选取有代表性的10个全球城市进行比较。鉴于上海在55个最高等级（Alpha级）的全球城市中位列第6，选取的比较对象均为 Alpha 级城市，除北京和上海外，其他均来自发达国家（地区）（见表8—16）。通过比较分析，上海公共健康体系的适宜程度在10个全球城市中名列前茅，而要达到"全球健康城市典范"尚需努力。

一、适宜程度水平

（一）整体适宜程度位居前列

聚焦10个全球城市公共健康体系的6个领域，上海公共健康体系整体适宜度评分758.1分，位居第3，直逼全球仅有的两个 Alpha＋＋城市伦敦、纽约，分别只低0.9％和0.1％；优于位次较上海高的 Alpha＋城市香港、新加坡和北京；也优于巴黎、东京、芝加哥和洛杉矶等城市（见表8—16）。体系整体适宜程度的提升，为核心健康指标的改善提供了保障：2019年上海人均预期寿命83.66岁，婴儿死亡率3.06‰，孕产妇死亡率3.51/10万，已长期保持世界领先水平。

表8—16　10个代表性全球城市公共健康体系适宜度评分

城市	公共健康体系适宜程度		全球城市等级*	
	评分	排序	等级	排序**
伦敦	765.2	1	Alpha＋＋	1
纽约	759.0	2	Alpha＋＋	2
上海	758.1	3	Alpha＋	6
东京	737.1	4	Alpha＋	10

城市	公共健康体系适宜程度		全球城市等级*	
	评分	排序	等级	排序**
北京	726.7	5	Alpha＋	4
洛杉矶	697.7	6	Alpha	17
芝加哥	670.6	7	Alpha	12
巴黎	663.3	8	Alpha＋	8
新加坡	589.2	9	Alpha＋	5
香港	585.4	10	Alpha＋	3

＊ 根据全球化与世界城市研究网络（Globalization and World Cities Research Network，GaWC）的 2018 年全球城市分类，最高等级为 Alpha 级，又可细分为 Alpha＋＋、Alpha＋、Alpha 和 Alpha－四档，分别有 2 个、8 个、23 个和 22 个。

＊＊全球城市排序为全球总排行序位。上海在 55 个最高等级（Aplha 级）全球城市中列第 6 位，属于 8 个 Alpha＋城市之一。

（二）传染病预防控制和妇幼保健领域的适宜程度领先

上海儿童保健、妇女保健、突发应急和传染病预防控制 4 个领域，适宜度评分分别为 937.2 分、885.1 分、875.4 分和 861.5 分，尤其是传染病预防控制、妇女保健和儿童保健领域均已在 10 个城市中位列第 1（见表 8—17）。

表 8—17　2017 年 10 个代表性全球城市公共健康体系适宜程度

城市	公共健康体系适宜度评分							总体排序
	传染病预防控制	慢性病预防控制	妇女保健	儿童保健	精神健康	突发应急	总体	
伦敦	847.0	552.1	749.7	920.5	813.8	900.5	765.2	1
纽约	746.5	704.5	793.9	904.4	779.1	831.9	759.0	2
上海	861.5	519.5	885.1	937.2	682.5	875.4	758.1	3
东京	779.4	617.0	781.8	787.1	701.6	905.2	737.1	4
北京	817.9	486.2	763.6	888.4	704.0	951.2	726.7	5
洛杉矶	690.1	628.8	728.7	768.7	729.7	855.0	697.7	6
芝加哥	667.2	598.7	698.9	723.8	748.0	773.5	670.6	7

国家	健康优先战略部门职责明确程度评分							总体排序
	传染病预防控制	慢性病预防控制	妇女保健	儿童保健	精神健康	突发应急	总体	
巴黎	683.8	639.8	690.7	757.3	549.1	675.2	663.3	8
新加坡	708.6	455.7	446.8	513.6	545.0	689.3	589.2	9
香港	640.1	430.4	581.5	694.1	628.7	696.9	585.4	10

（三）精神健康和慢性病预防控制领域的适宜程度仍相对滞后

上海精神健康与慢性病预防控制两个领域评分分别为 682.5 分和 519.5 分（见表 8—17）。精神健康领域比第一的伦敦低 16.1%，比平均分低 3.0%；慢性病预防控制领域比第一的纽约低 26.3%，比平均分低 5.2%。

总体上，上海公共健康体系已能在 10 个代表性全球城市中名列前茅，有着良好的基础，完全有可能赶超伦敦和纽约，实现全面引领。

二、发展效果预测

公共健康体系包括本级政府、相关部门、专业机构和其他组织等；其中相关部门不仅是卫生健康部门，还应涵盖财政、人事、教育等各类支撑部门。通过模型预测发现，上海公共健康体系的发展完全有可能赶超 Alpha＋＋城市伦敦和纽约而引领全球城市，但不同条件下进程存在差异。

（一）情境 1：市区各级政府及相关部门勠力同心

若抓住实施《"健康上海 2030"规划纲要》和《健康上海行动（2019—2030 年）》的契机，政府持续关注，各相关职能部门和专业机构全力以赴，全社会人人参与，全面履行各自职责，确保工作落实。经模型预测，上海可在 2 年内超越伦敦和纽约现有的适宜程度。儿童保健领域至少需要经过 4 年，突发应急、妇女保健和传染病预防控制领域则要经过 5 年，精神健康和慢性病预防控制领域则要经过 7—8 年，达到全球城市典范的适宜程度。若要成为全球城市发展的重要引擎并实现弯道超越、全面引领，仍需付出持续的努力。

（二）情境 2：卫生健康部门及专业机构单打独斗

在现有条件下，仅依靠卫生健康部门及其专业机构狠抓落实，其他相关部门支持力度没有大的跟进，即使建设发展顺利，儿童保健领域至少需要 7 年，妇女保健、传染病预防控制和突发应急领域则要 8 年，精神健康领域要 11 年，慢性病预防控制领域预计要 13 年方有可能达到上述全球代表城市现有适宜程度。但此种情形已属乐观，一旦支撑条件不足，卫生健康部门及其专业机构必然独木难支，出现各项工作落实不到位的情况，上海公共健康体系提升适宜程度的难度和所需的时间还将大幅增加。这不仅会导致难以在全球城市中实现引领，甚至会影响《"健康中国 2030"规划纲要》和《健康中国行动（2019—2030 年）》目标的实现。

（三）情境 3：维持现有趋势及发展路径自然演进

若维持现有条件，按当前发展路径自然滚动，突发应急、妇女保健、儿童保健、传染病预防控制、精神健康和慢性病预防控制领域则分别要经过 12 年、14 年、15 年、19 年、24 年和 41 年才能基本达成上述目标，慢性病预防控制领域甚至到新中国成立 100 年时也无法达到适宜程度。

毫无疑问，上海要在健康治理领域做好改革创新的先行者和排头兵，理应选择最优路径。而要引领全球城市，需在明确自身发展优势与不足的同时，准确把握主要问题，有针对性地补齐短板。

三、难点问题剖析

上海公共健康体系优势突出，但以下难题与短板已成为明显掣肘因素。

（一）健康发展及优先战略缺乏落实措施

《"健康上海 2030"规划纲要》是政府健康发展优先的承诺，对践行"健康融入所有政策"，推进健康上海行动起到了积极的推动作用。健康发展战略的优先程度评分为 764.6 分，已处于较高水平（见表 8—18）。但围绕战略，各方职责尚不清晰，如何落实、如何考核均不明确，职责分工明确程度评分排序最后。这将严重阻碍健康战略的落实，极有可能导致落实工作变为卫生健康部门及专业机构一家的责任，成为"卡脖子的套索"。研究也发现，同期纽约和伦敦的职责分工明确程度评分分别为 383.0 分和 315.3 分（见表 8—18），也并不完善，可以期待上海通过努力实现赶超；尤其是《健康上海行动（2019—2030 年）》经由市委市政府审议并颁布实施后，理论上应会逐步改善。

表 8—18　2017 年 10 个代表性全球城市健康发展战略的优先程度与职责明确程度

城市	健康发展战略的优先程度		健康优先战略的职责明确程度	
	评分	排序	评分	排序
伦敦	835.2	4	315.3	2
纽约	870.5	3	383.0	1
上海	764.6	8	0.0	9
东京	952.8	1	246.1	4
北京	764.6	8	97.9	8
洛杉矶	788.2	6	237.7	5
芝加哥	776.4	7	102.5	7
巴黎	894.0	2	256.5	3
新加坡	823.4	5	196.2	6
香港	0.0	10	0.0	9

（二）法律规制及机制运行缺乏刚性约束

在宪法—法律框架下，上海完善丰富了地方性法规—规范性文件，形成了相对系统的规制框架，完备程度评分为 736.5 分（见表 8—19），具备引领工作有序开展的法制基础。但针对部门机构的约束条款不够明确，难以有效落实法律规定，刚性约束程度评分为443.3分，比第一的纽约低16.0%，略低于北京的465.9分（见表8—19）。当前的约束条款仅集中在卫生健康部门和专业机构，这一"有法难依"的局面，必将导致卫生健康部门独木难支。例如评价激励机制的可执行程度评分仅为207.4分，比第一的芝加哥低58.6%，比平均分低24.4%（见表8—19）。

表8—19　2017年10个代表性全球城市法律规制相关定位的适宜程度

城市	法律规制完备程度		法律规制刚性约束程度		评价激励机制可执行程度	
	评分	排序	评分	排序	评分	排序
伦敦	916.0	5	404.9	6	344.1	3
纽约	1000.0	1	527.5	1	325.4	4
上海	736.5	6	443.3	4	207.4	7
东京	1000.0	1	518.8	2	251.7	6
北京	644.5	9	465.9	3	196.6	8
洛杉矶	1000.0	1	387.2	8	357.7	2
芝加哥	1000.0	1	402.6	7	500.8	1
巴黎	689.8	8	247.7	9	281.0	5
新加坡	555.2	10	406.1	5	148.9	9
香港	721.6	7	218.2	10	112.9	10

（三）资源配置及投入总量缺乏支撑力度

较2002年，上海公共健康人员规模适宜程度提升115.6%；投入总量适宜程度提升51.8%；物力资源数量和质量适宜程度则分别提升8.5%和141.6%（见表8—20）。但资源配置整体适宜程度仍较低，比第一的香港低20.9%。如公共健康人员薪酬水平，适宜程度比纽约低32.5%，列第10。具体的，以慢性病预防控制人员平均年收入为例，仅相当于医院工作人员的42.6%，公务员的65.9%，企业白领的61.7%；全年收入在上海仅可购买1.3平方米商品房，纽约则可购买31.6平方米，生活负担过高（见表3—10）。如此不可能稳定一支高水平的专业人员队伍。

表 8—20 2000—2017 年上海、纽约与伦敦资源配置适宜程度提升情况

资源配置的适宜程度		2017 年较 2002 年提升（％）			
		上海	伦敦	纽约	10 个城市平均
人力资源	规模适宜程度	115.6	46.7	78.2	13.9
	能力胜任程度	1.5	48.6	−1.4	−1.8
	有效激励程度	550.4	6.0	−21.9	19.2
财力资源	政府主导程度	43.6	12.0	18.8	16.0
	投入适宜程度	51.8	26.8	−13.9	3.6
	稳定增长程度	38.4	−1.1	122.3	26.1
物力资源	数量适宜程度	8.5	18.6	126.5	1.7
	质量适宜程度	141.6	65.3	99.5	23.7

（四）部门职责及分工合作缺乏协调联动

上海已建立起覆盖"市—区—基层"三级的组织体系，涵盖同级政府及相关部门、专业机构等，组织架构的健全程度为 904.3 分，在 10 个城市位列第 1，比伦敦和纽约分别高 1.8％和 9.4％（见表 8—21）。但日常工作中各方协作联动程度较低，协调权威程度仅为 236.3 分，位列第 8，比第 1 的伦敦低 76.4％，比平均分低 44.8％（见表 8—21）。主要因为关键支撑部门协调程度低，覆盖范围仅为 25.0％。此外，各部门职责分工不够明确，程度评分仅为 388.4 分，比第 1 的芝加哥低 21.8％（见表 8—21）。具体表现为业务部门和专业机构的职责相对明确，职责清晰可考比例达到 75.0％；而关键支撑部门的职责不明确，职责清晰可考比例仅为 4.2％。这可能导致"上有政策，下有对策"，工作任务难以落实。

表 8—21 2017 年 10 个代表性全球城市公共健康组织体系相关定位的适宜程度

城市	组织架构的健全程度		日常工作部门协调程度		部门职责明确程度	
	评分	排序	评分	排序	评分	排序
伦敦	888.3	2	1000.0	1	400.6	4
纽约	826.5	5	227.1	9	467.1	2

续　表

城市	组织架构的健全程度		日常工作部门协调程度		部门职责明确程度	
	评分	排序	评分	排序	评分	排序
上海	904.3	1	236.3	8	388.4	5
东京	874.5	3	364.0	5	285.6	8
北京	840.2	4	301.1	7	356.8	6
洛杉矶	823.3	6	460.7	3	403.9	3
芝加哥	788.2	8	338.7	6	496.5	1
巴黎	745.6	9	99.6	10	300.8	7
新加坡	795.8	7	371.4	4	210.2	9
香港	699.1	10	473.2	2	115.4	10

　　通过上述难点问题的剖析，可以明确"相关支撑部门职责不清晰、不可考"是上海公共健康体系面临的首要问题。而上海的经济地位以及治理经验决定了公共健康体系完全有能力解决好这一主要问题，也具备引领全球城市的巨大潜力。若以"明晰各部门职责分工并落实到位"为突破口，在以下方面齐抓共管、综合施策、精准发力，其体系适宜程度甚至可接近完美。

　　坚持政府主导，构建各方共建共治共享的社会环境。政府统筹，将健康战略落实情况作为各级政府和各部门绩效考评的重中之重，社会环境支撑程度提升80.1%（现为555.2分）；由此率先形成各方落实健康战略的责任氛围。

　　加大支持力度，明确公共健康体系投入的资源总量。市财政收支已连续40年增长，但公共健康投入却始终不大，2017年仅为医院投入的5.6%、医保基金支出的11.6%。贯彻执行健康优先发展战略，投入要大力向公共健康体系倾斜，明确对公共健康的投入总量（如GDP占比）和稳定的增长机制。在大幅增加投入的同时优化结构，在国内先行彻底解决"投入不足"和"随意性大"的问题，资源配置适宜程度提升94.1%（现为515.1分）；由此率先实现全社会对公共健康投入的制度化保障。

采取综合措施，吸引并稳定一支高水平的人才队伍。在保障投入的基础上，提高专业人员薪酬水平；建立基于工作绩效的分配制度，人力资源激励程度提升 114.6%（现为 466.0 分）；由此率先打造公共健康领域的人才中心。

强化统筹协调，保证管理协调机制运行的有效落实。在明确各方职责的基础上，借鉴公共健康联席会议制度的成功经验，[①] 实现各部门、机构既各司其职又协调统一的工作格局。在协调权威程度上提升 88.2%（现为 531.2 分）；在管理运行机制健全程度方面提升 76.9%（现为 565.4 分）；功能服务健全程度上提升 37.7%（现为 726.2 分），最终，公共健康体系适宜程度提升 31.9%（现为 758.1 分），可以在健康治理和适宜公共健康体系建设方面逐步形成可以推广复制的"上海经验"，建成全球健康城市的典范。

第三节　省域公共健康体系适宜程度的比较

中国目前共有 34 个省级行政区，包括 23 个省、5 个自治区、4 个直辖市、2 个特别行政区（以下简称"省域"）。省域公共健康体系的建设至关重要、责任重大，是保障公共健康的极为重要的环节。因经济社会环境的不同，发展状况的差异，不同省域公共健康体系也往往展现出不同的特点。全国 34 个省域公共健康体系建设情况究竟如何，一直备受关注。目前针对部分地区已有一定的研究，但从全国范围进行系统评估尚未见报道。

因此，课题组运用适宜公共健康体系评价标准与方法，对中国 34 个省域公共健康体系的适宜程度进行了系统评估。旨在通过比较分析，明确各地公共健康体系适宜程度的基本情况与发展势头，深度剖析既有优势与短板，为各地推进公共健康体系提供帮助和支持。

---

① 王磐石、李善国、吕军等：《上海市公共卫生体系建设发展现状与展望》，《中华医院管理杂志》2011 年第 27 卷第 7 期，第 545—548 页。

一、各省域体系的适宜程度和比较

（一）体系基本成型，但适宜程度不够

如图 8—2 所示，中国 34 个省域公共健康体系的平均适宜度评分为
582.2 分，其中上海最高，达 758.1 分。北京（726.7 分）、江苏
（660.4 分）、浙江（655.5 分）、台湾（641.4 分）分列第 2—5 位。总
体而言，各地公共健康体系适宜程度存在差异，即便是当前排名靠前的
省域仍有相当比例的提升空间，未来的重点应是在巩固自身优势的同
时，补足短板，促进体系完善。

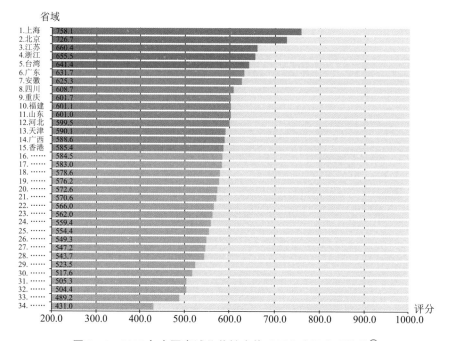

图 8—2　2017 年中国省域公共健康体系适宜度评分现状榜①

---

① 现状榜仅公布适宜度评分排名前 15 位的省域，进步榜仅公布提升幅度排名前 15 位的省
域，其余地区以匿名形式公布。后续中国 34 个省域比较的图表同样适用。

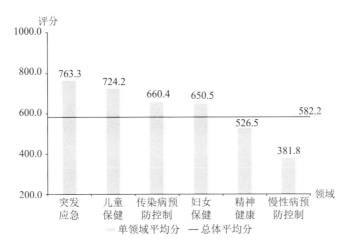

图 8—3　2017 年中国省域公共健康体系六个领域适宜度平均得分情况

（二）突发应急领域：起步晚，发展快

如图 8—3 所示，突发应急领域的适宜度评分平均为 763.3 分，在 6 个领域中位居第 1。其中前 3 位分别为江苏、北京和广东，适宜度评分分别为 954.9 分、951.2 分和 949.0 分（见图 8—4）。该领域仍有进一

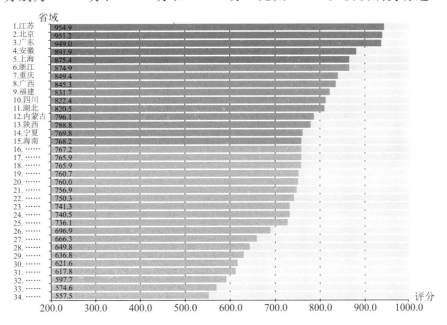

图 8—4　2017 年中国省域突发应急领域适宜度评分现状榜

步提升的空间，进一步分析发现资源配置、把握公众健康需要等要素的适宜程度仍然较低。

（三）妇幼保健和传染病预防控制领域：持续关注，表现良好

各地儿童保健领域平均评分为724.2分，在6个领域中列第2（见图8—3）。其中，前3位分别为上海、北京和广东，适宜度评分分别达到937.2分、888.4分和835.0分（见图8—5）。需重点加强的是儿童健康风险因素的把控和资源配置的适宜程度。

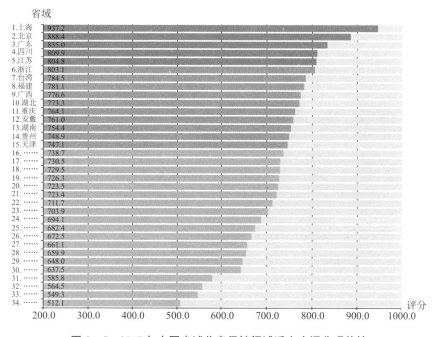

图8—5　2017年中国省域儿童保健领域适宜度评分现状榜

传染病预防控制领域平均评分为660.4分，在6个领域中位列第3（见图8—3）。各地传染病预防控制领域排序位居前3位分别为上海、北京和浙江，适宜度评分分别达到861.5分、817.9分和735.4分（见图8—6）。需重点加强的是把握公共健康需要和资源配置的适宜程度。

妇女保健领域平均评分为650.5分，在6个领域中位列第4（见图8—3）。各地妇女保健领域排序位居前三的为上海、江苏和浙江，适宜度评分分别达到885.1分、797.2分和786.8分（见图8—7）。需重点

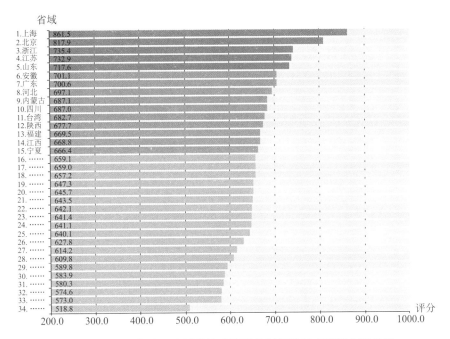

图 8—6   2017 年中国省域传染病预防控制领域适宜度评分现状榜

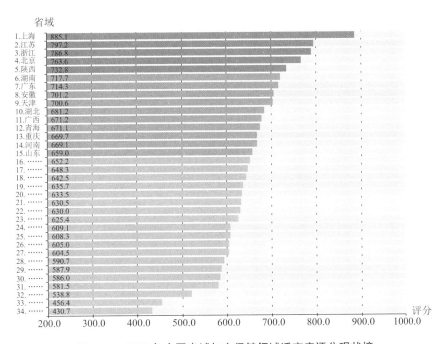

图 8—7   2017 年中国省域妇女保健领域适宜度评分现状榜

加强的是健康风险因素的把控和管理运行机制的完善程度。

（四）精神健康和慢性病预防控制领域：关注不够，亟待
加强

精神健康领域平均评分为 526.5 分，适宜程度较低，仅有两地达到
了 700 分以上，分别为台湾（734.0 分）和北京（704.0 分）（见图 8—8）。
从各要素来看，平均分未达到 400 分的要素多达一半，需要重点加强的
是动态把握公众需要的程度、具体任务的关注程度、把控健康风险因素
的程度以及资源配置的适宜程度。

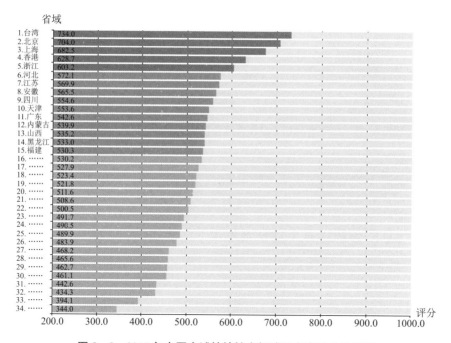

图 8—8 2017 年中国省域精神健康领域适宜度评分现状榜

慢性病预防控制领域平均评分为 381.8 分，适宜程度为 6 个领域中
最低，仅上海（519.5 分）一地达到 500 分以上（见图 8—9）。从平均
情况看，各个要素的适宜程度均处于较低水平，即便是评分最高的"社
会环境的支撑程度"，其省域平均分（406.7 分）也仅为适宜标准的四
成，整体仍有较大的提升空间。

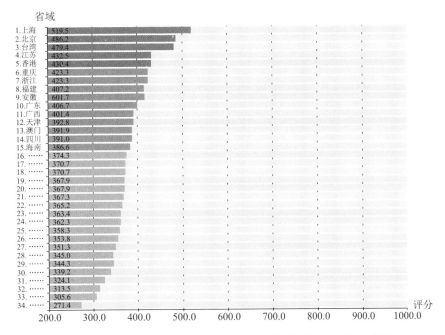

省域

排名	评分
1.上海	519.5
2.北京	486.2
3.台湾	479.4
4.江苏	432.5
5.香港	430.4
6.重庆	423.3
7.浙江	423.3
8.福建	407.2
9.安徽	601.7
10.广东	406.7
11.广西	401.4
12.天津	392.8
13.澳门	391.9
14.四川	391.0
15.海南	386.6
16.……	374.3
17.……	370.7
18.……	370.7
19.……	367.9
20.……	367.9
21.……	367.3
22.……	365.2
23.……	363.4
24.……	362.3
25.……	358.3
26.……	353.8
27.……	351.3
28.……	345.0
29.……	344.3
30.……	339.2
31.……	324.1
32.……	313.5
33.……	305.6
34.……	271.4

图8—9　2017年中国省域慢性病预防控制领域适宜度评分现状榜

二、各省域体系的发展进步和特点

(一) 各省域体系呈现快速发展态势

34个省域的公共健康体系适宜程度较2002年进步明显，中位数增幅达到206.6%，各地的增幅均超过100.0%。进步幅度排序前三的分别是西藏、新疆和甘肃，分别为369.1%、309.5%和295.8%（见图8—10）。不同区域间，西部地区（241.1%）的进步幅度比中部（226.5%）、东部（188.2%）、东北（178.7%）地区大（见图8—11）；自治区（269.1%）比其他地区（201.4%）快，且已显示明显的追赶趋势（见图8—12）。

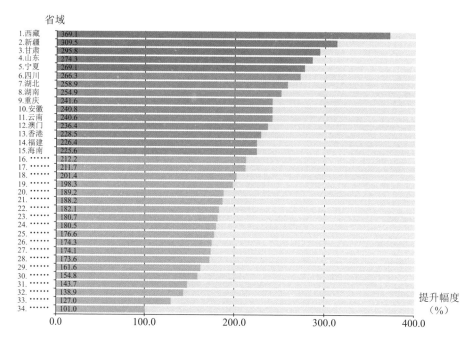

图 8—10　2002—2017 年中国省域公共健康体系适宜度评分进步榜

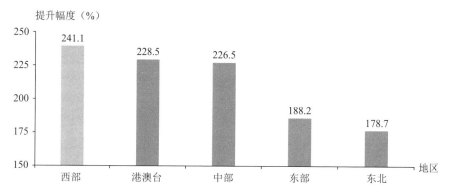

西部：内蒙古、广西、重庆、四川、贵州、云南、西藏、陕西、甘肃、青海、新疆、宁夏
中部：山西、安徽、江西、河南、湖北、湖南
东部：北京、天津、河北、上海、江苏、浙江、福建、山东、广东、海南
东北：辽宁、吉林、黑龙江

图 8—11　2002—2017 中国不同区域公共健康体系适宜度评分进步情况

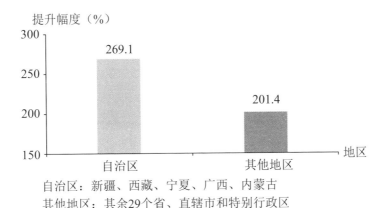

自治区：新疆、西藏、宁夏、广西、内蒙古
其他地区：其余29个省、直辖市和特别行政区

图8—12　2002—2017年中国自治区与其他地区公共健康体系适宜度评分进步情况

（二）体系内六个领域得到全面提升

在本次评估聚焦的6个重点公共健康领域中，突发应急领域显著提升，儿童保健、传染病预防控制和妇女保健领域基础良好，保持稳步推进，精神健康和慢性病预防控制领域起步较晚，正处于爬坡阶段。进一步分析6个领域的进步状况（见图8—13）发现：

第一，突发应急领域进步速度最快（中位数为1914.8%），效果显著。主要得益于非典后各地政府的高度重视，其经验值得借鉴。从不同地区看，西部地区（2135.2%）进步速度快于东部（1968.2%）、中部（1750.2%）和东北地区（1438.5%）（见图8—14）；自治区（2302.8%）进步速度略快于其他地区（1837.3%）。

第二，慢性病预防控制领域和精神健康领域工作起步较晚，但发展态势很好（见图8—13）。其中，慢性病预防控制领域进步幅度中位数为480.0%，近年来已逐步重视该项工作，并彰显出后发优势。精神健康领域增幅中位数为348.4%。

第三，传染病预防控制领域、妇女保健领域和儿童保健领域均在已有良好的基础上，持续提升（见图8—13）。其中，传染病预防控制领域的进步幅度中位数为98.1%，在巩固已有水平基础上继续改进。妇女保健领域进步中位数幅度为88.5%，在各方长期重视下继续持续优化；其中，中部（101.2%）和西部（98.3%）地区提升更快（见图8—15）；与其他地区相比，自治区进步更快（118.7%，见图8—16）。

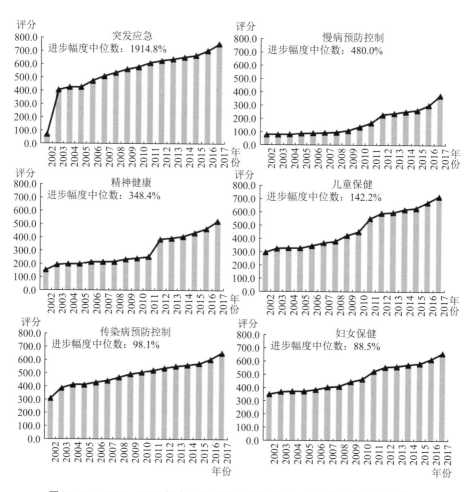

图 8—13　2002—2017 年中国省域公共健康体系 6 个领域适宜度进步情况

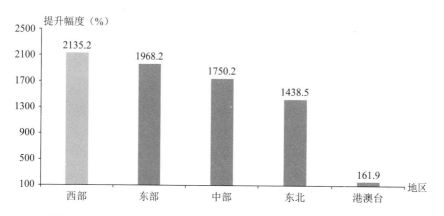

图 8—14　2002—2017 年中国不同区域突发应急领域适宜度进步情况

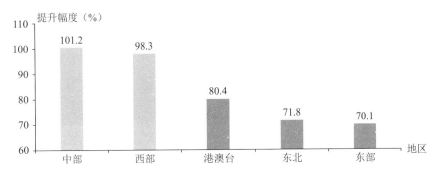

图 8—15　2002—2017 年中国不同区域妇女保健领域适宜度进步情况

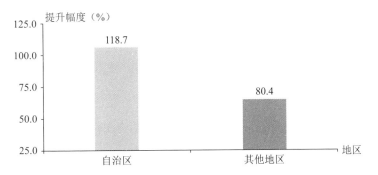

图 8—16　2002—2017 年中国自治区与其他地区妇女保健领域适宜度进步情况

（三）体系内八个要素得到全面完善

8 个要素的适宜程度均有提升，其中提升幅度最大的为组织体系的成熟程度，较 2002 年提升了 217.9％。主要得益于各地组织架构覆盖的部门机构愈加全面完善。健康优先战略的发布，各地强化了贯彻执行健康优先发展的氛围，各地社会环境的支撑程度提升较大，较 2002 年提升了 191.1％。此外，服务功能的健全程度、具体任务的关注程度等均全面提高，分别提升了 147.5％和 165.7％。

三、各省域体系的成功做法和经验

（一）健康优先氛围初步形成

自实施健康优先战略以来，各地相继发布了相应的推进健康行动计划和战略，不断强化"预防为主"的理念，并在建设健康环境、营造健康社会、优化健康服务、培育健康人群、普及健康文化等方面，根据实际情况提供支撑和保障，"健康融入所有政策"已形成共识并正在逐步落实中。各地政策环境对公共健康体系建设的平均支撑程度已经达到 338.9 分；其中，大陆前 2 位的分别是浙江和江苏，分别达到 589.5 分和 580.9 分。

（二）法律规制支撑力度增强

各地逐步配套出台了相关的地方性法规和规范性文件，为各个公共健康领域规范有序地开展工作提供较强的支撑。法律规制适宜程度整体较好，平均已经达到 720.0 分；其中，其中法律框架的完备程度（825.2 分）和地位法定程度（1000.0 分）两个分指标较为突出。

（三）组织体系不断健全完善

在组织体系建设方面，各地对多部门协作重要性的认识提高，公共健康体系的组织架构进一步完善，已逐步形成卫生健康行政部门（专业机构、医疗机构、基层健康服务机构等）主导，关键支撑部门（政策、财力、人力、医保）保障，其他职能部门（教育、交通等）广泛参与的组织架构，为公共健康服务的有效提供，奠定了基础。省域组织架构健全程度的平均分达到 777.8 分，排在第 1 位的上海达到 904.3 分。

（四）服务与需求逐步契合

为达到提升健康水平和保障健康公平的体系建设目标，各地在提供服务方面正逐步向满足公众的健康需要靠拢。服务提供的数量、质量均有提升，各地适宜程度平均评分达 523.2 分；其中位居前三的为上海、北京和香港，分别达到 842.7 分、736.0 分和 655.8 分。

（五）监测与信息逐步完善

适宜公共健康体系应当关注全人群尤其是重点人群的健康需要。特别是疾病与健康危害因素的监测、预警和防范风险因素等工作应常态化。得益于已建立的较为广泛的疾病监测网络，各地监测系统的完备程度均较高。监测网络的完备推动了对公共健康信息的有效收集，也为信息的进一步分析利用与互联共享，及时准确开展预测预警，提供了坚实基础。各地信息收集程度的平均评分已经达到 747.5 分；其中北京评分最高，为 812.8 分。

四、各省域体系的建设差距与短板

（一）资源配置的适宜度欠佳

人力资源配置方面，数量不够、专业胜任程度不高和激励不足是各地存在的普遍问题，人力数量、质量和有效激励的适宜度评分均低于 500.0 分；仅有香港和澳门两地，人力资源配置适宜程度超过了 700.0 分。公共健康经费投入存在缺口，总量不足且未形成稳定增长之势，投入适宜程度平均评分仅为 499.0 分，距适宜标准相差 50.1%。物力资源配置普遍存在数量不足、种类不齐全的状况，缺乏可持续的更新制度，平均的适宜程度仅为 485.0 分，距离适宜标准差距较大。人力、财力、物力资源配置均存在适宜程度低下的问题，必然影响各地公共健康工作的开展、影响疾病预防控制的效果。

（二）管理运行机制不尽完善

各地管理监控机制适宜可行程度平均评分为 131.4 分。尽管推进公共健康的战略规划逐步健全，但囿于各方职责不明确，评价指标未纳入考核体系等因素，工作目标与评价标准仍较难有效落实，影响评价机制导向作用的发挥。计划评价机制可落实程度平均评分仅为 241.0 分。协调与激励机制的可行性、权威性不足，限制了协调与激励机制作用的发挥，评价结果显示平均评分为 157.4 分。在管理运行机制的完善过程中，各方职责难于有效落实；协调统一缺乏制度性保障的问题凸显，距离适宜标准仍有较大差距。明确职责并加强考核落实，应是中国公共健康体系未来发展的重点方向之一。

（三）把握公众需要的能力不强

各地对公共健康需要的把握程度，体现了政府对公众健康需要回应的及时性和有效性。目前，政府对人群健康信息识别和把握的连续性、准确性不足，且未显示根据公众的健康需要进行决策的动态调整。这导致整体把握公众需要的适宜程度较低，各地平均评分为321.1分，且均低于450分。

（四）信息资源分析利用不足

各地虽已建立了风险因素监测网络，一定程度上起到了识别主要风险、掌握疾病本底情况的作用，但在风险预警和干预方面发挥的作用十分有限。维护公共健康最为紧要的是对主要风险变化及趋势及时识别、预测和预警，进而采取降低和消除风险的有效干预措施。然而，目前各地把控公共健康风险因素的平均评分仅为433.1分，其中预测预警的适宜程度平均仅为204.0分。这一弱项在2019年新冠肺炎疫情初期显得尤其突出。对此应引起各方严肃认真的思考并加以反省，以壮士断腕、刮骨疗毒的勇气兴利除弊，以确保整个体系的灵敏和有效。

李　力　周庆誉　施培武　张朝阳　陈　政　蒲　川　徐凌忠
胡　志　马安宁　王象斌　吴群红　龚朝晖　郝　模　徐天强
沈群红　郝　超　于明珠　王磐石　张　瑜　汪　华

下篇　评价方法

第九章

社会环境对公共健康体系的
支撑程度

公共健康体系虽然是一个完整的独立系统，但是它不可避免地受到政策、经济、文化等社会环境的直接影响甚至是制约，在组织架构、资源投入和管理运行机制上受到极大的影响，更影响公共健康体系的功能和发挥。因此，评价一个国家（地区）公共健康体系，必须首先评价其社会环境的支撑程度，通过分析相关政策及既定条件下的法律规制体系、经济环境和文化氛围对公共健康体系的支撑程度，才可以完整地综合评价一个国家（地区）公共健康体系的社会环境的适宜程度。

为便于阅读，本章及后续章节中定量标准的测算公式一律用文字表述。

第一节　政策环境对公共健康体系的影响程度

政策环境是公共健康体系的"上层建筑"，它主要通过制定各类政策来影响整个健康领域。判断政策环境对公共健康体系的影响程度，主要从是否制定了健康优先的发展战略以及健康优先战略是否能规范引导、职责是否明确以及是否可考核评估等方面进行分析评判。

一、健康发展战略的优先程度

（一）公共健康体系整体的测算过程

1. 是否发布健康优先发展战略

通过系统收集并分析该国家（地区）公开发布的所有战略规划和战略框架，判断是否有涉及健康领域整体的长期发展规划，例如美国的《健康公民 2020》（*Healthy People* 2020）、中国的《"健康中国 2030"规划纲要》。若有，赋值为 1，即程度为 100%；若无，赋值为 0。

2. 响应世界卫生组织号召的及时程度

在确定是否具有健康发展战略的基础上，通过将健康上升为优先战略的时间的早晚进行校正，即可判断健康发展战略的及时程度。

以 1977 年为基准，当年第 30 届世界卫生大会通过 WHA. 30. 43 号决议，提出"人人享有健康（Health for All by the Year 2000）"目标，[①] 号召实现"世界全体人民都应达到具有能使他们的社会和经济生活富有成效的最高可能的健康水平"，提出这是"各国政府在未来数十年中的主要发展目标"，并明确这一目标"取决于医疗保健与公共健康的持续进步"和综合施策。

比较响应号召发布战略的早晚，可以分为 3 个层次：（1）在发出号召 5 年内制定相应健康优先战略的，视为"及时"，及时程度为 100%；（2）早于世界卫生组织号召的，视为"早于"，每早一年及时程度增加 1%；（3）制定健康发展战略晚于发出号召 5 年以上的，视为"晚于"，每晚一年及时程度减少 1%。

---

① World Health Organization：*World Health Assembly*，World Health Organization，accessed 27 August 2017. http：//www. who. int/mediacentre/events/governance/wha/en/.

响应世界卫生组织号召的及时程度（%）＝

$$\begin{cases} 100\%＋（世界卫生组织首次号召年份－首次发布目标年份）×1\% \\ （早于世界卫生组织号召） \\ 100\%（晚于世界卫生组织 5 年之内） \\ 100\%－（首次发布目标年份－世界卫生组织首次号召年份－5）×1\% \\ （晚于世界卫生组织 5 年以上） \end{cases}$$

3. 根据存续情况校正优先程度

通过分析当前年份是否有持续推进的健康发展战略，如有可对优先程度进行校正。从健康发展战略首次发布的第二年起至评价年份止，每存续 1 年，校正系数增加 1 个百分点。具体公式如下：

校正系数＝100%＋1%×健康发展战略首次发布以来处于存续中的年份数

4. 综合判断健康发展战略优先程度

综合是否发布健康优先战略、响应世界卫生组织号召的及时性以及存续的时间长短，形成的优先程度的计算公式如下：

一个国家（地区）公共健康体系健康发展战略的优先程度（%）＝发布健康发展战略赋值×响应世界卫生组织号召的及时程度×校正系数×100%

（三级指标1）

（二）任务、类型及领域的测算过程

针对公共健康体系，其健康发展战略的优先程度也代表了所包含的任务领域、任务类型和公共健康具体任务的优先程度，因此任务领域、任务类型、具体任务的优先程度与体系的优先程度相等。具体计算公式如下：

一个国家（地区）某一公共健康具体任务健康发展战略的优先程度（%）＝一个国家（地区）公共健康体系健康发展战略的优先程度（%）

一个国家（地区）某一公共健康任务类型健康发展战略的优先程度（%）＝一个国家（地区）公共健康体系健康发展战略的优先程度（%）

一个国家（地区）某一公共健康任务领域健康发展战略的优先程度（%）＝一个国家（地区）公共健康体系健康发展战略的优先程度（%）

二、健康优先战略的适宜程度

在明确具有健康优先发展战略的基础上，进一步判断其适宜程度，主要从规范引导程度、职责明确程度、任务落实程度和考核评估程度四个方面进行分析。

（一）规范引导程度

1. 公共健康体系整体的测算过程

（1）围绕战略制定配套政策的情况。根据该国家（地区）发布的健康优先战略，系统收集与之配套的或围绕其制定的所有配套政策，包括各类法律、法规和规范性文件。建立如表9—1所示的分析表。

表9—1　围绕健康优先战略出台的配套文件分析

配套文件类型	是否颁布（0—否，1—是）	件数
国家层面		
法律（含宪法、法典及各类法律）		
法规		
行政法规		
部门规章		
规范性文件、技术规程、标准		
地方层面		
地方性法规、规章		
地方性法规		
地方性政府规章		
规范性文件、技术规程、标准		
合计		

（2）配套政策框架的完备程度。规范引导的首要条件是配套政策完备。不同的法律、法规和规范性文件具有不同的法律效力位阶，直接决定了其规范的效力。法律、法规具有稳定而权威的规范效力，赋予了健康优先战略相应的法律地位和保障；其他规范性文件往往包含具体的实施内容，是落实战略的政策保障。

国家层面而言，若颁布了法律（含宪法、法典及各类法律）则赋值

为 1，否则赋值为 0；若颁布了法规（含行政法规及部门规章）则赋值
为 1，否则赋值为 0；若发布了其他规范性文件则赋值为 1，否则赋值为
0。累加相应赋值，可以计算国家层面政策框架的完备程度。具体计算
公式如下：

$$健康优先战略国家层面配套政策框架的完备程度（\%）=\frac{\sum 国家层面配套政策框架完备程度赋值}{3}\times100\%$$

地方层面而言，若颁布了地方性法规（含地方性法规和地方性政府
规章）则赋值为 1，否则赋值为 0；若发布了其他规范性文件则赋值为
1，否则赋值为 0。累加相应赋值，可以计算地方层面政策框架的完备
程度。具体计算公式如下：

$$健康优先战略地方层面配套政策框架的完备程度（\%）=\frac{\sum 地方层面配套政策框架完备程度赋值}{2}\times100\%$$

综合国家层面和地方层面，可以判断配套政策框架的完备程度，具
体计算公式如下：

一个国家（地区）健康优先战略配套政策框架的完备程度（％）＝

$$\begin{cases} 健康优先战略国家层面配套政策框架的完备程度\times100\%（评价对象为国家层面）\\ \dfrac{国家层面配套政策框架的完备程度＋地方层面配套政策框架的完备程度}{2}\times \\ 100\%（评价对象为地方层面）\end{cases}$$

（3）配套政策形式的齐全程度。要保证健康优先战略的落实，理论
上配套政策要从中长期规划、短期计划到具体落实的各个方面都有所涉
及，这样才能保证战略的贯彻执行。因此，在框架完备程度的判断基础
上，重点评价配套政策文件对内容形式覆盖的齐全程度。

系统收集围绕健康优先战略出台的全部配套政策，摘录并分析配套
政策中提及的各方面内容，判断各项内容形式是否覆盖齐全。配套政策
覆盖的内容形式越多，可以认为规范引导的程度越高。具体的计算公式
如下：

$$一个国家（地区）健康优先战略配套政策的内容形式齐全程度=\frac{配套政策覆盖的内容形式数}{应具备的内容形式数}\times100\%$$

（4）覆盖公共健康任务领域的程度。作为统领全局的方略，健康优先战略及其配套政策应当覆盖各类公共健康领域及各项具体任务，这样方能规范引导各方围绕共同的发展方向努力。因而，通过判断健康优先战略及其配套政策提及的公共健康任务领域的数量，据此判断其覆盖11个公共健康任务领域的程度，以此反映健康优先战略的规范引导程度。具体计算公式如下：

$$一个国家（地区）健康战略及其配套政策覆盖公共健康任务领域的程度（\%）=\frac{健康战略及其配套政策提及的任务领域数}{应包含的公共健康任务领域数}\times100\%$$

（5）综合判断优先战略的规范引导程度。根据框架完备程度、内容形式的完备程度和覆盖公共健康任务领域的程度，可综合判断健康优先战略的规范引导程度，具体的计算公式如下：

$$一个国家（地区）健康优先战略的规范引导程度（\%）=\frac{框架完备程度+内容形式完备程度+覆盖公共健康任务领域的程度}{3}\times100\%$$

（三级指标2）

2. 任务、类型及领域的测算过程

针对公共健康体系，其健康优先战略的规范引导程度也代表了所包含的任务领域、任务类型和公共健康具体任务的健康优先战略的规范引导程度。具体的操作步骤参见本节中"健康发展战略的优先程度"的相应部分。以某一具体任务为例，具体的计算公式为：

$$一个国家（地区）某一公共健康具体任务健康优先战略的规范引导程度（\%）=一个国家（地区）公共健康体系健康优先战略的规范引导程度（\%）$$

（二）职责明确程度

从"健康融入所有政策"的角度，健康优先战略及配套政策所明确的职责应该覆盖所有的部门和专业机构。但不同公共健康任务领域涉及的相关部门和专业机构存在差异，承担的职责也不尽相同。因此，以某一公共健康任务领域为切入点，分析健康优先战略及配套政策对各部门（机构）的职责明确程度。

1. 某一公共健康领域的测算过程

针对某一公共健康领域，系统收集健康优先战略及配套政策中所有涉及该领域的政策文件集，摘录提及各部门（机构）的职责、分工的描述。在此基础上，建立如表9—2所示的职责明确程度分析表，明确涉及的部门（机构），以及职责的清晰可考核程度。

表9—2　职责明确程度分析（以慢性病预防控制领域为例）

部门（机构）	是否提及（0—否，1—是）	是否清晰（0—否，1—是）	是否可考核（0—否，1—是）	是否清晰且可考核（0—否，1—是）
纵向覆盖各级行政区划层级				
政府				
业务主管部门				
专业机构				
专业公共健康机构				
医院				
基层健康服务机构				
关键支撑部门				
政策保障部门				
财力保障部门				
人事保障部门				
医保部门				
其他支撑部门				
教育部门				
体育部门				
食品药品监管部门				
环境保护部门				
交通运输部门				
住房与建设部门				
新闻部门				
农业部门				
工业部门				
社会福利部门				
贸易部门				

部门（机构）	是否提及 （0—否， 1—是）	是否清晰 （0—否， 1—是）	是否可考核 （0—否， 1—是）	是否清晰 且可考核 （0—否，1—是）
劳动与就业部门				
其他组织				
合计				

判断健康优先战略及配套政策对各部门（机构）的职责明确程度主要包括如下几个步骤。

第一，根据健康优先战略及配套政策中涉及的部门（机构）数量，计算职责的覆盖程度。

一个国家（地区）某一公共健康任务领域健康优先战略及配套政策职责的覆盖程度（%）＝

$$\frac{健康优先战略及配套政策提及职责的部门（机构）数}{应覆盖的部门（机构）数} \times 100\%$$

第二，根据健康优先战略及配套政策中职责清晰可考核的部门（机构）数量，计算职责分工清晰可考核的程度。清晰的职责能够有效厘定部门（机构）的职权范围，而可考核的职责能够有效引导和规范各方行动。具体计算公式如下：

一个国家（地区）某一公共健康任务领域健康优先战略及配套政策职责清晰可考核的程度（%）＝$\frac{职责清晰可考核的部门（机构）数}{提及职责的部门（机构）数} \times 100\%$

第三，结合覆盖程度和职责清晰可考核程度，计算健康优先战略配套政策的分工明确基本程度，具体计算公式如下：

一个国家（地区）某一公共健康任务领域健康优先战略及配套政策职责明确的基本程度（%）＝分工覆盖部门（机构）的程度×分工清晰可考核程度×100%

第四，根据主要部门（机构）职责任务的清晰可考核程度对分工明确的基本程度进行校正。主要部门（机构）承担了核心服务提供及管理保障职能，决定着能否将相关的服务功能切实落实。经课题组研讨论证，主要部门（机构）共包括9类，分别是政府、业务主管部门、4类关键支撑部门（政策保障、财力保障、人事保障、医保部门）、3类专业机构（专业公共健康机构、医院、基层健康服务机构）。理论上，体系各方的分工中主要部门（机构）的职责应更为清晰、更加可考核，如果主要部门（机构）职责任务的明确程度较差，则表明该国家（地区）分工的明确程度不足以支撑服务功能的落实；如果明确程度较好，则能够修正明确程度偏低的其他部门（机构）对整体程度的影响。具体计算公式如下：

$$校正系数 = \frac{职责清晰可考核的主要部门（机构）数}{提及职责的主要部门（机构）数} \div$$

$$\frac{职责清晰可考核的各类部门（机构）数}{提及职责的各类部门（机构）数}$$

第五，综合分工覆盖部门（机构）的程度、清晰可考核的程度以及主要部门（机构）的清晰可考核程度，可以测算职责分工的明确程度。具体计算公式如下：

一个国家（地区）某一公共健康任务领域健康优先战略的职责明确程度（％）＝职责明确的基本程度×校正系数×100％

（三级指标3）

2. 任务、类型及体系的测算过程

某一公共健康任务领域的健康优先战略的职责明确程度也代表了其所包含的某一任务类型、某一具体任务健康优先战略的职责明确程度。具体计算公式如下：

一个国家（地区）某一公共健康具体任务健康优先战略的职责明确程度（％）＝所在任务领域健康优先战略的职责明确程度（％）

一个国家（地区）某一公共健康任务类型健康优先战略的职责明确程度（％）＝所在任务领域健康优先战略的职责明确程度（％）

针对公共健康体系，依据针对某一任务领域的测算过程，逐一判断其他10个任务领域健康优先战略的职责明确程度。结合各任务领域的权重，即可测算整个公共健康体系健康优先战略的职责明确程度。具体计算公式如下：

一个国家（地区）公共健康体系健康优先战略的职责明确程度（％）＝Σ（任务领域1的职责明确程度×权重$_{领域1}$，任务领域2的职责明确程度×权重$_{领域2}$，……，任务领域11的职责明确程度×权重$_{领域11}$）×100％

（三）任务落实程度

1. 某一公共健康领域的测算过程

公共健康服务的有效提供主要依托 5 类部门（机构），分别是政府、业务主管部门、3 类专业机构（专业公共健康机构、医院、基层健康服务机构）。依据健康优先战略及配套政策文件中的"部门""机构""任务"等字段，建立如表 9—3 所示的分析表，逐一判断是否提及上述部门（机构）的职责，有则赋值为 1，否则赋值为 0；判断职责是否清晰可考核，若清晰可考核则赋值为 1，否则赋值为 0。若各部门（机构）围绕健康优先战略制订了本部门（机构）的计划和实施方案，可以认为有较为清楚的职责任务，直接赋予最高值 2。

表 9—3　某公共健康任务领域部门（机构）围绕健康优先战略的任务落实情况分析

部门（机构）	是否提及职责任务（0—否，1—是）	是否清晰可考核（0—否，1—是）	是否发布了配套的计划或实施方案（0—否，1—是）
政府			
业务主管部门			
专业机构			
专业公共健康机构			
医院			
基层健康服务机构			

由此，可以计算上述部门（机构）围绕健康优先战略的任务落实程度赋值，据此计算任务落实程度。具体的计算公式如下：

一个国家（地区）某一公共健康任务领域健康优先战略的任务落实程度（%）＝ $\dfrac{\sum 各部门（机构）任务落实程度赋值}{10} \times 100\%$

（三级指标 4）

2. 任务、类型及体系的测算过程

某一公共健康任务领域的健康优先战略的任务落实程度也代表了其所包含的某一任务类型、某一具体任务健康优先战略的任务落实程度。具体计算公式如下：

一个国家（地区）某一公共健康具体任务健康优先战略的任务落实程度（％）＝所在任务领域健康优先战略的任务落实程度（％）

一个国家（地区）某一公共健康任务类型健康优先战略的任务落实程度（％）＝所在任务领域健康优先战略的任务落实程度（％）

依据针对某一任务领域的测算过程，逐一判断其他 10 个任务领域健康优先战略的任务落实程度。结合各任务领域的权重，即可测算整个体系健康优先战略的任务落实程度。具体计算公式如下：

一个国家（地区）公共健康体系健康优先战略的任务落实程度（％）＝Σ（任务领域 1 的任务落实程度×权重$_{领域1}$，任务领域 2 的任务落实程度×权重$_{领域2}$，……，任务领域 11 的任务落实程度×权重$_{领域11}$）×100％

（四）考核评估程度

1. 某一公共健康领域的测算过程

通过摘录健康优先战略及配套政策中提及"考核指标""评价指标""监督考核"等字段，建立如表 9—4 所示的分析表，判断政府、业务主管部门、3 类专业机构是否设置了考核指标、考核指标中是否纳入了健康结果指标，以及是否有考核主体。

表 9—4　某公共健康任务领域部门（机构）围绕健康优先战略的考核评估分析

部门（机构）	是否设置了 考核指标 （0—否，1—是）	是否纳入了 健康结果指标 （0—否，1—是）	是否有考核主体 （0—否，1—是）
政府			
业务主管部门			
专业机构			
专业公共健康机构			
医院			
基层健康服务机构			

第一，测算健康优先战略及配套政策中设置了考核指标的部门（机构）数占应有部门（机构）的比重。具体的计算公式如下：

一个国家（地区）某一公共健康任务领域健康优先战略及配套政策设置考核指标的覆盖程度（％）＝

$$\frac{健康优先战略及配套政策中设置考核指标的部门（机构）数}{应考核的部门（机构）数} \times 100\%$$

第二，测算纳入健康结果考核指标的部门（机构）覆盖程度。具体的计算公式如下：

一个国家（地区）某一公共健康任务领域健康优先战略及配套政策设置健康结果考核指标的覆盖程度（％）＝

$$\frac{纳入健康结果考核指标的部门（机构）数}{设置考核指标的部门（机构）数} \times 100\%$$

第三，测算有考核主体执行考核任务的业务部门（机构）的覆盖程度。具体的计算公式如下：

一个国家（地区）某一公共健康任务领域健康优先战略及配套政策有考核主体的程度（％）＝$\frac{有明确考核主体的部门（机构）数}{设置考核指标的部门（机构）数} \times 100\%$

第四，根据考核指标的覆盖程度、纳入健康结果指标的覆盖程度以及考核主体的覆盖程度，综合计算考核评估程度。具体计算公式如下：

一个国家（地区）某一公共健康任务领域健康优先战略的考核评估程度（％）＝健康优先战略及配套政策设置考核指标的覆盖程度×

$$\frac{（设置健康结果指标的覆盖程度＋有考核主体的覆盖程度）}{2} \times 100\%$$

（三级指标 5）

2. 任务、类型及体系的测算过程

某一公共健康任务领域的健康优先战略的考核评估程度也代表了其所包含的某一任务类型、某一具体任务健康优先战略的考核评估程度。具体计算公式如下：

一个国家（地区）某一公共健康具体任务健康优先战略的考核评估程度（％）＝所在任务领域健康优先战略的考核评估程度（％）

一个国家（地区）某一公共健康任务类型健康优先战略的考核评估程度（％）＝所在任务领域健康优先战略的考核评估程度（％）

依据针对某一任务领域的测算过程，逐一判断其他 10 个任务领域健康优先战略的考核评估程度。结合各任务领域的权重，即可测算整个公共健康体系健康优先战略的考核评估程度。具体计算公式如下：

一个国家（地区）公共健康体系健康优先战略的考核评估程度

（％）＝Σ（任务领域 1 的考核评估程度×权重_{领域1}，任务领域 2 的考核评估程度×权重_{领域2}，……，任务领域 11 的考核评估程度×权重_{领域11}）×100％

三、政策环境影响的综合评价

（一）某一公共健康领域的测算过程

依据健康优先战略的优先程度、规范引导程度、职责明确程度、任务落实程度和考核评估程度，结合上述 5 个方面在"政策环境"中的权重，即可明确政策环境对公共健康体系的影响程度。具体计算公式如下：

一个国家（地区）政策环境对某一公共健康任务领域的影响程度（％）＝Σ（健康优先战略的优先程度×权重_{定位1.1.1}，健康优先战略的规范引导程度×权重_{定位1.1.2}，健康优先战略的职责明确程度×权重_{定位1.1.3}，健康优先战略的任务落实程度×权重_{定位1.1.4}，健康优先战略的考核评估程度×权重_{定位1.1.5}）×100％

（二级指标 1）

（二）任务、类型及体系的测算过程

政策环境对某一公共健康任务领域的影响程度也代表了政策环境对其所包含的某一任务类型、某一具体任务的影响程度。具体计算公式如下：

一个国家（地区）政策环境对某一公共健康具体任务的影响程度（％）＝政策环境对所在任务领域的影响程度（％）

一个国家（地区）政策环境对某一公共健康任务类型的影响程度（％）＝政策环境对所在任务领域的影响程度（％）

依据针对某一任务领域的测算过程，逐一判断政策环境对其他 10 个任务领域的影响程度。结合各任务领域的权重，即可测算政策环境对整个公共健康体系的影响程度。具体计算公式如下：

一个国家（地区）政策环境对公共健康体系的影响程度（％）＝Σ

（任务领域 1 的影响程度×权重_{领域1}，任务领域 2 的影响程度×权重_{领域2}，……，任务领域 11 的影响程度×权重_{领域11}）×100%

第二节　法律规制对公共健康体系的保障程度

法律规制作为国家意志，是国家治理能力的重要依据与体现，规范着社会各方的权利和义务，是公共健康体系根本性的制度保障。判断法律规制对公共健康体系的保障程度，主要从法律规制是否完备、法律规制能否落实到位以及地方层面是否主动完善法律规制等方面进行判断。

一、法律规制的完备程度

判断这一程度，主要分析法律规制的框架是否完备、文本形式是否齐全、相关法律主体是否覆盖完全以及是否覆盖公共健康领域中的各类具体任务。

（一）某一公共健康领域的测算过程

1. 法律规制框架的完备程度

完备的法律规制框架，应是在宪法明确"保障公众健康"的大原则下，建立起公共健康领域的母法或法典，并逐步完善公共健康各领域的法律、法规、规章、规范性文件、技术规程和标准等。

围绕某一公共健康任务领域，系统收集涵盖该任务领域的各类法律、法规文本及规范性文件、技术规程和标准，依据"法律类型"字段，建立如表 9—5 所示的分析表，逐一判断是否覆盖相应的部分。

国家层面而言，若宪法中提及"保障公众的健康水平"的相关内容，则赋值为 1，否则赋值为 0；若有公共健康领域的法典，赋值为 1，否则赋值为 0；若有颁布该领域相关的法律或法规（含行政法规、部门规章等），赋值为 1，否则赋值为 0；若有制定该领域相关的规范性文件、技术规程、标准，则赋值为 1，否则赋值为 0。

表 9—5 公共健康任务领域法律框架覆盖情况分析

层级/分类	是否覆盖（0—否，1—是）
国家层面	
宪法	
公共健康领域的母法或法典	
法律	
行政法规、部门规章	
规范性文件、技术规程、标准	
地方层面	
地方性法规、规章	
规范性文件、技术规程、标准	
合计	

累加相应赋值，可以计算国家层面法律规制框架的完备程度。具体计算公式如下：

一个国家（地区）某一公共健康任务领域国家层面法律规制框架的

$$完备程度（\%）=\frac{\sum 国家层面法律规制框架完备程度赋值}{4}\times100\%$$

地方层面而言，若颁布了地方性法规（含地方性法规和地方性政府规章），则赋值为 1，否则赋值为 0；若颁布了相应的规范性文件、技术规程、标准，赋值为 1，否则赋值为 0。累加相应赋值，据此计算地方层面法律规制框架的完备程度，具体公式如下：

一个国家（地区）某一公共健康任务领域地方层面法律规制框架的

$$完备程度（\%）=\frac{\sum 地方层面法律规制框架完备程度赋值}{2}\times100\%$$

综合国家层面和地方层面的完备程度，可以计算法律规制框架的完备程度，具体计算公式如下：

一个国家（地区）某一公共健康任务领域法律规制框架的完备程度（%）=

$$\begin{cases} 国家层面法律规制完备程度\times100\%（评价对象为国家层面）\\ \dfrac{国家层面法律规制框架完备程度+地方层面法律规制框架完备程度}{2}\times \\ 100\%（评价对象为地方层面）\end{cases}$$

2. 法律规制文本形式的齐全程度

法律规制的文本内容形式应由粗到细，逐层对某一公共健康任务领域的各个方面进行明确规定。例如：最高层级的宪法中应提及"保障公众的健康水平"的相关内容，公共健康领域的法典应能对某一公共健康任务领域的工作落实做统筹规定，法律、法规应能明确某一任务领域的目的或宗旨、相关机构的类型、该领域预防控制工作的地位、相对人的权利（职权）、义务（职责）关系以及相关法律责任等。[1][2][3]

因此，围绕涵盖该任务领域的各类法律、法规文本及规范性文件，摘录文本中提的各方面内容，判断上述内容形式是否覆盖，如表9—6所示。

表9—6　法律文本形式齐全程度分析

法律规制层级/文本形式齐全应包含的内容	是否覆盖（0—否，1—是）
宪法	
"保障公众的健康水平"相关内容	
公共健康领域的母法或法典	
对某任务领域的统筹规定	
法律、法规	
目的或宗旨	
预防控制工作的地位	
相关机构的类型	
权利（职权）	
义务（职责）	
法律责任	

针对宪法，若有涉及"保障公众的健康水平"的相关内容，则赋值为1，即程度为100%；否则赋值为0。

针对公共健康领域的法典，若有涉及统筹该任务领域预防控制的相关规定或内容，则赋值为1，即程度为100%；否则赋值为0。

---

[1]　王旭：《行政法解释学研究：基本原理、实践技术与中国问题》，中国法制出版社2010年版，第43页。

[2]　张焕光：《行政法学原理》，劳动人事出版社1989年版，第53页。

[3]　王秀芬：《海事行政法学科体系及其特点初探》，《当代法学》2001年第10期，第75—77页。

针对法律、法规层面，根据上述分析表判断已包含的文本形式类型，据此计算齐全程度，计算公式如下：

一个国家（地区）某一公共健康任务领域法律、法规等文本形式的

齐全程度（%）＝ $\dfrac{\text{法律规制文本包含的文本形式数}}{\text{应具备的文本形式数}} \times 100\%$

将宪法、公共健康领域法典、法律和法规等在文本形式的完备程度相加求均值，得出该任务领域法律规制文本形式的完备程度。

一个国家（地区）某一公共健康任务领域法律规制文本形式齐全程度（%）＝（宪法文本形式的齐全程度＋公共健康领域法典文本形式的齐全程度＋法律、法规等文本形式的齐全程度）÷3

3. 主要部门（机构）的覆盖程度

依据法律规制中提及的"部门（机构）名称"字段，建立如表9—7所示的分析表，逐一判断法律规制是否覆盖主要部门（机构），如果覆盖则赋值为1，未覆盖则赋值为0。

表9—7 某一公共健康任务领域法律规制覆盖主要部门（机构）的程度分析

部门（机构）	是否覆盖（0—否，1—是）
政府	
业务主管部门	
专业机构	
专业公共健康机构	
医院	
基层健康服务机构	
关键支撑部门	
政策保障部门	
财力保障部门	
人事保障部门	
医保部门	
合计	

统计一个国家（地区）某一公共健康任务领域法律规制覆盖的主要部门（机构）数，据此计算法律规制覆盖主要部门（机构）的程度。具体计算公式如下：

一个国家（地区）某一公共健康任务领域法律规制对主要部门（机

$$构）的覆盖程度（\%）=\frac{实际覆盖的主要部门（机构）数}{应包含的主要部门（机构）数}\times100\%$$

4. 覆盖领域内各具体任务的程度

针对某一公共健康任务领域，建立如9—8所示的分析表，逐一判断法律规制文本是否覆盖领域中的各个公共健康具体任务，如果覆盖填写1，未覆盖则填写0。

表9—8　某一公共健康任务领域法律规制覆盖状况分析
（以传染病预防控制领域为例）

任务类型/具体任务	法律规制是否覆盖（0—否，1—是）
常见传染病	
艾滋病/HIV感染	
结核	
疟疾	
……	
疫苗可预防传染病	
……	
新发传染病	
……	
其他传染病	
……	
医源性感染	
……	

根据上述判断结果，可以明确某一公共健康任务领域法律规制覆盖的具体任务数量，据此计算法律规制对公共健康具体任务的覆盖程度，具体计算公式如下：

一个国家（地区）某一公共健康领域法律规制对具体任务的覆盖程
$$度（\%）=\frac{法律规制覆盖的公共健康具体任务数}{该任务领域中包含的公共健康具体任务数}\times100\%$$

5. 综合判断法律规制的完备程度

综合法律规制框架的完备程度、文本形式的齐全程度、对主要部门（机构）的覆盖程度和对各公共健康具体任务的覆盖程度，可以计算法律规制的完备程度。具体计算公式如下：

一个国家（地区）某一公共健康任务领域法律规制的完备程度（%）＝法律规制框架的完备程度×

$$\frac{\text{文本形式的完备程度＋对主要部门（机构）的覆盖程度＋对领域内各具体任务的覆盖程度}}{3}$$

（三级指标6）

（二）任务、类型及体系的测算过程

某一任务领域的法律规制的完备程度也代表了其所包含的某一任务类型、某一具体任务的法律规制的完备程度。具体计算公式如下：

一个国家（地区）某一公共健康具体任务法律规制的完备程度（%）＝所在任务领域法律规制的完备程度×100%

一个国家（地区）某一公共健康任务类型法律规制的完备程度（%）＝所在任务领域法律规制的完备程度×100%

依据针对某一任务领域的测算过程，逐一判断其他10个任务领域法律规制的完备程度。结合各任务领域的权重，即可测算整个公共健康体系法律规制的完备程度。具体计算公式如下：

一个国家（地区）公共健康体系法律规制的完备程度（%）＝Σ（任务领域1的完备程度×权重$_{领域1}$，任务领域2的完备程度×权重$_{领域2}$，……，任务领域11的完备程度×权重$_{领域11}$）×100%

二、法律规制可落实程度

在判断法律规制完备程度的基础上，进一步判断其可落实程度。落实法律规制是对公共健康体系形成制度保障的关键。主要分析对公共健康体系的地位、目的以及相关主体的权责是否法定，以及法律规制是否具备刚性约束力。

（一）地位法定程度

地位法定的程度，即判断涵盖某一公共健康任务领域的法律规制对该任务领域的地位、目标、相关方的职责是否明确规定。

1. 某一公共健康领域的测算过程

第一，判断法律规制是否有对该领域地位的相关表述，若有则赋值为1，否则赋值为0；进一步判断其表述是否清晰，若表述清晰则赋值为0，否则赋值1。累加赋值，计算法律规制对地位的明确程度。具体公式如下：

一个国家（地区）法律规制对某一公共健康任务领域地位的明确程度（%）＝（是否提及该领域地位的赋值＋表述是否清晰的赋值）÷2×100%

第二，判断法律规制中是否有涉及任务落实目标的相关表述，有则赋值为1，否则赋值为0；进一步判断其表述是否清晰，若表述清晰则赋值为0，否则赋值1。累加赋值，计算法律规制目标的明确程度。具体公式如下：

一个国家（地区）法律规制对某一公共健康任务领域目标的明确程度＝（是否提及该领域的目标的赋值＋表述是否清晰的赋值）÷2×100%

第三，根据如表9—9所示的分析表，判断法律规制对主要部门（机构）的职责清晰程度。根据职责明确覆盖的主要部门（机构）数量，计算覆盖主要部门（机构）的程度。具体计算公式如下：

一个国家（地区）某一公共健康任务领域法律规制中对主要部门（机构）职责的覆盖程度（%）＝

$$\frac{提及职责的主要部门（机构）数}{应覆盖的主要部门（机构）数}×100\%$$

进一步根据职责清晰的主要部门（机构）的数量，计算法律规制对主要部门（机构）职责的清晰程度，具体计算公式如下：

一个国家（地区）某一公共健康任务领域法律规制对主要部门（机构）职责的清晰程度（%）＝$\frac{职责清晰的主要部门（机构）数}{提及职责的主要部门（机构）数}×100\%$

据此计算法律规制对主要部门（机构）职责的明确程度，计算公式如下：

一个国家（地区）某一公共健康任务领域法律规制对主要部门（机构）职责的明确程度（%）＝职责覆盖主要部门（机构）的程度×职责

清晰的程度×100%

表9—9　法律规制对主要部门（机构）职责清晰的程度分析

部门（机构）	是否提及（0—否，1—是）	是否清晰（0—否，1—是）
政府		
业务主管部门		
专业机构		
专业公共健康机构		
医院		
基层健康服务机构		
关键支撑部门		
政策保障部门		
财力保障部门		
人事保障部门		
医保部门		

第四，综合地位的明确程度、目标的明确程度和职责的明确程度，可以计算地位法定的程度。具体计算公式如下：

一个国家（地区）某一公共健康任务领域法律规制的地位法定程度

$$（\%）=\frac{地位的明确程度+目标的明确程度+职责的明确程度}{3}×100\%$$

（三级指标7）

2. 任务、类型及体系的测算过程

某一任务领域的法律规制的地位法定程度也代表了其所包含的某一任务类型、某一具体任务的法律规制的地位法定程度。具体计算公式如下：

一个国家（地区）某一公共健康具体任务法律规制的地位法定程度（%）＝所在任务领域法律规制的地位法定程度×100%

一个国家（地区）某一公共健康任务类型法律规制的地位法定程度（%）＝所在任务领域法律规制的地位法定程度×100%

依据针对某一任务领域的测算过程，逐一判断其他10个任务领域的地位法定程度。结合各任务领域的权重，即可测算整个公共健康体系法律规制的地位法定程度。具体计算公式如下：

一个国家（地区）公共健康体系法律规制的地位法定程度（%）＝

Σ（任务领域 1 的法定程度×权重$_{领域1}$，任务领域 2 的法定程度×权重$_{领域2}$，……，任务领域 11 的法定程度×权重$_{领域11}$）×100％

（二）刚性约束程度

刚性约束程度主要判断法律规制对主要部门（机构）是否规定了罚则、罚则是否清晰可执行。

1. 某一公共健康领域的测算过程

针对系统收集到的某一公共健康任务领域的法律规制，摘录有关"罚则"的描述，建立如表 9—10 所示的分析表，明确罚则提及哪些主要部门（机构），以及罚则是否清晰。

表 9—10　法律规制对主要部门（机构）罚则的清晰程度分析

部门（机构）	罚则是否覆盖（0—否，1—是）	罚则是否清晰（0—否，1—是）
政府		
业务主管部门		
专业机构		
专业公共健康机构		
医院		
基层健康服务机构		
关键支撑部门		
政策保障部门		
财力保障部门		
人事保障部门		
医保部门		
合计		

第一，根据法律规制罚则涉及的主要部门（机构）数量，计算覆盖主要部门（机构）的程度。具体计算公式如下：

一个国家（地区）某一公共健康任务领域法律规制罚则覆盖主要部门（机构）的程度（％）＝$\dfrac{提及罚则的主要部门（机构）数}{应涉及的主要部门（机构）数}$×100％

第二，统计罚则清晰的主要部门（机构）数量，计算罚则的清晰程度，具体计算公式如下：

一个国家（地区）某一公共健康任务领域法律规制罚则的清晰程度

$$(\%) = \frac{罚则清晰的主要部门（机构）数}{提及罚则的主要部门（机构）数} \times 100\%$$

第三，结合法律规制罚则涉及主要部门（机构）的程度和清晰程度，计算法律规制的刚性约束程度，具体计算公式如下：

一个国家（地区）某一公共健康任务领域法律规制的刚性约束程度

$(\%) = $ 罚则覆盖主要部门（机构）的程度 $\times$ 罚则清晰的程度 $\times 100\%$

（三级指标 8）

2. 任务、类型及体系的测算过程

某一任务领域的法律规制的刚性约束程度也代表了其所包含的某一任务类型、某一具体任务的法律规制刚性约束的程度。具体计算公式如下：

一个国家（地区）某一公共健康具体任务法律规制的刚性约束程度

$(\%) = $ 所在任务领域法律规制的刚性约束程度 $\times 100\%$

一个国家（地区）某一公共健康任务类型法律规制的刚性约束程度

$(\%) = $ 所在任务领域法律规制的刚性约束程度 $\times 100\%$

依据针对某一任务领域的测算过程，逐一判断其他 10 个任务领域法律规制的刚性约束程度。结合各任务领域的权重，即可测算整个公共健康体系法律规制的刚性约束程度。具体计算公式如下：

一个国家（地区）公共健康体系法律规制的刚性约束程度（%）$=$ $\sum$（任务领域 1 的约束程度 $\times$ 权重$_{领域1}$，任务领域 2 的约束程度 $\times$ 权重$_{领域2}$，……，任务领域 11 的约束程度 $\times$ 权重$_{领域11}$）$\times 100\%$

三、完善法律规制的程度

在判断法律规制完备程度和可落实程度基础上，进一步判断完善法律规制的程度。该部分主要从国家层面是否修订、完善法律规制以有效弥补法律规制的漏洞，地方层面是否针对所辖区域、具体任务因地制宜地制定相关法规进行判断。

（一）某一公共健康领域的测算过程

第一，判断国家层面是否对该公共健康任务领域的法律规制作出过

修订，若作出过修订，则赋值为1；未作过修订，则赋值为0。

第二，判断地方层面是否遵照国家层面的法律规制，结合当地的具体任务，因地制宜地出台了相关的法规或条例，若出台了相关的法规或条例，则赋值为1；未出台，则赋值为0。

第三，判断地方性法规出台的时间是否早于国家相关法律规制的出台时间，若早于国家层面，则赋值为1；晚于国家，则赋值为0。

综合国家层面和地方层面的完善法律规制程度，可以判断一个国家（地区）主动完善法律规制的程度，具体计算公式如下：

一个国家（地区）某一公共健康任务领域完善法律规制的程度（％）＝

$$\begin{cases} \text{国家层面是否对该领域法律规制进行修订的赋值} \times 100\% \text{（评价对象为} \\ \text{国家层面）} \\ \dfrac{\text{国家层面是否对法律规制进行修订的赋值}＋\text{地方是否有相关法规、}}{3} \\ \text{条例出台的赋值}＋\text{地方是否早于国家出台的赋值} \\ \quad\quad\quad\quad\quad\quad\quad\quad\quad\quad\quad\quad\quad\quad\quad\quad\quad \times 100\% \\ \text{（评价对象为地方层面）} \end{cases}$$

（三级指标9）

（二）任务、类型及体系的测算过程

某一任务领域的完善法律规制的程度也代表了其所包含的某一任务类型、某一具体任务完善法律规制的程度。具体计算公式如下：

一个国家（地区）某一公共健康具体任务完善法律规制的程度（％）＝所在任务领域完善法律规制的程度×100％

一个国家（地区）某一公共健康任务类型完善法律规制的程度（％）＝所在任务领域完善法律规制的程度×100％

依据针对某一任务领域的测算过程，逐一判断其他10个任务领域完善法律规制的程度。结合各任务领域的权重，即可测算整个公共健康体系完善法律规制的程度。具体计算公式如下：

一个国家（地区）公共健康体系完善法律规制的程度（％）＝Σ（任务领域1的完善程度×权重$_{领域1}$，任务领域2的完善程度×权重$_{领域2}$，……，任务领域11的完善程度×权重$_{领域11}$）×100％

四、法律规制的综合评价

综合一个国家（地区）法律规制的完备程度、可落实程度以及完善法律规制的程度，可以计算得到理论上法律规制对公共健康体系的保障程度；在此基础上，分析现实中公共健康体系法律规制执行不到位的程度，即可综合评价一个国家（地区）公共健康体系法律规制对健康优先战略的保障程度。

（一）理论上法律规制对公共健康体系的保障程度

1. 某一公共健康领域的测算过程

根据法律规制的完备程度、地位法定程度、刚性约束程度以及完善法律规制的程度，结合上述 4 个方面在"法律规制"要素中的权重，即可明确理论上法律规制对公共健康体系的保障程度，计算公式如下：

一个国家（地区）理论上法律规制对某一公共健康任务领域的保障程度（％）＝

$$\begin{cases} (法律规制的完备程度 \times 权重_{定位1.2.1} + 地位法定程度 \times 权重_{定位1.2.2} + \\ 刚性约束程度 \times 权重_{定位1.2.3}) \div \\ \left(\dfrac{权重_{定位1.2.1} + 权重_{定位1.2.2} + 权重_{定位1.2.3}}{权重_{定位1.2.1} + 权重_{定位1.2.2} + 权重_{定位1.2.3} + 权重_{定位1.2.4}}\right)（评价对象为国家层面） \\ (法律规制的完备程度 \times 权重_{定位1.2.1} + 地位法定程度 \times 权重_{定位1.2.2} + \\ 刚性约束程度 \times 权重_{定位1.2.3} + 完善法律规制的程度 \times 权重_{定位1.2.4}) \\ （评价对象为地方层面） \end{cases}$$

2. 任务、类型及体系的测算过程

理论上法律规制对某一任务领域的保障程度也代表了法律规制对其所包含的某一任务类型、某一具体任务的保障程度。具体计算公式如下：

一个国家（地区）理论上法律规制对某一公共健康具体任务的保障程度（％）＝理论上法律规制对所在任务领域的保障程度 ×100％

一个国家（地区）理论上法律规制对某一公共健康任务类型的保障程度（％）＝理论上法律规制对所在任务领域的保障程度 ×100％

依据针对某一任务领域的测算过程，逐一判断理论上法律规制对其他 10 个任务领域的保障程度。结合各任务领域的权重，即可测算理论上法律规制对整个公共健康体系的保障程度。具体计算公式如下：

一个国家（地区）理论上法律规制对公共健康体系的保障程度（％）＝Σ（任务领域 1 的保障程度×权重领域1，任务领域 2 的保障程度×权重领域2，……，任务领域 11 的保障程度×权重领域11）×100％

（二）现实中法律规制执行不到位的严重程度

在判断一个国家（地区）理论上法律规制对公共健康体系的保障程度之后，还需要判断在现实中法律规制是否能够得到有效落实、执行是否到位。

1. 某一公共健康领域的测算过程

通过系统收集该国家（地区）涉及某一公共健康任务领域法律规制落实状况的相关文献，判断"法律规制框架不完备""法律规制执行不到位""法律规制缺乏约束力"等问题的严重程度评分（0 分为"不存在问题"，5 分为"非常严重"），据此判断法律规制执行不到位的严重程度。具体计算公式如下：

一个国家（地区）某一公共健康任务领域法律规制执行不到位的严重程度（％）＝法律规制执行不到位的严重程度评分÷5×100％

2. 任务、类型及体系的测算过程

某一任务领域法律规制执行不到位的严重程度也代表了其所包含的某一任务类型、某一具体任务的法律规制执行不到位的严重程度。具体计算公式如下：

一个国家（地区）某一公共健康具体任务法律规制执行不到位的严重程度（％）＝所在任务领域法律规制执行不到位的严重程度（％）

一个国家（地区）某一公共健康任务类型法律规制执行不到位的严重程度（％）＝所在任务领域法律规制执行不到位的严重程度（％）

依据针对某一任务领域的测算过程，逐一判断其他 10 个任务领域法律规制执行不到位的严重程度。结合各任务领域的权重，即可测算整个公共健康体系法律规制执行不到位的严重程度。具体计算公式如下：

一个国家（地区）公共健康体系法律规制执行不到位的严重程度（％）＝Σ（任务领域1的严重程度×权重$_{领域1}$，任务领域2的严重程度×权重$_{领域2}$，……，任务领域11的严重程度×权重$_{领域11}$）×100％

（三）综合评价法律规制对公共健康体系的保障程度

1. 某一公共健康领域的测算过程

结合理论上法律规制的保障程度与现实中法律规制执行不到位的严重程度，可以较为全面地分析一个国家（地区）法律规制对某一任务领域的保障程度。具体计算公式如下：

一个国家（地区）法律规制对某一公共健康任务领域的保障程度（％）＝［理论上法律规制的保障程度＋（1－法律规制执行不到位的严重程度）］÷2×100％

（二级指标2）

2. 任务、类型及体系的测算过程

法律规制对某一任务领域的保障程度也代表了其所包含的某一任务类型、某一具体任务的保障程度。具体计算公式如下：

一个国家（地区）法律规制对某一公共健康具体任务的保障程度（％）＝法律规制对所在任务领域的保障程度×100％

一个国家（地区）法律规制对某一公共健康任务类型的保障程度（％）＝法律规制对所在任务领域的保障程度×100％

依据针对某一任务领域的测算过程，逐一判断法律规制对其他10个任务领域的保障程度。结合各任务领域的权重，即可测算法律规制对整个公共健康体系的保障程度。具体计算公式如下：

一个国家（地区）法律规制对公共健康体系的保障程度（％）＝Σ（任务领域1的保障程度×权重$_{领域1}$，任务领域2的保障程度×权重$_{领域2}$，……，任务领域11的保障程度×权重$_{领域11}$）×100％

第三节 经济发展对公共健康体系的支撑程度

一个国家（地区）的经济发展水平对健康水平有极其重要的影响，

两者互为因果，相互作用；财政投入的优先导向决定了各类资源配置的方向，也决定着公共健康体系的适宜程度。

判断经济发展对公共健康体系的支撑程度，主要通过资源优先配置是否有制度保障及其落实程度、是否建立落实健康优先战略的奖惩制度以及社会经济对公共健康的投入程度等进行评判。人力资源是开展公共健康工作的根本，财力资源是公共健康体系有效运行的基础，因而必须重点评价经济发展对人力资源和财力资源的支撑程度。

一、资源优先配置的制度保障程度

（一）公共健康体系整体的测算过程

1. 健康战略是否提出资源配置要求

围绕健康优先战略及其所有配套政策，若未提及相关资源的配置要求，提示该国家（地区）尚未重视健康领域的资源保障工作。以财力资源为例，有提出相关要求的赋值为1，否则赋值为0。对人力资源按照同样方式判断。

2. 资源配置要求的清晰可考核程度

第一，判断资源配置的要求是否清晰。只有相应的要求清晰明确，各方才有可能根据要求具体落实完成。以财力资源为例，若要求清晰明确则赋值为1，否则赋值为0。人力资源按照同样方式判断。

第二，判断相应资源配置要求是否可考核。资源配置重在落实，如果相应要求可考核，对各方才能形成约束。以财力资源为例，若要求可考核则赋值为1，否则赋值为0。人力资源按照同样方式判断。

3. 资源配置要求是否体现优先地位

在判断资源配置要求清晰可考核程度的基础上，建立如表9—11所示的分析表，判断相关要求是否体现"优先"地位。以财力资源为例，判断健康优先战略及配套政策中是否有"必须保障""优先保障""稳定增长"等表达"优先"地位的表述，有则赋值为1，否则赋值为0。人力资源按照同样方式判断。

表 9—11 健康优先战略明确资源配置优先制度保障的分析

资源类别	是否提及 （0—否，1—是）	是否清晰 （0—否，1—是）	是否可考核 （0—否，1—是）	是否体现 "优先"地位 （0—否，1—是）
财力资源				
人力资源				

4. 综合判断资源优先配置制度保障程度

根据是否提及要求、是否清晰、是否可考以及是否体现"优先"等 4 方面，可累加计算财力资源和人力资源优先制度保障程度的赋值，明确相应的制度保障程度，具体计算公式如下：

一个国家（地区）公共健康体系财力资源优先配置的制度保障程度

$$（\%）=\frac{\sum 财力资源优先配置制度保障赋值}{4}×100\%$$

一个国家（地区）公共健康体系人力资源优先配置的制度保障程度

$$（\%）=\frac{\sum 人力资源优先配置制度保障赋值}{4}×100\%$$

综合财力和人力资源优先配置的制度保障程度，最终明确资源优先配置的制度保障程度。具体计算公式如下：

一个国家（地区）公共健康体系资源优先配置的制度保障程度

$$（\%）=\frac{财力资源的制度保障程度＋人力资源的制度保障程度}{2}×100\%$$

（三级指标 10）

（二）任务、类型及领域的测算过程

针对公共健康体系，其资源优先配置的制度保障程度也代表了所包含的任务领域、任务类型和具体任务的资源优先配置的制度保障程度。具体的操作步骤参见本章第一节中"健康发展战略的优先程度"的相应部分。以某一具体任务为例，具体的计算公式为：

一个国家（地区）某一公共健康具体任务资源优先配置的制度保障程度（%）＝一个国家（地区）公共健康体系资源优先配置的制度保障程度（%）

二、资源优先配置的制度落实程度

在明确资源优先配置的制度保障程度的基础上，重点评价资源保障部门的职责衍化程度以及依据职责分工落实投入的程度。这是实现经济发展对公共健康体系保障作用的关键。

（一）保障部门的职责明确程度

资源保障部门职责明确是有效落实健康战略及其配套政策的资源优先配置的基础。

1. 公共健康体系整体的测算过程

第一，依据该国家（地区）围绕健康战略发布的各类配套政策，明确是否规定了财力保障部门和人力保障部门的职责任务（见表9—12）。以财力保障部门为例，若提及了职责任务，则赋值为1，否则赋值为0。人力保障部门按同样方式判断。

第二，判断职责是否清晰。只有职责清晰明确，主要资源保障部门才能根据职责具体落实任务。以财力保障部门为例，若职责清晰则赋值为1，否则赋值为0。人力保障部门按照同样方式判断。

第三，判断职责是否可考核。职责可考核有利于政府对主要资源保障部门的职责落实情况进行考核，具有约束力。以财力保障部门为例，若职责可考核，则赋值为1，否则赋值为0。人力保障部门按照同样方式判断。

第四，依据是否提及职责、职责是否清晰、是否可考核，可以累加计算财力保障部门和人力保障部门职责明确程度的基本赋值。

第五，根据资源保障部门是否发布专门的配套政策文件对明确程度赋值进行调整。若主要资源保障部门出台了专门的实施方案或其他专项配套文件来确保资源配置的落实，表明其职责明确的程度最高，直接赋值为3（最高理论值）。

表 9—12　主要资源保障部门职责明确程度的分析

资源类别	是否规定 职责任务 （0—否，1—是）	是否清晰 （0—否，1—是）	是否可考核 （0—否，1—是）	是否发布专门的 配套政策文件 （0—否，1—是）
财力资源				
人力资源				

根据以上分析过程，可分别形成财力和人力保障部门的职责明确程度，计算公式如下：

一个国家（地区）财力保障部门对公共健康体系资源配置的职责明确程度（％）＝ $\dfrac{\sum 财力保障部门职责明确程度的赋值}{3} \times 100\%$

一个国家（地区）人力保障部门对公共健康体系资源配置的职责明确程度（％）＝ $\dfrac{\sum 人力保障部门职责明确程度的赋值}{3} \times 100\%$

综合这两个部门的职责明确程度，可以获得资源保障部门的职责明确程度。具体计算公式如下：

一个国家（地区）公共健康体系资源配置的职责明确程度（％）＝ $\dfrac{财力保障部门的明确程度＋人力保障部门的明确程度}{2} \times 100\%$

（三级指标 11）

2. 任务、类型及领域的测算过程

一个国家（地区）公共健康体系资源配置的职责明确程度也代表了对所包含的任务领域、任务类型和具体任务资源配置的职责明确程度。具体的操作步骤参见本章第一节中"健康发展战略的优先程度"的相应部分。以某一具体任务为例，具体的计算公式为：

一个国家（地区）某一公共健康具体任务资源配置的职责明确程度（％）＝一个国家（地区）公共健康体系资源配置的职责明确程度（％）

（二）保障部门的职责落实程度

在判断资源保障部门职责明确程度之后，以健康优先战略实施后专业公共健康机构财力资源投入的变化状况作为依据判断资源配置优先制度保障的落实程度。

1. 某一公共健康领域的测算过程

依据公开统计报表资料，判断承担该任务领域服务提供职责的专业公共健康机构的公共财政投入在健康优先战略出台之后是否增长，可以分为 3 个层次：（1）减少；（2）维持原有水平；（3）增长，分别赋值为0、1、2，据此判断资源配置优先制度保障的落实程度。若财政投入能够稳定增长，表明资源配置优先制度保障得到充分落实。具体计算公式如下：

一个国家（地区）某一公共健康任务领域资源配置的职责落实程度

$$（\%）=\frac{\text{专业公共健康机构投入增长情况赋值}}{2}\times100\%$$

（三级指标 12）

2. 任务、类型及体系的测算过程

某一公共健康任务领域资源配置的职责落实程度也代表了其所包含的某一任务类型、某一具体任务资源配置的职责落实程度。具体计算公式如下：

一个国家（地区）某一公共健康具体任务资源配置的职责落实程度（％）＝所在任务领域资源配置的职责落实程度（％）

一个国家（地区）某一公共健康任务类型资源配置的职责落实程度（％）＝所在任务领域资源配置的职责落实程度（％）

依据针对某一任务领域的测算过程，逐一判断其他 10 个任务领域资源配置的职责落实程度。结合各任务领域的权重，即可测算整个公共健康体系资源配置的职责落实程度。具体计算公式如下：

一个国家（地区）公共健康体系资源配置的职责落实程度（％）＝ Σ（对任务领域1的职责落实程度×权重$_{领域1}$，对任务领域 2 的职责落实程度×权重$_{领域2}$，……，对任务领域 11 的职责落实程度×权重$_{领域11}$）×100％

三、落实健康优先战略的奖惩程度

在资源优先制度保障得到落实的前提下，有效的奖惩措施能够敦促和激励各方落实健康优先战略。通过健康优先战略及配套政策中对业务部门（机构）奖惩措施的覆盖程度进行判断。

（一）某一公共健康领域的测算过程

围绕健康优先战略及配套政策，摘录其中涉及"奖惩措施"的相关内容，建立如表9—13所示的表格，分析优先战略及配套政策中是否提出了针对业务部门（机构）的奖惩措施，以及是否清晰明确。

表9—13　健康优先战略对部门（机构）奖惩措施覆盖程度分析

部门（机构）	是否覆盖（0—否，1—是）	是否清晰（0—否，1—是）
政府		
业务主管部门		
专业机构		
专业公共健康机构		
医院		
基层健康服务机构		

第一，明确健康优先战略及其配套政策对业务部门（机构）提出根据任务落实采取奖励或惩罚措施的覆盖程度。具体计算公式如下：

一个国家（地区）某一公共健康任务领域落实健康优先战略的奖惩措施的覆盖程度（％）＝

$$\frac{健康优先战略及配套政策提及奖惩措施的业务部门（机构）数}{应覆盖的业务部门（机构）数} \times 100\%$$

第二，判断奖惩措施清晰明确的程度。如果奖励或惩罚措施清晰明确，则能够更有效地调动各方的积极性。具体计算公式如下：

一个国家（地区）某一公共健康任务领域落实健康优先战略的奖惩措施的清晰明确程度（％）＝

$$\frac{奖惩措施清晰明确的业务部门（机构）数}{提及奖惩措施的业务部门（机构）数} \times 100\%$$

第三，结合奖惩措施的覆盖程度和清晰明确程度，得到落实健康优先战略的奖惩程度。具体计算公式如下：

一个国家（地区）某一公共健康任务领域落实健康优先战略的奖惩程度（％）＝奖惩措施的覆盖程度×奖惩措施的清晰明确程度×100％

（三级指标13）

（二）任务、类型及体系的测算过程

某一公共健康任务领域落实健康优先战略的奖惩程度也代表了其所包含的某一任务类型、某一具体任务落实健康优先战略的奖惩程度。具体计算公式如下：

一个国家（地区）某一公共健康具体任务落实健康优先战略的奖惩程度（％）＝所在任务领域落实健康优先战略的奖惩程度（％）

一个国家（地区）某一公共健康任务类型落实健康优先战略的奖惩程度（％）＝所在任务领域落实健康优先战略的奖惩程度（％）

依据针对某一任务领域的测算过程，逐一判断其他 10 个任务领域落实健康优先战略的奖惩程度。结合各任务领域的权重，即可测算整个体系落实健康优先战略的奖惩程度。具体计算公式如下：

一个国家（地区）公共健康体系落实健康优先战略的奖惩程度（％）＝Σ（任务领域 1 落实健康优先战略的奖惩程度×权重$_{领域1}$，任务领域 2 落实健康优先战略的奖惩程度×权重$_{领域2}$，……，任务领域 11 落实健康优先战略的奖惩程度×权重$_{领域11}$）×100％

四、社会经济对公共健康投入程度

经济发展对公共健康体系的影响，除了在制度保障层面为其提供资源配置支持，最为直观的表现是社会经济对公共健康领域的投入程度。

（一）公共健康体系整体的测算过程

对公共健康体系的投入，可以用剔除医疗费用以外的卫生总费用作初步估算。相应的投入程度即以除去医疗费用外的卫生总费用占该国家（地区）当年 GDP 总量的比重来表示。具体计算公式如下：

一个国家（地区）社会经济对公共健康体系的投入程度（％）＝ $\dfrac{剔除医疗费用外的卫生总费用}{该国家（地区）当年的 GDP 总量} \times 100％$

（二）任务、类型及领域的测算过程

社会经济对公共健康体系的投入程度也代表了对其所包含的任务领

域、任务类型和具体任务的投入程度。具体的操作步骤参见本章第一节中"健康发展战略的优先程度"的相应部分。以某一具体任务为例，具体的计算公式为：

一个国家（地区）社会经济对某一公共健康具体任务的投入程度（％）＝一个国家（地区）社会经济对公共健康体系投入程度（％）

五、经济发展支撑程度的综合评价

（一）某一公共健康领域的测算过程

依据资源优先配置的制度保障程度、资源保障部门的职责明确程度、职责落实程度和落实健康优先战略的奖惩程度，结合上述 4 个方面在"经济环境"要素中的权重，即可明确理论上经济发展对公共健康体系的支撑程度。具体计算公式如下：

一个国家（地区）理论上经济发展对某一公共健康领域的支撑程度（％）＝Σ（资源优先配置的制度保障程度×权重$_{定位1.3.1}$，资源保障部门的职责明确程度×权重$_{定位1.3.2}$，资源保障部门的职责落实程度×权重$_{定位1.3.3}$，落实健康优先战略的奖惩程度×权重$_{定位1.3.4}$）×100％

进一步，结合社会经济对公共健康的投入程度，可以较为全面地分析一个国家（地区）经济发展对公共健康的支撑程度。具体计算公式如下：

一个国家（地区）经济发展对某一公共健康领域的支撑程度（％）＝

$$\frac{理论上经济发展对公共健康的支撑程度＋社会经济对公共健康投入程度}{2}$$

×100％

（二级指标 3）

（二）任务、类型及体系的测算过程

经济发展对某一公共健康任务领域的支撑程度也代表了对其所包含的某一任务类型、某一具体任务的支撑程度。具体计算公式如下：

一个国家（地区）经济发展对某一公共健康具体任务的支撑程度（％）＝经济发展对所在任务领域的支撑程度（％）

一个国家（地区）经济发展对某一公共健康任务类型的支撑程度（％）＝经济发展对所在任务领域的支撑程度（％）

依据针对某一任务领域的测算过程，逐一判断经济发展对其他 10 个任务领域的支撑程度。结合各任务领域的权重，即可测算经济发展对整个公共健康体系的支撑程度。具体计算公式如下：

一个国家（地区）经济发展对公共健康体系的支撑程度（％）＝Σ（任务领域 1 的支撑程度×权重$_{领域1}$，任务领域 2 的支撑程度×权重$_{领域2}$，……，任务领域 11 的支撑程度×权重$_{领域11}$）×100％

第四节　文化氛围对公共健康体系的引领程度

文化是一种成为习惯的精神价值和生活方式，对公共健康体系的影响主要体现为社会价值观的塑造和科学技术的进步。社会价值观是实现公共健康目标的内在驱动力；而公共健康本身作为一门科学，其发展仰赖于科学技术的进步。因此，判断文化氛围对公共健康体系的引领程度，主要从公共健康体系掌握先进理论方法和技术、社会支持公共健康体系整体氛围的适宜程度方面进行研判。

一、先进技术的掌握程度

判断这一程度，主要依据一个国家（地区）围绕某一公共健康任务领域的研究活跃程度进行，以围绕某一领域发表的研究文献数量进行估算。

（一）某一公共健康领域的测算过程

第一，系统检索和收集一个国家（地区）围绕某一公共健康任务领域发表的研究文献，确定研究文献总数量。根据文献的"第一作者单位"字段，分别统计专业机构和相关部门发表的数量以及研究机构发表的数量（见表 9—14）。

表 9—14 公共健康任务领域的发表的研究文献数量分析

任务领域	研究文献总数	专业机构和相关部门的发表数	研究机构的发表数
传染病预防控制			
慢性病预防控制			
⋯⋯			
合计			

第二，按照上述步骤计算和分析不同国家（地区）中专业机构和相关部门发表的研究文献数量以及研究机构发表的研究文献数量。分别选择其中的最大值作为理想标准，据此分别计算专业机构和相关部门的研究活跃程度以及研究机构的研究活跃程度。具体计算公式如下：

一个国家（地区）某一公共健康任务领域专业机构和相关部门的研究活跃程度（％）＝

$$\frac{该国家（地区）专业机构和相关部门发表的研究文献数}{专业机构和相关部门发表研究文献数的理想值} \times 100\%$$

一个国家（地区）某一公共健康任务领域研究机构的研究活跃程度

$$（％）＝\frac{该国家（地区）研究机构发表的研究文献数}{研究机构发表的研究文献数的理想值} \times 100\%$$

考虑到专业机构和相关部门的研究往往来源于具体实践，相应的研究也更有可能转化为相应的实践方案或政策，对政府决策也是重要支撑，因而赋予其和研究机构相同的权重。最终，平均加权得到该国家（地区）先进技术的掌握程度。具体计算公式如下：

一个国家（地区）某一公共健康任务领域先进技术的掌握程度（％）

$$＝\frac{专业机构和相关部门的研究活跃度＋研究机构的研究活跃度}{2} \times 100\%$$

（三级指标 14）

（二）任务、类型及体系的测算过程

某一公共健康任务领域先进技术的掌握程度也代表了其所包含的某一任务类型、某一具体任务先进技术的掌握程度。具体计算公式如下：

一个国家（地区）某一公共健康具体任务先进技术的掌握程度（％）＝所在任务领域先进技术的掌握程度（％）

一个国家（地区）某一公共健康任务类型先进技术的掌握程度

（％）＝所在任务领域先进技术的掌握程度（％）

依据针对某一任务领域的测算过程，逐一判断其他 10 个任务领域先进技术的掌握程度。结合各任务领域的权重，即可测算整个公共健康体系先进技术的掌握程度。具体计算公式如下：

一个国家（地区）公共健康体系先进技术的掌握程度（％）＝Σ（任务领域 1 的掌握程度×权重$_{领域1}$，任务领域 2 的掌握程度×权重$_{领域2}$，……，任务领域 11 的掌握程度×权重$_{领域11}$）×100％

二、社会支撑的适宜程度

文化氛围对公共健康体系影响的另一个方面是社会氛围的塑造和改变。适宜的社会支撑包括公共健康价值的趋同、良好的健康素养和充足的公共健康投入，相应评价也围绕这三方展开。

（一）公共健康价值的趋同程度

一个国家（地区）对公共健康价值的认同，最为直接的表现即将公共健康视作一项重要的工作，通过明确分工，有效应对各类公共健康具体任务、提供公共健康服务。结合该地区对公共健康具体任务的关注程度、相应分工的明确程度、社会各方的一致程度即能判断。

1. 某一公共健康领域的测算过程

第一，依据确定已设置目标的具体任务数量，可以计算该国家（地区）公共健康具体任务被关注的范围，具体计算公式如下：

一个国家（地区）公共健康具体任务被关注的范围（％）＝ $\dfrac{\text{设置目标的公共健康具体任务数}}{\text{公共健康具体任务总数}} \times 100\%$

一个国家（地区）设置目标的公共健康具体任务数量越多，表明其关注的公共健康具体任务范围越广。

同理，依据各公共健康任务类型、公共健康任务领域中已设置目标的具体任务数量，分别计算该国家（地区）各类型、领域具体任务的被关注范围，具体计算公式如下：

一个国家（地区）某一类型公共健康具体任务被关注的范围（％）

$$= \frac{\text{该类型中设置目标的公共健康具体任务数}}{\text{该类型中包含的公共健康具体任务数}} \times 100\%$$

一个国家（地区）某一领域公共健康具体任务被关注的范围（%）

$$= \frac{\text{该领域中设置目标的公共健康具体任务数}}{\text{该领域中包含的公共健康具体任务数}} \times 100\%$$

第二，明确针对某一公共健康任务领域相应分工的明确程度。整体思路和判断方式与本章第一节"职责明确程度"相似，此处直接借用某一公共健康任务领域的分工明确程度的测算结果。

第三，明确社会导向偏离人群健康目标的程度。公共健康旨在保障和促进公众的健康，即社会各方围绕"不生病、少生病"这一共同目标应采取统一的行动。公共健康体系内部的目标一致程度会受到整体社会氛围的影响。

医院、专业公共健康机构与医疗保险是与人群健康最为密切相关的三方，专业公共健康机构和医院是提供公共健康服务和疾病诊疗服务的主体；医保等社会保险则是减少健康风险带来损失的一种制度安排，能够影响和引导公众和医院的行为。通过分析上述三方围绕"不生病、少生病"是否能够采取一致行动，即可大致判断社会各方是否在保障和促进公众的健康中采取一致行动。

（1）针对专业机构的判断。专业公共健康机构是提供公共健康服务的主体，应当由政府提供足额的财政投入确保其公益性。[①] 因此，通过判断专业公共健康机构是否需要通过营利性手段来筹集经费，即可初步判断其行为是否偏离"少生病、不生病"的目标。一旦专业机构需要通过提供有偿性技术服务来筹集经费，意味着公共健康服务的提供必然受到影响。

可以通过以下 3 个途径判断专业公共健康机构是否存在上述行为：一是机构的经费来源中是否有营利性的收入来源；二是机构的内设部门中是否设置了承担非公共健康基本功能的部门；三是机构公示的有偿性技术服务项目中是否含有非公共健康基本功能的项目。

---

① S. Gupta，B. Clements，M. T. Guin-Siu et al.：Debt Relief and Public Health Spending in Heavily Indebted Poor Countries，*Bulletin of the World Health Organization*，2002，vol. 80，no. 2，pp. 151-157.

如果专业公共健康机构存在以上任何一种情况，可以认为其需要通过营利方式筹集经费，偏离统一目标程度的赋值为3；若不存在上述情况，则赋值为0。

（2）针对公立医院的判断。医院是提供疾病诊疗服务的主体。如果医院的收益是建立在希望老百姓"多生病、多生大病"、从而向老百姓多收费的基础上，则可认为医院的行为导向也背离了"少生病、不生病"的统一目标。因此，通过考察公立医院的收费结算方式，可以大致判断医院的行为是否偏离统一目标。

医院的收费结算方式主要有按项目收费、按服务单元收费、按病种收费、按人头收费和总额预算等五种。每种方式都有可能导致医院为追求高收益而偏离"少生病、不生病"的目标。例如按项目收费存在"医生点菜、病人买单"的现象，导致费用高涨；按服务单元收费可能出现分解服务的现象，导致单次诊疗变为多次诊疗；按病种收费则存在病种设置繁杂带来的牟利空间等。相较而言，按人头付费、总额预算前提下的组合收费结算方式限定了医院的收费总量，能在一定程度上促使医院主动控制成本。

因此，公立医院若采用按项目收费、按服务单元收费或按病种收费等收费结算方式，则偏离统一目标程度的赋值为3；采用按人头收费或总额预算前提下的组合收费结算方式，则赋值为1。

（3）针对保险制度的判断。医疗保险是减少疾病等健康风险带来的损失的保障形式，其覆盖的保障范围实际上也体现了健康理念的导向。保障范围越广，覆盖的预防性服务项目越多，体现"少生病、少生大病"的导向也越凸显。因此，通过判断医保等社会保险（包括其他形式的筹资补偿制度）是否将预防保健服务纳入保障范围，可以初步判断其偏离统一目标的可能性。

依据保障范围的大小可以初步判断医保偏离统一目标的程度：①若没有相应的医疗保险制度，则偏离统一目标程度的赋值为3；②若保障范围仅覆盖疾病诊疗服务，则赋值为2；③若保障范围覆盖疾病诊疗和预防性服务，则赋值为1；④若保障范围覆盖疾病诊疗、预防性服务以及护理、养老等多种服务，则赋值为0。

（4）明确偏离目标的程度。综合专业公共健康机构、公立医院和医疗保险一致行动程度的判断，各自赋值累加得到偏离统一目标的程度赋值。最终计算公式如下：

一个国家（地区）某一公共健康任务领域社会导向偏离公众健康的程度（％）＝

$$\frac{专业公共健康机构偏离目标程度赋值＋公立医院偏离目标程度赋值＋保险制度偏离目标程度赋值}{9}$$

×100％

结合针对某一任务领域的关注程度、目标分工的明确程度和社会各方目标一致的程度，判断各方认可公共健康价值的程度，具体计算公式如下：

一个国家（地区）某一公共健康任务领域价值的趋同程度（％）＝

$$\frac{关注程度×分工明确程度＋（1－社会导向偏离公众健康的程度）}{2}×100％$$

（三级指标 15）

2. 任务、类型及体系的测算过程

某一公共健康任务领域价值的趋同程度也代表了其所包含的某一任务类型、某一具体任务价值的趋同程度。具体计算公式如下：

一个国家（地区）某一公共健康具体任务价值的趋同程度（％）＝所在任务领域价值的趋同程度（％）

一个国家（地区）某一公共健康任务类型价值的趋同程度（％）＝所在任务领域价值的趋同程度（％）

依据针对某一任务领域的测算过程，逐一判断其他 10 个任务领域价值的趋同程度。结合各任务领域的权重，即可测算整个体系价值的趋同程度。具体计算公式如下：

一个国家（地区）公共健康体系价值的趋同程度（％）＝Σ（任务领域 1 的趋同程度×权重$_{领域1}$，任务领域 2 的趋同程度×权重$_{领域2}$，……，任务领域 11 的趋同程度×权重$_{领域11}$）×100％

（二）健康素养的形成程度

若一个国家（地区）拥有良好的社会氛围，形成了重视公共健康的价值观，其人群健康素养水平会有相应提升。判断健康素养的形成程度是反映社会支撑适宜程度的重要指标。

1. 公共健康体系整体的测算过程

健康素养是指人们需要获得以作出健康选择的知识、技能和信息。[①] 世界卫生组织将之与良好治理、健康城市并列作为健康促进的主要方面。[②] 多数国家都有针对健康素养水平的相关调查。尽管调查的内容有所不同，但都能基本反映当地的相关水平。因而采用当地最新公开发布的官方调查结果作为评价依据；如无官方调查结果，则通过系统收集该国家（地区）有关居民健康素养水平的研究文献，采用文献荟萃分析方法得到相应结果。相应的公式如下：

一个国家（地区）健康素养的形成程度（％）＝当地最新健康素养水平的实际值

（三级指标 16）

2. 任务、类型及领域的测算过程

针对公共健康体系，其健康素养的形成程度也代表了所包含的任务领域、任务类型和具体任务的健康素养的形成程度。具体的操作步骤参见本章第一节中"健康发展战略的优先程度"的相应部分。以某一具体任务为例，具体的计算公式为：

一个国家（地区）某一公共健康具体任务健康素养的形成程度（％）＝一个国家（地区）公共健康体系健康素养的形成程度（％）

（三）公共健康体系的投入程度

良好的社会氛围不仅要评价各方的观念影响，还应评价其对实际行动的引领作用。通过公共健康体系的投入程度可以反映一个国家（地区）是否真正重视公共健康工作。

1. 公共健康体系整体的测算过程

整个社会对公共健康体系的投入，可以用剔除医疗费用以外的卫生

---

① World Health Organization：*What is Health Pomotion?*，World Health Organization，accessed 1 September 2017. http：//www. who. int/features/qa/health－promotion/en/.

② World Health Organization：*Health Promotion* ，World Health Organization，accessed 1 September 2017. http：//www. who. int/topics/health _ promotion/en/.

总费用占当年 GDP 总量的比重作初步估算，据此计算一个国家（地区）对公共健康体系的投入程度。具体计算公式如下：

一个国家（地区）社会经济对公共健康体系的投入程度（％）＝

$$\frac{剔除医疗费用以外的卫生总费用}{该国家（地区）当年的 GDP 总量}×100\%$$

2. 任务、类型及领域的测算过程

社会经济针对公共健康体系的投入程度也代表了对所包含的任务领域、任务类型和具体任务的投入程度。具体的操作步骤参见本章第一节中"健康发展战略的优先程度"的相应部分。以某一具体任务为例，具体的计算公式为：

一个国家（地区）社会经济对某一公共健康具体任务的投入程度（％）＝一个国家（地区）社会经济对公共健康体系的投入程度（％）

（四）综合判断社会支撑的适宜程度

1. 某一公共健康领域的测算过程

依据公共健康价值的趋同程度、健康素养的形成程度和公共健康体系的投入程度的计算结果，平均加权即可明确社会支撑的适宜程度。具体的计算公式如下：

一个国家（地区）某一公共健康任务领域社会支撑的适宜程度（％）＝

$$\frac{公共健康价值的趋同程度＋健康素养的形成程度＋对公共健康的投入程度}{3}×100\%$$

2. 任务、类型及体系的测算过程

某一公共健康任务领域社会支撑的适宜程度也代表了其所包含的某一任务类型、某一具体任务社会支撑的适宜程度。具体计算公式如下：

一个国家（地区）某一公共健康具体任务社会支撑的适宜程度（％）＝所在任务领域社会支撑的适宜程度（％）

一个国家（地区）某一公共健康任务类型社会支撑的适宜程度（％）＝所在任务领域社会支撑的适宜程度（％）

依据针对某一任务领域的测算过程，逐一判断其他 10 个任务领域社会支撑的适宜程度。结合各任务领域的权重，即可测算整个体系社会支撑的适宜程度。具体计算公式如下：

一个国家（地区）公共健康体系社会支撑的适宜程度（％）＝Σ（任务领域1的社会支撑适宜程度×权重$_{领域1}$，任务领域2的社会支撑适宜程度×权重$_{领域2}$，……，任务领域11的社会支撑适宜程度×权重$_{领域11}$）×100％

三、文化氛围的综合评价

（一）某一公共健康领域的测算过程

依据先进技术的掌握程度、公共健康价值的趋同程度、健康素养的形成程度、公共健康体系的投入程度的计算结果，结合上述4个方面在"文化氛围"要素中的权重，即可明确一个国家（地区）文化氛围对公共健康的引领程度。具体计算公式如下：

一个国家（地区）文化氛围对某一公共健康任务领域的引领程度（％）＝Σ（先进技术的掌握程度×权重$_{定位1.4.1}$，社会支撑的适宜程度×权重$_{定位1.4.2+定位1.4.3}$）×100％

（二级指标4）

（二）任务、类型及体系的测算过程

文化氛围对某一公共健康任务领域的引领程度也代表了对其所包含的某一任务类型、某一具体任务的引领程度。具体计算公式如下：

一个国家（地区）文化氛围对某一公共健康具体任务的引领程度（％）＝文化氛围对所在任务领域的引领程度（％）

一个国家（地区）文化氛围对某一公共健康任务类型的引领程度（％）＝文化氛围对所在任务领域的引领程度（％）

依据针对某一任务领域的测算过程，逐一判断文化氛围对其他10个任务领域的引领程度。结合各任务领域的权重，即可测算文化氛围对整个公共健康体系的引领程度。具体计算公式如下：

一个国家（地区）文化氛围对公共健康体系的引领程度（％）＝Σ

（任务领域 1 的引领程度×权重$_{领域1}$，任务领域 2 的引领程度×权重$_{领域2}$，……，任务领域 11 的引领程度×权重$_{领域11}$）×100％

第五节　社会环境对公共健康体系 支撑程度的综合评价

政策、法律、经济、文化既单独影响着公共健康体系，又相互作用对公共健康体系产生综合反应。因此，在判断明确政策环境对公共健康体系的影响程度、法律规制对公共健康体系的保障程度、经济发展对公共健康体系的支撑程度和文化氛围对公共健康体系的引领程度的基础上，需要综合分析来评价一个国家（地区）社会环境对公共健康体系的支撑程度。

一、某一公共健康领域的测算过程

依据政策环境对健康优先战略的影响程度、法律规制对健康优先战略的保障程度、经济发展对健康优先战略的支撑程度和文化氛围对健康优先战略的引领程度的计算结果，结合上述 4 个方面的权重，即可明确一个国家（地区）社会环境对公共健康体系的支撑程度。具体计算公式如下：

一个国家（地区）社会环境对某一公共健康任务领域的支撑程度（％）＝Σ（政策环境的影响程度×权重$_{要素1.1}$，法律规制的保障程度×权重$_{要素1.2}$，经济发展的支撑程度×权重$_{要素1.3}$，文化氛围的引领程度×权重$_{要素1.4}$）×100％

（一级指标1）

二、任务、类型及体系的测算过程

社会环境对某一公共健康任务领域的支撑程度也代表了对其所包含的某一任务类型、某一具体任务的支撑程度。具体计算公式如下：

一个国家（地区）社会环境对某一公共健康具体任务的支撑程度（%）＝社会环境对所在任务领域的支撑程度（%）

一个国家（地区）社会环境对某一公共健康任务类型的支撑程度（%）＝社会环境对所在任务领域的支撑程度（%）

依据针对某一任务领域的测算过程，逐一判断社会环境对其他 10 个任务领域的支撑程度。结合各任务领域的权重，即可测算社会环境对整个体系公共健康体系的支撑程度。具体计算公式如下：

一个国家（地区）社会环境对公共健康体系的支撑程度（%）＝∑（任务领域 1 的支撑程度×权重$_{领域1}$，任务领域 2 的支撑程度×权重$_{领域2}$，……，任务领域 11 的支撑程度×权重$_{领域11}$）×100%

周庆誉　王磐石　郝　超　徐天强

张　瑜　陈　政　施培武　郝　模

第十章

动态把握公众需要的程度

社会需要是促进社会发展的巨大动力。同理，公众的健康需要引导和决定着公共健康体系的目标、功能和服务，影响着体系的组织架构与资源配置，并与环境、生物等自然因素和政治、经济、文化等社会环境相互影响、相互作用。

评价动态把握公众的健康需要的水平，首先要评判政府和社会各方动态把握反映人群健康的重要、敏感指标的程度，并在此基础上分析政府是否能够依据这些变化动态调整目标、策略和措施，以最大限度满足公众需要。

第一节 政府等把握公众需要的程度

正确把握公众的健康需要是进行科学决策和动态调整的基础，只有最大限度地准确把握公众需要，才能有针对性地应对需要的变化作出下一步决策和调整。因此，从识别公众需要的权威程度、及时程度、连续程度、系统程度入手，判断政府等把握某一公共健康具体任务公众需要的程度；按照同样方式逐一判断把握各个公共健康具体任务公众需要的程度后，通过加权分析得到各个任务类型、任务领域及整个公共健康体系把握公众需要的程度。

一、某一公共健康任务的测算过程

（一）识别公众需要的权威程度

公共健康具体任务直接关系到公众的健康，[1] 也是判断公共健康均等化的重要指标，公众应享有知情权，因而一个国家（地区）需向社会公开发布反映人群健康及工作状况的重要指标。

识别公众的健康需要遵循"三级预防"的基本原则，从疾病自然史的角度对人从健康状态到罹患疾病的全过程予以关注和回应。公共健康的根本任务是预防和控制疾病，而疾病或健康风险因素对人群的危害可以反映在疾病分布上，流行病学常用相应的率指标反映这一特征。[2] 敏感指标主要包括一级预防中的发病率、患病率、感染率、发生率等；二级预防中的筛查率等；三级预防中的死亡率、过早死亡率、生存率、治愈率、控制率、（并发症）发病率等。敏感指标最能体现各级预防的实际效果，也最能反映评价指标体系是否以公众的健康需要为导向。

针对特定公共健康具体任务，在系统收集一个国家（地区）公开发布的涵盖该任务敏感指标的各种信息（如期刊文献、监测报告、白皮书、政府新闻发布、统计报表和统计年鉴等相关资料）后，摘录公开信息的"作者""发布者""作者单位""目标""评价指标""考核指标"字段，建立如表 10—1 所示的分析表，判断政府、专业机构、研究机构各方是否识别及多大程度上识别公众需要，据此分析识别需要所达到的权威程度。

表 10—1　社会各方各层级发布敏感指标信息分析

敏感指标类型	研究机构是否发布 （0—否，1—是）	专业机构是否发布 （0—否，1—是）	政府是否发布 （0—否，1—是）
一级预防			
二级预防			
三级预防			

---

[1] 董建荣：《我国 21 世纪的问题公共健康具体任务与对策》，《中国初级卫生保健》2000 年第 2 期，第 4—5 页。

[2] 李立明：《流行病学》（第 6 版），人民卫生出版社 2012 年版，第 15 页。

以识别一级预防敏感指标为例，若仅为研究机构发布，表明该国家（地区）只有研究者自发关注该任务，需要被识别的权威性相对较低；若为专业机构发布，表明承担部分政府职能的专业机构已经开始关注该任务，相较前者需要被识别的权威程度又进了一步；若为政府层面发布，表明该任务得到了更高层次的识别和关注，更有可能予以解决或纳入待处理解决的范畴；若研究机构、专业机构和政府均发布，表明已基本形成了解决该任务的共识，权威性最高。根据发布公众需要信息的主体不同，可以进行不同权威程度的赋值：（1）没有公开发布公众需要的信息，赋值为0；（2）仅有研究机构发布，赋值为1.4；（3）仅有专业机构发布，赋值为2.9；（4）研究机构与专业机构均发布，赋值为4.3；（5）仅有政府发布，赋值为5.7；（6）政府与研究机构均发布，赋值为7.1；（7）政府与专业机构均发布，赋值为8.6；（8）三者均发布，赋值为10。

采用同样方式对二级、三级预防敏感指标的发布主体的权威程度进行赋值。由于一级预防工作是预防和消灭疾病的根本措施，最具公共健康意义，经由课题组论证，赋予49%的权重，二级和三级分别赋予32%和19%的权重。结合一级、二级、三级预防的重要性权重，可以计算识别公众需要的权威程度。具体计算公式如下：

一个国家（地区）识别某一公共健康具体任务公众需要的权威程度（%）=

$$\frac{\text{识别一级预防敏感指标权威程度赋值} \times 49\% + \text{识别二级预防敏感指标权威程度赋值} \times 32\% + \text{识别三级预防敏感指标权威程度赋值} \times 19\%}{10} \times 100\%$$

（二）识别公众需要的及时程度

识别公众需要的及时程度从两个方面反映：一是公众需要信息最早发布时间与世界卫生组织关注该任务的时间间隔；二是公众需要信息最新发布时间与当前时间的间隔。

1. 研究机构识别公众需要的及时程度

依据上述系统收集的公开发布信息，结合摘录的"时间"和"作者单位"字段，可以明确研究机构发布一级、二级、三级预防健康相关敏感指标的最早发布时间和最新发布时间。

第一，以世界卫生组织关注具体任务的时间为基准，判断研究机构识别公众需要的及时性：（1）识别的最早时间早于世界卫生组织，或是在发出号召 5 年内的，视为"及时识别"，与世界卫生组织比较的及时程度为 100%；（2）识别的最早时间晚于世界卫生组织发出号召 5 年以上的，每晚一年及时程度减少 1%。具体计算公式如下：

一个国家（地区）研究机构与世界卫生组织相比识别某一公共健康具体任务公众需要的及时程度（%）=

$$\begin{cases} 100\% - （最早发布时间 - 世界卫生组织首次号召年份 - 5）\times 1\% \\ \quad （晚于世界卫生组织号召 5 年以上） \\ 100\%（早于世界卫生组织号召或晚于号召 5 年之内） \end{cases}$$

第二，根据"最新发布时间"判断该最新发布信息与当前时间的间隔，最新发布时间距当前的时间越近，表明其可以把握敏感指标的时效性越好。若最新发布时间与当前时间的跨度在 5 年及 5 年以内的，视为"时效性好"，时效程度为 100%；若跨度在 5 年以上的，每多一年时效程度减少 1%。具体计算公式如下：

一个国家（地区）研究机构识别某一公共健康具体任务公众需要的时效程度（%）=

$$\begin{cases} 100\% - （当前年份 - 最新发布时间 - 5）\times 1\%（时间跨度在 5 年以上） \\ 100\%（时间跨度在 5 年及 5 年以内） \end{cases}$$

根据以上 2 个角度的分析，可以综合分析研究机构识别一级预防敏感指标信息的及时程度，计算公式如下。

一个国家（地区）研究机构识别某一公共健康具体任务一级预防敏感指标的及时程度（%）=

$$\frac{与世界卫生组织相比识别的及时程度 + 识别的时效程度}{2} \times 100\%$$

同理可计算出研究机构识别二级、三级预防敏感指标信息的及时程度，再结合一级、二级、三级预防的重要性权重，可以判断研究机构识别公众需要的及时程度，具体公式如下：

一个国家（地区）研究机构识别某一公共健康具体任务公众需要的及时程度（%）=（识别一级预防敏感指标的及时程度×49%＋识别二

级预防敏感指标的及时程度×32％＋识别三级预防敏感指标的及时程度×19％）×100％

2. 专业机构、政府识别的及时程度

按照同样的思路，可以分别判断专业机构、政府识别公众需要的及时程度。具体计算公式如下：

一个国家（地区）专业机构识别某一公共健康具体任务公众需要的及时程度（％）＝（识别一级预防敏感指标的及时程度×49％＋识别二级预防敏感指标的及时程度×32％＋识别三级预防敏感指标的及时程度×19％）×100％

一个国家（地区）政府识别某一公共健康具体任务公众需要的及时程度（％）＝（识别一级预防敏感指标的及时程度×49％＋识别二级预防敏感指标的及时程度×32％＋识别三级预防敏感指标的及时程度×19％）×100％

3. 识别某一具体任务公众需要的及时程度

将研究机构、专业机构、政府识别公众需要的及时程度取平均值，即可得到一个国家（地区）识别公众需要的及时程度，具体计算公式如下：

一个国家（地区）识别某一公共健康具体任务公众需要的及时程度（％）＝

$$\frac{研究机构识别需要的及时程度＋专业机构识别需要的及时程度＋政府识别需要的及时程度}{3}×100％$$

（三）识别公众需要的连续程度

判断识别公众需要的连续程度主要分析各方发布公众需要信息的时间间隔以及连续发布的时间跨度。虽然研究机构发布公众需要信息呈现了一定的连续趋势，但由于发布者并不是来自同一个研究机构，其发布的连续程度难以直接判断。因此，该部分重点分析专业机构和政府发布公众需要的连续程度。

同样依据"时间"和"作者单位"字段，判断各方各层级连续发布三级预防敏感指标信息的时间间隔、连续发布的时间跨度，以明确各方关注特定任务公众需要的连续程度。

1. 专业机构识别公众需要的连续程度

依据系统收集的公开发布信息，结合摘录的"时间"和"作者单位"字段，可以分析专业机构发布公众需要信息的时间间隔、连续发布的时间跨度及连续发布的次数。

以发布一级预防敏感指标信息为例。

第一，根据发布的时间间隔判断是否具有规律性，若有规律，则赋值为1；否则赋值为0，不再进行连续程度的后续评价。

第二，若发布公众需要信息呈现规律性，则进一步判断发布信息的时间间隔。按照间隔长短划分等级并给予赋值：（1）间隔时间高于5年，赋值为0；（2）间隔时间5年，赋值为1；（3）间隔时间4年，赋值为2；（4）间隔时间3年，赋值为3；（5）间隔时间2年，赋值为4；（6）间隔时间1年及以下，赋值为5。

第三，综合判断专业机构发布一级预防敏感指标信息的连续程度：利用连续发布次数与发布时间间隔赋值之间的乘积得到该国家（地区）专业机构连续发布的情况；将该情况与理想标准作比较，即可判断发布公众信息的连续程度。理想标准＝世界卫生组织首次号召至今连续公开发布信息的次数×发布时间间隔的最大赋值＝（当前年份－世界卫生组织首次号召年份）×5。据此形成的计算公式如下：

一个国家（地区）专业机构识别某一公共健康具体任务一级预防敏感指标的连续程度（％）＝

$$\frac{（连续发布的次数×发布时间间隔的赋值）}{（当前年份－世界卫生组织首次号召年份）×5}×100\%$$

按照同样方式可以计算专业机构识别二级、三级预防敏感指标的连续程度，再结合各级预防的权重，可以判断专业机构识别公众需要的连续程度，计算公式如下：

一个国家（地区）专业机构识别公众需要的连续程度（％）＝（识别一级预防敏感指标的连续程度×49％＋识别二级预防敏感指标的连续程度×32％＋识别三级预防敏感指标的连续程度×19％）×100％

2. 政府识别公众需要的连续程度

按照同样的思路，可以判断政府识别公众需要的连续程度。具体计算公式如下：

一个国家（地区）政府识别公众需要的连续程度（％）＝（识别一级预防敏感指标的连续程度×49％＋识别二级预防敏感指标的连续程度×32％＋识别三级预防敏感指标的连续程度×19％）×100％

3. 综合判断识别公众需要的连续程度

将专业机构、政府识别公众需要的连续程度取均值即可得到一个国家（地区）识别公众需要的连续程度，计算公式如下：

一个国家（地区）识别某一公共健康具体任务公众需要的连续程度

$$（％）＝\frac{专业机构识别需要的连续程度＋政府识别需要的连续程度}{2}×100％$$

（四）最具权威报告的系统程度

依据摘录的"信息收集渠道"进行分析，若最具权威性的信息收集渠道来自系统监测，则表明该国家（地区）在一定程度上能够连续收集到疾病及其影响因素等相关信息，可以认为信息的收集具有系统性，赋值为1；系统若非监测系统，则赋值为0。

若为监测系统，可通过信息收集和利用的程度进一步判断其系统性的好坏，可以借用下篇第十二章第四节"信息广泛收集的程度"和"信息有效利用的程度"的分析结果。

通过上述两个角度，判断最具权威公开信息报告的系统程度，具体计算公式如下：

一个国家（地区）识别某一公共健康具体任务公众需要的系统程度（％）＝信息收集渠道赋值×〔（信息广泛收集程度＋信息有效利用程度）÷2〕×100％

（五）明确政府等把握公众需要的程度

综合识别公众需要的权威程度、及时程度、连续程度和系统程度，可以综合判断政府等把握公众需要的程度，具体计算公式如下：

一个国家（地区）政府等把握某一公共健康具体任务公众需要的程度（％）＝〔（识别的权威程度＋识别的及时程度＋识别的连续程度＋识别的系统程度）÷4〕×100％

（二级指标5）

【以上海市高血压预防控制为例】

第一，在识别高血压公众需要的权威程度方面。上海市政府、专业机构以及研究机构三方均发布了涵盖高血压三级预防敏感指标的信息，因此，权威程度＝（10×49％＋10×32％＋10×19％）÷10×100％＝100％。

第二，在识别高血压公众需要的及时程度方面。（1）对于研究机构的判断：对于一级预防敏感指标信息发布的最早时间为1961年，早于世界卫生组织首次号召时间（1978年），与世界卫生组织相比识别的及时程度为100％；对于一级预防敏感指标信息的最新发布时间为2017年，因此识别需要的时效程度为100％；因此，研究机构识别一级预防敏感指标的及时程度＝（1＋1）÷2×100％＝100％。研究机构对于二级预防敏感指标信息发布的最早时间为2000年，较世界卫生组织首次号召时间（1978年）晚22年，与世界卫生组织相比识别的及时程度＝100％－（2000－1978－5）×1％＝83％。对于二级预防敏感指标信息的最新发布时间为2015年，因此识别需要的实效程度为100％；因此，研究机构识别二级预防敏感指标的及时程度＝（0.83＋1）÷2×100％＝91.5％。研究机构对于三级预防敏感指标信息发布的最早时间为1988年，晚于世界卫生组织首次号召时间（1978年）5年以上，与世界卫生组织相比识别的及时程度＝100％－（1988－1978－5）×1％＝95％。对于三级预防敏感指标信息的最新发布时间为2017年，因此识别需要的实效程度为100％；因此，研究机构识别三级预防敏感指标的及时程度＝（0.95＋1）÷2×100％＝97.5％。最终计算出一个国家（地区）研究机构识别高血压公众需要的及时程度＝（1.00×0.49＋0.915×0.32＋0.975×0.19）×100％＝96.8％。（2）专业机构对于一级预防敏感指标信息发布的最早时间为2012年，因此与世界卫生组织相比识别的及时程度＝100％－（2012－1978－5）×1％＝71％。最新发布时间为2014年，识别需要的实效程度为100％。因此，专业机构关注一级预防敏感指标的及时程度＝（0.71＋1）÷2×100％＝85.5％。专业机构发布高血压二级、三级预防敏感指标信息的时间与发布一级预防敏感指标信息的时间相同，因此，关注二级、三级敏感指标的及时程度均为85.5％。最终计算出一个国家（地区）专业机构关注高血压公众需要的及时程度＝（0.855×0.49＋0.855×0.32＋0.855×0.19）×100％＝85.5％。（3）政府对于一级预防敏感指标信息发布的最早时间为2010年，因此与世界卫生组织相比识别的及时程度＝100％－（2010－1978－5）×1％＝73％。最新发布时间为2017年，识别需要的实效程度为100％。因此，政府关注一级预防敏感指标的及时程度＝（0.73＋1）÷2×100％＝86.5％。政府发布二级、三级预防敏感指标信息发布的最早时间均为2013年，因此与世界卫生组织相比识别的及时程度＝100％－（2013－1978－5）×1％＝70％。最新发布时间均为2016年，识别需要的实效程度为100％。因此，政府关注二级、三级预防敏感指标的及时程度＝（0.70＋1）÷2×100％＝85％。最终计算出一个国家（地区）政府关注高血压公众需要的及时程度＝（0.865×0.49＋0.850×0.32＋0.850×0.19）×100％＝85.7％。综上所述，上海市关注高血压公众需要的及时程度＝（0.968＋0.855＋0.857）÷3×100％＝89.3％。

第三，在识别高血压公众需要的连续程度方面。（1）专业机构：发布的涵盖高血压三级预防敏感指标信息的时间均为2012年和2014年，仅发布两次，理论上不具有规律性，但因报告中明确指出信息收集周期为3年，因而认为其具有规律性，规律发布的时间间隔赋值为3；理想的发布标准＝（2017－1978）×5＝195，因此识别各级预防敏感指标连续程度＝［（2×3）÷（39×5）］×100％＝3.08％。专业机构关注高血压公众需要的连续程度＝（0.0308×0.49＋0.0308×0.32＋0.0308×0.19）×100％＝3.08％。（2）政府：发布高血压一级预防敏感指标信息的时间分别为2010年、2013年、2014年和2017年，从发布时间看，不具有规律性；发布二级、三级预防敏感指标信息的时间为2013年和2016年，同样不具有规律性。因而政府对高血压公众需要关注的连续程度为0。最终，上海市关注高血压公众需要连续程度＝0.0308÷2×100％＝1.54％。

第四，在识别公众需要的权威程度方面。上海市针对高血压所发布的最具权威性的报告为《上海市慢性病及其危险因素监测报告》，该报告的信息收集渠道为通过监测系统收集，信息广泛收集的程度为100％。利用信息有效程度方面，对于高血压识别、预测预警、提出干预措施和开展效果评估 4 个方面的利用程度均为 6.6%；因慢性病不属于应急范畴，因此对高血压提出应急处置措施的程度按 100% 计算；最终的信息有效利用程度 = (0.066+0.066+0.066+1+0.066)÷5× 100% = 25.3%。综合两个方面，上海市识别高血压公众需要的系统程度 = 1×[(1+0.253)÷2]×100% = 62.7%。

综合上述步骤的计算可得，上海市把握高血压公众需要的程度 = [(1+0.893+0.0154+0.627)÷4]×100% = 63.4%。

二、类型、领域及体系的测算过程

（一）针对某一类型的测算过程

在明确把握高血压健康需要的程度的基础上，按照同样的测算过程可以逐一明确政府等把握各个公共健康具体任务公众需要的程度。依据公共健康任务类型内各具体任务的把握程度，采用平均加权的方式，即可判断政府等把握某一公共健康任务类型公众需要的程度。

以世界卫生组织强调的慢性病类型为例，在逐一明确政府等把握高血压、糖尿病、恶性肿瘤、心脏病、脑卒中、哮喘、慢阻肺和高脂血症及血脂异常等公众需要的程度后，采用平均加权的方式，即可得到政府把握该任务类型公众需要的程度，计算公式如下：

一个国家（地区）政府等把握世界卫生组织强调的慢性病的公众需要的程度（%）=

$$\frac{\Sigma（把握高血压的程度，把握糖尿病的程度，……，把握高脂血症及血脂异常的程度）}{8}×100\%$$

同理，可以依次明确把握世界卫生组织关注的慢性病、其他慢性病、常见传染病、疫苗可预防传染病等其他公共健康任务类型公众需要的程度。通用公式为：

一个国家（地区）政府等把握某一公共健康任务类型公众需要的程度（%）=

$$\frac{\Sigma\,(\text{把握具体任务1的程度，把握具体任务2的程度，……，}\text{把握具体任务}n\text{的程度})}{\text{该任务类型中包含的公共健康具体任务数}}\times100\%$$

（二）针对某一领域的测算过程

以慢性病预防控制领域为例，在逐一明确世界卫生组织强调的慢性病、世界卫生组织关注的慢性病、其他慢性病共3个公共健康任务类型的把握公众需要程度后，结合3个类型在任务领域中的权重（0.5200，0.4148，0.0652），通过加权计算即可判断政府等把握该任务领域公众需要的程度，计算公式如下：

一个国家（地区）政府等把握慢性病预防控制领域公众需要的程度（％）＝Σ（把握世界卫生组织强调的慢性病的公众需要的程度×0.5200，把握世界卫生组织关注的慢性病的公众需要的程度×0.4148，把握其他慢性病的公众需要的程度×0.0652）×100％

按照同样的思路与步骤，可以测算传染病预防控制、精神健康、妇女和儿童保健等其他公共健康任务领域把握公众需要的程度。通用公式为：

一个国家（地区）政府等把握某一公共健康任务领域公众需要的程度（％）＝Σ（任务类型1的把握公众需要的程度×权重$_{类型1}$，任务类型2的把握公众需要的程度×权重$_{类型2}$，……，任务类型n的把握公众需要的程度×权重$_{类型n}$）×100％

（三）针对体系整体的测算过程

在判断慢性病预防控制、传染病预防控制、精神健康、妇女和儿童保健、职业健康、伤害控制、生活方式与行为干预、食品药品安全、环境健康、突发应急和其他公共健康任务11个公共健康任务领域把握公众需要的程度后，结合11个任务领域在公共健康体系中的权重，通过加权计算即可明确政府等整个公共健康体系公众需要的程度，计算公式如下：

一个国家（地区）政府等把握整个公共健康体系公众需要的程度（％）＝Σ（任务领域1的把握公众需要的程度×权重$_{领域1}$，任务领域2

的把握公众需要的程度×权重$_{领域2}$，……，任务领域 11 的把握公众需要
的程度×权重$_{领域11}$）×100%

表 10—2　政府等把握公众需要的程度分析

任务领域/任务类型/具体任务	政府等把握公众需要的程度
慢性病预防控制	
世界卫生组织强调的慢性病	
恶性肿瘤	
糖尿病	
高血压	
心脏病	
脑卒中	
高脂血症及血脂异常	
哮喘	
慢阻肺	
世界卫生组织关注的慢性病	
……	
其他慢性病	
……	
传染病预防控制	
……	
其他公共健康任务	
……	

第二节　依据公众需要科学决策的程度

在把握公众需要程度的基础上，把公共健康需要变成实施的动力，
关键点是政府依据公众需要及时准确作出科学决策，并在实施过程中作
出相应的动态调整。

一、针对公众需要科学决策的程度

判断一个国家（地区）针对公众需要作出决策的科学程度，主要判

断预防控制公共健康具体任务的系列目标中是否纳入各级预防的敏感指标、纳入的敏感指标是否可考核、可考核的敏感指标是否为定量指标。

（一）某一公共健康任务的测算过程

针对某一公共健康具体任务，系统收集和摘录所有涉及该任务预防控制文件集中提及"目标""发展方向"的文件内容，依据"归属的预防层级""是否为敏感指标""是否可考核""目标是定性还是定量"进行分析。

第一，判断围绕一级、二级、三级预防是否设置了敏感指标。政府决策并制定目标的本质是为了提供公共健康服务，满足公众需要，提高健康水平，因此纳入各级预防敏感指标的决策科学程度更高，起到实效的程度也更高。以一级预防为例，纳入敏感指标的赋值为1，否则赋值为0。二级、三级预防采用同样方式判断。

第二，判断纳入的敏感指标是否可考核。指标是否可考核是决策可否落实的判断标准之一。以一级预防为例，若敏感指标可考核则赋值为1，否则赋值为0。二级、三级预防采用同样方式判断。

第三，判断可考核的敏感指标是否为定量指标。以一级预防为例，若敏感指标为定量指标则赋值为1，否则赋值为0。二级、三级预防采用同样方式判断。

依据敏感指标的纳入情况、可考核程度、定量指标的设置情况，累加赋值可得到各级预防目标设置的科学决策程度赋值；结合一级、二级、三级预防的重要性权重，可以计算针对公众需要科学决策的程度。具体计算公式如下：

一个国家（地区）针对某一公共健康具体任务公众需要科学决策的程度（%）＝

$$\frac{\text{一级预防目标科学决策程度赋值}\times 49\%+}{3}\times 100\%$$
$$\text{二级预防目标科学决策程度赋值}\times 32\%+$$
$$\text{三级预防目标科学决策程度赋值}\times 19\%$$

（二级指标6）

【以上海市高血压预防控制为例】

一级、二级和三级预防中，仅围绕三级预防设置了重大慢病过早死亡率这一敏感指标，且定量、可考核，因此赋值为 3。上海市针对高血压公众需要科学决策的程度＝（0＋0＋3×19%）÷3＝19%。

（二）类型、领域及体系的测算过程

依据上述测算过程，逐一判断针对各个公共健康具体任务公众需要科学决策的程度。依据公共健康任务类型中各具体任务科学决策的程度，通过平均加权可以测算针对某一公共任务类型公众需要科学决策的程度；依据公共健康任务领域中各任务类型科学决策的程度与权重，通过加权计算可以测算针对某一公共健康任务领域公众需要科学决策的程度；依据各公共健康任务领域科学决策的程度与权重，通过加权计算可以测算针对整个公共健康体系公众需要科学决策的程度。具体的操作步骤参见本章第一节中"政府等把握公众需要的程度"的相应部分。例如：

一个国家（地区）针对公共健康体系公众需要科学决策的程度（%）＝Σ（对任务领域 1 科学决策的程度×权重领域1，对任务领域 2 科学决策的程度×权重领域2，……，对任务领域 11 科学决策的程度×权重领域11）×100%

二、根据公众需要动态调整的程度

判断一个国家（地区）根据公众需要动态调整程度，重点分析以该国家（地区）发布最具权威报告（若有多份，则选取发布年份最早的一份）的年份为基准，比较基准年份前、后 5 年时间内围绕该任务预防控制发布的所有政策文件中提及的一级、二级、三级目标数量是否发生变化、纳入的敏感指标数量是否发生变化。

（一）某一公共健康任务的测算过程

针对某一公共健康具体任务，系统收集和摘录基准年份前、后 5 年内所有涉及该任务预防控制文件集中提及"目标""发展方向"等的文件内容，依据"归属的预防层级""是否为敏感指标"分析设置的目标数和敏感指标数。

第一，判断在基准年份前后5年内，围绕各级预防设置的目标数量是否变化。以一级预防为例，若设置的目标数量发生变化，提示该国家（地区）在目标设置上已依据具体任务的公众需要进行了动态调整，赋值为1，否则赋值为0。二级、三级预防采用同样方式判断。

第二，判断在基准年份前后5年内，设置的目标中各级预防的敏感指标数量是否变化。以一级预防为例，若纳入的敏感指标数量发生变化，赋值为1，否则赋值为0。二级、三级预防采用同样方式判断。

综合以上两个方面的判断，累加赋值计算可得到各级预防目标设置动态调整程度的赋值。以一级预防为例，具体计算公式如下：

一个国家（地区）根据公众需要对一级预防指标动态调整的程度（％）＝

$$\frac{\text{一级预防目标设置数量变化赋值}＋\text{一级预防敏感指标数量变化赋值}}{2}\times 100\%$$

结合一级、二级、三级预防的重要性权重，可以计算针对公众需要动态调整的程度，计算公式如下：

一个国家（地区）某一公共健康具体任务根据公众需要动态调整的程度（％）＝（一级预防指标动态调整的程度×49％＋二级预防指标动态调整的程度×32％＋三级预防指标动态调整的程度×19％）×100％

（二级指标7）

【以上海市高血压预防控制为例】

上海市最早发布的权威报告为《2010上海市慢性病及其危险因素监测报告》，发布该报告前5年内，针对高血压三级预防设置的目标数量为2个，未针对一级和二级预防设置目标。发布该报告后5年内，针对高血压三级预防设置的目标数量为5个，针对高血压二级预防设置的目标数量为1个。因此，对于一级预防目标数量变化赋值为0，对于二级预防目标数量变化赋值为1，对于三级预防目标数量变化赋值为1。

对于目标中三级预防敏感指标数量变化的判断，监测报告发布前，目标中包括三级预防敏感指标。监测报告发布后，目标中包括二级和三级预防敏感指标。因此一级预防敏感指标数量变化赋值为0，二级预防敏感指标数量变化赋值为1，三级预防敏感指标数量由2个变为4个，变化赋值为1。

最终计算出根据公众需要对一级预防的动态调整程度为 0，对二级预防的动态调整程度＝（1＋1）÷2×100％＝100％，对三级预防的动态调整程度＝（1＋1）÷2×100％＝100％。因此，高血压公众需要动态调整的程度＝（0×0.49＋1×0.32＋1×0.19）×100％＝51.0％。

（二）类型、领域及体系的测算过程

依据上述测算过程，逐一判断各个公共健康具体任务根据公众需要动态调整的程度。依据公共健康任务类型中根据各具体任务动态调整的程度，通过平均加权可以测算某一公共健康任务类型根据公众需要动态调整的程度；依据公共健康任务领域中各任务类型动态调整的程度与权重，通过加权计算可以测算某一公共健康任务领域根据公众需要动态调整的程度；依据各任务领域动态调整的程度与权重，通过加权计算可以测算整个公共健康体系根据公众需要动态调整的程度。具体的操作步骤参见本章第一节中"政府等把握公众需要的程度"的相应部分。例如：

一个国家（地区）公共健康体系根据公众需要动态调整程度（％）＝Σ（任务领域 1 动态调整的程度×权重$_{领域1}$，任务领域 2 动态调整的程度×权重$_{领域2}$，……，任务领域 11 动态调整的程度×权重$_{领域11}$）×100％

第三节　动态把握公众需要程度的综合评价

在把握公众需要的程度、依据需要科学决策程度的基础上，最终综合分析评价一个国家（地区）把握具体健康需要的水平。

一、某一公共健康任务的测算过程

在判断政府等把握公众需要的程度、针对公众需要科学决策的程度、根据公众需要动态调整的程度基础上，结合上述 3 方面的权重，可以明确把握某一公共健康具体任务健康需要的水平，计算公式如下：

一个国家（地区）动态把握某一公共健康具体任务公众需要的程度（%）＝Σ（政府等把握公众需要的程度×权重$_{定位2.1}$，针对公众需要科学决策的程度×权重$_{定位2.2}$，根据公众需要动态调整的程度×权重$_{定位2.3}$）×100%

（一级指标2）

二、类型、领域及体系的测算过程

依据上述测算过程，逐一判断把握各个公共健康具体任务健康需要的程度。依据公共健康任务类型中把握各具体任务公众需要的程度，通过平均加权可以测算动态把握某一公共健康任务类型公众需要的程度；依据公共健康任务领域中把握各任务类型公众需要的程度与权重，通过加权计算可以测算动态把握某一公共健康具体任务公众需要的程度；依据把握各公共健康任务领域公众需要的程度与权重，通过加权计算可以测算动态把握整个公共健康体系公众需要的程度。具体的操作步骤参见本章第一节中"政府等把握公众需要的程度"的相应部分。例如：

一个国家（地区）动态把握公共健康体系健康需要的程度（%）＝Σ（把握任务领域1的程度×权重$_{领域1}$，把握任务领域2的程度×权重$_{领域2}$，……，把握任务领域11的程度×权重$_{领域11}$）×100%

贾海艺　李程跃　徐凌忠　徐天强
郝　超　郝　模　张　瑜

第十一章

把控健康风险因素的程度

自然环境中的各种因素，包括气候、地理和生态等条件，对疾病的发生、进展与流行过程等均具有重要的影响；因此，应将生物、环境、行为三者作为一个整体，综合判断其对人群健康的影响程度及与公众需要的相互作用程度。[①]

监测系统能够通过连续、系统地收集、整理、分析和利用有关信息，掌握一个国家（地区）人群中疾病及危险因素的流行趋势、控制过程及效果，从而为完善预防控制策略和措施提供科学依据。因此，风险因素的识别和评价是疾病预防的最前沿，所谓"一叶知秋"。

一个国家（地区）把控健康风险因素的程度，首先要判断其针对哪些公共健康具体任务建立了监测系统；在此基础上，分析其利用监测系统是否识别掌握公共健康具体任务的本底状况，是否针对公共健康具体任务进行预测预警、提出干预措施和应急处置措施，是否开展了干预效果评估。

第一节 公共健康具体任务监测系统覆盖与完备程度

判断对公共健康具体任务及相关健康风险因素的识别程度，首先判断一个国家（地区）针对哪些公共健康具体任务建立了监测系统；在此

---

① 王锡民：《未来医学的先进模式——自然—生物—心理—社会系统医学模式》，《未来与发展》2011年第34卷第12期，第19—22页。

基础上分析监测系统的完备程度。

一、监测系统覆盖程度

（一）判断建立监测系统的具体任务数

针对某一公共健康具体任务，通过系统收集涵盖该任务的监测系统或信息系统，可以判断一个国家（地区）是否建立了涵盖该任务的监测系统（见表11—1）。

表 11—1　某一公共健康任务领域监测系统建立状况分析
（以传染病预防控制领域为例）

任务类型/具体任务	是否建立监测系统（0—否，1—是）
常见传染病	
艾滋病/HIV 感染	
结核	
疟疾	
……	
疫苗可预防传染病	
……	
新发传染病	
……	
其他传染病	
……	
医源性感染	
……	

（二）明确监测系统的覆盖程度

通过对 222 项公共健康具体任务的逐一判断，可以明确已经建立监测系统的具体任务数，据此计算一个国家（地区）公共健康具体任务监测系统的覆盖程度，具体计算公式如下：

一个国家（地区）公共健康具体任务监测系统的覆盖程度（％）＝

$$\frac{已建立监测系统的公共健康具体任务数}{公共健康具体任务总数} \times 100\%$$

同理，依据各公共健康任务类型、公共健康任务领域中已建立监测系统的具体任务数量，分别计算该国家（地区）各任务类型、任务领域监测系统的覆盖程度，具体计算公式如下：

一个国家（地区）某一公共健康任务类型监测系统的覆盖程度

$$(\%)=\frac{已建立监测系统的公共健康具体任务数}{该任务类型中包含的公共健康具体任务数}\times100\%$$

一个国家（地区）某一公共健康任务领域监测系统的覆盖程度

$$(\%)=\frac{已建立监测系统的公共健康具体任务数}{该任务领域中包含的公共健康具体任务数}\times100\%$$

二、监测系统完备程度

监测系统完善与否关系到对健康相关信息的收集和掌握、分析与利用程度，更影响到后续提出控制策略及相应的干预效果。针对已建立监测系统的公共健康具体任务，主要从监测方式、监测的时间跨度、监测频率、监测内容范围以及监测系统的完备程度5个方面判断监测系统的完备程度。

（一）某一公共健康任务的测算过程

1. 监测系统的监测方式

依据所摘录的"监测方式"字段，判断该国家（地区）监测系统的信息收集方式和类型。主要的监测方式包括：（1）其他监测方式；（2）监测点（哨点）监测；（3）直报系统监测。

依据监测的系统程度高低对不同监测形式赋值：（1）其他监测方式，赋值为1；（2）监测点监测，赋值为2；（3）直报系统监测，赋值为3。

2. 建立距今的时间跨度

依据"建立时间"字段可以判断监测系统监测的时间跨段。监测系统建立的时间越早，对于具体任务进行监测的时间跨段就越长，积累的监测信息越丰富，对疾病进行监测的能力也越强。

依据监测系统建立距今的时间跨度进行赋值：（1）建立距今5年以

下，赋值为 1；（2）建立距今 5—10 年，赋值为 2；（3）建立距今 10 年以上，赋值为 3。

3. 监测系统的监测频率

监测系统的监测频率越高，其获得的监测信息性就越及时，对信息分析的及时性和有效性越强，越能准确把握疾病的本底情况以及流行趋势。依据监测频率的高低给予赋值：（1）每年开展一次监测，赋值为 1；（2）每月开展一次监测，赋值为 2；（3）实时监测，赋值为 3。

4. 监测系统的监测内容

监测系统的监测内容多少能够体现对信息收集的全面程度，而这也决定了后续利用信息进行预测、预警等的能力。依据监测内容范围的大小进行判断并给予赋值：（1）仅对基本情况监测，赋值为 1；（2）对基本情况及其影响因素均进行监测，赋值为 2；（3）除前两项外还包括其他监测内容，赋值为 3。

5. 监测系统的完备程度

综合监测系统的监测方式、监测时间跨度、监测频率、监测内容及具备的监测能力的赋值，可以判断监测系统的完备程度，具体计算公式如下：

一个国家（地区）某一公共健康具体任务监测系统的完备程度（％）＝

$$\frac{（监测方式赋值＋监测时间跨度赋值＋监测频率赋值＋监测内容赋值）}{12}×100\%$$

（二级指标 8）

【以上海市结核病预防控制为例】

结核病监测系统为传染病系统报告系统（IDRS）中的结核病专报系统，为系统直报监测系统，赋值为 3；建立至今已 13 年，赋值为 3；该系统对上海市结核病进行实时监测，赋值为 3。因此上海市结核病监测系统的完备程度＝（3＋3＋3＋3）÷12×100%＝100%。

（二）类型、领域及体系的测算过程

依据上述测算过程，逐一判断各个公共健康具体任务监测系统的完备程度。依据公共健康任务类型中各具体任务监测系统的完备程度，通过平均加权可以测算某一公共健康任务类型监测系统的完备程度；依据公共健康任务领域中各任务类型的完备程度与权重，通过加权计算可以测算某一公共健康任务领域监测系统的完备程度；依据各公共健康任务领域的完备程度与权重，通过加权计算可以测算整个公共健康体系监测系统的完备程度。具体的操作步骤参见下篇第十章第一节中"政府等把握公众需要的程度"的相应部分。例如：

一个国家（地区）公共健康体系监测系统的完备程度（％）＝Σ（任务领域 1 的完备程度×权重$_{领域1}$，任务领域 2 的完备程度×权重$_{领域2}$，……，任务领域 11 的完备程度×权重$_{领域11}$）×100％

第二节　判断监测系统预警干预公共健康任务的程度

在评价了一个国家（地区）是否建立涵盖公共健康具体任务的监测系统，以及监测系统的完备程度的基础上，要进一步判断该地区运用监测系统的程度，从识别、预测预警、提出干预控制措施、提出应急处置措施以及开展干预效果评估 5 个方面进行评价。

一、识别的程度

通过一个国家（地区）利用监测系统识别公共健康具体任务的理论能力和实际开展程度两个方面，综合判断识别公共健康具体任务及影响因素的程度。

（一）某一公共健康任务的测算过程

1. 判断识别具体任务及影响因素的理论能力

如果监测系统收集了"疾病情况""人群基本信息""影响因素"3 类字段，则认为其具备识别和掌握给公共健康具体任务及其影响因素本底情况的能力，赋值 100％；若未能收集上述 3 类字段，则表明其不具备识别本底的能力，赋值为 0。如表 11—2 所示。

表 11—2　对监测内容及监测持续性的分析判断

监测系统名称	监测内容			是否连续进行监测 （0—否，1—是）
	是否包含 发病情况 （0—否，1—是）	是否包含 人群基本信息 （0—否，1—是）	是否包含 影响因素 （0—否，1—是）	
监测系统 1				
监测系统 2				
……				

2. 判断识别具体任务及影响因素的实际程度

判断一个国家（地区）识别具体任务本底状况的实际程度，主要分析其利用监测系统的信息是否公开发布了针对该任务及影响因素本底状况的信息资料。

第一，系统收集基于该监测系统发布的各类研究文献、公开信息；判断研究文献或公开信息中是否提及"发病率""患病率""死亡率""三间分布""影响因素"等主题词时，据此统计发布识别具体任务及影响因素的信息报告数。结合监测系统已开展监测的次数，可以计算平均发布信息报告的数量。具体计算公式如下：

一个国家（地区）平均发布的识别某一公共健康具体任务及影响因素的信息报告数 $=\dfrac{\text{已发布的识别具体任务及影响因素的信息报告总数}}{\text{监测系统已开展监测的次数}}$

第二，按照上述步骤，计算和分析不同国家（地区）平均发布的识别具体任务及影响因素的信息报告数。选择其中的最大值作为理想标准，据此判断一个国家（地区）识别本底情况及影响因素的实际程度。具体计算公式如下：

一个国家（地区）识别某一公共健康具体任务及影响因素的实际程度（％）$=$

$\dfrac{\text{该国家（地区）平均发布的识别具体任务及影响因素的信息报告数}}{\text{平均发布的识别具体任务及影响因素信息报告数的理想值}}$

$\times 100\%$

3. 综合分析识别具体任务及影响因素的程度

结合识别具体任务及影响因素的理论能力与实际程度，可以得到一个国家（地区）识别某一公共健康具体任务及其影响因素的程度，具体计算公式如下：

一个国家（地区）对某一公共健康具体任务及影响因素的识别程度（％）＝（识别某一具体任务及影响因素的理论能力×识别某一具体任务及影响因素的实际程度）×100％

（二级指标9）

【以上海市结核病预防控制为例】

上海市结核病监测系统的监测内容包括结核病基本情况、人群基本情况以及影响因素3方面字段，因此识别结核病及影响因素的理论能力为100％。

上海的结核病监测系统从建立至今已13年，其中已发布涉及结核病及影响因素的信息报告21篇，平均发布信息报告数＝21÷13＝1.62（篇/次）。假设理想标准为平均5篇，则上海市识别结核病及影响因素的实际程度＝1.62÷5×100％＝32.4％。

据此可以计算出上海市对结核病及影响因素的识别程度＝1×32.4％＝32.4％。

（二）类型、领域及体系的测算过程

依据上述测算过程，逐一判断各个公共健康具体任务的识别程度。依据公共健康任务类型中各具体任务的识别程度，通过平均加权可以测算对某一公共健康任务类型及影响因素的识别程度；依据公共健康任务领域中各任务类型的识别程度与权重，通过加权计算可以测算某一公共健康任务领域及影响因素的识别程度；依据各公共健康任务领域的识别程度与权重，通过加权计算可以测算对整个公共健康体系及影响因素的识别程度。具体的操作步骤参见下篇第十章第一节中"政府等把握公众需要的程度"的相应部分。例如：

一个国家（地区）对公共健康体系及影响因素的识别程度（％）＝∑（任务领域1的识别程度×权重_{领域1}，任务领域2的识别程度×权重_{领域2}，……，任务领域11的识别程度×权重_{领域11}）×100％

二、预警的程度

通过一个国家（地区）利用监测系统预测预警公共健康具体任务的理论能力和实际程度，综合判断其预警公共健康具体任务的程度。

（一）某一公共健康任务的测算过程

1. 判断预测预警具体任务的理论能力

如果监测系统收集了"疾病情况""人群基本信息""影响因素"3类字段，并且开展了连续监测，则认为具备预测预警公共健康具体任务的能力，赋值100%，否则赋值为0。

2. 判断预测预警具体任务的实际程度

第一，在系统收集基于该监测系统发布的各类研究文献、公开信息中，判断研究文献或公开信息中是否提及"发病率、患病率、死亡率、登记率的变化""发病率、患病率、死亡率、登记率的预测""变化趋势预警""影响因素变化""预测预警""影响因素预测"等主题词，据此统计发布具体任务预测预警的信息报告数。

第二，通过与理想标准的比较，可以得到一个国家（地区）预警公共健康具体任务的实际程度。具体的操作步骤参见本节"识别的程度"的相应部分。具体计算公式如下：

$$一个国家（地区）平均发布的预测预警某一公共健康具体任务的信息报告数 = \frac{已发布的预测预警具体任务的信息报告总数}{监测系统已开展监测的次数}$$

$$一个国家（地区）预警某一公共健康具体任务的实际程度（\%） = \frac{该国家（地区）平均发布的预测预警具体任务的信息报告数}{平均发布的预测预警具体任务的信息报告数的理想值} \times 100\%$$

3. 综合分析预测预警具体任务的程度

结合预测预警具体任务的理论能力与实际程度，可以得到一个国家（地区）预警某一公共健康具体任务的程度，具体计算公式如下：

一个国家（地区）预警某一公共健康具体任务的程度（%）＝（预测预警某一具体任务的理论能力×预测预警某一具体任务的实际程度）

$\times 100\%$

（二级指标 10）

【以上海市结核病预防控制为例】

上海市结核病监测系统的监测内容包括结核病基本情况、人群基本情况以及影响因素三方面，且开展了 13 年的连续监测，因此预测预警结核病的理论能力为 100%。

上海的结核病监测系统发布的预测预警报告或文献数为 10 篇，平均发布信息报告数＝10÷13＝0.77（篇/次）。假设理想标准为平均 5 篇，则上海市预测预警结核病的实际程度＝0.77÷5×100%＝15.4%。

据此可以计算出上海市预警结核病的程度＝1×15.4%＝15.4%。

（二）类型、领域及体系的测算过程

依据上述测算过程，逐一判断各个公共健康具体任务的预警程度。依据公共健康任务类型中各具体任务的预警程度，通过平均加权可以测算预警某一公共健康任务类型的程度；依据公共健康任务领域中各任务类型的预警程度与权重，通过加权计算可以测算预警某一公共健康任务领域的程度；依据各公共健康任务领域的预警程度与权重，通过加权计算可以测算预测整个公共健康体系的程度。具体的操作步骤参见下篇第十章第一节中"政府等把握公众需要的程度"的相应部分。例如：

一个国家（地区）预警公共健康体系的程度（%）＝Σ（任务领域 1 的预警程度×权重_{领域1}，任务领域 2 的预警程度×权重_{领域2}，……，任务领域 11 的预警程度×权重_{领域11}）×100%

三、干预的程度

通过一个国家（地区）利用监测系统提出某一公共健康具体任务干预控制措施的理论能力和实际程度，综合分析其提出公共健康具体任务干预措施的程度。

（一）某一公共健康任务的测算过程

第一，结合监测系统收集的字段内容，判断该国家（地区）是否具备提出公共健康具体任务干预措施的理论能力，认为具备能力的赋值100%，否则赋值为0。

第二，在系统收集基于该监测系统发布的各类研究文献、公开信息中判断是否提及"干预""控制""提出措施""防控"等主题词，据此统计发布具体任务干预措施的信息报告数，并测算提出干预措施的实际程度。具体的操作步骤参见本节"识别的程度"的相应部分。具体计算公式如下：

一个国家（地区）平均发布的某一公共健康具体任务干预措施的信息报告数 $=\dfrac{\text{已发布的具体任务干预措施的信息报告总数}}{\text{监测系统已开展监测的次数}}$

一个国家（地区）提出某一公共健康具体任务干预措施的实际程度（%）$=\dfrac{\text{该国家（地区）平均发布的具体任务干预措施的信息报告数}}{\text{平均发布的具体任务干预措施信息报告数的理想值}}$

综合理论能力和实际程度，最终的计算公式如下：

一个国家（地区）提出某一公共健康具体任务干预措施的程度（%）＝（提出某一具体任务干预措施的理论能力×提出某一具体任务干预措施的实际程度）×100%

（二级指标 11）

【以上海市结核病预防控制为例】

上海结核病监测系统具备提出结核病干预措施的理论能力；从建立至今已 13 年，其中发布的干预控制报告或文献为 12 篇，平均发布信息报告数＝12÷13＝0.92（篇/次）。假设理想标准为平均 5 篇，则上海市提出结核病干预措施的实际程度＝0.92÷5×100%＝18.4%。

据此可以计算出上海提出结核病干预措施的程度＝1×18.4%＝18.4%。

（二）类型、领域及体系的测算过程

依据上述测算过程，逐一判断对各个公共健康具体任务提出干预措施的程度。依据公共健康任务类型中对各具体任务提出干预措施的程度，通过平均加权可以测算提出某一公共健康任务类型干预措施的程度；依据对公共健康任务领域中各任务类型提出干预措施的程度与权重，通过加权计算可以测算提出某一公共健康任务领域干预措施的程

度；依据对各公共健康任务领域提出干预措施的程度与权重，通过加权计算可以测算提出整个公共健康体系干预措施的程度。具体的操作步骤参见下篇第十章第一节中"政府等把握公众需要的程度"的相应部分。例如：

一个国家（地区）提出公共健康体系干预措施的程度（％）＝Σ（对任务领域 1 提出措施的程度×权重$_{领域1}$，对任务领域 2 提出措施的程度×权重$_{领域2}$，……，对任务领域 11 提出措施的程度×权重$_{领域11}$）×100％

四、处置的程度

通过一个国家（地区）利用监测系统提出某一公共健康具体任务应急处置措施的理论能力和实际程度，综合分析其提出应急处置措施的程度。

根据公共健康突发应急涉及的范围以及各公共健康任务领域的特点、性质，结合课题组的意向论证，认为"慢性病预防控制""生活方式与行为的干预""眼及附器疾病的预防控制""口腔疾病的预防控制""健康知识与素养水平的干预"等领域较少涉及公共健康突发应急，因此针对上述任务领域及其包含的任务类型、具体公共健康具体任务提出应急处置措施的程度进行标化处理。

（一）某一公共健康任务的测算过程

第一，结合监测系统收集的字段内容，判断该国家（地区）是否具备提出应急处置措施的理论能力，认为具备能力的赋值 100％，否则赋值为 0。

第二，在系统收集基于该监测系统发布的各类研究文献、公开信息中判断是否提及"应急处置""应急响应""应对爆发"等主题词，据此统计发布具体任务应急处置措施的信息报告数，并测算提出应急处置措施的实际程度。具体的操作步骤参见本节"识别的程度"的相应部分。具体计算公式如下：

一个国家（地区）平均发布的某一公共健康具体任务应急处置措施

$$的信息报告数=\frac{已发布的具体任务应急处置措施的信息报告总数}{监测系统已开展监测的次数}$$

一个国家（地区）提出某一公共健康具体任务应急处置措施的实际程度（％）＝

$$\frac{该国家（地区）平均发布的具体任务应急处置措施的信息报告数}{平均发布的具体任务应急处置措施信息报告数的理想值}$$

综合理论能力和实际程度，最终的计算公式如下：

一个国家（地区）提出某一公共健康具体任务应急处置措施的程度（％）＝（提出某一具体任务应急处置措施的理论能力×提出某一具体任务应急处置措施的实际程度）×100％

（二级指标12）

【以上海市结核病预防控制为例】

上海结核病监测系统具备提出结核病应急处置措施的理论能力；建立至今已13年，发布关于结核病应急处置的报告或文献1篇，平均发布信息报告数＝1÷13＝0.08（篇/次）。假设理想标准为平均5篇，则上海市提出结核病应急处置措施的实际程度＝0.08÷5×100％＝1.6％。

据此可以计算出上海提出结核病应急处置措施的程度＝1×1.6％＝1.6％。

（二）类型、领域及体系的测算过程

依据上述测算过程，逐一判断对各个公共健康具体任务提出应急处置措施的程度。依据公共健康任务类型中对各具体任务提出应急处置措施的程度，通过平均加权可以测算提出某一公共健康任务类型应急处置措施的程度；依据对公共健康任务领域中各任务类型提出了应急处置措施的程度与权重，通过加权计算可以测算提出某一公共健康任务领域应急处置措施的程度；依据对各公共健康任务领域提出应急处置措施的程度与权重，通过加权计算可以测算提出整个公共健康体系应急处置措施的程度。具体的操作步骤参见下篇第十章第一节中"政府等把握公众需要的程度"的相应部分。例如：

一个国家（地区）提出公共健康体系应急处置措施的程度（％）＝Σ（对任务领域1提出措施的程度×权重$_{领域1}$，对任务领域2提出措施的程度×权重$_{领域2}$，……，对任务领域11提出措施的程度×权重$_{领域11}$）

$\times 100\%$

五、评估的程度

通过一个国家（地区）利用监测系统针对某一公共健康具体任务开展干预效果评估的理论能力和实际程度，综合分析其开展公共健康具体任务干预效果评估的程度。

（一）某一公共健康任务的测算过程

第一，结合监测系统收集的字段内容，判断该国家（地区）是否具备开展公共健康具体任务干预效果评估的理论能力，认为具备能力的赋值100％，否则赋值为0。

第二，在系统收集基于该监测系统发布的各类研究文献、公开信息中判断是否提及"干预效果评估""干预效果评价""防治模式评价""防治模式评估""干预控制评价""干预控制评估"等主题词，据此统计发布具体任务干预效果评估的信息报告数，并测算开展干预效果评估的实际程度。具体的操作步骤参见本节"识别的程度"的相应部分。具体计算公式如下：

一个国家（地区）平均发布的某一公共健康具体任务干预效果评估

的信息报告数＝$\dfrac{\text{已发布的具体任务干预效果评估的信息报告总数}}{\text{监测系统已开展监测的次数}}$

一个国家（地区）开展某一公共健康具体任务干预效果评估的实际程度（％）＝

$\dfrac{\text{该国家（地区）平均发布的具体任务干预效果评估的信息报告数}}{\text{平均发布的具体任务干预效果评估信息报告数的理想值}}$

综合理论能力和实际程度，最终的计算公式如下：

一个国家（地区）开展某一公共健康具体任务干预效果评估的程度（％）＝（开展某一具体任务干预效果评估的理论能力×开展某一具体任务干预效果评估的实际程度）×100％

（二级指标13）

【以上海市结核病预防控制为例】

上海结核病监测系统具备开展结核病干预效果评估的理论能力；结

核病监测系统建立 13 年以来，共发布结核病干预效果评估的报告或文献 5 篇，平均发布信息报告数＝5÷13＝0.38（篇/次）。假设理想标准为平均 5 篇，则上海市开展结核病干预效果评估的实际程度＝0.38÷5×100％＝7.6％。

据此可以计算出上海市开展结核病干预效果评估的程度＝1×7.6％＝7.6％。

（二）类型、领域及体系的测算过程

依据上述测算过程，逐一判断对各个公共健康具体任务开展干预效果评估的程度。依据公共健康任务类型中对各具体任务开展干预效果评估的程度，通过平均加权可以测算开展某一公共健康任务类型干预效果评估的程度；依据公共健康任务领域中各任务类型开展干预效果评估的程度与权重，通过加权计算可以测算开展某一公共健康任务领域干预效果评估的程度；依据对各公共健康任务领域开展干预效果评估的程度与权重，通过加权计算可以测算开展整个公共健康体系干预效果评估的程度。具体的操作步骤参见下篇第十章第一节中"政府等把握公众需要的程度"的相应部分。例如：

一个国家（地区）开展公共健康体系干预效果评估的程度（％）＝Σ（任务领域 1 开展效果评估的程度×权重$_{领域1}$，任务领域 2 开展效果评估的程度×权重$_{领域2}$，……，任务领域 11 开展效果评估的程度×权重$_{领域11}$）×100％

第三节　把控健康风险因素程度的综合评价

通过对监测系统覆盖程度、完备程度和利用监测系统能力的判断，再综合分析评判一个国家（地区）把控健康风险因素的程度。

一、某一公共健康任务的测算过程

依据一个国家（地区）监测系统的完备程度，以及利用监测系统识别、预测预警的程度以及提出干预措施和应急处置措施、开展干预效果评估的程度，结合上述 6 方面的权重，可以判断把控某一公共健康具体任务及健康风险因素的程度，具体计算公式为：

一个国家（地区）把控某一公共健康具体任务的健康风险因素的程度（％）＝｛［∑（识别具体任务及影响因素的程度×权重$_{定位3.1}$，预警具体任务的程度×权重$_{定位3.2}$，提出具体任务干预措施的程度×权重$_{定位3.3}$，提出具体任务应急处置措施的程度×权重$_{定位3.4}$，开展具体任务干预效果评估的程度×权重$_{定位3.5}$）×40％］＋（监测系统完备程度×60％）｝×100％

（一级指标 3）

二、类型、领域及体系的测算过程

依据上述测算过程，逐一判断把控各个公共健康具体任务健康风险因素的程度。依据公共健康任务类型中各具体任务的影响程度，通过平均加权可以测算把控某一公共健康任务类型健康风险因素的程度；依据公共健康任务领域中各任务类型的影响程度与权重，通过加权计算可以测算把控某一公共健康任务领域健康风险因素的程度；依据各公共健康任务领域的影响程度与权重，通过加权计算可以测算把控整个公共健康体系健康风险因素的程度。具体的操作步骤参见下篇第十章第一节中"政府等把握公众需要的程度"的相应部分。例如：

一个国家（地区）把控公共健康体系健康风险因素的程度（％）＝∑（任务领域 1 的影响程度×权重$_{领域1}$，任务领域 2 的影响程度×权重$_{领域2}$，……，任务领域 11 的影响程度×权重$_{领域11}$）×100％

贾海艺　李程跃　张　瑜　徐凌忠　张朝阳

徐天强　郝　超　郝　模　汪　华

第十二章

公共健康体系资源配置的适宜程度

"**工** 欲善其事，必先利其器。"资源配置是公共健康体系实现目标、履行功能的利器，它与组织体系、管理运行共同影响着体系的功能和发挥，最终决定体系目标的实现。公共健康服务的公共产品属性，决定了其资源配置必须由政府承担主导责任。资源配置主要包含人力、财力、物力、信息等。通过人力资源、财力资源、物力资源的适宜程度以及信息资源的收集利用程度，可以综合评价一个国家（地区）公共健康体系资源配置适宜程度。

第一节　人力资源配置的适宜程度

人力是开展公共健康工作的根本。公共健康体系人力资源配置是否适宜，首先要判断人员的规模是否适宜、能力是否胜任、对人员的激励是否有效，在此基础上通过公共健康人员收入水平的适宜程度来综合验证人力资源配置的适宜程度。[①②] 基于研究文献资料的可获得性，本章指标以某一公共健康任务领域为切入点进行判断。

---

① B. J. Turnock：Public Health：What It Is and How It Works，*Australian & New Zealand Journal of Public Health*，1997，vol. 33，no. 5，pp. 199—201.

② 黄焱：《人力资源的数量和质量的发展》，《中国市场》2011 年第 18 期，第 36 页。

一、人力资源配置的基本状况

（一）规模的适宜程度

判断一个国家（地区）公共健康人员规模的适宜程度，首先通过文献分析的方法明确该国家（地区）公共健康人员数量不足问题的严重程度，在此基础上将其转化为"正向"表达的规模适宜程度指标。

1. 某一公共健康领域的测算过程

以慢性病预防控制领域为例介绍测算过程。

第一，通过系统收集一个国家（地区）涉及慢性病预防控制人员数量不足问题的相关文献，采用"五分度评分法"半定量评判人员数量配置的状况：0—不存在问题（人员数量充足），1—不严重，2—较不严重，3—中等严重，4—较严重，5—非常严重（人员数量严重不足）。按照上述评判方式，对所有提及慢性病预防控制人员数量的文献依次赋分。

第二，根据每篇文献的赋分结果，计算公共健康人员数量不足的严重程度评分。由于文献的质量会影响问题严重程度评分的可信度，因此需要对文献的整体可信度进行判断，主要从文献研究的规范程度、研究者的权威程度、论述特定问题时涉及的范围 3 个方面考虑。若文献的整体可信程度达到要求，则认为文献得出的严重程度是可信的；若文献整体的可信程度较低，需要剔除可信度低的文献后再次计算问题的严重程度评分。

问题严重程度评分的具体计算公式如下：

$$S = \frac{\sum_{i=1}^{n}(v_i)}{n}$$

S 为平均严重程度评分，i 为提及单个问题的某篇文献，n 为提及单个问题的文献数量，v 为某篇文献描述的问题严重程度分值。

第三，将严重程度评分进行转化，可以计算得到人员规模适宜的程度，具体计算公式如下：

一个国家（地区）某一公共健康任务领域人员规模的适宜程度

$$（\%）=（1-\frac{人员数量不足问题的严重程度评分}{5}）×100\%$$

（三级指标 17）

【以上海市慢性病预防控制领域为例】

系统收集研究上海市慢性病人员数量不足问题的文献共计 16 篇。对提及人员数量不足问题的文献逐个进行严重程度赋分，据此计算平均严重程度评分为 3.06；进而得出慢性病预防控制人员规模的适宜程度 =（1-3.06÷5）×100\%=38.8\%。

2. 任务、类型及体系的测算过程

某一任务领域的人员规模的适宜程度也代表了其所包含的某一任务类型、某一具体任务的人员规模的适宜程度。具体计算公式如下：

一个国家（地区）某一公共健康具体任务人员规模的适宜程度（\%）=所在任务领域人员规模的适宜程度×100\%

一个国家（地区）某一公共健康任务类型人员规模的适宜程度（\%）=所在任务领域人员规模的适宜程度×100\%

依据针对某一任务领域的测算过程，逐一判断其他 10 个任务领域人员规模的适宜程度。结合各任务领域的权重，即可测算整个公共健康体系人员规模的适宜程度。具体计算公式如下：

一个国家（地区）公共健康体系人员规模的适宜程度（\%）=Σ（任务领域 1 的适宜程度×权重$_{领域1}$，任务领域 2 的适宜程度×权重$_{领域2}$，……，任务领域 11 的适宜程度×权重$_{领域11}$）×100\%

（二）能力的胜任程度

在明确了一个国家（地区）公共健康人员规模的适宜程度基础上，进一步判断人员能力的胜任程度，即判断人员的结构、素质等满足工作任务开展要求的程度。通过文献分析的方法判断该国家（地区）公共健康人员结构和素质不佳的严重程度，在此基础上分析人员能力的胜任程度。

1. 某一公共健康领域的测算过程

以慢性病预防控制领域为例，通过系统收集一个国家（地区）涉及慢性病预防控制人员结构和素质不佳问题的相关文献，依据本节"规模的适宜程度"中的操作步骤，判断人员结构和素质不佳问题的严重程度，并计算人员能力的胜任程度，具体计算公式如下：

一个国家（地区）某一公共健康任务领域人员能力的胜任程度

$$(\%) = (1 - \frac{人员结构和素质不佳问题的严重程度评分}{5}) \times 100\%$$

（三级指标18）

【以上海市慢性病预防控制领域为例】

系统收集研究上海市慢性病人员结构与素质不佳问题的文献共计13篇。依据严重程度判断的方法，得到人员结构与素质不佳问题的平均严重程度评分为3.08，据此得出慢性病预防控制人员能力的胜任程度＝（1－3.08÷5）×100％＝38.4％。

2. 任务、类型及体系的测算过程

某一任务领域的人员能力的胜任程度也代表了其所包含的某一任务类型、某一具体任务的人力资源能力的胜任程度。具体计算公式如下：

一个国家（地区）某一公共健康具体任务人员能力的胜任程度（％）＝所在任务领域人员能力的胜任程度×100％

一个国家（地区）某一公共健康任务类型人员能力的胜任程度（％）＝所在任务领域人员能力的胜任程度×100％

依据针对某一任务领域的测算过程，逐一判断其他10个任务领域人员能力的胜任程度。结合各任务领域的权重，即可测算整个公共健康体系人员能力的胜任程度。具体计算公式如下：

一个国家（地区）公共健康体系人员能力的胜任程度（％）＝Σ（任务领域1的胜任程度×权重$_{领域1}$，任务领域2的胜任程度×权重$_{领域2}$，……，任务领域11的胜任程度×权重$_{领域11}$）×100％

（三）有效激励的程度

在明确人员规模适宜程度和能力胜任程度基础上，判断一个国家（地区）对公共健康人员有效激励的程度。首先通过文献分析方法判断人员激励不足的严重程度，进而评价该国家（地区）能够激励公共健康人员有效开展工作任务的程度。

1. 某一公共健康领域的测算过程

以慢性病预防控制领域为例，通过系统收集一个国家（地区）提及慢性病预防控制人员激励不足问题的相关文献，同样依据本节"规模的适宜程度"中的操作步骤，判断激励不足问题的严重程度，并计算对人员有效激励的程度，具体计算公式如下：

一个国家（地区）某一公共健康任务领域人员有效激励的程度

$$（\%）=（1-\frac{人员激励不足问题的严重程度评分}{5}）\times 100\%$$

（三级指标 19）

【以上海市慢性病预防控制领域为例】

系统收集研究慢性病人员激励问题的文献共计 10 篇。依据严重程度判断方法，得到人员激励不足问题的平均严重程度评分为 3.78，进而得出慢性病预防控制人员有效激励的程度 ＝（1－3.78÷5）×100％ ＝24.4％。

2. 任务、类型及体系的测算过程

某一任务领域的人员有效激励的程度也代表了其所包含的某一任务类型、某一具体任务的人员有效激励的程度。具体计算公式如下：

一个国家（地区）某一公共健康具体任务人员有效激励的程度（％）＝所在任务领域人员有效激励的程度×100％

一个国家（地区）某一公共健康任务类型人员有效激励的程度（％）＝所在任务领域人员有效激励的程度×100％

依据针对某一任务领域的测算过程，逐一判断其他 10 个任务领域人员有效激励的程度。结合各任务领域的权重，即可测算整个公共健康体系人员有效激励的程度。具体计算公式如下：

一个国家（地区）公共健康体系人员有效激励的程度（％）＝Σ（任务领域 1 的有效激励程度×权重$_{领域1}$，任务领域 2 的有效激励程度×权重$_{领域2}$，……，任务领域 11 的有效激励程度×权重$_{领域11}$）×100％

二、人员收入水平的适宜程度

合理的收入水平有利于吸引高素质人才、激励各类人员有效开展工作，保持队伍的稳定、减少人员的流失，确保队伍的规模适宜。因此，依据公共健康人员的收入水平可以初步综合判断体系的人员规模是否适宜、能力是否胜任、激励是否有效。该部分的分析主要通过文献荟萃分析的方式分析进行，以某一任务领域为切入点展开。

（一）某一公共健康领域的测算过程

第一，系统收集提及该国家（地区）某一公共健康任务领域的人员收入水平，以及社会平均收入，公务员、企业白领、医院工作人员平均收入，每平方米住宅销售均价的研究文献、公开信息资料，摘录其中的"收入水平""调查人数""涉及人群""住宅销售均价"等信息。借鉴文献荟萃分析的思路，基于相关研究文献和公开信息资料的结果，综合得出该国家（地区）公共健康人员收入平均水平及社会平均收入，公务员、企业白领、医院工作人员平均收入，每平方米住宅销售均价。在计算过程中，运用物价指数将不同年份的收入水平值标化为同一年份。

第二，进行收入水平的对比。将某一公共健康任务领域人员的平均收入分别与社会平均收入，医院工作人员、公务员、企业白领的平均收入以及当地每平方米住宅销售均价进行对比，判断公共健康人员收入的相对水平。具体计算公式如下：

一个国家（地区）某一公共健康任务领域人员相对收入水平$_1$＝
$$\frac{某一任务领域预防控制人员收入水平}{对比行业的人均收入水平} \times 100\%$$

一个国家（地区）某一公共健康任务领域人员相对收入水平$_2$＝
$$\frac{某一任务领域预防控制人员收入水平}{该国家（地区）每平方米住宅销售均价} \times 100\%$$

第三，按照上述步骤，进一步查阅和分析不同国家（地区）公共健康人员收入的相对水平。针对每个比较维度，分别选取各国家（地区）中的最大比值作为理想标准，据此评价一个国家（地区）某一公共健康任务领域人员收入水平的适宜程度。具体计算公式如下：

一个国家（地区）某一公共健康任务领域人员收入水平适宜程度（％）＝
$$\left(\frac{该国家（地区）公共健康人员收入水平与社会平均收入的比值}{与社会平均收入比值的理想值} + \right.$$

$$\frac{\text{该国家（地区）公共健康人员收入水平与医院工作人员平均收入的比值}}{\text{与医院工作人员平均收入比值的理想值}}+$$

$$\frac{\text{该国家（地区）公共健康人员收入水平与公务员平均收入的比值}}{\text{与公务员平均收入比值的理想值}}+$$

$$\frac{\text{该国家（地区）公共健康人员收入水平与白领平均收入的比值}}{\text{与企业白领平均收入比值的理想值}}+$$

$$\frac{\text{该国家（地区）公共健康人员收入水平与每平方米住宅销售均价的比值}}{\text{与每平方米住宅销售均价比值的理想值}})$$

$$\div 5 \times 100\%$$

（三级指标 20）

【以上海市慢性病预防控制领域为例】

通过文献分析，得到上海慢性病预防控制人员的平均收入为70915.0元，与社会平均收入的比值为99.5%；与医院工作人员平均收入比值为42.6%；与公务员平均收入比值为65.9%；与企业白领的平均收入的比值为61.7%；与上海住宅销售平均价格的比值为134.0%。

（二）任务、类型及体系的测算过程

某一任务领域人员收入水平的适宜程度也代表了其所包含的某一任务类型、某一具体任务的人员收入水平的适宜程度。具体计算公式如下：

一个国家（地区）某一公共健康具体任务人员收入水平的适宜程度（%）＝所在任务领域人员收入水平的适宜程度×100%

一个国家（地区）某一公共健康任务类型人员收入水平的适宜程度（%）＝所在任务领域人员收入水平的适宜程度×100%

依据针对某一任务领域的测算过程，逐一判断其他10个任务领域人员收入水平的适宜程度。结合各任务领域的权重，即可测算整个公共健康体系人员收入水平的适宜程度。具体计算公式如下：

一个国家（地区）公共健康体系人员收入水平的适宜程度（%）＝Σ（任务领域1的收入水平适宜程度×权重$_{领域1}$，任务领域2的收入水平适宜程度×权重$_{领域2}$，……，任务领域11的收入水平适宜程度×权重$_{领域11}$）×100%

三、人力资源配置适宜程度的综合评价

（一）某一公共健康领域的测算过程

依据人员规模的适宜程度、人员能力的胜任程度以及人员有效激励的程度，结合上述 3 个方面的权重，可以对一个国家（地区）人力资源适宜程度进行判断；而人员收入水平的适宜程度从另一个角度综合体现了人力资源配置的适宜程度。将两者等权相加，综合判断一个国家（地区）公共健康体系人力资源配置的适宜程度。具体计算公式如下：

一个国家（地区）某一公共健康任务领域人力资源配置的适宜程度（％）＝［Σ（人员规模的适宜程度×权重$_{定位4.1.1}$，人员能力的胜任程度×权重$_{定位4.1.2}$，人员有效激励的程度×权重$_{定位4.1.3}$）＋人员收入水平的适宜程度］÷2×100％

（二级指标 14）

（二）任务、类型及体系的测算过程

某一任务领域人力资源配置的适宜程度也代表了其所包含的某一任务类型、某一具体任务的人力资源配置的适宜程度。具体计算公式如下：

一个国家（地区）某一公共健康具体任务人力资源配置的适宜程度（％）＝所在任务领域人力资源配置的适宜程度×100％

一个国家（地区）某一公共健康任务类型人力资源配置的适宜程度（％）＝所在任务领域人力资源配置的适宜程度×100％

依据针对某一任务领域的测算过程，逐一判断其他 10 个任务领域人力资源配置的适宜程度。结合各任务领域的权重，即可测算整个公共健康体系人力资源配置的适宜程度。具体计算公式如下：

一个国家（地区）公共健康体系人力资源配置的适宜程度（％）＝Σ（任务领域 1 的适宜程度×权重$_{领域1}$，任务领域 2 的适宜程度×权重$_{领域2}$，……，任务领域 11 的适宜程度×权重$_{领域11}$）×100％

第二节　财力资源配置的适宜程度

　　财力是公共健康体系有效运行的基础。公共健康体系财力资源的适宜程度，主要考察政府在财力资源配置中是否占主导地位、投入的总量是否适宜以及是否稳定增长等。基于研究文献资料的可获得性，本部分指标也以某一公共健康任务领域为切入点进行判断。

一、财力资源配置的基本状况

（一）政府的主导程度

　　判断一个国家（地区）政府对财力资源配置的主导程度，首先通过文献分析的方法明确该国家（地区）在财力资源配置中政府未起到主导作用问题的严重程度，在此基础上将其换算为体现政府主导程度的指标。

　　1. 某一公共健康领域的测算过程

　　以慢性病预防控制领域为例，通过系统收集一个国家（地区）涉及慢性病预防控制财力资源配置中政府未占主导地位问题的相关文献，判断问题的严重程度评分（0分为"不存在问题"，5分为"非常严重"），据此得到政府未占主导地位问题的严重程度。在此基础上，将严重程度指标进行转化，可以计算得到在财力资源配置中政府的主导程度。具体操作步骤与过程参见本章第一节"规模的适宜程度"的相应部分。具体计算公式如下：

　　一个国家（地区）某一公共健康任务领域财力资源配置中政府的主导程度（%）＝（1－$\dfrac{\text{政府未起到主导作用的严重程度评分}}{5}$）×100%

（三级指标21）

　　【以上海市慢性病预防控制领域为例】

　　系统收集研究上海市慢性病财力资源配置政府未起主导作用问题的

文献共计 18 篇。对提及该问题的文献逐个进行严重程度赋分，据此计算平均严重程度评分为 1.33；进而得出上海慢性病预防控制财力资源配置中政府的主导程度＝（1－1.33÷5）×100％＝73.4％。

2. 任务、类型及体系的测算过程

某一公共健康任务领域财力资源配置中政府的主导程度也代表了其所包含的某一任务类型、某一具体任务财力资源配置中政府的主导程度。具体计算公式如下：

一个国家（地区）某一公共健康具体任务财力资源配置中政府的主导程度（％）＝所在任务领域财力资源配置中政府的主导程度×100％

一个国家（地区）某一公共健康任务类型财力资源配置中政府的主导程度（％）＝所在任务领域财力资源配置中政府的主导程度×100％

依据针对某一公共健康任务领域的测算过程，逐一判断其他 10 个任务领域财力资源配置中政府的主导程度。结合各任务领域的权重，即可测算整个公共健康体系财力资源配置中政府的主导程度。具体计算公式如下：

一个国家（地区）公共健康体系财力资源配置中政府的主导程度（％）＝Σ（任务领域 1 的政府主导程度×权重$_{领域1}$，任务领域 2 的政府主导程度×权重$_{领域2}$，……，任务领域 11 的政府主导程度×权重$_{领域11}$）×100％

（二）总量的适宜程度

1. 某一公共健康领域的测算过程

以慢性病预防控制领域为例，通过系统收集一个国家（地区）涉及慢性病预防控制投入总量不足的相关文献，依据本章第一节"规模的适宜程度"中的操作步骤，判断投入总量不足问题的严重程度，并计算该国家（地区）公共健康体系投入总量的适宜程度，具体计算公式如下：

一个国家（地区）某一公共健康任务领域投入总量的适宜程度（％）＝$(1-\dfrac{投入总量不足的严重程度评分}{5})×100％$

（三级指标 22）

【以上海市慢性病预防控制领域为例】

系统收集研究慢性病投入总量的文献共计 13 篇。依据严重程度判断方法，得出投入总量不足问题的平均严重程度评分为 2.23，据此得出上海慢性病预防控制投入总量的适宜程度＝（1－2.23÷5）×100％＝55.4％。

2. 任务、类型及体系的测算过程

某一任务领域投入总量的适宜程度也代表了其所包含的某一任务类型、某一具体任务投入总量的适宜程度。具体计算公式如下：

一个国家（地区）某一公共健康具体任务投入总量的适宜程度（％）＝所在任务领域投入总量的适宜程度×100％

一个国家（地区）某一公共健康任务类型投入总量的适宜程度（％）＝所在任务领域投入总量的适宜程度×100％

依据针对某一任务领域的测算过程，逐一判断其他 10 个任务领域投入总量的适宜程度。结合各任务领域的权重，即可测算整个公共健康体系投入总量的适宜程度。具体计算公式如下：

一个国家（地区）公共健康体系投入总量的适宜程度（％）＝Σ（任务领域 1 的适宜程度×权重$_{领域1}$，任务领域 2 的适宜程度×权重$_{领域2}$，……，任务领域 11 的适宜程度×权重$_{领域11}$）×100％

（三）稳定增长的状态

1. 某一公共健康领域的测算过程

通过系统收集一个国家（地区）提及某一公共健康任务领域财力投入随意性问题的相关文献，依据本章第一节"规模的适宜程度"中的操作步骤，判断财力投入随意性问题的严重程度，并计算投入稳定增长的状态，具体计算公式如下：

一个国家（地区）某一公共健康任务领域投入稳定增长的状态（％）＝$(1-\dfrac{财力投入随意性问题的严重程度评分}{5})×100％$

（三级指标 23）

【以上海市慢性病预防控制领域为例】

系统收集研究慢性病财力投入随意性问题的文献共计 11 篇。依据严重程度判断方法，得到财力投入随意性问题的平均严重程度评分为 1.36，据此得出上海慢性病投入稳定增长的状态＝（1－1.36÷5）× 100%＝72.8%。

2. 任务、类型及体系的测算过程

某一任务领域投入稳定增长的状态也代表了其所包含的某一任务类型、某一具体任务投入稳定增长的状态。具体计算公式如下：

一个国家（地区）某一公共健康具体任务投入稳定增长的状态（%）＝所在任务领域投入稳定增长的状态×100%

一个国家（地区）某一公共健康任务类型投入稳定增长的状态（%）＝所在任务领域投入稳定增长的状态×100%

依据针对某一任务领域的测算过程，逐一判断其他 10 个任务领域投入稳定增长的状态。结合各任务领域的权重，即可测算整个公共健康体系投入稳定增长的状态。具体计算公式如下：

一个国家（地区）公共健康体系投入稳定增长的状态（%）＝Σ（任务领域 1 的稳定增长状态×权重$_{领域1}$，任务领域 2 的稳定增长状态×权重$_{领域2}$，……，任务领域 11 的稳定增长状态×权重$_{领域11}$）×100%

二、财力资源配置适宜程度的综合评价

（一）某一公共健康领域的测算过程

依据财力资源配置的政府主导程度、总量的适宜程度以及稳定增长的状态，结合上述三个方面的权重，即可评价一个国家（地区）某一公共健康任务领域财力资源配置的适宜程度，具体计算公式如下：

一个国家（地区）某一公共健康任务领域财力资源配置的适宜程度（%）＝Σ（政府的主导程度×权重$_{定位4.2.1}$，总量的适宜程度×权重$_{定位4.2.2}$，稳定增长的状态×权重$_{定位4.2.3}$）×100%

（二级指标 15）

（二）任务、类型及体系的测算过程

某一任务领域财力资源配置的适宜程度也代表了其所包含的某一任

务类型、某一具体任务的财力资源配置的适宜度。具体计算公式如下：

一个国家（地区）某一公共健康具体任务财力资源配置的适宜程度（％）＝所在任务领域财力资源配置的适宜程度×100％

一个国家（地区）某一公共健康任务类型财力资源配置的适宜程度（％）＝所在任务领域财力资源配置的适宜程度×100％

依据针对某一任务领域的测算过程，逐一判断其他 10 个任务领域财力资源配置的适宜程度。结合各任务领域的权重，即可测算整个公共健康体系财力资源配置的适宜程度。具体计算公式如下：

一个国家（地区）公共健康体系财力资源配置的适宜程度（％）＝Σ（任务领域 1 的适宜程度×权重$_{领域1}$，任务领域 2 的适宜程度×权重$_{领域2}$，……，任务领域 11 的适宜程度×权重$_{领域11}$）×100％

第三节　物力资源配置的适宜程度

物力是落实公共健康任务的保障。公共健康体系物力资源配置是否适宜，首先从数量是否充足、种类与结构是否齐全、质量是否满足需求、更新是否及时等方面判断，在此基础上基于该国家（地区）能够开展的通过认证认可的检验检测项目数来验证物力资源配置的适宜程度。基于研究文献资料的可获得性，本部分指标以某一公共健康任务领域为切入点进行判断。

一、物力资源配置的基本状况

（一）数量的充足程度

判断一个国家（地区）公共健康体系物力资源数量的充足程度，首先通过文献分析的方法明确该国家（地区）物力资源数量不足问题的严重程度，在此基础上转化计算获得物力资源数量的充足程度。

1. 某一公共健康领域的测算过程

针对某一公共健康任务领域，通过系统收集该国家（地区）涉及该任务领域物力资源数量不足问题的相关文献，判断数量不足问题的严重程度评分（0分为"不存在问题"，5分为"非常严重"），据此得到物力资源数量不足的严重程度。在此基础上，将严重程度指标进行转化，可以得到物力资源数量的充足程度。具体操作步骤与过程参见本章第一节"规模的适宜程度"的相应部分。具体计算公式如下：

一个国家（地区）某一公共健康任务领域物力资源数量的充足程度（％）＝（1－$\dfrac{物力资源数量不足的严重程度评分}{5}$）×100％

（三级指标24）

【以上海市慢性病预防控制领域为例】

系统收集研究慢性病物力资源配置数量的文献共计10篇。依据严重程度判断的方法，得到物力资源数量不足问题的平均严重程度评分为2.50，据此得出上海慢性病预防控制物力资源数量的充足程度＝（1－2.50÷5）×100％＝50.0％。

2. 任务、类型及体系的测算过程

某一任务领域物力资源数量的充足程度也代表了其所包含的某一任务类型、某一具体任务物力资源数量的充足程度。具体计算公式如下：

一个国家（地区）某一公共健康具体任务物力资源数量的充足程度（％）＝所在任务领域物力资源数量的充足程度×100％

一个国家（地区）某一公共健康任务类型物力资源数量的充足程度（％）＝所在任务领域物力资源数量的充足程度×100％

依据针对某一任务领域的测算过程，逐一判断其他10个任务领域物力资源数量的充足程度。结合各任务领域的权重，即可测算整个公共健康体系物力资源数量的充足程度。具体计算公式如下：

一个国家（地区）公共健康体系物力资源数量的充足程度（％）＝Σ（任务领域1的充足程度×权重$_{领域1}$，任务领域2的充足程度×权重$_{领域2}$，……，任务领域11的充足程度×权重$_{领域11}$）×100％

（二）种类的齐全程度

1. 某一公共健康领域的测算过程

针对某一公共健康具体任务，通过系统收集涉及该任务领域物力资源种类与结构不齐全的相关文献，依据本章第一节"规模的适宜程度"中的操作步骤，判断问题的严重程度，并计算物力资源种类的齐全程度，具体计算公式如下：

一个国家（地区）某一公共健康任务领域物力资源种类的齐全程度

$$（\%）=（1-\frac{\text{物力资源种类与结构不齐全的严重程度评分}}{5}）\times100\%$$

（三级指标 25）

【以上海市慢性病预防控制领域为例】

系统收集研究慢性病物力资源配置种类的相关文献共计 9 篇。依据严重程度判断的方法，得到物力资源种类与结构不齐全问题的平均严重程度评分为 2.33，据此得出上海慢性病物力资源种类的齐全程度＝（1－2.33÷5）×100％＝53.4％。

2. 任务、类型及体系的测算过程

某一任务领域物力资源种类的齐全程度也代表了其所包含的某一任务类型、某一具体任务的物力资源种类齐全的程度。具体计算公式如下：

一个国家（地区）某一公共健康具体任务物力资源种类的齐全程度（％）＝所在任务领域物力资源种类的齐全程度×100％

一个国家（地区）某一公共健康任务类型物力资源种类的齐全程度（％）＝所在任务领域物力资源种类的齐全程度×100％

依据针对某一任务领域的测算过程，逐一判断其他 10 个任务领域物力资源种类的齐全程度。结合各任务领域的权重，即可测算整个公共健康体系物力资源种类的齐全程度。具体计算公式如下：

一个国家（地区）公共健康体系物力资源种类的齐全程度（％）＝$\sum$（任务领域 1 的齐全程度×权重$_{领域1}$，任务领域 2 的齐全程度×权重$_{领域2}$，……，任务领域 11 的齐全程度×权重$_{领域11}$）×100％

（三）质量的适宜程度

1. 某一公共健康领域的测算过程

系统收集涉及某一公共健康任务领域物力资源质量不达标的相关文献，依据本章第一节"规模的适宜程度"中的操作步骤，判断问题的严重程度，并计算得到物力资源质量的适宜程度，具体计算公式如下：

一个国家（地区）某一公共健康任务领域物力资源质量的适宜程度

$$（\%）=（1-\frac{物力资源质量不达标问题的严重程度评分}{5}）\times100\%$$

（三级指标 26）

【以上海市慢性病预防控制领域为例】

系统收集研究慢性病领域物力资源质量的文献共计 7 篇。依据严重程度判断的方法，得到物力资源质量不达标问题的平均严重程度评分为 2.28，据此得出上海慢性病物力资源质量的适宜程度＝（1－2.28÷5）×100%＝54.4%。

2. 任务、类型及体系的测算过程

某一任务领域物力资源质量的适宜程度也代表了其所包含的某一任务类型、某一具体任务的物力资源质量的适宜程度。具体计算公式如下：

一个国家（地区）某一公共健康具体任务物力资源质量的适宜程度（%）＝所在任务领域物力资源质量的适宜程度×100%

一个国家（地区）某一公共健康任务类型物力资源质量的适宜程度（%）＝所在任务领域物力资源质量的适宜程度×100%

依据针对某一任务领域的测算过程，逐一判断其他 10 个任务领域物力资源质量的适宜程度。结合各任务领域的权重，即可测算整个公共健康体系物力资源质量的适宜程度。具体计算公式如下：

一个国家（地区）公共健康体系物力资源质量的适宜程度（%）＝ Σ（任务领域 1 的质量适宜程度×权重$_{领域1}$，任务领域 2 的质量适宜程度×权重$_{领域2}$，……，任务领域 11 的质量适宜程度×权重$_{领域11}$）×100%

(四）更新的及时程度

1. 某一公共健康领域的测算过程

系统收集涉及某一公共健康任务领域各种物力资源（包括设备、仪器、物资等）更新不及时以及未制定折旧更新制度保障物力资源供应的相关文献，依据本章第一节"规模的适宜程度"中的操作步骤，判断问题的严重程度，并计算得到物力资源更新的及时程度，具体计算公式如下：

一个国家（地区）某一公共健康任务领域物力资源更新的及时程度

$$（\%）=（1-\frac{物力资源更新不及时问题的严重程度评分}{5}）\times 100\%$$

（三级指标 27）

【以上海市慢性病预防控制领域为例】

系统收集研究慢性病物力资源更新状况的文献共计 7 篇。依据严重程度判断的方法，得出物力资源更新不及时问题的平均严重程度评分为 2.28，据此得出上海慢性病物力资源更新的及时程度＝（1－2.28÷5）×100％＝54.4％。

2. 任务、类型及体系的测算过程

某一任务领域物力资源更新的及时程度也代表了其所包含的某一任务类型、某一具体任务物力资源更新的及时程度。具体计算公式如下：

一个国家（地区）某一公共健康具体任务物力资源更新的及时程度（％）＝所在任务领域物力资源更新的及时程度×100％

一个国家（地区）某一公共健康任务类型物力资源更新的及时程度（％）＝所在任务领域物力资源更新的及时程度×100％

依据针对某一任务领域的测算过程，逐一判断其他 10 个任务领域物力资源更新的及时程度。结合各任务领域的权重，即可测算整个公共健康体系物力资源更新的及时程度。具体计算公式如下：

一个国家（地区）公共健康体系物力资源更新的及时程度（％）＝ $\sum$（任务领域 1 的及时程度×权重$_{领域1}$，任务领域 2 的及时程度×权重$_{领域2}$，……，任务领域 11 的及时程度×权重$_{领域11}$）×100％

二、检测项目认证认可的程度

一个国家（地区）某个公共健康领域通过认证认可部门（机构）的检测项目数需要以其拥有的各类设施、设备作为基础保障与支撑。因此，可以通过认证认可的检验检测项目数来初步综合判断物力资源配置的数量、种类、质量的基本状况。

（一）某一公共健康领域的测算过程

首先，通过国际认可论坛（International Accreditation Forum）网站，查找各个国家（地区）的认证认可网站，进而收集通过认证认可的检验检测项目数；选择其中的最大值作为理想标准，据此判断检验项目认证认可的程度。具体计算公式如下：

一个国家（地区）某一公共健康任务领域检测项目认证认可的程度（％）＝ $\dfrac{该国家（地区）被认证认可的检测项目数}{被认证认可的检测项目数的理想值}$ ×100％

（二）任务、类型及体系的测算过程

某一任务领域检测项目认证认可的程度也代表了其所包含的某一任务类型、某一具体任务的检测项目认证认可程度。因此：

一个国家（地区）某一公共健康具体任务检测项目认证认可的程度（％）＝所在任务领域检测项目认证认可的程度×100％

一个国家（地区）某一公共健康任务类型检测项目认证认可的程度（％）＝所在任务领域检测项目认证认可的程度×100％

依据针对某一任务领域的测算过程，逐一判断其他 10 个任务领域检测项目认证认可的程度。结合各任务领域的权重，即可测算整个公共健康体系检测项目认证认可的程度。具体计算公式如下：

一个国家（地区）公共健康体系检测项目认证认可的程度（％）＝Σ（任务领域 1 的认证认可程度×权重$_{领域1}$，任务领域 2 的认证认可程度×权重$_{领域2}$，……，任务领域 11 的认证认可程度×权重$_{领域11}$）×100％

三、物力资源配置适宜程度的综合评价

（一）某一公共健康领域的测算过程

依据物力资源数量的充足程度、种类的齐全程度、质量的适宜程度以及更新的及时程度，结合上述 4 方面的权重，可以对一个国家（地区）物力资源配置的基本状况进行判断。具体计算公式如下：

一个国家（地区）公共健康任务领域物力资源配置的适宜程度（％）＝Σ（物力资源数量的适宜程度×权重$_{定位4.3.1}$，物力资源种类的齐全程度×权重$_{定位4.3.2}$，物力资源质量的适宜程度×权重$_{定位4.3.3}$，物力资源更新的及时程度×权重$_{定位4.3.4}$）×100％

（二级指标16）

（二）任务、类型及体系的测算过程

某一任务领域物力资源配置的适宜程度也代表了其所包含的某一任务类型、某一具体任务的物力资源配置的适宜程度。具体计算公式如下：

一个国家（地区）某一公共健康具体任务物力资源配置的适宜程度（％）＝所在任务领域物力资源配置的适宜程度×100％

一个国家（地区）某一公共健康任务类型物力资源配置的适宜程度（％）＝所在任务领域物力资源配置的适宜程度×100％

依据针对某一任务领域的测算过程，逐一判断其他10个任务领域物力资源配置的适宜程度。结合各任务领域的权重，即可测算整个公共健康体系物力资源配置的适宜程度。具体计算公式如下：

一个国家（地区）公共健康体系物力资源配置的适宜程度（％）＝Σ（任务领域1的适宜程度×权重$_{领域1}$，任务领域2的适宜程度×权重$_{领域2}$，……，任务领域11的适宜程度×权重$_{领域11}$）×100％

第四节　信息资源的收集利用程度

信息系统是公共健康体系服务、沟通、管理、决策的重要支撑，发挥着"千里眼"和"顺风耳"的作用。公共健康体系信息资源收集利用的程度，主要判断其是否广泛收集信息、对于收集到的信息是否充分利用并做到有效共享。

一、信息广泛收集的程度

一个国家（地区）公共健康信息系统的完善与否，关系到该地对疾

病信息的收集、掌握、分析与利用程度，更影响到后续的控制策略的提出。因此，判断信息广泛收集程度重点分析该国家（地区）是否建立了公共健康信息系统以及系统的完善程度。

（一）某一公共健康任务的测算过程

1. 信息系统建立的情况

针对某一公共健康具体任务，通过系统收集涵盖该任务的监测网络或信息系统：若找到相应的信息系统的报道，表明已建立了信息系统，赋值为1；否则赋值为0，不再进行后续的评价。

2. 信息系统具备的能力

当信息系统的收集内容中包含"疾病情况""人群基本信息""影响因素"三类字段，且连续进行信息收集时，可以认为其具备识别风险、预测预警能力，提出干预控制措施、应急处置建议以及开展干预效果评估的能力。

依据摘录的"收集内容"字段，判断信息系统是否收集上述3类字段。如果收集了上述3类字段，且收集的信息具有连续性，则认为信息系统具备以上5种能力，赋值为1，即程度为100%；若未收集上述3类字段或未开展连续收集，则赋值为0。

3. 明确广泛收集信息的程度

综合信息系统的建立程度和所具备的能力，可以判断一个国家（地区）信息广泛收集的程度，具体计算公式如下：

一个国家（地区）某一公共健康具体任务信息广泛收集的程度（%）＝（信息系统的建立程度×信息系统具备的能力程度）×100%

（三级指标28）

【以上海市结核病预防控制为例】

上海市结核病监测系统为传染病报告系统中的结核病专报系统，为系统直报监测系统，该系统信息收集的内容包括了疾病情况、疾病影响因素以及人群的基本情况，并符合连续收集信息的要求，具备的能力程度为100%。因此，上海市结核病信息广泛收集的程度为100%。

（二）类型、领域及体系的测算过程

依据上述测算过程，逐一判断各个公共健康具体任务信息广泛收集的程度。依据公共健康任务类型中各具体任务信息广泛收集的程度，通过平均加权可以测算某一公共健康任务类型信息广泛收集的程度；依据公共健康任务领域中各任务类型信息广泛收集的程度与权重，通过加权计算可以测算某一公共健康任务领域信息广泛收集的程度；依据各公共健康任务领域信息广泛收集的程度与权重，通过加权计算可以测算整个公共健康体系信息广泛收集的程度。具体的操作步骤参见下篇第十章第一节中"政府等把握公众需要的程度"的相应部分。例如：

一个国家（地区）公共健康体系信息广泛收集的程度（％）＝Σ（任务领域 1 的广泛收集程度×权重$_{领域1}$，任务领域 2 的广泛收集程度×权重$_{领域2}$，……，任务领域 11 的广泛收集程度×权重$_{领域11}$）×100％

二、信息有效利用的程度

在信息收集的基础上，通过判断一个国家（地区）利用信息系统收集的信息识别掌握公共健康具体任务的分布状况、针对具体任务进行预测预警、提出干预措施和应急处置措施，并开展干预效果评估等 5 方面的实际程度，综合反映信息有效利用的程度。

（一）某一公共健康任务的测算过程

以判断一个国家（地区）利用信息系统识别具体任务本底状况的实际程度为例，主要分析其是否公开发布了该任务及影响因素本底状况的信息资料。

第一，系统收集并统计基于该信息系统资料发布的识别具体任务及影响因素的信息报告数，结合监测网络已开展监测的次数，可以计算平均发布信息报告的数量。

第二，计算和分析不同国家（地区）平均发布的识别具体任务及影响因素的信息报告数，并选择其中的最大值作为理想标准，据此判断一个国家（地区）识别本底情况及影响因素的实际程度。具体的操作步骤参见下篇第十一章第二节"识别的程度"的相应部分。具体计算公式如下：

一个国家（地区）平均发布的识别某一公共健康具体任务及影响因素的信息报告数 $=\dfrac{\text{已发布的识别具体任务及影响因素的信息报告总数}}{\text{信息系统开展信息收集的次数}}$

一个国家（地区）识别某一公共健康具体任务及影响因素的实际程度（％）=

$\dfrac{\text{该国家（地区）平均发布的识别具体任务及影响因素的信息报告数}}{\text{平均发布的识别具体任务及影响因素信息报告数的理想值}}$

$\times 100\%$

按照同样的思路，可以判断一个国家（地区）利用信息系统预测预警公共健康具体任务的实际程度、提出干预措施的实际程度、提出应急处置措施的实际程度、开展干预效果评估的实际程度。具体的操作步骤参见下篇第十一章第二节的相应部分。具体公式如下：

一个国家（地区）预警某一公共健康具体任务的实际程度（％）=

$\dfrac{\text{该国家（地区）平均发布的预测预警具体任务的信息报告数}}{\text{平均发布的预测预警具体任务信息报告数的理想值}}\times 100\%$

一个国家（地区）提出某一公共健康具体任务干预措施的实际程度（％）=

$\dfrac{\text{该国家（地区）平均发布的具体任务干预措施的信息报告数}}{\text{平均发布的具体任务干预措施信息报告数的理想值}}$

$\times 100\%$

一个国家（地区）提出某一公共健康具体任务应急处置措施的实际程度（％）=

$\dfrac{\text{该国家（地区）平均发布的具体任务应急处置措施的信息报告数}}{\text{平均发布的具体任务应急处置措施信息报告数的理想值}}$

$\times 100\%$

一个国家（地区）开展某一公共健康具体任务干预效果评估的实际程度（％）=

$\dfrac{\text{该国家（地区）平均发布的具体任务干预效果评估的信息报告数}}{\text{平均发布的具体任务干预效果评估信息报告数的理想值}}$

$\times 100\%$

综合上述 5 个方面的实际程度，可以得到一个国家（地区）信息有效利用的程度，具体计算公式为：

一个国家（地区）某一公共健康具体任务信息有效利用的程度（％）＝

$$\frac{识别掌握程度＋预测预警程度＋提出干预措施的程度＋提出应急处置措施的程度＋开展干预效果评估的程度}{5} \times 100\%$$

（三级指标 29）

【以上海市结核病预防控制为例】

上海市的结核病信息系统从建立至今已 13 年，其中涉及结核病识别掌握的报告或文献数为 21 篇，平均发布篇数＝21÷13＝1.62（次/篇）。假设理想标准的结核病识别文献平均为 5 篇，则上海市识别结核病的程度＝1.62÷5×100％＝32.4％。

同理，可得到上海市涉及结核病预测预警、结核病干预控制、结核病应急处置以及结核病干预效果评估各类报告或文献的总篇数。假设篇数分别为 10 篇、12 篇、1 篇、5 篇，并假设理想标准数量均为 5 篇，则上海市平均发布结核病预测预警的篇数＝10÷13＝0.77（篇/次），预测预警程度＝0.77÷5×100％＝15.4％；平均发布结核病干预控制篇数＝12÷13＝0.92（篇/次），采取干预控制措施程度＝0.92÷5×100％＝18.4％；平均发布结核病应急处置篇数＝1÷13＝0.08（篇/次），结核病应急处置程度＝0.08÷5×100％＝1.6％；平均发布结核病干预效果评估篇数＝5÷13＝0.38（篇/次），对结核病干预效果评估的程度＝0.38÷5×100％＝7.6％。

最终计算出针对结核病的信息有效利用程度＝（0.324＋0.154＋0.184＋0.016＋0.076）÷5×100％＝15.1％。

（二）类型、领域及体系的测算过程

依据上述测算过程，逐一判断各个公共健康具体任务信息有效利用的程度。依据公共健康任务类型中各具体任务信息有效利用的程度，通过平均加权可以测算某一公共健康任务类型信息有效利用的程度；依据公共健康任务领域中各任务类型信息有效利用的程度与权重，通过加权计算可以测算某一公共健康任务领域信息有效利用的程度；依据各公共健康任务领域信息有效利用的程度与权重，通过加权计算可以测算整个公共健康体系信息有效利用的程度。具体的操作步骤参见下篇第十章第一节中"政府等把握公众需要的程度"的相应部分。例如：

一个国家（地区）公共健康体系信息有效利用的程度（％）＝Σ（任务领域 1 的利用程度×权重$_{领域1}$，任务领域 2 的利用程度×权重$_{领域2}$，……，任务领域 11 的利用程度×权重$_{领域11}$）×100％

三、信息互联共享的程度

判断一个国家（地区）是否可以做到信息的互联共享，主要从利用信息系统发布的信息报告中分析有哪些是多部门（机构）共同发布的以及参与信息共享的部门（机构）有多少。

（一）某一公共健康任务的测算过程

1. 信息进行共享的程度

系统收集依据该具体任务信息系统发布的各类信息报告，根据"作者单位"字段，逐一判断每份信息报告的发布者是否为多部门（机构）。若作者单位仅为 1 个，表明未与其他部门（机构）进行共享；若作者单位为多个部门（机构），则可以认为信息在上述几个部门（机构）间进行共享。

统计含有多个作者单位的信息报告数，据此得到信息进行共享的程度，计算公式如下所示：

一个国家（地区）某一公共健康具体任务信息进行共享的程度（％）＝$\dfrac{含有多个作者单位的信息报告数}{基于信息系统发布的信息报告总数}$×100％

2. 信息在不同部门（机构）间的共享程度

在前述分析基础上，进一步依据"作者单位"字段判断单位的类型，分析信息报告的发布单位是否涵盖业务主管部门、专业公共健康机构、医院、基层健康服务机构、其他组织等 5 类部门（机构），由此可以分析信息共享覆盖的部门（机构）数，据此计算信息在部门（机构）间的共享程度，具体计算公式如下：

一个国家（地区）某一公共健康具体任务信息在部门（机构）间的

$$共享程度（\%）=\frac{信息共享覆盖的部门（机构）数}{应进行信息共享的部门（机构）数}\times100\%$$

3. 信息系统进行互联共享的程度

综合以上两个方面的分析，通过平均加权可以计算信息互联共享的程度，具体计算公式为：

一个国家（地区）某一公共健康具体任务信息互联共享程度（％）

$$=\frac{信息进行共享的程度＋信息在部门（机构）间的共享程度}{2}\times100\%$$

（三级指标30）

【以上海市结核病预防控制为例】

假设上海市针对结核病运用同一系统数据发布的报告或文献共21篇，通过评阅，作者单位为多家的文献数量为4篇，则上海市单篇结核病报告或文献中作者单位为多家的占比＝（4÷21）×100％＝19％。作者单位为多家的报告或文献中，信息共享覆盖的部门数量为4个，因此，上海市结核病信息在部门（机构）间的共享程度＝（4÷5）×100％＝80％。最终可以计算出上海市结核病信息的互联共享程度＝（0.19＋0.8）÷2×100％＝49.5％。

（二）类型、领域及体系的测算过程

依据上述测算过程，逐一判断各个公共健康具体任务信息互联共享的程度。依据公共健康任务类型中各具体任务信息互联共享的程度，通过平均加权可以测算某一公共健康任务类型信息互联共享的程度；依据公共健康任务领域中各任务类型信息互联共享的程度与权重，通过加权计算可以测算某一公共健康任务领域信息互联共享的程度；依据各公共健康任务领域信息互联共享的程度与权重，通过加权计算可以测算整个公共健康体系信息互联共享的程度。具体的操作步骤参见下篇第十章第一节中"政府等把握公众需要的程度"的相应部分。例如：

一个国家（地区）公共健康体系信息互联共享的程度（％）＝Σ（任务领域1的共享程度×权重$_{领域1}$，任务领域2的共享程度×权重$_{领域2}$，……，任务领域11的共享程度×权重$_{领域11}$）×100％

四、信息资源收集利用程度的综合评价

（一）某一公共健康任务的测算过程

依据信息广泛收集的程度、有效利用的程度和互联共享的程度，结合上述 3 个方面的权重，即可综合评价一个国家（地区）信息资源收集利用的程度。具体计算公式如下：

一个国家（地区）信息资源收集利用的程度（％）＝∑（信息收集广泛程度×权重$_{定位4.4.1}$，信息利用有效程度×权重$_{定位4.4.2}$，信息互联共享程度×权重$_{定位4.4.3}$）×100％

（二级指标 17）

（二）针对任务、领域及体系的测算过程

依据上述测算过程，逐一判断各个公共健康具体任务信息资源收集利用的程度。依据公共健康任务类型中各具体任务信息资源收集利用的程度，通过平均加权可以测算某一公共健康任务类型信息资源收集利用的程度；依据公共健康任务领域中各任务类型信息资源收集利用的程度与权重，通过加权计算可以测算某一公共健康任务领域信息资源收集利用的程度；依据各公共健康任务领域信息资源收集利用的程度与权重，通过加权计算可以测算整个公共健康体系信息资源收集利用的程度。具体的操作步骤参见下篇第十章第一节中"政府等把握公众需要的程度"的相应部分。例如：

一个国家（地区）公共健康体系信息资源收集利用的程度（％）＝∑（任务领域 1 的收集利用程度×权重$_{领域1}$，任务领域 2 的收集利用程度×权重$_{领域2}$，……，任务领域 11 的收集利用程度×权重$_{领域11}$）×100％

第五节　公共健康体系资源配置适宜
程度的综合评价

综合判断人力资源、财力资源、物力资源配置的适宜程度和信息资

源的收集利用程度，即可比较客观地评价一个国家（地区）公共健康体系资源配置的适宜程度。

一、某一公共健康任务的测算过程

依据人力资源配置的适宜程度、财力资源配置的适宜程度、物力资源配置的适宜程度、信息资源收集利用的程度，结合上述 4 方面在"资源配置"要素中的权重，可综合评价一个国家（地区）公共健康体系资源配置的适宜程度。具体计算公式如下：

一个国家（地区）某一公共健康具体任务资源配置的适宜程度（％）＝$\sum$（人力资源配置的适宜程度×权重$_{要素4.1}$，财力资源配置的适宜程度×权重$_{要素4.2}$，物力资源配置的适宜程度×权重$_{要素4.3}$，信息资源的收集利用程度×权重$_{要素4.4}$）×100％

（一级指标 4）

二、类型、领域及体系的测算过程

依据上述测算过程，逐一判断各个公共健康具体任务资源配置的适宜程度。依据公共健康任务类型中各具体任务资源配置的适宜程度，通过平均加权可以测算某一公共健康任务类型资源配置的适宜程度；依据公共健康任务领域中各任务类型的资源配置适宜程度与权重，通过加权计算可以测算某一公共健康任务领域资源配置的适宜程度；依据各公共健康任务领域的适宜程度与权重，通过加权计算可以测算整个公共健康体系资源配置的适宜程度。具体的操作步骤参见下篇第十章第一节中"政府等把握公众需要的程度"的相应部分。例如：

一个国家（地区）公共健康体系资源配置的适宜程度（％）＝$\sum$（任务领域 1 的适宜程度×权重$_{领域1}$，任务领域 2 的适宜程度×权重$_{领域2}$，……，任务领域 11 的适宜程度×权重$_{领域11}$）×100％

高　翔　蒲　川　沈群红　张　瑜　徐天强
郝　超　施培武　郝　模　胡　志

第十三章

公共健康组织体系的成熟程度

公共健康组织体系是落实公共健康目标、承担公共健康功能和提供服务的"战斗部",是公共健康体系的结构基础。不同国家(地区)的政治制度、经济状况等的差异,直接影响到公共健康组织体系结构及其成熟程度。

要评价其公共健康组织体系的成熟程度,首先要分析组织构架中包含的部门(机构)是否健全,其次还需要分析组织体系内部能否有效地统筹协调,以及各部门(机构)围绕实现共同目标的职责分工是否明确。

第一节　组织架构的健全程度

公共健康体系的组织架构,纵向按行政区划设置可划分为不同层级;横向则包括政府、相关部门、专业机构和其他组织等。

因此,首先要从组织架构基本健全程度和主要部门(机构)的覆盖程度来判断某一公共健康具体任务的组织架构是否健全;然后,在逐一判断各个具体任务的健全程度基础上,通过加权分析得到各个任务类型、任务领域及公共健康体系组织架构的健全程度。

一、某一公共健康任务的测算过程

(一)基本构成状况

适宜公共健康体系的组织架构应与其承担的功能相匹配,并随着公共健康内涵的拓展与变化进行动态调整。[1] 针对不同的公共健康任务领域，其组织架构亦有所区别。

以慢性病预防控制领域为例，世界卫生组织《2013—2020 年预防控制非传染性疾病行动计划》、[2]《美国2013—2019 年预防控制非传染性疾病行动计划》，[3] 以及《中国防治慢性病中长期规划（2017—2025 年）》等规划文件中均提出了应参与慢性病预防控制的各类部门（机构），[4] 在此基础上，经各方论证，认为一个国家（地区）慢性病预防控制的组织架构至少应涵盖 23 类部门（机构），其中包括各层级的政府、业务主管部门，财力保障、人事保障等 4 类关键支撑部门，教育、科技等 12 类其他支撑部门，3 类专业机构以及其他组织。

以某一公共健康具体任务的组织架构为例，通过摘录和分析所有涉及该任务的文件中提及"部门""机构""组织"的内容，逐一判断是否覆盖相应的部门（机构），如果覆盖则在表 13—1 中填写 1，反之则填写 0。

表 13—1　组织架构基本构成状况分析（以慢性病预防控制领域为例）

部门（机构）	是否覆盖（0—否，1—是）
纵向覆盖各级行政区划层级	
政府	
业务主管部门	
专业机构	
专业公共健康机构	
医院	
基层健康服务机构	

① R. C. Swanson, A. Cattaneo, E. Bradley et al.: Rethinking Health Systems Strengthening: Key Systems Thinking Tools and Strategies for Transformational Change, *Health Policy Plan*, 2012, vol. 27, no. 4, pp. 54—61.

② WHO: *Global Action Plan for the Prevention and Control of NCDs 2013—2020*, World Health Organization, 2009, pp. 15—53.

③ PAHO: *Plan of Action for the Prevention and Control of NCDs in the Americas 2013—2019*, PAHO, 2014, pp. 6—28.

④ 国务院办公厅：《国务院办公厅关于印发中国防治慢性病中长期规划（2017—2025 年）的通知（国办发〔2017〕12 号）》，中国政府网 2017 年 2 月 14 日。http://www.gov.cn/zhengce/content/2017—02/14/content_5167886.htm.

部门（机构）	是否覆盖（0—否，1—是）
关键支撑部门	
政策保障部门	
财力保障部门	
人事保障部门	
医保部门	
其他支撑部门	
教育部门	
体育部门	
食品药品监管部门	
环境保护部门	
交通运输部门	
住房与建设部门	
新闻部门	
农业部门	
工业部门	
社会福利部门	
贸易部门	
劳动与就业部门	
其他组织	
合计	

（二）基本健全程度

组织架构基本健全是回应、解决公共健康具体任务的基础。依据前一步骤的判断结果，统计该国家（地区）某一公共健康具体任务组织架构覆盖的部门（机构）数，据此计算组织架构的基本健全程度。具体计算公式如下：

一个国家（地区）某一公共健康具体任务组织架构的基本健全程度

$$（\%）=\frac{实际覆盖的各类部门（机构）数}{应包含的各类部门（机构）数}\times100\%$$

组织架构覆盖的部门（机构）类别数越多，表明其覆盖纵向各层级政府、相关部门、专业机构及其他组织的范围越大，基本健全程度越高。

（三）主要部门覆盖程度

为了防止其他部门（机构）覆盖程度过低导致低估了组织架构的健全程度，通过覆盖的主要部门（机构）数的占比，对基本健全程度进行校正。具体计算公式如下：

一个国家（地区）某一公共健康具体任务组织架构主要部门（机构）的覆盖程度（％）＝ $\dfrac{实际覆盖的主要部门（机构）数}{应包含的主要部门（机构）数} \times 100\%$

组织架构覆盖的主要部门（机构）数越多，表明完成特定任务所需提供的功能和服务越有可能得到有效落实。

（四）组织架构健全程度

依据以上两个步骤的计算结果，综合基本健全程度和主要部门（机构）的覆盖程度，得到一个国家（地区）某一具体任务组织架构的健全程度。若针对某一具体任务组织架构的健全程度越高，表明该国家（地区）落实该任务所建立的组织架构，其覆盖的广度越到位。具体计算公式如下：

一个国家（地区）某一公共健康具体任务组织架构的健全程度（％）＝［组织架构的基本健全程度＋主要部门（机构）的覆盖程度］÷2×100％

（二级指标18）

【以上海市高血压预防控制为例】

在预防控制高血压应覆盖的 23 类部门（机构）中，上海市共覆盖了 19 类，组织架构的基本健全程度＝（19÷23）×100％＝82.6％；在应覆盖的 9 类主要部门（机构）中，上海覆盖了 9 类，主要部门（机构）的覆盖程度＝（9÷9）×100％＝100.0％。因此，上海市高血压预防控制组织架构的健全程度＝（82.6％＋100.0％）÷2×100％＝91.3％。

二、类型、领域及体系的测算过程

依据上述测算过程，逐一判断各个公共健康具体任务组织架构的健全程度。依据公共健康任务类型中各具体任务的健全程度，通过平均加权可以测算某一公共健康任务类型组织架构的健全程度；依据公共健康任务领域中各任务类型的健全程度与权重，通过加权计算可以测算某一公共健康任务领域组织架构的健全程度；依据各公共健康任务领域的健全程度与权重，通过加权计算可以测算公共健康体系组织架构的健全程度。具体的操作步骤参见下篇第十章第一节中"政府等把握公众需要的程度"的相应部分。例如：

一个国家（地区）公共健康体系组织架构的健全程度（％）＝Σ（任务领域 1 的健全程度×权重$_{领域1}$，任务领域 2 的健全程度×权重$_{领域2}$，……，任务领域 11 的健全程度×权重$_{领域11}$）×100％

第二节　组织体系的完善状况

在评价组织架构健全程度的基础上，进一步判断体系内部各方能否协调一致以及职责分工是否明确，从而明确公共健康组织体系的完善状况。

一、组织体系协调者的权威程度

公共健康组织体系协调者的权威程度主要体现为两方面：一方面是日常工作中协调者对各部门（机构）的统筹协调程度，主要体现为分管负责人的分管范围与协调能力；另一方面是应对突发或重大事件时协调者对各部门（机构）的统筹协调程度，主要反映为设立的协调机构（机制）的管理范围与协调能力。

（一）某一公共健康任务的测算过程

1. 协调机构（机制）和负责人管理范围

以某一公共健康具体任务为例，通过摘录和分析所有涉及该项任务的文件中提及"协调机构""协调机制""联席会议"等内容和日常工作分管负责人的分工，依据"协调机构（机制）协调的部门（机构）别"

和"分管负责人分管的部门（机构）别"两个字段，逐一判断协调机构
（机制）的管理范围与日常工作分管负责人的分管范围。如果相关部门
（机构）在协调管理范围内则在表13—2中填写1，否则填写0。

表 13—2　协调机构（机制）和日常工作分管负责人的管理范围分析
（以慢性病预防控制领域为例）

部门（机构）	协调机构（机制）是否管理 （0—否，1—是）	分管负责人是否分管 （0—否，1—是）
纵向覆盖各级行政区划层级		
政府		
业务主管部门		
专业机构		
专业公共健康机构		
医院		
基层健康服务机构		
关键支撑部门		
政策保障部门		
财力保障部门		
人事保障部门		
医保部门		
其他支撑部门		
教育部门		
体育部门		
食品药品监管部门		
环境保护部门		
交通运输部门		
住房与建设部门		
新闻部门		
农业部门		
工业部门		
社会福利部门		
贸易部门		
劳动与就业部门		
其他组织		
合计		

2. 某一具体任务协调机构（机制）权威程度

第一，统计该国家（地区）负责某一公共健康任务统筹协调工作的协调机构（机制）管理的部门（机构）数，据此计算基本权威程度。具体计算公式如下：

一个国家（地区）某一公共健康具体任务协调机构（机制）的基本权威程度（％）＝ $\frac{协调管理的各类部门（机构）数}{应协调的各类部门（机构）数}×100％$

协调机构（机制）的基本权威程度表现为对各部门（机构）的管理覆盖程度，协调管理的各类部门（机构）数越多，表明在应对重大或突发问题时的统筹协调权威性越强。

第二，统计协调机构（机制）管理的主要部门（机构）数，据此计算对主要部门（机构）的覆盖范围。具体计算公式如下：

一个国家（地区）某一公共健康具体任务协调机构（机制）对主要部门（机构）的覆盖范围（％）＝ $\frac{协调管理的主要部门（机构）数}{应协调的主要部门（机构）数}$ ×100％

如果协调机构管理的主要部门（机构）数越多，表明协调机构（机制）在面对重大或突发问题能够调动主要部门（机构）的权威性越强。

第三，结合协调机构（机制）"成立时间""召开会议或发布文件（时间＋名称）""召开会议或发布文件次数"等字段，分析协调机构（机制）实际开展工作、发挥协调作用的程度，据此对权威程度进行校正。协调机构（机制）自成立以来召开会议或发布的文件越多，表明其在落实公共健康具体任务的实际工作中发挥的协调作用越显著。因此，以协调机构（机制）每年召开会议或发布文件的次数为判断标准，赋予相应的调整系数：（1）年均次数大于等于1次，赋值1；（2）年均次数0.6—1次，赋值为相应年均次数的数值（例如年均次数为0.8次，则调整系数为0.8）；（3）年均次数小于0.6，赋值为0.6。

第四，结合以上三个步骤的计算结果，综合判断协调机构（机制）统筹协调的权威程度。具体计算公式如下：

一个国家（地区）某一公共健康具体任务协调机构（机制）的权威程度（％）＝协调机构（机制）的基本权威程度×协调机构（机制）对

主要部门（机构）的覆盖范围×调整系数×100％

3. 某一具体任务日常工作的协调权威程度

依照"某一具体任务协调机构（机制）权威程度"中的前2个测算步骤，可以判断某一具体任务日常工作的协调权威程度。具体计算公式如下：

一个国家（地区）某一公共健康具体任务日常工作协调的权威程度（％）＝日常工作分管负责人的基本权威程度×日常工作分管负责人对主要部门（机构）的协调范围×100％

4. 某一具体任务组织体系协调者的权威程度

协调机构（机制）的权威程度和日常工作分管负责人的权威程度同等重要，将两者平均加权即可得到一个国家（地区）某一公共健康具体任务组织体系协调者的权威程度。具体计算公式如下：

一个国家（地区）某一公共健康具体任务组织体系协调者的权威程度（％）＝［协调机构（机制）的权威程度＋日常工作协调的权威程度］÷2

（二级指标 19）

【以上海市高血压预防控制为例】

上海市负责涵盖高血压等慢性病预防控制统筹协调工作的协调机构——上海市公共卫生工作联席会议，其协调的基本权威程度为100％，对主要部门（机构）的覆盖范围是100％，自 2005 年成立至今的 12 年期间，共召开和发布 11 次会议和工作要点，调整系数＝11÷12＝0.92，因而该协调机构（机制）的权威程度是 92.0％。

日常工作中，上海对于涵盖高血压等慢性病预防控制的负责人是分管卫生健康的副市长，在应协调的 23 类部门（机构）中，副市长分管其中 10 类部门（机构），协调的基本权威程度＝（10÷23）×100％＝43.5％；在应协调的 9 类主要部门（机构）中，实际分管 5 类，主要部门（机构）的协调程度＝（5÷9）×100％＝55.6％，因此日常工作协调的权威程度＝43.5％×55.6％×100％＝24.2％。

结合以上两方面，上海市高血压预防控制组织体系协调者的权威程度＝（92.0％＋24.2％）÷2×100％＝58.1％。

（二）类型、领域及体系的测算过程

依据上述测算过程，逐一判断各个公共健康具体任务组织体系协调者的权威程度。依据公共健康任务类型中各具体任务的权威程度，通过平均加权可以测算某一公共健康任务类型组织体系协调者的权威程度；依据公共健康任务领域中各任务类型的权威程度与权重，通过加权计算可以测算某一公共健康任务领域组织体系协调者的权威程度；依据各公共健康任务领域协调者的权威程度与权重，通过加权计算可以测算公共健康组织体系协调者的权威程度。具体的操作步骤参见下篇第十章第一节中"政府等把握公众需要的程度"的相应部分。例如：

一个国家（地区）公共健康组织体系协调者的权威程度（％）＝Σ（任务领域 1 的权威程度×权重$_{领域1}$，任务领域 2 的权威程度×权重$_{领域2}$，……，任务领域11的权威程度×权重$_{领域11}$）×100％

二、组织体系各方职责明确程度

判断一个国家（地区）公共健康组织体系各方职责明确程度，也就是分析针对政府及业务主管部门、专业机构、关键支撑部门等是否规定了具体的职责，所规定的职责是否清晰、可考核。

（一）某一公共健康任务的测算过程

判断组织体系各方的职责明确程度，通过对某一公共健康具体任务覆盖的部门（机构）、覆盖部门（机构）的职责清晰可考核程度以及主要部门（机构）的清晰可考核程度进行判断。具体的操作步骤参见下篇第九章第一节中的"职责明确程度"。具体计算公式如下：

一个国家（地区）某一公共健康具体任务职责覆盖部门（机构）的程度（％）＝$\dfrac{提及职责的部门（机构）数}{应覆盖的部门（机构）数}$×100％

一个国家（地区）某一公共健康具体任务职责清晰可考核的程度（％）＝$\dfrac{职责清晰可考核的部门（机构）数}{提及职责的部门（机构）数}$×100％

一个国家（地区）某一公共健康具体任务职责明确的基本程度

（％）＝职责覆盖部门（机构）的程度×职责清晰可考核程度×100％

$$校正系数＝\frac{职责清晰可考核的主要部门（机构）数}{提及职责的主要部门（机构）数}÷$$

$$\frac{职责清晰可考核的各类部门（机构）数}{提及职责的各类部门（机构）数}$$

最终的职责明确程度计算公式如下：

一个国家（地区）某一公共健康具体任务各方职责明确程度（％）＝职责明确的基本程度×校正系数×100％

（二级指标20）

【以上海市高血压预防控制为例】

有关文件中明确职责的部门（机构）共18类，职责覆盖部门（机构）的程度＝18÷23×100％＝78.3％；其中仅有基层健康服务机构的职责清晰可考核，因此职责清晰可考核程度＝1÷18×100％＝5.6％；主要部门（机构）中有8类明确了相关的职责，因此校正系数＝（1÷8）÷（1÷18）＝2.25。最终，上海市高血压预防控制组织体系各方职责明确程度＝78.3％×5.6％×2.25×100％＝9.9％。

（二）类型、领域及体系的测算过程

依据上述测算过程，逐一判断各个公共健康具体任务组织体系各方的职责明确程度。依据公共健康任务类型中各具体任务的明确程度，通过平均加权可以测算某一公共健康任务类型组织体系各方的职责明确程度；依据公共健康任务领域中各任务类型的明确程度与权重，通过加权计算可以测算某一公共健康任务领域组织体系各方职责的明确程度；依据各公共健康任务领域的明确程度，通过加权计算可以测算公共健康组织体系各方职责的明确程度。具体的操作步骤参见下篇第十章第一节中"政府等把握公众需要的程度"的相应部分。例如：

一个国家（地区）公共健康组织体系各方职责的明确程度（％）＝Σ（任务领域1的明确程度×权重$_{领域1}$，任务领域2的明确程度×权重$_{领域2}$，……，任务领域11的明确程度×权重$_{领域11}$）×100％

第三节　公共健康组织体系成熟
程度的综合评价

综合评价组织架构的健全程度、组织体系协调者的权威程度和各方职责明确程度，可以计算得到公共健康组织体系理论上的成熟程度；在此基础上，进一步分析现实中公共健康组织体系存在缺陷的严重程度，可以最终综合评价一个国家（地区）公共健康组织体系的成熟程度。

一、理论上组织体系的成熟程度

（一）某一公共健康任务的测算过程

依据组织架构的健全程度、组织体系协调者的权威程度、各方职责明确程度的计算结果，结合上述 3 个方面在"组织体系"要素中的权重，即可明确某一具体任务组织体系理论上的成熟程度。具体计算公式如下：

一个国家（地区）某一公共健康具体任务组织体系理论上的成熟程度（％）＝Σ（组织架构的健全程度×权重$_{定位5.1+定位5.2}$，组织体系协调者的权威程度×权重$_{定位5.3}$，组织体系各方职责明确程度×权重$_{定位5.4}$）×100％

（二）类型、领域及体系的测算过程

依据上述测算过程，逐一判断各个公共健康具体任务组织体系理论上的成熟程度。依据公共健康任务类型中各具体任务的成熟程度，通过平均加权可以测算某一公共健康任务类型组织体系理论上的成熟程度；依据公共健康任务领域中各任务类型的成熟程度与权重，通过加权计算可以测算某一公共健康任务领域组织体系理论上的成熟程度；依据各公共健康任务领域的成熟程度与权重，通过加权计算可以测算公共健康组

织体系理论上的成熟程度。具体的操作步骤参见下篇第十章第一节中
"政府等把握公众需要的程度"的相应部分。例如：

一个国家（地区）公共健康组织体系理论上的成熟程度（％）＝Σ
（任务领域 1 的成熟程度×权重$_{领域1}$，任务领域 2 的成熟程度×权
重$_{领域2}$，……，任务领域 11 的成熟程度×权重$_{领域11}$）×100％

二、现实中组织体系的缺陷状况

在判断一个国家（地区）公共健康组织体系理论上的成熟程度后，
还需判断在现实中组织体系是否存在问题，即分析组织构架是否健全、
协调者是否具有权威性能够有效协调、各方的职责是否清晰并有效落
实。该部分的分析主要以文献分析方式进行。基于文献资料的可获得
性，该指标的分析以某一任务领域为例进行分析。

（一）某一公共健康领域的测算过程

系统收集该国家（地区）涉及某一公共健康任务领域的相关文献，
判断"组织架构不健全""组织体系协调者不权威""协调者无法有效统
筹协调各方""各方职责模糊""各方职责未能有效落实"等问题的严重
程度评分（0 分为"不存在问题"，5 分为"非常严重"），据此判断组织
体系存有缺陷的严重程度。具体的操作步骤参见下篇第十二章第一节
"规模的适宜程度"中的相应部分。具体计算公式如下：

一个国家（地区）某一公共健康任务领域组织体系存有缺陷的严重
程度（％）$=\dfrac{组织体系存在问题的严重程度评分}{5}×100％$

（二）任务、类型及体系的测算过程

某一任务领域组织体系存有缺陷的严重程度也代表了其所包含的某
一任务类型、某一具体任务的组织体系存有缺陷的严重程度。具体计算
公式如下：

一个国家（地区）某一公共健康具体任务组织体系存有缺陷的严重
程度（％）＝所在任务领域组织体系存有缺陷的严重程度（％）

一个国家（地区）某一公共健康任务类型组织体系存有缺陷的严重程度（％）＝所在任务领域组织体系存有缺陷的严重程度（％）

依据针对某一任务领域的测算过程，逐一判断其他 10 个任务领域组织体系存有缺陷的严重程度。结合各任务领域的权重，即可测算公共健康组织体系存有缺陷的严重程度。具体计算公式如下：

一个国家（地区）公共健康组织体系存有缺陷的严重程度（％）＝Σ（任务领域 1 的严重程度×权重$_{领域1}$，任务领域 2 的严重程度×权重$_{领域2}$，……，任务领域 11 的严重程度×权重$_{领域11}$）×100％

三、组织体系成熟程度的综合评价

（一）某一公共健康任务的测算过程

结合组织体系理论上的成熟程度与现实中组织体系存有缺陷的严重程度，可以较为全面地分析一个国家（地区）某一具体任务组织体系的成熟程度。具体计算公式如下：

一个国家（地区）某一公共健康具体任务组织体系的成熟程度（％）＝［组织体系理论上的成熟程度＋（1－组织体系存有缺陷的严重程度）］÷2×100％

（一级指标 5）

（二）类型、领域及体系的测算过程

依据上述测算过程，逐一判断各个公共健康具体任务组织体系的成熟程度。依据公共健康任务类型中各具体任务组织体系的成熟程度，通过平均加权可以测算某一公共健康任务类型组织体系的成熟程度；依据公共健康任务领域中各任务类型的成熟程度与权重，通过加权计算可以测算某一公共健康任务领域组织体系的成熟程度；依据各公共健康任务领域的成熟程度与权重，通过加权计算可以测算公共健康组织体系的成熟程度。具体的操作步骤参见下篇第十章第一节中"政府等把握公众需要的程度"的相应部分。例如：

一个国家（地区）公共健康组织体系的成熟程度（％）＝Σ（任务领

域1的成熟程度×权重$_{领域1}$，任务领域2的成熟程度×权重$_{领域2}$，……，任务领域11的成熟程度×权重$_{领域11}$）×100%

陶　莹　李程跃　于明珠　蒲　川　马安宁

郝　模　徐天强　郝　超　张　瑜　施培武

第十四章

公共健康体系管理运行的完善程度

在资源配置适宜、组织体系完善的基础上，管理运行是公共健康体系有效提供服务功能、达到目标和产出效益的"指挥部"，决定了公共健康体系功能的发挥和效能。要评价公共健康体系管理运行的完善程度，首先要分析评价维持体系运转的管理与监控、计划与评价、筹资与补偿、协调与激励等机制，并在此基础上进一步分析各项机制在现实中落实的有效性。

第一节　管理与监控机制的健全程度

管理与监控机制规范和约束体系的良性运行。一个国家（地区）公共健康体系的管理与监控机制是否健全，首先应评价机制本身是否齐全，在此基础上进一步分析机制是否具有权威性、是否能够得到有效落实。

一、管理与监控机制的齐全程度

管理与监控机制的建立应能确保覆盖体系运行所需的各项内容，尤其是将相关各方的职责明确界定。因此，判断管理与监控机制的齐全程度，主要从内容形式的完备程度和职责分工的明确程度两方面进行分析。

（一）某一公共健康任务的测算过程

1. 内容形式完备程度

（1）文件集所含的内容和形式。公共健康体系的运行是有形要素与无形要素相互结合的过程。运行中涉及的内容众多，既包括目标、任务、职责以及计划、监控、激励、评价等无形要素，也包括组织、人、财、物和信息等有形要素。[①] 健全的管理机制应涵盖上述要素。以目前运转良好的中国免疫规划工作为模板，通过系统收集、分析与免疫规划工作相关的各类管理文件，并结合咨询论证，明确了内容形式完整的管理机制文件集至少应包含 25 方面的内容，才能确保体系依照一定的规制有序运转。若缺失了部分内容，那体系中与之相关的工作，则可能处于无序运行的状态。因此，以此作为内容形式完备程度的判断依据。

以某一公共健康具体任务为例，系统收集所有公开发布的涉及该项任务的管理机制文件形成文件集，并摘录、分析文件集中提及的内容，逐一判断各个内容形式是否覆盖（见表 14—1）。

表 14—1 管理与监控机制内容形式完备程度分析

管理机制文件集应具备的内容形式	是否覆盖（0—否，1—是）
中长期目标（五年以上）	
近期目标（五年以下）	
围绕目标提出任务和措施	
政策制定	
服务（干预）内容	
服务（干预）范围（地域、人群）	
服务流程	
操作规范	
技术标准	
机构设置标准	
人员配置标准	

---

① M. J. Ferson：Public Health：What It Is and How It Works, *Australian and New Zealand Journal of Public Health*, 2009, vol. 33, no. 5, p. 498.

管理机制文件集应具备的内容形式	是否覆盖（0—否，1—是）
专业人员资格标准	
经费来源	
经费投入标准	
经费保障措施	
物资价格标准	
物资供应管理规范	
信息系统建设标准	
信息监测标准	
职责分工	
监督控制方式	
考核指标及标准	
奖惩（激励）措施	
部门协调方式	
评价指标及标准	
合计	

（2）内容形式的完备程度。根据各项内容逐一判断的结果，可以得到文件集中实际覆盖的内容形式数，据此计算内容形式完备程度。具体计算公式如下：

一个国家（地区）某一公共健康具体任务管理与监控机制的内容形式完备程度（%）＝ $\frac{实际覆盖的内容形式数}{应具备的内容形式总数}×100\%$

文件集实际覆盖的内容形式越多，表明完备程度越高，意味着一个国家（地区）将更多体系运行涉及的内容纳入管理与监控的范畴。

2. 判断职责分工明确程度

判断管理与监控机制对体系各方职责分工的明确程度：

第一，分析提及职责分工的部门（机构）的覆盖程度。

第二，进一步判断其中职责清晰可考核的部门（机构）的占比，在此基础上根据主要部门（机构）职责任务的清晰可考核程度进行校正。具体的操作思路和分析方法参见下篇第九章第一节"职责明确程度"，具体计算公式如下：

一个国家（地区）某一公共健康具体任务管理与监控机制职责覆盖

$$部门（机构）的程度（\%）= \frac{文件集中提及职责的部门（机构）数}{应覆盖的部门（机构）数}$$

$\times 100\%$

一个国家（地区）某一公共健康具体任务管理与监控机制的职责清

晰可考核程度（\%）$= \dfrac{职责清晰可考核的部门（机构）数}{提及职责的部门（机构）数} \times 100\%$

$$校正系数 = \frac{职责清晰可考核的主要部门（机构）数}{提及职责的主要部门（机构）数} \div$$

$$\frac{职责清晰可考核的部门（机构）数}{提及的部门（机构）总数}$$

一个国家（地区）某公共健康具体任务管理与监控机制的职责分工
明确程度（\%）＝职责覆盖部门（机构）的程度×职责清晰可考核程度
×校正系数×100%

3. 综合判断机制齐全程度

综合管理与监控机制内容形式的完备程度和职责分工的明确程度，
可以获得管理与监控机制的齐全程度。具体计算公式如下：

一个国家（地区）某一公共健康具体任务管理与监控机制的齐全程
度（\%）＝管理与监控机制的内容形式完备程度×管理与监控机制的职
责分工明确程度×100%

（三级指标 31）

【以上海市高血压预防控制为例】

上海高血压预防控制的管理机制文件集共覆盖了 20 项内容，内容
形式的完备程度＝20÷25×100%＝80%。

文件集中提及职责的共 18 类部门（机构），职责覆盖部门（机构）
的程度＝18÷23×100%＝78.3%；18 类部门仅有基层健康服务机构的职
责清晰可考核，清晰可考核程度＝1÷18×100%＝5.6%；主要部门（机
构）有 8 个提及相关职责，因此校正系数＝（1÷8）÷（1÷18）＝2.25。
因此职责分工的明确程度＝78.3%×5.6%×2.25×100%＝9.9%。

最终，上海市高血压防治管理与监控机制的齐全程度＝80%×
9.9%×100%＝7.9%。

（二）类型、领域及体系的测算过程

依据上述测算过程，逐一判断各个公共健康具体任务管理与监控机

制齐全程度。依据公共健康任务类型中各具体任务的齐全程度，通过平均加权可以测算某一公共健康任务类型管理与监控机制的齐全程度；依据公共健康任务领域中各任务类型的齐全程度与权重，通过加权计算可以测算某一公共健康任务领域管理与监控机制的齐全程度；依据各公共健康任务领域的齐全程度与权重，通过加权计算可以测算整个公共健康体系管理与监控机制的齐全程度。具体的评价步骤参见下篇第十章第一节中"政府等把握公众需要的程度"的相应部分。例如：

一个国家（地区）公共健康体系管理与监控机制的齐全程度（%）＝Σ（任务领域 1 的齐全程度×权重$_{领域1}$，任务领域 2 的齐全程度×权重$_{领域2}$，……，任务领域 11 的齐全程度×权重$_{领域11}$）×100%

二、管理与监控机制可落实程度

在判断管理与监控机制齐全程度的基础上，主要从机制是否有权威性、机制落实是否有可行性两个方面判断一个国家（地区）公共健康体系管理与监控机制的可落实程度。

（一）管理与监控机制的权威程度

一个国家（地区）公共健康体系管理与监控机制的权威程度主要体现为两个方面：一是管理与监控机制文件本身的权威性，可以从文件集的最高发布层级进行判断；二是机制执行的有效性，可以依据日常工作分管负责人的分管范围进行判断。

1. 某一公共健康任务的测算过程

（1）政府分管负责人的权威程度。判断政府分管负责人的协调权威程度，首先分析其分管范围覆盖各部门（机构）的程度，其次进一步分析其分管主要部门（机构）的覆盖程度。具体的操作思路和分析方法参见下篇第十三章第二节"组织体系协调者的权威程度"。具体公式如下：

一个国家（地区）某一公共健康具体任务日常工作分管负责人的分管范围（%）＝$\frac{日常工作分管负责人分管的部门（机构）数}{应协调的部门（机构）类别数}$×100%

一个国家（地区）某一公共健康具体任务日常工作分管负责人对主要部门（机构）的覆盖程度（％）＝

$$\frac{日常工作分管负责人分管的主要部门（机构）数}{应协调的主要部门（机构）数}\times100\%$$

一个国家（地区）某一公共健康具体任务日常工作分管负责人的协调权威程度（％）＝日常工作分管负责人的分管范围×日常工作分管负责人对主要部门（机构）的覆盖程度×100％

（2）文件集发布层级的影响程度。针对某一公共健康具体任务，摘录所有涉及该任务的管理机制文件集，依据"文件集最高发布层级"字段，判断文件集最高发布层级的影响程度。若文件集的最高发布层级是国家（地区）的立法机关，表明管理与监控机制有法律保障，影响程度最高，赋值为5；若最高发布层级是国家（地区）的政府，则影响程度次之，赋值为4；若为多部门（机构）联合发布，赋值为3；若仅为业务主管部门，赋值为2；若仅为专业机构，则影响程度最低，赋值为1。据此判断管理与监控机制文件集的权威性，具体计算公式如下：

一个国家（地区）某一公共健康具体任务管理与监控机制文件集的权威程度（％）＝$\dfrac{文件集最高发布层级的影响程度赋值}{5}\times100\%$

（3）管理与监控机制的权威程度。综合日常工作分管负责人的协调权威程度和文件集的权威程度，可以计算管理与监控机制的权威程度。具体计算公式如下：

一个国家（地区）某一公共健康具体任务管理与监控机制的权威程度（％）＝（日常工作分管负责人的协调权威程度＋管理与监控机制文件集的权威程度）÷2×100％

（三级指标32）

【以上海市高血压预防控制为例】

上海市日常工作中高血压等慢性病预防控制的分管负责人是分管卫生健康的副市长，在应覆盖的23类相关部门（机构）中，实际分管了10类部门（机构），覆盖程度＝10÷23×100％＝43.5％；在9类主要部门（机构）中，实际分管了5类，覆盖程度＝5÷9×100％＝55.6％。因而，日常分管负责人的协调权威程度＝43.5％×55.6％×100％＝24.2％。

上海涵盖高血压等慢性病预防控制的管理与监控机制文件集中，发布层级最高的是由上海市政府发布的《上海市健康促进规划（2011—2020年）》等文件，因此管理与监控机制文件集的权威程度＝4÷5×100％＝80％。

结合以上两个方面，上海市高血压预防控制管理与监控机制的权威程度＝（24.2％＋80％）÷2×100％＝52.1％。

2. 类型、领域及体系的测算过程

依据上述测算过程，逐一判断各个公共健康具体任务管理与监控机制权威程度。依据公共健康任务类型中各具体任务的权威程度，通过平均加权可以测算某一公共健康任务类型管理与监控机制的权威程度；依据公共健康任务领域中各任务类型的权威程度与权重，通过加权计算可以测算某一公共健康任务领域管理与监控机制的权威程度；依据各公共健康任务领域的权威程度与权重，通过加权计算可以测算整个公共健康体系管理与监控机制的权威程度。具体的操作步骤参见下篇第十章第一节中"政府等把握公众需要的程度"的相应部分。例如：

一个国家（地区）公共健康体系管理与监控机制的权威程度（％）＝Σ（任务领域1的权威程度×权重$_{领域1}$，任务领域2的权威程度×权重$_{领域2}$，……，任务领域11的权威程度×权重$_{领域11}$）×100％

（二）管理与监控机制的可行程度

职责清晰、可考核是各部门（机构）职责落实的基础，明确考核主体、有效实施监控是职责落实的保障。判断管理与监控机制的可行程度，重点分析职责清晰可考核且有相应考核主体的部门（机构）的占比。

1. 某一公共健康任务的测算过程

（1）各方的职责落实考核主体。以某一公共健康具体任务为例，摘录和分析所有相关文件中提及"职责""任务""考核"等内容，形成如表14—2所示的分析表。

表14—2　管理与监控机制可行程度分析（以慢性病预防控制领域为例）

部门（机构）	是否提及职责 （0—否， 1—是）	是否清晰 （0—否， 1—是）	是否可考核 （0—否， 1—是）	是否明确 考核主体 （0—否，1—是）
纵向覆盖各级行政区划层级				
政府				
业务主管部门				
专业机构				
专业公共健康机构				
医院				
基层健康服务机构				
关键支撑部门				
政策保障部门				
财力保障部门				
人事保障部门				
医保部门				
其他支撑部门				
教育部门				
体育部门				
食品药品监管部门				
环境保护部门				
交通运输部门				
住房与建设部门				
新闻部门				
农业部门				
工业部门				
社会福利部门				
贸易部门				
劳动与就业部门				
其他组织				
合计				

　　（2）判断管理与监控机制可行程度。第一，根据上述摘录统计管理与监控机制文件集中提及职责的部门（机构）数量，进而可以计算文件集覆盖部门（机构）的程度。具体计算公式如下：

一个国家（地区）某一公共健康具体任务管理与监控机制覆盖部门（机构）的程度（%）= $\frac{提及职责的部门（机构）数}{应有的部门（机构）数} \times 100\%$

第二，根据上述摘录可以统计职责清晰可考核且有考核主体的部门（机构）数，进而可以计算职责分工清晰可考且有考核主体的程度。具体计算公式如下：

一个国家（地区）某一公共健康具体任务部门（机构）职责清晰可考且有考核主体的程度（%）=

$\frac{职责清晰可考核且有考核主体的部门（机构）数}{提及职责的部门（机构）数} \times 100\%$

第三，综合覆盖部门（机构）的程度和职责清晰可考且有考核主体的程度，可以计算管理与监控机制的基本可行程度，具体计算公式如下：

一个国家（地区）某一公共健康具体任务管理与监控机制的基本可行程度（%）=管理与监控机制覆盖部门（机构）的程度×部门（机构）职责清晰可考且有考核主体的程度×100%

第四，依据主要部门（机构）职责清晰可考核且有考核主体的程度对管理与监控机制的基本可行程度进行校正，防止因其他部门（机构）的职责可考核且有考核主体的覆盖程度过低导致低估了管理与监控机制的可行程度。具体计算公式如下：

校正系数=

$\left(\frac{职责清晰可考核且有考核主体的主要部门（机构）数}{提及职责的主要部门（机构）数} \div \right.$

$\left. \frac{职责清晰可考核且有考核主体的部门（机构）数}{提及职责的部门（机构）数} \right)$

第五，综合管理与监控机制的基本可行程度和校正系数，可以测算管理与监控机制的可行程度。具体计算公式如下：

一个国家（地区）某一公共健康具体任务管理与监控机制的可行程度（%）=管理与监控机制的基本可行程度×校正系数×100%

（三级指标33）

【以上海市高血压预防控制为例】

上海市涵盖高血压等慢性病的管理与监控机制文件集中，提及职责的部门（机构）共 18 个，覆盖部门（机构）的程度＝18÷23×100％＝78.3％；仅有基层健康服务机构的职责清晰可考核且有考核主体，部门（机构）职责清晰可考且有考核主体的程度＝1÷18×100％＝5.6％；主要部门（机构）中有 8 个提及职责，因此校正系数＝（1÷8）÷（1÷18）＝2.25。管理与监控机制的可行程度＝78.3％×5.6％×2.25×100％＝9.9％。

2. 类型、领域及体系的测算过程

依据上述测算过程，逐一判断各个公共健康具体任务管理与监控机制的可行程度。依据公共健康任务类型中各具体任务的可行程度，通过平均加权可以测算某一公共健康任务类型、管理与监控机制的可行程度；依据公共健康任务领域中各任务类型的可行程度与权重，通过加权计算可以测算某一公共健康任务领域管理与监控机制的可行程度；依据各公共健康任务领域的可行程度与权重，通过加权计算可以测算整个公共健康体系管理与监控机制的可行程度。具体的操作步骤参见下篇第十章第一节中"政府等把握公众需要的程度"的相应部分。例如：

一个国家（地区）公共健康体系管理与监控机制的可行程度（％）＝Σ（任务领域 1 的可行程度×权重$_{领域1}$，任务领域 2 的可行程度×权重$_{领域2}$，……，任务领域 11 的可行程度×权重$_{领域11}$）×100％

三、管理与监控机制健全程度的综合评价

（一）某一公共健康任务的测算过程

依据管理与监控机制的齐全程度、权威程度和可行程度，结合上述 3 个定位的权重，即可计算某一公共健康具体任务管理与监控机制的健全程度。具体计算公式如下：

一个国家（地区）某一公共健康具体任务管理与监控机制的健全程度（％）＝Σ（管理与监控机制齐全程度×权重$_{定位6.1.1}$，管理与监控机制的权威程度×权重$_{定位6.1.2}$，管理与监控机制的可行程度×权重$_{定位6.1.3}$）×100％

（二级指标 21）

（二）类型、领域及体系的测算过程

依据上述测算过程，逐一判断各个公共健康具体任务管理与监控机制的健全程度。依据公共健康任务类型中各具体任务的健全程度，通过平均加权可以测算某一公共健康任务类型管理与监控机制的健全程度；依据公共健康任务领域中各任务类型的健全程度与权重，通过加权计算可以测算某一公共健康任务领域管理与监控机制的健全程度；依据各公共健康任务领域的健全程度与权重，通过加权计算可以测算整个公共健康体系管理与监控机制的健全程度。具体的操作步骤参见下篇第十章第一节中"政府等把握公众需要的程度"的相应部分。例如：

一个国家（地区）公共健康体系管理与监控机制的健全程度（%）＝∑（任务领域1的健全程度×权重_{领域1}，任务领域2的健全程度×权重_{领域2}，……，任务领域11的健全程度×权重_{领域11}）×100%

第二节 计划与评价机制的健全程度

计划与评价机制能够启动和统筹体系发展，推动各项工作持续改进。评价一个国家（地区）公共健康体系的计划与评价机制，应该考察体系制定的中长期目标是否覆盖了各类公共健康具体任务、是否覆盖了各部门（机构），其公共健康的评价指标体系是否体现以健康为导向，以及中长期目标和评价指标体系能否有效落实。

一、具体任务列入中长期目标的范围

（一）制定中长期目标的公共健康具体任务范围

通过分析一个国家（地区）的政府针对哪些公共健康具体任务制定了中长期目标，即可判断制定中长期目标覆盖公共健康具体任务的范围。

1. 中长期目标覆盖公共健康具体任务的数量

针对某一公共健康具体任务，摘录和分析文件集中所有涉及该任务的文件中提及"中长期目标""中长期计划"的相关内容，依据"是否覆盖中长期目标"字段，可以判断针对该任务是否有相应的中长期目标，若制定了中长期目标，赋值为 1；反之，赋值为 0。针对任务清单中的222 项公共健康任务按照上述步骤逐一进行判断，具体如表 14—3 所示。

表 14—3　公共健康具体任务中长期目标制定情况分析

领域/类型/具体任务	是否制定中长期目标（0—否，1—是）
慢性病预防控制	
世界卫生组织强调的慢性病	
恶性肿瘤	
糖尿病	
高血压	
心脏病	
脑卒中	
高脂血症及血脂异常	
哮喘	
慢阻肺	
世界卫生组织关注的慢性病	
……	
其他慢性病	
……	
传染病预防控制	
……	
其他公共健康任务	
……	

2. 中长期目标覆盖公共健康具体任务的范围

依据表 14—3，可以明确已制定了中长期目标的公共健康具体任务数量，据此计算一个国家（地区）制定中长期目标覆盖公共健康具体任务的范围，具体计算公式如下：

一个国家（地区）制定中长期目标的公共健康具体任务范围（％）

$$=\frac{制定中长期目标的公共健康具体任务数}{公共健康具体任务总数}\times100\%$$

（三级指标 34）

同理，依据各个公共健康任务类型、公共健康任务领域中已制定中长期目标的具体任务数量，可分别计算某一任务类型、某一任务领域中制定中长期目标的公共健康具体任务范围。一个国家（地区）制定中长期目标的公共健康具体任务数量越多，表明其关注并着手解决的公共健康具体任务数量越多。具体计算公式如下：

一个国家（地区）某一公共健康任务类型中制定中长期目标的公共健康具体任务范围（％）＝ $\dfrac{制定中长期目标的公共健康具体任务数}{该任务类型中包含的公共健康具体任务数}$ ×100％

一个国家（地区）某一公共健康任务领域中制定中长期目标的公共健康具体任务范围（％）＝ $\dfrac{制定中长期目标的公共健康具体任务数}{该任务领域中包含的公共健康具体任务数}$ ×100％

【以上海市慢性病预防控制领域为例】

《中国防治慢性病中长期规划（2017—2025 年）》及《"健康上海2030"规划纲要》等规划围绕 11 个慢性病制定了中长期目标，因此慢性病预防控制领域中制定中长期目标的公共健康具体任务范围＝11÷22×100％＝50％。

（二）中长期发展目标涉及相关各方的程度

制定中长期目标的作用是战略引领各方围绕统一目标有序落实各项任务。评价一个国家（地区）某一公共健康具体任务中长期目标涉及各方的程度，首先判断该目标的设置程度，即是否发布了单独的中长期规划文件，其次是判断中长期目标及围绕其制定的相关文件集覆盖体系各方的程度。

1. 某一公共健康任务的测算过程

（1）中长期目标的设置程度。针对某一公共健康具体任务，摘录和分析所有涉及该任务预防控制的文件中提及"中长期目标""中长期计划"的相关内容，依据内容形式信息表中"是否覆盖中长期目标""是否为单独文件"，判断中长期目标的设置程度。

若针对某一公共健康具体任务有单独的中长期规划文件，目标的设置程度最高，赋值为 2；若中长期目标仅在某些综合性文件中提及，赋值为 1；若没有设置相应的中长期目标，赋值为 0。据此评价中长期目标的设置程度，计算公式如下：

一个国家（地区）某一公共健康具体任务中长期目标的设置程度（％）＝中长期目标设置程度的赋值÷2×100％

（2）中长期目标的覆盖范围。中长期目标及相应的文件集覆盖各部门（机构）程度的高低决定着该目标能否切实落实。首先分析中长期目标及文件集覆盖各部门（机构）的程度，其次进一步分析其覆盖主要部门（机构）的程度。具体的操作思路和分析方法参见下篇第十三章第一节"组织架构的健全程度"。具体公式如下：

一个国家（地区）某一公共健康中长期目标覆盖部门程度（％）＝
$$\frac{提及的部门（机构）数}{应包含的部门（机构）数} \times 100\%$$

一个国家（地区）某一公共健康中长期目标覆盖主要部门（机构）的程度（％）＝$\frac{提及的主要部门（机构）总数}{应包含的部门（机构）数} \times 100\%$

一个国家（地区）某一公共健康中长期目标的覆盖程度（％）＝中长期目标的部门覆盖程度×中长期目标对主要部门（机构）的覆盖程度×100％

（3）中长期目标涉及各方的程度。结合中长期目标的设置程度和覆盖程度，可以判断中长期目标涉及相关各方的程度。计算公式如下：

一个国家（地区）某一公共健康中长期目标涉及相关各方的程度（％）＝中长期目标的设置程度×中长期目标的覆盖程度×100％

（三级指标 35）

【以上海高血压预防控制为例】

上海市提出高血压预防控制中长期目标的文件是《上海市预防和控制慢性非传染性疾病中长期规划（2001—2015 年）》，不是高血压单独的规划文件。因此，该目标的设置程度＝1÷2×100％＝50％。

中长期目标及文件集中覆盖了 18 类部门（机构），中长期目标的部门覆盖程度＝18÷23＝78.3％；其中覆盖主要部门（机构）8 类，中长期目标对主要部门（机构）覆盖程度＝8÷9×100％＝88.9％。因此，中长期目标的覆盖程度＝78.3％×88.9％×100％＝69.6％。

综合上述两个方面，上海市高血压预防控制中长期目标涉及相关各方的程度＝50％×69.6％×100％＝34.8％。

2. 针对类型、领域及体系的评价过程

依据上述评价过程，逐一判断各个公共健康具体任务中长期目标涉及相关各方的程度。依据公共健康任务类型中各具体任务涉及各方的程度与权重，通过平均加权可以测算某一公共健康任务类型中长期目标涉及相关各方的程度；依据公共健康任务领域中各任务类型涉及各方的程度与权重，通过加权计算可以测算某一公共健康任务领域中长期目标涉及相关各方的程度；依据各公共健康任务领域涉及各方的程度与权重，通过加权计算可以测算整个公共健康体系中长期目标涉及相关各方的程度。具体的操作步骤参见下篇第十章第一节中"政府等把握公众需要的程度"的相应部分。例如：

一个国家（地区）公共健康体系中长期目标涉及相关各方的程度（％）＝Σ（任务领域1的涉及相关各方的程度×权重$_{领域1}$，任务领域2的涉及相关各方的程度×权重$_{领域2}$，……，任务领域11的涉及相关各方的程度×权重$_{领域11}$）×100％

二、评价体系中敏感指标的覆盖程度

判断一个国家（地区）公共健康评价指标体系是否以健康为导向，关键是分析评价指标的设置是否覆盖了一级、二级、三级预防的相关指标、是否定量可考核、是否包括了敏感指标。

（一）某一公共健康任务的测算过程

1. 明确有无评价指标体系

针对某一公共健康具体任务，摘录所有涉及该项任务的政策文件中提及"评价指标""考核指标"的相关内容，依据内容形式信息表中"评价指标和标准"进行判断：若文件集中提及了涵盖某一公共健康具体任务的评价指标体系，赋值为1；否则赋值为0，不再进行后续的评价。

2. 判断敏感指标覆盖程度

围绕设置了相应评价指标体系的公共健康具体任务，依据摘录的评

价指标体系的具体内容，结合"属于几级预防""是否为定量指标""是
否为敏感指标"等字段进行分析。

第一，判断评价指标体系是否覆盖了各级预防。以一级预防为例，
有针对相应预防任务的评价指标，则赋值为1，否则赋值为0。二级、
三级预防采用同样方式判断。

第二，在覆盖各级预防的基础上判断评价指标是否为定量指标。设
置了定量评价指标表明对各级预防任务的落实情况是可考核的。以一级
预防为例，有定量目标的赋值为1，否则赋值为0。二级、三级预防采
用同样方式判断。

第三，针对定量评价指标进行分析，判断是否包含敏感指标。以一
级预防为例，若有敏感指标则赋值为1，否则赋值为0。二级、三级预
防采用同样方式判断。

第四，依据评价指标体系覆盖各级预防的情况、设置定量指标和敏
感指标的情况，累加赋值可得到各级预防敏感指标覆盖情况的赋值。结
合一级、二级、三级预防的重要性权重，可以计算评价指标体系中敏感
指标的覆盖程度。具体计算公式如下：

一个国家（地区）某一公共健康具体任务评价指标体系中敏感指标
的覆盖程度（％）＝

$$\frac{\text{一级预防敏感指标覆盖情况赋值}\times49\%+}{\text{二级预防敏感指标覆盖情况赋值}\times32\%+}{\text{三级预防敏感指标覆盖情况赋值}\times19\%}}{3}\times100\%$$

（三级指标 36）

【以上海市高血压预防控制为例】

《上海市社区健康管理工作规范—慢性病综合防治（2017 年版）》
中纳入了高血压社区人群筛查比例、高血压易患人群血压规范监测率、
高血压规范管理对象血压控制率 3 个评价指标。前两个属于二级预防的
定量指标，其中筛查比例是二级预防的敏感指标；血压控制率是三级预
防的定量、敏感指标。因此，一级、二级、三级预防的赋值分别为 0、
3、3，评价指标体系以健康为导向的程度＝（0×49％＋3×32％＋3×
19％）÷3×100％＝51.0％，如表 14—4 所示。

表 14—4 评价指标体系中敏感指标覆盖程度分析

预防层级	评价指标体系（0—无，1—有）	是否覆盖（A）（0—否，1—是）	有无定量指标（B）（0—无，1—有）	有无敏感指标（C）（0—无，1—有）	小计（D=A+B+C）	权重（E）	加权值（F=D×E）	敏感指标的覆盖程度（H=F/3×100%）
一级预防	1	0	0	0	0	49%	0	
二级预防	1	1	1	1	3	32%	0.96	—
三级预防	1	1	1	1	3	19%	0.57	
合计			—		—	100%	1.53	51.0%

（二）类型、领域及体系的测算过程

依据上述测算过程，逐一判断各个公共健康具体任务评价指标体系中敏感指标的覆盖程度。依据公共健康任务类型中各具体任务的覆盖程度，通过平均加权可以测算某一公共健康任务类型评价指标体系中敏感指标的覆盖程度；依据公共健康任务领域中各任务类型的覆盖程度与权重，通过加权计算可以测算某一公共健康任务领域评价指标体系中敏感指标的覆盖程度；依据各公共健康任务领域的覆盖程度与权重，通过加权计算可以测算整个公共健康体系评价指标体系中敏感指标的覆盖程度。具体的操作步骤参见下篇第十章第一节中"政府等把握公众需要的程度"的相应部分。例如：

一个国家（地区）公共健康体系评价指标体系中敏感指标的覆盖程度（%）=Σ（任务领域1的敏感指标覆盖程度×权重$_{领域1}$，任务领域2的敏感指标覆盖程度×权重$_{领域2}$，……，任务领域11的敏感指标覆盖程度×权重$_{领域11}$）×100%

三、长远目标及评价体系的落实情况

在明确中长期目标和评价体系的覆盖范围基础上，判断一个国家（地区）公共健康具体任务中长期目标及其评价指标体系的可落实程度，

关键是分析其对落实预防控制工作的主要部门（机构）的覆盖情况：一是分析主要部门（机构）的职责是否清晰可考核，二是分析评价指标体系对主要部门（机构）的覆盖程度。

（一）某一公共健康任务的测算过程

1. 中长期目标可落实程度

主要部门（机构）的职责是否清晰可考核，是中长期目标能否切实落实的关键。因此，判断中长期目标的可落实程度，主要分析主要部门（机构）的职责明确程度。

以某一公共健康具体任务为例，摘录和分析所有涉及该项任务的政策文件集中提及"职责""分工"等的内容，建立如表14—5所示的分析表。

表 14—5   中长期目标可落实程度的分析

部门（机构）	是否覆盖 （0—否，1—是）	职责是否清晰 （0—否，1—是）	职责是否可考核 （0—否，1—是）
政府			
业务主管部门			
专业机构			
专业公共健康机构			
医院			
基层健康服务机构			
关键支撑部门			
政策保障部门			
财力保障部门			
人事保障部门			
医保部门			
合计			

依据表14—5，可以得到职责清晰可考核的主要部门（机构）数，据此可以计算主要部门（机构）的职责明确程度，即中长期目标的可落实程度。具体计算公式如下：

一个国家（地区）某一公共健康具体任务的中长期目标的可落实程度（%）$=\dfrac{职责清晰且可考核的主要部门（机构）数}{主要部门（机构）数}\times100\%$

2. 评价标准的可落实程度

评价指标体系只有明确了相应的评价对象，被评价方才有可能切实执行、落实评价标准。因此，对评价标准的可落实程度的判断，主要从评价指标体系对主要部门（机构）的覆盖程度来分析。

以某一公共健康具体任务为例，摘录和分析所有涉及该项任务的政策文件集中提及"评价指标""考核指标"等内容，建立如表14—6所示的分析表。如果有相应评价指标则填写1，否则填写0。

表14—6　评价标准可落实程度的分析

部门（机构）	有无对应的评价指标（0—无，1—有）
政府	
业务主管部门	
专业机构	
专业公共健康机构	
医院	
基层健康服务机构	
关键支撑部门	
政策保障部门	
财力保障部门	
人事保障部门	
医保部门	
合计	

依据表14—6，得到有评价指标的主要部门（机构）数，据此可以计算评价标准的可落实程度。具体计算公式如下：

一个国家（地区）某一公共健康具体任务评价标准的可落实程度

$$（\%）=\frac{有评价指标的主要部门（机构）数}{主要部门（机构）数}\times100\%$$

3. 综合判断可落实的程度

结合中长期目标可落实程度与评价标准的可落实程度，可基本判断中长期目标及其评价体系的可落实程度。具体计算公式如下：

一个国家（地区）某一公共健康具体任务的中长期目标及其评价体系的可落实程度（%）=

$$\frac{\text{中长期目标的可落实程度}+\text{评价标准的可落实程度}}{2}\times 100\%$$

（三级指标 37）

【以上海市高血压预防控制为例】

在 9 类主要部门（机构）中，职责清晰且可考核的只有基层健康服务机构，中长期目标的可落实程度＝1÷9×100％＝11.1％；评价高血压工作落实状况的评价指标体系仅覆盖了基层健康服务机构，评价标准的可落实程度＝1÷9×100％＝11.1％。因此，中长期目标及其评价体系的可落实程度＝（11.1％＋11.1％）÷2×100％＝11.1％。

（二）类型、领域及体系的测算过程

依据上述测算过程，逐一判断各个公共健康具体任务中长期目标及其评价体系的可落实程度。依据公共健康任务类型中各具体任务的可落实程度，通过平均加权可以测算某一公共健康任务类型中长期目标及其评价体系的可落实程度；依据公共健康任务领域中各任务类型的可落实程度与权重，通过加权计算可以测算某一公共健康任务领域中长期目标及其评价体系的可落实程度；依据各公共健康任务领域的可落实程度与权重，通过加权计算可以测算整个公共健康体系中长期目标及其评价体系的可落实程度。具体的操作步骤参见下篇第十章第一节中"政府等把握公众需要的程度"的相应部分。例如：

一个国家（地区）公共健康体系中长期目标及其评价体系的可落实程度（％）＝Σ（任务领域 1 的可落实程度×权重_{领域1}，任务领域 2 的可落实程度×权重_{领域2}，……，任务领域 11 的可落实程度×权重_{领域11}）×100％

四、计划与评价机制健全程度的综合评价

（一）某一公共健康任务的测算过程

依据中长期发展目标涉及各方的程度、评价指标体系中敏感指标的覆盖程度、中长期目标及其评价体系的可落实程度，结合其定位权重，即可明确一个国家（地区）某一公共健康具体任务计划与评价机制的健

全程度。具体计算公式如下：

一个国家（地区）某一公共健康具体任务计划与评价机制的健全程度（％）＝∑（制定中长期目标的公共健康具体任务范围×权重$_{定位6.2.1}$，中长期发展目标涉及相关各方的程度×权重$_{定位6.2.2}$，计划的评价体系中敏感指标的覆盖程度×权重$_{定位6.2.3}$，中长期目标及其评价体系的可落实程度×权重$_{定位6.2.4}$）×100％

（二级指标 22）

（二）类型、领域及体系的测算过程

依据上述测算过程，逐一判断各个公共健康具体任务计划与评价机制的健全程度。依据公共健康任务类型中各具体任务的健全程度，通过平均加权可以测算某一公共健康任务类型计划与评价机制的健全程度；依据公共健康任务领域中各任务类型的健全程度与权重，通过加权计算可以测算某一公共健康任务领域计划与评价机制的健全程度；依据各公共健康任务领域的健全程度与权重，通过加权计算可以测算整个公共健康体系计划与评价机制的健全程度。具体的操作步骤参见下篇第十章第一节中"政府等把握公众需要的程度"的相应部分。例如：

一个国家（地区）公共健康体系计划与评价机制的健全程度（％）＝∑（任务领域1的健全程度×权重$_{领域1}$，任务领域2的健全程度×权重$_{领域2}$，……，任务领域11的健全程度×权重$_{领域11}$）×100％

第三节　筹资与补偿机制的健全程度

筹资与补偿机制是公共健康体系财力资源的制度化保障。评价筹资与补偿机制的健全程度，首先要分析从制度上是否明确了经费投入、是否确保了经费的稳定增长，是否明确了政府在筹资中的主导地位，在此基础上进一步分析上述机制是否有效并得到了落实。

一、筹资与补偿的制度保障程度

(一) 明确经费投入水平的程度

判断一个国家（地区）筹资与补偿机制明确公共健康经费投入水平的程度，主要分析经费投入总量和增长幅度相关制度和规定是否清晰、可考核。

1. 某一公共健康任务的测算过程

(1) 明确有无筹资与补偿机制。以某一公共健康具体任务为例，摘录所有涉及该任务的政策文件中提及经费投入的相关内容，依据"经费来源""经费投入与保障方式"等字段，判断文件集中是否有筹资与补偿的相关内容。若有，可以认为该国家（地区）围绕落实该项任务已初步建立了筹资与补偿机制，赋值为1；若未找到，提示没有证据表明已建立相应的筹资与补偿机制，赋值为0，不再开展后续的评价。

(2) 投入总量的明确程度。第一，判断文件集中是否提及落实该项任务经费投入总量的相关内容。若有，表明该国家（地区）已关注和重视该项任务的经费投入，赋值为1；若无，则赋值为0。

第二，判断文件集对该项任务经费投入总量的规定是否清晰。明确经费"投入总量"，有利于财力保障部门按照相关的标准执行，赋值为1；若不清晰，则赋值为0。

在此基础上，进一步判断对经费投入水平的规定是否可考核。经费"投入总量"的规定明确可考核，有利于引导并督促财政部门落实相关的投入标准，赋值为1；若不可考核，则赋值为0。

依据是否提及经费投入总量、是否清晰和是否可考核的赋值情况，平均加权计算经费投入总量的明确程度，具体计算公式如下：

一个国家（地区）某一公共健康具体任务筹资与补偿机制经费投入总量的明确程度（%）＝

$$\frac{\text{是否提及经费投入总量赋值＋投入总量是否清晰赋值＋投入总量是否可考核赋值}}{} \times 100\%$$

3

（3）增长幅度的明确程度。依据同样的判断思路，判断文件集对经费增长幅度的明确程度，可以得到"增长幅度"的赋分。依据是否提及经费增长幅度、是否清晰和是否可考核的赋值情况，平均加权计算经费增长幅度的明确程度，具体计算公式如下：

一个国家（地区）某一公共健康具体任务筹资与补偿机制经费增长幅度的明确程度（％）＝

$$\frac{是否提及经费增长幅度赋值＋增长幅度是否清晰赋值＋增长幅度是否可考核赋值}{3}×100\%$$

（4）投入水平的明确程度。综合对经费投入总量和增长幅度的明确程度，判断筹资与补偿机制明确经费投入水平的程度。具体计算公式如下：

一个国家（地区）某一公共健康具体任务筹资与补偿机制经费投入水平的明确程度（％）＝

$$\frac{经费投入总量明确程度＋经费增长幅度明确程度}{2}×100\%$$

（三级指标38）

2. 类型、领域及体系的测算过程

依据上述测算过程，逐一判断各个公共健康具体任务经费投入水平的明确程度。依据公共健康任务类型中各具体任务的经费投入水平明确程度，通过平均加权可以测算某一公共健康任务类型经费投入水平明确程度；依据公共健康任务领域中各任务类型的经费投入明确程度与权重，通过加权计算可以测算某一公共健康任务领域经费投入水平明确程度；依据各公共健康任务领域的经费投入水平明确程度与权重，通过加权计算可以测算公共健康体系经费投入水平的明确程度。具体的操作步骤参见下篇第十章第一节中"政府等把握公众需要的程度"的相应部分。例如：

一个国家（地区）公共健康体系经费投入的明确程度（％）＝∑（任务领域1的明确程度×权重$_{领域1}$，任务领域2的明确程度×权重$_{领域2}$，……，任务领域11的明确程度×权重$_{领域11}$）×100％

（二）明确政府主导地位的程度

维护公共健康体系有效运行是政府的责任，因此政府在相应的筹资与补偿机制中必须占主导地位。

1. 某一公共健康任务的测算过程

以某一公共健康具体任务为例，同样依据"明确经费投入水平的程度"指标中的摘录内容和字段，判断政府筹资职责的明确程度。

第一，判断文件集中是否提及"政府在经费中承担主导地位"等相关内容。若提及，赋值为1；若未提及，则赋值为0。

第二，判断文件集对政府筹资主导职责的规定是否清晰。若规定明确、清晰，表明政府已将经费筹集纳入议事日程并有利于敦促相关部门推进，赋值为1；若不清晰，则赋值为0。

第三，判断政府筹资主导的规定是否可考核。筹资主导明确、可考核，有利于确保落实任务所需的经费能够足额落实到位，赋值为1；若不可考核，则赋值为0。

第四，依据是否提及政府主导筹资、是否清晰和可考核的赋值情况，平均加权计算得到筹资与补偿机制明确政府主导地位的程度。具体计算公式如下：

一个国家（地区）某一公共健康具体任务筹资与补偿机制政府主导地位的明确程度（％）＝

$$\frac{是否提及政府主导筹资赋值＋政府主导地位是否清晰赋值＋政府主导地位是否可考核赋值}{3} \times 100\%$$

（三级指标39）

2. 类型、领域及体系的测算过程

依据上述测算过程，逐一判断各个公共健康具体任务政府主导地位的明确程度。依据公共健康任务类型中各具体任务的政府主导地位明确程度，通过平均加权可以测算某一公共健康任务类型筹资与补偿机制政府主导地位明确程度；依据公共健康任务领域中各任务类型的政府主导地位明确程度与权重，通过加权计算可以测算某一公共健康任务领域筹资与补偿机制政府主导地位明确程度；依据各公共健康任务领域的政府主导地位明确程度与权重，通过加权计算可以测算公共健康体系筹资与补偿机制政府主导地位明确程度。具体的操作步骤参见下篇第十章第一节中"政府等把握公众需要的程度"的相应部分。例如：

一个国家（地区）公共健康体系筹资与补偿机制政府主导地位的明确程度（％）＝Σ（任务领域 1 的明确程度×权重$_{领域1}$，任务领域 2 的明确程度×权重$_{领域2}$，……，任务领域 11 的明确程度×权重$_{领域11}$）×100％

二、筹资与补偿机制可落实程度

在政府主导的筹资与补偿机制中，机制是否能够有效落实，主要看财政部门是否能够有效落实职责，保证政府投入到位。而只有清晰可考核的职责才可能被有效落实。因此，主要从财力保障部门职责分工的清晰与可考核程度对机制的可落实程度进行分析。

（一）某一公共健康任务的测算过程

以某一公共健康具体任务为例，摘录所有涉及该项任务的政策文件中提及"组织机构名称""职责任务"的文件内容，结合"应有的部门（机构）""是否提及""职责是否清晰""职责是否可考核"字段，判断文件集对财力保障部门职责的明确程度。

第一，判断文件集是否提及财力保障部门的职责。若提及，赋值为 1；若未提及，则赋值为 0。

第二，判断财力保障部门的职责是否清晰。职责清晰有利于明确部门的具体职权范围并规范其落实相应的任务，赋值为 1；若不清晰，则赋值为 0。

第三，判断财力保障部门的职责可否考核。职责可考核有利于政府对财力保障部门的职责落实进行监管与约束，赋值为 1；若不可考核，则赋值为 0。

第四，依据文件集是否提及财力保障部门的职责、职责任务是否清晰、是否可考核的赋值情况，平均加权计算得到筹资与补偿机制的可落实程度，具体计算公式如下：

一个国家（地区）某一公共健康具体任务筹资与补偿机制的可落实程度（％）＝

$$\frac{是否提及财力保障部门职责赋值＋财力保障部门职责是否清晰赋值＋财力保障部门职责是否可考核赋值}{3}$$

$\times100\%$

（三级指标40）

（二）类型、领域及体系的测算过程

依据上述测算过程，逐一判断各个公共健康具体任务筹资与补偿机制的可落实程度。依据公共健康任务类型中各具体任务的筹资与补偿机制的可落实程度，通过平均加权可以测算某一公共健康任务类型筹资与补偿机制的可落实程度；依据公共健康任务领域中各任务类型的筹资与补偿机制的可落实程度与权重，通过加权计算可以测算某一公共健康任务领域筹资与补偿机制的可落实程度；依据各公共健康任务领域的筹资与补偿机制的可落实程度与权重，通过加权计算可以测算公共健康体系筹资与补偿机制的可落实程度。具体的操作步骤参见下篇第十章第一节中"政府等把握公众需要的程度"的相应部分。例如：

一个国家（地区）公共健康体系筹资与补偿机制的可落实程度（％）＝∑（任务领域1的可落实程度×权重$_{领域1}$，任务领域2的可落实程度×权重$_{领域2}$，……，任务领域11的可落实程度×权重$_{领域11}$）×100％

三、筹资与补偿机制健全程度的综合评价

（一）某一公共健康任务的测算过程

依据筹资与补偿机制明确经费投入水平的程度、明确政府主导地位的程度和可落实程度，结合上述3个定位的权重，即可计算某一公共健康具体任务筹资与补偿机制的健全程度。具体计算公式如下：

一个国家（地区）某一公共健康具体任务筹资与补偿机制的健全程度（％）＝∑（明确经费投入水平的程度×权重$_{定位6.3.1}$，明确政府主导地位的程度×权重$_{定位6.3.2}$，筹资与补偿机制的可落实程度×权重$_{定位6.3.3}$）

×100％

（二级指标 23）

（二）类型、领域及体系的测算过程

依据上述测算过程，逐一判断各个公共健康具体任务筹资与补偿机制的健全程度。依据公共健康任务类型中各具体任务筹资与补偿机制的健全程度，通过平均加权可以测算某一公共健康任务类型筹资与补偿机制的健全程度；依据公共健康任务领域中各任务类型筹资与补偿机制的健全程度与权重，通过加权计算可以测算某一公共健康任务领域筹资与补偿机制的健全程度；依据各公共健康任务领域筹资与补偿机制的健全程度与权重，通过加权计算可以测算公共健康体系筹资与补偿机制的健全程度。具体的操作步骤参见下篇第十章第一节中"政府等把握公众需要的程度"的相应部分。例如：

一个国家（地区）公共健康体系筹资与补偿机制的健全程度（％）＝Σ（任务领域 1 的健全程度×权重$_{领域1}$，任务领域 2 的健全程度×权重$_{领域2}$，……，任务领域 11 的健全程度×权重$_{领域11}$）×100％

第四节　协调与激励机制的健全程度

协调与激励机制对协调各方工作、激励各方落实职责，从而更好地发挥体系的功能，促进体系目标的实现具有重要意义。判断一个国家（地区）公共健康体系协调与激励机制的健全程度，首先需要分析机制的覆盖范围，进而分析机制是否具有权威性、是否能够有效落实。

一、协调与激励机制的覆盖范围

（一）协调机制的覆盖范围

判断协调机制的覆盖范围，即是判断协调机制对各个部门（机构）的覆盖程度。协调机制能够协调的部门（机构）越多，相应的覆盖范围越大。

1. 某一公共健康任务的测算过程

以某一公共健康具体任务为例，通过摘录和分析所有涉及该项任务的文件中提及"协调机构""协调机制""联席会议"的内容，在表 14—7 所示的表格中逐一判断各部门（机构）是否纳入协调机制的覆盖范围。若相关部门（机构）纳入协调机制的覆盖范围，则填写 1，否则填 0。

表 14—7 协调机制覆盖范围分析（以慢性病预防控制领域为例）

部门（机构）	是否纳入协调机制覆盖范围（0—否，1—是）
纵向覆盖各级行政区划层级	
政府	
业务主管部门	
专业机构	
专业公共健康机构	
医院	
基层健康服务机构	
关键支撑部门	
政策保障部门	
财力保障部门	
人事保障部门	
医保部门	
其他支撑部门	
教育部门	
体育部门	
食品药品监管部门	
环境保护部门	
交通运输部门	
住房与建设部门	
新闻部门	
农业部门	
工业部门	
社会福利部门	
贸易部门	
劳动与就业部门	
其他组织	
合计	

依据表 14—7，可以得到纳入协调机制统筹协调范围的部门（机构）数，据此可以计算协调机制的覆盖范围。具体计算公式如下：

一个国家（地区）某一公共健康具体任务协调机制的覆盖范围

$$(\%) = \frac{纳入覆盖范围的部门（机构）总数}{应覆盖的部门（机构）数} \times 100\%$$

（三级指标 41）

【以上海市高血压预防控制为例】

上海市公共卫生工作联席会议制度涵盖了高血压预防控制工作。协调范围覆盖组织架构中的全部 23 类部门（机构）。因此，上海针对高血压预防控制的协调机制的覆盖范围＝100%。

2. 类型、领域及体系的测算过程

依据上述测算过程，逐一判断各个公共健康具体任务协调机制的覆盖范围。依据公共健康任务类型中各具体任务的覆盖范围，通过平均加权可以测算某一公共健康任务类型协调机制的覆盖范围；依据公共健康任务领域中各任务类型的覆盖范围与权重，通过加权计算可以测算某一公共健康任务领域协调机制的覆盖范围；依据各公共健康任务领域的覆盖范围与权重，通过加权计算可以测算整个公共健康体系协调机制的覆盖范围。具体的操作步骤参见下篇第十章第一节中"政府等把握公众需要的程度"的相应部分。例如：

一个国家（地区）公共健康体系协调机制的覆盖范围（%）＝∑（任务领域 1 的覆盖范围×权重_{领域1}，任务领域 2 的覆盖范围×权重_{领域2}，……，任务领域 11 的覆盖范围×权重_{领域11}）×100%

（二）激励机制的覆盖范围

激励机制的作用是通过对相关各方实施正向激励（奖励）或负向激励（惩罚）措施，促进各方更有效地落实职责。判断一个国家（地区）激励机制的覆盖范围，主要分析激励机制对业务主管部门、专业公共健康机构、医院与基层健康服务机构的正向、负向激励措施的明确程度。

1. 某一公共健康任务的测算过程

（1）明确有无激励机制。针对某一公共健康具体任务，摘录所有涉及该项任务的文件集中提及部门正向、负向激励措施的相关内容，依据"正（负）向激励措施相关内容"字段进行判断：若文件集中提及了正（负）向激励措施的相关内容，赋值为1；否则赋值为0，不再进行后续的评价。

（2）判断机制覆盖范围。围绕建立了激励机制的公共健康具体任务，依据摘录的"正（负）向激励措施相关内容"及"有无正（负）向激励措施""是否明确""是否可执行"字段，在如表14—8所示的分析表中逐一判断各部门（机构）是否有对应的正向或负向激励措施，有则赋值为1，否则赋值为0；判断激励措施是否明确，若明确，则赋值为1，不明确则赋值为0；判断激励措施是否可执行（规定了明确的奖惩的标准），若可执行，则赋值为1，若不可执行，则赋值为0。

表 14—8　针对某一公共健康具体任务的激励机制覆盖范围分析

部门（机构）	正向激励			负向激励		
	是否有激励措施(A)（0—无，1—有）	是否明确(B)（0—否，1—是）	是否可执行(C)（0—否，1—是）	是否有激励措施(D)（0—无，1—有）	是否明确(E)（0—否，1—是）	是否可执行(F)（0—否，1—是）
业务主管部门						
专业机构						
专业公共健康机构						
医院						
基层健康服务机构						
合计						

针对业务主管部门、专业公共健康机构、医院、基层健康服务机构这4类部门（机构），依据是否有激励机制、是否清晰、是否可执行三个层次的赋分，分别计算正向与负向激励机制覆盖各部门的程度。正（负）向激励机制覆盖各部门的程度具体计算公式如下：

一个国家（地区）某一公共健康具体任务正（负）向激励机制覆盖部门（机构）的程度（%）＝（是否有激励措施赋值＋激励措施是否明确赋值＋激励措施是否可执行赋值）÷3×100%

在此基础上，分别综合4类部门正向和负向激励机制覆盖程度，可以得到该任务"正向激励机制覆盖程度"与"负向激励机制覆盖程度"。

具体计算公式如下：

一个国家（地区）某一公共健康具体任务正向激励机制覆盖程度

$$(\%) = \frac{\sum(正向激励机制覆盖4类部门的程度)}{4} \times 100\%$$

一个国家（地区）某一公共健康具体任务负向激励机制覆盖程度

$$(\%) = \frac{\sum(负向激励机制覆盖4类部门的程度)}{4} \times 100\%$$

取正向和负向激励机制覆盖程度的平均值，即为该任务"激励机制的覆盖范围"。具体计算公式如下：

一个国家（地区）某一公共健康具体任务激励机制的覆盖范围

$$(\%) = \frac{(正向激励机制覆盖程度+负向激励机制覆盖程度)}{2} \times 100\%$$

（三级指标42）

2. 类型、领域及体系的测算过程

依据上述测算过程，逐一判断各个公共健康具体任务激励机制的覆盖范围。依据公共健康任务类型中各具体任务的覆盖范围，通过平均加权可以测算某一公共健康任务类型激励机制的覆盖范围；依据公共健康任务领域中各任务类型的覆盖范围与权重，通过加权计算可以测算某一公共健康任务领域激励机制的覆盖范围；依据各公共健康任务领域的覆盖范围与权重，通过加权计算可以测算整个公共健康体系激励机制的覆盖范围。具体的操作步骤参见下篇第十章第一节中"政府等把握公众需要的程度"的相应部分。例如：

一个国家（地区）公共健康体系激励机制的覆盖范围（％）＝Σ（任务领域1的覆盖范围×权重$_{领域1}$，任务领域2的覆盖范围×权重$_{领域2}$，……，任务领域11的覆盖范围×权重$_{领域11}$）×100％

二、协调与激励机制可落实程度

在明确协调与激励机制覆盖范围的基础上，进一步判断一个国家（地区）公共健康协调与激励机制的可落实程度，主要从权威程度和可行程度两方面进行分析。

（一）协调与激励机制的权威程度

一个国家（地区）预防控制公共健康具体任务的协调与激励机制的权威程度主要体现为两方面：一方面是日常工作状态下对各部门（机构）的影响程度，主要体现为分管负责人的影响范围大小；另一方面是应对突发或重大事件时对各部门（机构）的影响程度，主要反映为协调机制协调范围的大小。

1. 某一公共健康任务的测算过程

（1）日常工作状态下的权威程度。判断日常工作下协调的权威程度，首先分析分管负责人对各部门（机构）的覆盖程度，其次进一步分析其对主要部门（机构）的分管覆盖程度。具体的操作思路和分析方法参见下篇第十三章第二节"组织体系协调者的权威程度"。具体公式如下：

一个国家（地区）某一公共健康具体任务日常工作分管负责人分管范围对组织架构的覆盖程度（％）＝

$$\frac{日常工作分管负责人分管的部门（机构）数}{应协调的部门（机构）数} \times 100\%$$

一个国家（地区）某一公共健康具体任务日常工作分管负责人对主要部门（机构）的覆盖程度（％）＝

$$\frac{日常工作分管负责人分管的主要部门（机构）数}{应协调的主要部门（机构）数} \times 100\%$$

一个国家（地区）某一公共健康具体任务日常工作分管负责人的影响程度（％）＝日常工作分管负责人分管范围对组织架构的覆盖程度×日常工作分管负责人对主要部门（机构）的覆盖程度×100％

（2）明确应对重大问题时的权威程度。判断协调机制的影响程度，首先分析其对各部门（机构）的覆盖范围，在此基础上进一步分析其对主要部门（机构）的覆盖范围。具体的操作思路和分析方法同样参见下篇第十三章第二节"组织体系协调者的权威程度"。具体计算公式如下：

一个国家（地区）某一公共健康具体任务协调与激励机制的基本权威程度（％）＝$\frac{协调管理的各类部门（机构）数}{应协调的各类部门（机构）数} \times 100\%$

一个国家（地区）某一公共健康具体任务协调与激励机制对主要部

门（机构）的覆盖范围（％）$=\dfrac{协调管理的主要部门（机构）数}{应协调的主要部门（机构）数}$ $\times100\%$

一个国家（地区）某一公共健康具体任务协调与激励机制的影响程度（％）＝协调与激励机制的基本权威程度×协调与激励机制对主要部门（机构）的覆盖范围×100％

（3）协调与激励机制的权威程度。综合以上两个方面的权威程度，可以计算协调与激励机制的权威程度。具体计算公式如下：

一个国家（地区）某一公共健康具体任务协调与激励机制的权威程度（％）＝（日常工作分管负责人的影响程度＋协调与激励机制的影响程度）÷2×100％

（三级指标43）

【以上海市高血压预防控制为例】

上海日常工作中分管高血压等慢性病预防控制的负责人是分管卫生健康的副市长，在应有的23类相关部门（机构）中，实际分管了10类部门（机构），覆盖程度＝10÷23×100％＝43.5％；在9类主要部门（机构）中，实际分管了5类，覆盖程度＝5÷9×100％＝55.6％。因而，日常工作分管负责人的影响程度＝43.5％×55.6％×100％＝24.2％。

上海市公共卫生工作联席会议制度的协调范围覆盖组织架构中的全部23类部门（机构），同时覆盖所有主要部门（机构）。因此，上海针对高血压预防控制的协调与激励机制的影响程度为100％。

综上，上海市高血压预防控制的协调与激励机制的权威程度＝（100％＋24.2％）÷2×100％＝62.1％。

2. 类型、领域及体系的测算过程

依据上述测算过程，逐一判断各个公共健康具体任务协调与激励机制的权威程度。依据公共健康任务类型中各具体任务的权威程度，通过平均加权可以测算某一公共健康任务类型协调与激励机制的权威程度；依据公共健康任务领域中各任务类型的权威程度与权重，通过加权计算可以测算某一公共健康任务领域协调与激励机制的权威程度；依据各公共健康任务领域的权威程度与权重，通过加权计算可以测算整个公共健康体系协调与激励机制的权威程度。具体的操作步骤参见下篇第十章第一节中"政府等把握公众需要的程度"的相应部分。例如：

一个国家（地区）公共健康体系协调与激励的权威程度（％）＝Σ（任务领域1的权威程度×权重$_{领域1}$，任务领域2的权威程度×权重$_{领域2}$，……，任务领域11的权威程度×权重$_{领域11}$）×100％

（二）协调与激励机制的可行程度

各部门（机构）的职责清晰可考核是协调与激励机制有效落实的基础，因此判断协调与激励机制的可行程度即分析体系各方职责分工明确的程度。

1. 某一公共健康任务的测算过程

各部门（机构）职责清晰且可考核程度的分析思路和操作步骤可参见本章第一节"管理与监控机制的齐全程度"相应部分。具体计算公式如下：

一个国家（地区）某一公共健康具体任务协调与激励机制的可行程度（％）＝ $\dfrac{职责清晰可考核的部门（机构）数}{应覆盖的部门（机构）总数}$ ×100％

（三级指标44）

【以上海市高血压预防控制为例】

上海市高血压预防控制相关部门的（机构）共23类，其中只有基层健康服务机构职责清晰且可考核，因此协调与激励机制的可行程度＝1÷23×100％＝4.3％。

2. 类型、领域及体系的测算过程

依据上述测算过程，逐一判断各个公共健康具体任务协调与激励机制的可行程度。依据公共健康任务类型中各具体任务的可行程度，通过平均加权可以测算某一公共健康任务类型协调与激励机制的可行程度；依据公共健康任务领域中各任务类型的可行程度与权重，通过加权计算可以测算某一公共健康任务领域协调与激励机制的可行程度；依据各公共健康任务领域的可行程度与权重，通过加权计算可以测算整个公共健康体系协调与激励机制的可行程度。具体的评价步骤参见下篇第十章第一节中"政府等把握公众需要的程度"的相应部分。例如：

一个国家（地区）公共健康体系协调与激励机制的可行程度（％）＝Σ（任务领域 1 的可行程度×权重$_{领域1}$，任务领域 2 的可行程度×权重$_{领域2}$，……，任务领域 11 的可行程度×权重$_{领域11}$）×100％

三、协调与激励机制健全程度的综合评价

（一）某一公共健康任务的测算过程

依据协调与激励机制的覆盖范围、协调与激励机制的权威程度和可行程度，结合其定位权重，可以明确一个国家（地区）某一公共健康具体任务协调与激励机制的健全程度。具体计算公式如下：

一个国家（地区）某一公共健康具体任务协调与激励机制的健全程度（％）＝Σ（协调机制的覆盖范围×权重$_{定位6.4.1}$，激励机制的覆盖范围×权重$_{定位6.4.2}$，协调与激励机制的权威程度×权重$_{定位6.4.3}$，协调与激励机制的可行程度×权重$_{定位6.4.4}$）×100％

（二级指标 24）

（二）类型、领域及体系的测算过程

依据上述测算过程，逐一判断各个公共健康具体任务协调与激励机制的健全程度。依据公共健康任务类型中各具体任务的健全程度，通过平均加权可以测算某一公共健康任务类型协调与激励机制的健全程度；依据公共健康任务领域中各任务类型的健全程度与权重，通过加权计算可以测算某一公共健康任务领域协调与激励机制的健全程度；依据各公共健康任务领域的健全程度与权重，通过加权计算可以测算整个公共健康体系协调与激励机制的健全程度。具体的操作步骤参见下篇第十章第一节中"政府等把握公众需要的程度"的相应部分。例如：

一个国家（地区）公共健康体系协调与激励机制的健全程度（％）＝Σ（任务领域 1 的健全程度×权重$_{领域1}$，任务领域 2 的健全程度×权重$_{领域2}$，……，任务领域 11 的健全程度×权重$_{领域11}$）×100％

第五节 公共健康体系管理运行
完善程度的综合评价

依据管理与监控机制、计划与评价机制、筹资与补偿机制以及协调与激励机制的健全程度的判断，从机制设置的视角综合判断管理运行机制的健全程度；在此基础上，从机制运行和落实的视角，分析现实中公共健康体系管理运行状况，最终评价一个国家（地区）公共健康管理运行的完善程度。

一、管理运行机制的健全程度

（一）某一公共健康任务的测算过程

在判断明确管理与监控机制、计划与评价机制、筹资与补偿机制以及协调与激励机制的健全程度后，结合上述 4 方面在"管理运行"要素中的权重，可以评估管理运行制的健全程度。具体计算公式如下：

一个国家（地区）某一公共健康具体任务管理运行机制的健全程度（％）＝（管理与监控机制的健全程度×权重$_{要素6.1}$＋计划与评价机制的健全程度×权重$_{要素6.2}$＋筹资与补偿机制的健全程度×权重$_{要素6.3}$＋协调与激励机制的健全程度×权重$_{要素6.4}$）×100％

（二）类型、领域及体系的测算过程

依据上述测算过程，逐一判断各个公共健康具体任务管理运行机制的健全程度。依据公共健康任务类型中各具体任务的健全程度，通过平均加权可以测算某一公共健康任务类型管理运行机制的健全程度；依据公共健康任务领域中各任务类型的健全程度与权重，通过加权计算可以测算某一公共健康任务领域管理运行机制的健全程度；依据各公共健康任务领域的健全程度与权重，通过加权计算可以测算整个公共健康体系管理运行机制的健全程度。具体的操作

步骤参见下篇第十章第一节中"政府等把握公众需要的程度"的相应部分。例如：

一个国家（地区）公共健康体系管理运行机制的健全程度（％）＝Σ（任务领域 1 的健全程度×权重$_{领域1}$，任务领域 2 的健全程度×权重$_{领域2}$，……，任务领域 11 的健全程度×权重$_{领域11}$）×100％

二、管理不善问题的严重程度

在判断一个国家（地区）管理运行机制的健全程度后，还需判断在现实中体系的管理运行是否存在问题，例如各方的职责是否清晰并落实、考核评价是否得到切实落实、经费投入水平是否适宜且稳定增长、政府是否在筹资中占主导地位、各部门（机构）间是否能够有效协调等。该部分的分析主要以文献分析方式进行。基于文献资料的可获得性，该指标的分析以某一公共健康任务领域为例进行分析。

（一）某一公共健康领域的测算过程

以慢性病预防控制领域为例，通过系统收集该国家（地区）涉及体系管理运行的相关文献，判断"各方职责未能有效落实""经费投入不足""协调机制不完善""部门之间协调性差"等问题的严重程度评分（0 分为"不存在问题"，5 分为"非常严重"），据此判断管理不善问题的严重程度。具体的操作步骤参见下篇第十二章第一节"规模的适宜程度"中的相应部分。具体计算公式如下：

一个国家（地区）某一公共健康任务领域管理不善问题的严重程度

$$=\frac{管理不善问题的严重程度评分}{5}\times 100％$$

（二）任务、类型及体系的测算过程

某一公共健康任务领域管理不善问题的严重程度也代表了其所包含的某一任务类型、某一具体任务的管理不善问题的严重程度。具体计算公式如下：

一个国家（地区）某一具体任务管理不善问题的严重程度（％）＝

所在任务领域管理不善问题的严重程度×100%

一个国家（地区）某一任务类型管理不善问题的严重程度（%）＝所在任务领域管理不善问题的严重程度×100%

依据针对某一任务领域的测算过程，逐一判断其他 10 个任务领域管理不善问题的严重程度。结合任务领域的权重，即可测算整个公共健康体系管理不善问题的严重程度。计算公式如下：

一个国家（地区）公共健康体系管理不善问题的严重程度（%）＝ $\sum$ （任务领域 1 的严重程度×权重$_{领域1}$，任务领域 2 的严重程度×权重$_{领域2}$，……，任务领域 11 的严重程度×权重$_{领域11}$ ）×100%

三、管理运行完善程度的综合评价

（一）某一公共健康任务的测算过程

结合管理运行机制的健全程度以及现实中管理不善问题的严重程度，可以明确一个国家（地区）某一公共健康具体任务管理运行的完善程度。具体计算公式如下：

一个国家（地区）某一公共健康具体任务管理运行的完善程度（%）＝［管理运行机制的健全程度＋（1－管理不善问题的严重程度）］÷2×100%

（一级指标 6）

（二）类型、领域及体系的测算过程

依据上述测算过程，逐一判断各个公共健康具体任务管理运行的完善程度。依据公共健康任务类型中各具体任务的完善程度，通过平均加权可以测算某一公共健康任务类型管理运行的完善程度；依据公共健康任务领域中各任务类型的完善程度与权重，通过加权计算可以测算某一公共健康任务领域管理运行的完善程度；依据各公共健康任务领域的完善程度与权重，通过加权计算可以测算整个公共健康体系管理运行的完善程度。具体的操作步骤参见下篇第十章第一节中"政府等把握公众需要的程度"的相应部分。例如：

一个国家（地区）公共健康体系管理运行的完善程度（%）＝$\sum$

（任务领域 1 的完善程度×权重$_{领域1}$，任务领域 2 的完善程度×权重$_{领域2}$，……，任务领域 11 的完善程度×权重$_{领域11}$）×100％

李　力　吴群红　张　瑜　郝　超
徐凌忠　陈　政　徐天强　郝　模

第十五章

公共健康体系服务功能的
健全程度

功能是目标的体现，服务是功能的细化，也是体现公共健康体系存在的价值所在。体系的组织、资源及管理运行等共同决定了服务功能的提供能力与状况，而服务功能的提供状况在一定程度上决定了体系的系统结果与健康结果，即目标的实现程度。

要评价所提供的公共健康功能和服务的健全程度，首先要分析服务功能是否匹配公众需要，其次还需分析服务功能的提供是否公平、是否高效。

第一节　服务功能与公众需要匹配程度

一、某一公共健康任务的测算过程

（一）提供服务功能的基本状况

针对某一公共健康具体任务，应依据"三级预防"等相关理念和思路采取相应的干预措施、提供相应的服务功能。以高血压预防控制为例，综合世界卫生组织和各个国家发布的预防控制规划、操作规范、工作指南以及相关教科书中提出的成熟预防控制策略,①②③④ 并结合咨询论证,一个国家（地区）围绕一级预防应提供健康教育、疾病基线调查、疾病危险因素监测、病因预防 4 项主要服务,围绕二级预防应提供高危人群筛查、新发病例报告、相关疾病监测 3 项主要服务,围绕三级预防应提供社区患者的综合管理。

　　以高血压预防控制的服务功能为例,通过摘录和分析所有涉及高血压的文件中提及"服务""功能""工作内容""任务"的内容,依据表15—1 中的"主要服务功能别""属于几级预防""是否为主要服务功能""是否可考核"等字段进行分析。

表 15—1　针对某一公共健康具体任务提供的服务功能基本状况分析

预防层级/主要服务功能别	主要服务功能是否纳入 （0—否，1—是）	主要服务功能是否定量可考核 （0—否，1—是）
一级预防		
健康教育		
疾病基线调查		
疾病危险因素监测		
病因预防		
二级预防		
高危人群筛查		
相关疾病监测		
新发病例报告		
三级预防		
社区患者防治管理		
合计		

　　①　Word Health Organization：*A global brief on hypertension—Silent killer*，*global public health crisis*，Word Health Organization，2013，pp. 22—34.

　　②　A. V. Chobanian，G. L. Bakris，H. R. Black et al.：The Seventh Report of the Joint National Committee on Prevention，Detection，Evaluation，and Treatment of High Blood Pressure—The JNC 7 Report，*Jama—Journal of the American Medical Association*，2003，vol. 289，no. 19，pp. 2560—2572.

　　③　National Heart，Lung，and Blood Institute：*Your Guide to Lowering Your Blood Pressure With DASH*，National Institutes of Health，2006，pp. 6—20.

　　④　中国高血压防治指南修订委员会：《中国高血压防治指南 2010》，《中华高血压杂志》2011年第 39 卷第 8 期，第 579—616 页。

（二）主要服务功能的纳入情况

公众需要体现在对一级、二级、三级预防服务的实际需要。依据"是否涵盖各级预防"字段，可以初步判断服务功能是否满足公众需要。如针对一级预防，若提供了相应的服务功能赋值为 1，否则赋值为 0。

在此基础上进一步判断是否覆盖各级预防应提供的主要服务功能。提供主要服务功能是有效落实各级预防措施的基本体现。针对一级预防应提供的服务功能进行逐一判断，若提供了该类主要服务功能则赋值为 1，否则赋值为 0。二级、三级预防采用同样方式判断。

（三）主要服务功能的定量可考程度

主要服务功能定量可考核有利于引导和规范服务提供者的行为，确保服务提供的量和质。以一级预防为例，若提供的主要服务功能定量可考核则赋值为 1，否则赋值为 0。二级、三级预防采用同样方式判断。

（四）服务功能与需要的匹配程度

依据主要服务功能的纳入情况和定量可考情况，累加赋值可以得到各级预防的服务功能匹配公众需要的基本赋值。经咨询论证，纳入服务功能的种类数赋权重 30％，服务功能定量可考核的种类数赋权重 70％。具体计算公式如下：

一个国家（地区）某一公共健康具体任务一级预防服务功能与公众需要的匹配程度（％）＝

$$\frac{一级预防纳入主要服务功能赋值\times0.3+一级预防主要服务功能定量可考赋值\times0.7}{4}\times100\%$$

一个国家（地区）某一公共健康具体任务二级预防服务功能与公众需要的匹配程度（％）＝

$$\frac{二级预防纳入主要服务功能赋值\times0.3+二级预防主要服务功能定量可考赋值\times0.7}{3}\times100\%$$

一个国家（地区）某一公共健康具体任务三级预防服务功能与公众

需要的匹配程度（％）＝（三级预防纳入主要服务功能赋值×0.3＋三级预防主要服务功能定量可考赋值×0.7）×100％

结合一级、二级、三级预防的重要性权重，可以计算服务功能与公众需要的匹配程度，具体计算公式如下：

一个国家（地区）某一公共健康具体任务服务功能与公众需要的匹配程度（％）＝一级预防服务功能与公众需要的匹配程度×49％＋二级预防服务功能与公众需要的匹配程度×32％＋三级预防服务功能与公众需要的匹配程度×19％

（二级指标25）

【以上海市高血压预防控制为例】

上海市提供了高血压预防控制的主要服务功能。其中，一级预防主要服务功能中有2项定量可考，因而一级预防服务功能与公众需要的匹配程度＝（4×0.3＋2×0.7）÷4×100％＝65％；二级预防与三级预防主要服务功能均为定量可考，因而二级和三级预防服务功能与公众需要的匹配程度均为100％；结合各级预防的权重赋值，上海市涵盖高血压等慢性病的服务功能与公众需要匹配程度＝65％×49％＋100％×32％＋100％×19％＝82.9％。

二、类型、领域及体系的测算过程

依据上述测算过程，逐一判断预防控制各个公共健康具体任务提供的服务与公众需要的匹配程度。依据公共健康任务类型中各具体任务提供服务与公众需要的匹配程度，可以通过平均加权测算某一类型公共健康具体任务提供的服务功能与公众需要的匹配程度；依据公共健康任务领域中各任务类型的匹配程度与权重，可以测算某一公共健康任务领域服务功能与公众需要的匹配程度；依据各公共健康任务领域服务功能与公众需要的匹配程度与权重，通过加权计算可以测算整个公共健康体系服务功能与公众需要的匹配程度。具体的操作步骤参见下篇第十章第一节中"政府等把握公众需要的程度"的相应部分。例如：

一个国家（地区）公共健康体系服务功能与公众需要的匹配程度（％）＝Σ（任务领域1的匹配程度×权重$_{领域1}$，任务领域2的匹配程度×

权重$_{领域2}$，……，任务领域 11 的匹配程度×权重$_{领域11}$）×100％

第二节　提供服务功能的公平性

在评价服务功能与公众需要的匹配程度基础上，进一步判断服务功能提供的公平程度和效率水平。

一、公共健康服务的公平程度

评价一个国家（地区）公共健康服务的公平程度，可以从资源分配的公平性、服务利用的公平性、服务筹资的公平性以及健康结果的公平性等角度进行。考虑到不同国家（地区）针对公共健康服务公平性的评价没有统一的测算指标与标准，该部分的分析主要以文献分析方式进行。基于文献资料的可获得性，该指标的分析以某一公共健康任务领域为例进行分析。

（一）某一公共健康领域的测算过程

以慢性病预防控制领域为例，系统收集该国家（地区）涉及慢性病预防控制服务公平性研究的相关文献，判断"服务资源分配的公平性""服务利用的公平性""服务筹资的公平性""健康结果的公平性"等问题的严重程度评分（0 分为"不存在问题"，5 分为"非常严重"），据此判断公共健康服务提供不公平性的严重程度。具体的操作步骤参见下篇第十二章第一节"规模的适宜程度"中的相应部分。在此基础上，转化得到服务提供公平程度的指标，具体计算公式如下：

一个国家（地区）某一公共健康任务领域公共健康服务的公平程度

$$（\%）=（1-\frac{公共健康服务提供不公平性的严重程度评分}{5}）×100\%$$

（二级指标 26）

（二）任务、类型及体系的测算过程

某一公共健康任务领域公共健康服务的公平程度也代表了其所包含

的某一任务类型、某一具体任务的公共健康服务公平程度。具体计算公式如下：

一个国家（地区）某一公共健康具体任务公共健康服务的公平程度（％）＝所在任务领域公共健康服务的公平程度（％）

一个国家（地区）某一公共健康任务类型公共健康服务的公平程度（％）＝所在任务领域公共健康服务的公平程度（％）

依据针对某一任务领域的测算过程，逐一判断其他 10 个任务领域公共健康服务的公平程度。结合各任务领域的权重，即可测算整个体系公共健康服务的公平程度。具体计算公式如下：

一个国家（地区）公共健康体系公共健康服务的公平程度（％）＝ Σ（任务领域 1 的公平程度 × 权重$_{领域1}$，任务领域 2 的公平程度 × 权重$_{领域2}$，……，任务领域 11 的公平程度 × 权重$_{领域11}$）× 100％

二、公共健康服务的效率水平

通常采用成本效果分析（Cost Effectiveness Analysis，CEA）方法来评价一个国家（地区）公共健康服务提供的效率水平，常用的评价指标为成本效果比，即要获得每单位效果所需消耗的成本，如每节省 1 个生命年、每减少 1 例死亡所消耗的成本。通过判断一个国家（地区）每降低 1 个伤残调整生命年（Disability－adjusted Life Year，DALY）花费的成本或每增加 1 个质量调整寿命年（Quality－adjusted Life Year，QALY）花费的成本，即可判断公共健康服务提供的效率。具体计算公式如下：

$$CEA = \frac{干预成本或所花费的费用}{效果（DALY、QALY）}$$

该部分主要通过文献荟萃分析的方式进行，以某一任务领域为例进行分析。

（一）某一公共健康领域的测算过程

以慢性病预防控制领域为例。

第一，系统收集涉及该国家（地区）慢性病预防控制成本效果分析和卫生经济学评价的研究文献，摘录其中的"效果指标值（如DALY、QALY等）""成本费用值"等。借鉴文献荟萃分析的思路，基于相关研究文献的结果，综合得出该国家（地区）的成本效果比。在进行不同国家（地区）服务效率水平比较时，尽可能选取效果指标相同的文献进行分析。

第二，进一步通过查阅和分析不同国家（地区）有关成本效果分析的研究文献，计算各个国家（地区）的成本效果比。选取各国家（地区）中单位成本带来的健康效果的最大值作为理想标准，据此测算公共健康服务提供的效率。具体计算公式如下：

一个国家（地区）某一公共健康任务领域公共健康服务的效率水平

$$(\%) = \frac{该国家（地区）单位成本带来的健康效果}{单位成本带来的健康效果的理想值} \times 100\%$$

（二级指标27）

（二）任务、类型及体系的测算过程

某一公共健康任务领域公共健康服务的效率水平也代表了其所包含的某一任务类型、某一具体任务公共健康服务的效率水平。具体计算公式如下：

一个国家（地区）某一公共健康具体任务公共健康服务的效率水平（%）＝所在任务领域公共健康服务的效率水平（%）

一个国家（地区）某一公共健康任务类型公共健康服务的效率水平（%）＝所在任务领域公共健康服务的效率水平（%）

依据针对某一任务领域的测算过程，逐一判断其他10个任务领域公共健康服务的效率水平。结合各任务领域的权重，即可测算整个体系公共健康服务的效率水平。具体计算公式如下：

一个国家（地区）公共健康体系公共健康服务的效率水平（%）＝Σ（任务领域1的效率水平×权重$_{领域1}$，任务领域2的效率水平×权重$_{领域2}$，……，任务领域11的效率水平×权重$_{领域11}$）×100%

第三节　公共健康体系服务功能健全程度的综合评价

综合对服务功能与公众需要的匹配程度、公共健康服务的公平程度和效率水平的判断，可最终评价一个国家（地区）公共健康体系服务功能的健全程度。

一、某一公共健康任务的测算过程

依据服务功能与公众需要的匹配程度、公共健康服务的公平程度和效率水平，结合上述 3 方面的权重，可以分析一个国家（地区）某一公共健康具体任务服务功能的健全程度。具体计算公式如下：

一个国家（地区）某一公共健康具体任务服务功能的健全程度（%）＝Σ［服务功能与公众需要的匹配程度×权重$_{(定位7.1+定位7.2)}$，公共健康服务的公平程度×权重$_{定位7.3}$，公共健康服务的效率水平×权重$_{定位7.4}$］×100%

（一级指标 7）

二、类型、领域及体系的测算过程

依据上述测算过程，逐一判断各个公共健康具体任务服务功能的健全程度。依据公共健康任务类型中各具体任务的健全程度，通过平均加权可以测算某一公共健康任务类型服务功能的健全程度；依据公共健康任务领域中各任务类型的健全程度与权重，通过加权计算可以测算某一公共健康任务领域服务功能的健全程度；依据各公共健康任务领域的服务功能健全程度与权重，通过加权计算可以测算整个公共健康体系服务功能的健全程度。具体的操作步骤参见下篇第十章第一节中"政府等把握公众需要的程度"的相应部分。例如：

一个国家（地区）公共健康体系服务功能的健全程度（%）＝Σ

（任务领域 1 的健全程度×权重$_{领域1}$，任务领域 2 的健全程度×权重$_{领域2}$，……，任务领域 11 的健全程度×权重$_{领域11}$）×100%

陶　莹　李程跃　郝　超　张　瑜

陈　政　蒲　川　郝　模　徐天强

第十六章

公共健康具体任务的
关注程度

从人群的角度，一个国家（地区）社会公众共同面临的一系列公共健康具体任务的总和，[①] 反映了公众的健康需要。评价公共健康具体任务的关注程度，可以反映出一个国家（地区）对公众的健康需要的重视程度。

要评价公共健康具体任务的关注程度，首先是明确该国家（地区）面临哪些公共健康具体任务，政府针对其中哪些具体任务设置了落实任务的目标。其次，是围绕这些具体任务，分析所设置的目标是否匹配公众的健康需要，是否科学合理，以及各方目标是否一致，分工是否明确等。

第一节　公共健康具体任务被关注的范围

判断这一范围，即分析一个国家（地区）的政府关注了哪些公共健康具体任务。对于政府是否关注了某一公共健康具体任务，最直接的方式即判断是否有政府公开发布的落实任务的目标。

---

① A. Y. Ellencweig：*Analysing Health Systems*：*A Modular Approach*，Oxford University Press，1992，p. 45.

一、设置目标的具体任务数

针对某一公共健康具体任务，系统收集和摘录所有涉及该任务预防控制文件集中提及"目标""发展方向"的文件内容，可以判断针对该任务是否有公开的目标：若能收集到相关的目标，表明该国家（地区）已将其纳入予以应对和解决的公共健康具体任务范畴，赋值为1；若未能收集到，提示尚无证据表明该国家（地区）将该任务纳入解决范畴，赋值为0。

如表16—1所示，针对公共健康任务清单中的222项具体任务（详见上篇第四章第三节"任务清单的具体内容"），按照上述步骤逐一进行判断。

表16—1　公共健康具体任务的目标设置情况分析

任务领域/任务类型/具体任务	是否设置目标（0—否，1—是）
慢性病预防控制	
世界卫生组织强调的慢性病	
恶性肿瘤	
糖尿病	
高血压	
心脏病	
脑卒中	
高脂血症及血脂异常	
哮喘	
慢阻肺	
世界卫生组织关注的慢性病	
……	
其他慢性病	
……	
传染病预防控制	
……	
其他公共健康任务	
……	

二、具体任务被关注的范围

依据表 16—1，确定已设置目标的具体任务数量，可以计算该国家（地区）公共健康具体任务被关注的范围，具体计算公式如下：

$$一个国家（地区）公共健康具体任务被关注的范围（\%）=\frac{设置目标的公共健康具体任务数}{公共健康具体任务总数}\times100\%$$

同理，依据各公共健康任务类型、公共健康任务领域中已设置目标的具体任务数量，分别计算该国家（地区）各类型、领域具体任务的被关注范围，具体计算公式如下：

$$一个国家（地区）某一类型公共健康具体任务被关注的范围（\%）=\frac{该类型中设置目标的公共健康具体任务数}{该类型中包含的公共健康具体任务数}\times100\%$$

$$一个国家（地区）某一公共健康任务领域的关注程度（\%）=\frac{设置目标的公共健康具体任务数}{该任务领域中包含的公共健康具体任务数}\times100\%$$

【以上海市慢性病预防控制领域为例】

世界卫生组织强调的慢性病类型中，上海市发布任务落实目标的共有 4 个，分别是高血压、糖尿病、恶性肿瘤和脑卒中，被关注的范围＝4÷8×100％＝50.0％；世界卫生组织关注的类型中，发布目标的共有 4 个，分别是超重及肥胖、营养失衡、慢性肾病和高脂血症，关注的范围＝4÷11×100％＝36.4％；其他慢性病未发布相关目标。因此，上海慢性病预防控制领域的关注范围＝（4＋4）÷（8＋11＋3）×100％＝36.4％。

第二节　公共健康具体任务的目标和设置

针对被关注的公共健康具体任务，从目标是否匹配公众需要、是否科学合理、各方目标是否一致，以及分工是否明确四方面对公共健康具体任务的目标设置水平进行判断。

一、目标与公众需要的匹配程度

对于目标设置水平，首先判断其与公众需要的匹配程度，主要分析目标设置是否覆盖了一级、二级、三级预防，是否定量可考核，是否为敏感指标。

（一）某一公共健康任务的测算过程

1. 明确某一具体任务设置了哪些目标

针对系统收集到的，仍在施行的，涵盖某一公共健康具体任务目标的所有相关文件进行分析，确定其所设目标的具体内容和设置了多少目标；逐一判断各个目标归属的预防层级、是否为定量目标、是否为敏感指标。

2. 判断目标与公众需要匹配程度

第一，判断目标设置是否覆盖了三级预防，明确是否回应了各级任务的需要。以一级预防为例，设置了相关目标，赋值为1，否则赋值为0。二级、三级预防也依次判断。

第二，在覆盖各级预防的基础上判断是否有定量目标。定量目标在一定程度上说明该国家（地区）对公众需要的质和量的水平有清晰的认识，采取了明确的预防控制措施、落实了具体任务，且可以考核。以一级预防为例，有定量目标的赋值为1，否则赋值为0。二级、三级预防也依次判断。

第三，针对定量目标进行分析，判断是否将敏感指标设置为目标。若设置的目标中包含了敏感指标，表明与公众需要的匹配程度高。以一级预防为例，如将敏感指标设置为目标则赋值为1，否则赋值为0。二级、三级预防也依次判断。

第四，依据各级预防的覆盖情况、定量目标设置情况和敏感指标纳入情况，累加赋值计算得到各级预防目标设置匹配公众需要的基本赋值。将赋值与一级、二级、三级预防的权重进行加权计算，可得目标与公众需要匹配的程度，具体计算公式如下：

一个国家（地区）某一公共健康具体任务目标与公众需要匹配的基

本程度（％）＝

$$\frac{\begin{array}{l}一级预防目标匹配程度赋值\times49\%+\\二级预防目标匹配程度赋值\times32\%+\\三级预防目标匹配程度赋值\times19\%\end{array}}{3}\times100\%$$

（二级指标 28）

【以上海市高血压预防控制为例】

一级、二级预防均有定量目标，但未设置敏感指标；三级预防设置了重大慢病过早死亡率这一定量敏感指标，目标与公众需要匹配程度的赋值分别为 2、2、3。最终高血压预防控制目标与公众需要的匹配程度 ＝（2×49％＋2×32％＋3×19％）÷3＝73％。如表 16—2 所示。

表 16—2　目标设置与公众需要匹配程度测算分析

预防层级	是否覆盖(A)(0—否，1—是)	是否有定量目标(B)(0—无，1—有)	是否有敏感指标(C)(0—无，1—有)	小计(D=A+B+C)	权重(E)	加权值(F=D×E)	与公众需要的匹配程度(H=F/3×100％)
一级预防	1	1	0	2	49％	0.98	
二级预防	1	1	0	2	32％	0.64	——
三级预防	1	1	1	3	19％	0.57	
合计	—	—	—	—	100％	2.19	73％

（二）类型、领域及体系的测算过程

依据上述测算过程，逐一判断各个公共健康具体任务目标与公众需要匹配的程度。依据公共健康任务类型中各具体任务目标与公众需要匹配的程度，通过平均加权可以测算某一公共健康任务类型目标与公众需要匹配的程度；依据公共健康任务领域中各任务类型目标与公众需要匹配的程度与权重，通过加权计算可以测算某一公共健康任务领域目标与公众需要匹配的程度；依据各公共健康任务领域目标与公众需要匹配的程度与权重，通过加权计算可以测算整个公共健康体系目标与公众需要匹配的程度。具体的操作步骤参见下篇第十章第一节中"政府等把握公众需要的程度"的相应部分。例如：

一个国家（地区）公共健康体系目标与公众需要匹配的程度（％）
＝Σ（任务领域1的目标与公众需要匹配程度×权重_{领域1}，任务领域2
的目标与公众需要匹配程度×权重_{领域2}，……，任务领域11的目标与
公众需要匹配程度×权重_{领域11}）×100％

二、目标设置的科学合理程度

在判断目标与公众需要匹配程度的基础上，对目标设置的科学合理
程度进行判断，即分析各级预防敏感指标的纳入情况以及敏感指标是否
定量可考核、目标值设置是否有依据、目标设置是否体现先进性。

（一）某一公共健康任务的测算过程

针对某一公共健康具体任务，系统收集和摘录所有涉及该任务预防
控制文件集中提及"目标""发展方向"的文件内容，依据"归属的预
防层级""目标定性还是定量""是否为敏感指标""是否有公众需要信
息为依据"等字段对收集到的目标进行分析。

第一，判断围绕一级、二级、三级预防是否设置了敏感指标。科学
合理的基础是能够有效引导各方提供相应的公共健康服务以满足公众需
要，即如果能将体现各级预防效果的敏感指标设置为目标，表明科学程
度更高。以一级预防为例，如将敏感指标设置为目标则赋值为1，否则
赋值为0。二级、三级预防也依次判断。

第二，判断设置的目标是否可考核，不可考核的目标不能体现科学
性。以一级预防为例，若设置的敏感指标为可考核的目标则赋值为1，
否则赋值为0。二级、三级预防也依次判断。

第三，判断可考核的目标是否为定量目标。定量目标意味着能够在
质和量上明确目标落实的预期效果，更具科学性。以一级预防为例，若
设置了定量目标则赋值为1，否则赋值为0。二级、三级预防也依次
判断。

第四，进一步判断设置定量、敏感目标的目标值是否有依据。若能
基于健康需要信息并结合当地实际和发展需要设置目标值，表明在一定
程度上能够确保目标值的科学性和因地制宜。以一级预防为例，若定量

目标值的设置有依据则赋值为 1，否则赋值为 0。二级、三级预防也依次判断。

第五，依据敏感指标的纳入情况、定量目标设置情况、可考核程度和目标值设置是否有依据，累加赋值可得到各级预防目标设置科学合理程度的基本赋值；结合一级、二级、三级预防的重要性权重，可以计算目标设置的科学合理程度。具体计算公式如下：

一个国家（地区）某一公共健康具体任务目标设置的科学合理程度（％）＝

$$\frac{\substack{\text{一级预防目标科学合理基本程度赋值}\times49\%+ \\ \text{二级预防目标科学合理基本程度赋值}\times32\%+ \\ \text{三级预防目标科学合理基本程度赋值}\times19\%}}{4}\times100\%$$

（二级指标 29）

【以上海市高血压预防控制为例】

一级、二级和三级预防中，仅围绕三级预防设置了重大慢病过早死亡率这一敏感指标，尽管定量可考核，但其目标值的设置并未给出相关测算依据，因此基本赋值为 3，科学合理的程度＝（0＋0＋3×19％）÷4×100％＝14.3％。

表 16—3　目标设置的科学合理程度测算分析

预防层级	是否有敏感指标(A)(0—无,1—有)	是否可考核(B)(0—否,1—是)	是否定量(C)(0—否,1—是)	是否有公众需要信息为依据(D)(0—无,1—有)	小计(E=A+B+C+D)	权重(F)	加权值(G=E×F)	科学合理程度(H=G/4×100%)
一级预防	0	0	0	0	0	49％	0	
二级预防	0	0	0	0	0	32％	0	—
三级预防	1	1	1	0	3	19％	0.57	
合计	—	—	—	—	—	100％	0.57	14.3％

（二）类型、领域及体系的测算过程

依据上述测算过程，逐一判断各个公共健康具体任务目标设置的科学合理程度。依据公共健康任务类型中各具体任务的科学合理程度，通过平均加权测算某一公共健康任务类型目标设置的科学合理程度；依据公共健康任务领域中各任务类型的科学合理程度与权重，通过加权计算测算某一公共健康任务领域目标设置的科学合理程度；依据各公共健康任务领域的科学合理程度与权重，通过加权计算测算整个公共健康体系目标设置的科学合理程度。具体的操作步骤参见下篇第十章第一节中"政府等把握公众需要的程度"的相应部分。例如：

一个国家（地区）公共健康体系目标设置的科学合理程度（％）＝Σ（任务领域 1 的科学合理程度×权重$_{领域1}$，任务领域 2 的科学合理程度×权重$_{领域2}$，……，任务领域 11 的科学合理程度×权重$_{领域11}$）×100％

三、体系各方的分工明确程度

判断围绕目标，体系内各方任务分工明确的程度，即分析目标设置及其配套措施是否对各级政府及相关部门、专业机构等规定了清晰可考核的职责和任务。

（一）某一公共健康任务的测算过程

判断组织体系各方的分工明确程度，首先需要分析提及职责分工的部门（机构）的覆盖程度，其次进一步判断职责清晰可考核的部门（机构）的占比，在此基础上根据主要部门（机构）职责任务的清晰可考核程度进行校正。具体的操作步骤参见下篇第九章第一节"职责明确程度"。具体的计算公式如下：

一个国家（地区）某一公共健康具体任务职责覆盖部门（机构）的程度（％）＝$\frac{提及职责的部门（机构）数}{应覆盖的部门（机构）数}$×100％

一个国家（地区）某一公共健康具体任务职责清晰可考核的程度

$$（\%）=\frac{职责清晰可考核的部门（机构）数}{提及职责的部门（机构）数}\times100\%$$

一个国家（地区）某一公共健康具体任务职责明确的基本程度（\%）＝职责覆盖部门（机构）的程度×职责清晰可考核程度×100\%

$$校正系数=\frac{职责清晰可考核的主要部门（机构）数}{提及职责的主要部门（机构）数}\div$$
$$\frac{职责清晰可考核的各类部门（机构）数}{提及职责的各类部门（机构）数}$$

最终分工明确程度的计算公式如下：

一个国家（地区）某一公共健康具体任务的分工明确程度（\%）＝职责明确的基本程度×校正系数×100\%

（二级指标30）

【以上海市高血压预防控制为例】

体系各方的分工中提及职责任务的各类部门（机构）共18类（总数23类），其中主要部门（机构）8类（总数9类）；但仅有基层健康服务机构的职责清晰可考核。因此，职责覆盖部门（机构）的程度＝18÷23×100\%＝78.3\%，清晰可考核程度＝1÷18×100\%＝5.6\%；主要部门（机构）的清晰可考核程度＝1÷8×100\%＝12.5\%，校正系数＝12.5\%÷5.6\%＝2.25；最终分工明确程度＝78.3\%×5.6\%×2.25×100\%＝9.9\%。

（二）类型、领域及体系的测算过程

依据上述测算过程，逐一判断各个公共健康具体任务的分工明确程度。依据公共健康任务类型中各具体任务的明确程度，通过平均加权测算某一公共健康任务类型的分工明确程度；依据公共健康任务领域中各任务类型的明确程度与权重，通过加权计算测算某一公共健康任务领域的分工明确程度；依据公共健康任务领域的明确程度与权重，通过加权计算测算整个公共健康体系的分工明确程度。具体的操作步骤参见下篇第十章第一节中"政府等把握公众需要的程度"的相应部分，例如：

一个国家（地区）公共健康体系的分工明确程度（\%）＝∑（任务领域1的明确程度×权重$_{领域1}$，任务领域2的明确程度×权重$_{领域2}$，……，任务领域11的明确程度×权重$_{领域11}$）×100\%

四、相关各方目标的一致程度

在判断目标与公众需要匹配程度、科学合理程度和目标任务的分工明确程度的基础上，进一步分析相关各方目标的一致程度。主要通过针对预防控制某一具体任务的子体系内部的一致性程度，以及社会导向偏离保障人群健康目标的程度进行判断。

(一) 某一公共健康任务的测算过程

1. 子体系内部相关各方目标一致程度

评价内部各相关部门、机构是否目标一致，可通过各方是否在目标引领下各司其职进行反映。如果各方的职责任务厘定清楚，且清晰可考核，可以认为各部门、机构背离共同目标的可能性较小，视作"内部各方目标基本一致"。因此，内部相关各方目标的一致程度，可以借用目标任务的分工明确程度的分析结果进行评价。

一个国家(地区)某一公共健康具体任务相关各方目标的一致程度（％）＝一个国家（地区）某一公共健康具体任务的分工明确程度（％）

2. 社会导向偏离公众健康目标的程度

其整体思路与判断方式与下篇第九章第四节"社会支撑的适宜程度"中的相应内容相似，计算公式为：

一个国家（地区）某一公共健康任务领域社会导向偏离公众健康的程度（％）＝

$$\frac{专业公共健康机构偏离目标程度赋值＋公立医院偏离目标程度赋值＋保险制度偏离目标程度赋值}{9}$$

$$\times 100\%$$

3. 相关各方目标的一致程度

理论上，内部目标一致程度应当与社会导向趋于一致，社会导向良好，内部的目标一致程度应当较高；反之，内部难以达到目标一致。社会导向偏离公众健康目标的程度判断与内部一致程度判断基本趋于一致，则可以直接使用内部一致性程度替代目标一致程度的判断值。

一个国家（地区）某一公共健康具体任务相关各方目标的一致程度（%）＝一个国家（地区）某一公共健康具体任务内部相关各方目标的一致程度（%）＝一个国家（地区）某一公共健康具体任务的分工明确程度（%）＝职责明确的基本程度×校正系数×100%

（二级指标31）

【以上海市高血压预防控制为例】

上海市疾病预防控制中心为提供慢性病预防控制的专业公共健康机构，仍存在通过有偿性技术服务等方式筹集经费的现象，因而偏离统一目标程度的赋值为3；公立医院在医疗保险范围内采取了"总量控制"的措施，一定程度上控制逐利倾向，赋值为1；社会医疗保险和生育保险、工伤保险能够基本覆盖疾病诊疗和预防性服务范围内的项目，赋值为1。最终社会导向偏离公众健康的程度＝（3+1+1）÷9×100%＝55.6%。因而，高血压预防控制相关各方目标的一致程度即为子体系内部相关各方目标的一致程度，借用前一评价指标的判断结果，相关各方目标的一致程度＝9.9%。

（二）类型、领域及体系的测算过程

依据上述测算过程，逐一判断各个公共健康具体任务相关各方目标的一致程度。依据公共健康任务类型中各具体任务的一致程度，通过平均加权测算某一公共健康任务类型相关各方目标的一致程度；依据公共健康任务领域中各任务类型的一致程度与权重，通过加权计算测算某一公共健康任务领域相关各方目标的一致程度；依据各公共健康任务领域的一致程度与权重，通过加权计算测算整个公共健康体系相关各方目标的一致程度。具体的操作步骤参见下篇第十章第一节中"政府等把握公众需要的程度"的相应部分，例如：

一个国家（地区）公共健康体系相关各方目标的一致程度（%）＝Σ（任务领域1的一致程度×权重$_{领域1}$，任务领域2的一致程度×权重$_{领域2}$，……，任务领域11的一致程度×权重$_{领域11}$）×100%

第三节　具体任务关注程度的综合评价

评价一个国家（地区）公共健康具体任务的关注程度，即是评价被关注公共健康具体任务的目标设置水平。目标设置水平越高，理论上关注程度也越高。

一、某一公共健康任务的测算过程

被关注公共健康具体任务的目标设置水平可以通过目标与公众需要匹配程度、科学合理程度、目标任务的分工明确程度以及相关各方目标一致程度进行判断。结合四方面的程度判断，即可明确具体任务的关注程度。

在明确上述四方面的程度之后，结合上述 4 方面的权重，可以明确某一公共健康具体任务的关注程度。具体计算公式如下：

一个国家（地区）某一公共健康具体任务的关注程度（％）$= \sum$（目标与公众需要匹配程度×权重$_{定位8.4}$，目标设置的科学合理程度×权重$_{定位8.3}$，分工明确程度×权重$_{定位8.2}$，相关各方目标的一致程度×权重$_{定位8.1}$）×100％

（一级指标 8）

二、类型、领域及体系的测算过程

依据上述测算过程，逐一判断各个公共健康具体任务的关注程度。依据公共健康任务类型中各具体任务的关注程度，通过平均加权测算某一公共健康任务类型的关注程度；依据公共健康任务领域中各任务类型的关注程度与权重，通过加权计算测算某一公共健康任务领域的关注程度；依据各公共健康任务领域的关注程度与权重，通过加权计算测算整个公共健康体系具体任务的关注程度。具体的操作步骤参见下篇第十章第一节中"政府等把握公众需要的程度"的相应部分，例如：

一个国家（地区）公共健康体系具体任务的关注程度（%）＝Σ(任务领域 1 的关注程度×权重_{领域1}，任务领域 2 的关注程度×权重_{领域2}，……，任务领域 11 的关注程度×权重_{领域11}）×100%

周庆誉　徐凌忠　徐天强　沈群红

张　瑜　郝　超　施培武　郝　模

第十七章

公共健康体系总体适宜程度的综合评价

评价一个国家（地区）公共健康体系的总体适宜程度，一方面从理论上判断体系所处社会环境对公共健康体系是否提供足够支撑、是否动态把握了公众需要、是否把控了健康风险因素的影响、资源配置是否适宜、组织体系是否成熟、管理运行是否完善、服务功能是否健全以及对公共健康具体任务是否关注；另一方面还应判断公共健康体系是否发挥实效，落实公共健康措施、开展公共健康行动、提供公共健康服务、有效满足公众的健康需要、提高公众的健康水平、保障促进健康公平。

第一节　公共健康体系的理论适宜程度

在逐一评价一个国家（地区）公共健康体系社会环境的支撑程度、动态把握公众需要的程度、把控健康风险因素的程度、资源配置的适宜程度、公共健康组织体系的成熟程度、管理运行的完善程度、服务功能的健全程度和具体任务的关注程度后，要结合相应的程度和要素在体系中的权重，综合计算一个国家（地区）公共健康体系的理论适宜程度。

一、某一公共健康任务的测算过程

在明确 8 个要素适宜程度的基础上，结合各要素的权重，通过加权计算可以测算某一公共健康具体任务的理论适宜程度。具体的计算公式如下：

一个国家（地区）某一公共健康具体任务的理论适宜程度（％）＝ Σ（社会环境的支撑程度×权重_{社会环境}，把握公众需要的程度×权重_{公众需要}，把控健康风险因素的程度×权重_{风险因素}，资源配置的适宜程度×权重_{资源配置}，组织体系的成熟程度×权重_{组织体系}，管理运行的完善程度×权重_{管理运行}，服务功能的健全程度×权重_{服务功能}，具体任务的关注程度×权重_{任务关注程度}）×100％

二、类型、领域及体系的测算过程

针对某一公共健康任务类型，依据上述测算过程，逐一判断各个公共健康具体任务的理论适宜程度，通过平均加权可以测算该公共健康任务类型的理论适宜程度。具体计算公式如下：

一个国家（地区）某一公共健康任务类型的理论适宜程度（％）＝

$$\frac{\sum（具体任务1的理论适宜程度，具体任务2的理论适宜程度，\cdots\cdots，具体任务n的理论适宜程度）}{n}$$

×100％

针对某一公共健康任务领域，依据上述测算过程，逐一判断各个公共健康任务类型的理论适宜程度。依据公共健康任务领域中各任务类型的理论适宜程度与权重，可以测算该公共健康任务领域的理论适宜程度。具体计算公式如下：

一个国家（地区）某一公共健康任务领域的理论适宜程度（％）＝ Σ（任务类型1的理论适宜程度×权重_{类型1}，任务类型2的理论适宜程度×权重_{类型2}，……，任务类型n的理论适宜程度×权重_{类型n}）×100％

针对公共健康体系，依据上述测算过程，逐一判断各公共健康任务领域的理论适宜程度。依据公共健康体系中各任务领域的理论适宜程度与权重，可以测算整个公共健康体系的理论适宜程度。具体计算公式如下：

一个国家（地区）公共健康体系的理论适宜程度（％）＝Σ（任务

领域 1 的理论适宜程度×权重_{领域1}，任务领域 2 的理论适宜程度×权重_{领域2}，……，任务领域 11 的理论适宜程度×权重_{领域11}）×100%

第二节　公共健康体系的运行效果

一个国家（地区）的公共健康体系是否发挥实效，也就是人群的健康结果是否达到较高水平，相应的健康效果指标是否有改善，可以通过分析公开发表的研究文献的评价结果进行判断。

一、某一公共健康领域的测算过程

判断一个国家（地区）公共健康体系的运行效果主要以文献分析方式进行，基于研究者对于当地某一公共健康任务领域预防控制的实际效果的评价加以评判。

以慢性病预防控制领域为例，通过系统收集该国家（地区）涉及慢性病预防控制效果评价、慢性病流行现状以及相应健康结果指标变化趋势的相关文献，判断体系运行效果。相关文献应当明确指出健康结果指标，尤其是敏感指标的变化趋势，能够反映慢性病预防控制领域的工作效果；或是研究者能够对体系运行现状给出明确的判断结论。

基于研究结果，对体系运行效果给出相应评分，评分为 0—5 分。0 分代表"效果很差"，表现为负面效果指标（如患病率、发病率、死亡率等）呈现上升趋势，或正面效果指标（如筛查率、知识知晓率、治疗有效率等）呈现下降趋势，或明确指出公共健康具体任务预防控制效果很差等。5 分则代表"效果显著"，表现为负向效果指标明显降低，或正向效果指标明显提高，或明确指出公共健康具体任务预防控制效果显著，相应工作取得显著成效等。1—4 分介于两者之间，分别代表"效果较差""效果不明显""有一定效果""效果明显"。据此判断某一公共健康任务领域的运行效果。相应的操作步骤参见下篇第十二章第一节"规模的适宜程度"中的相应部分。具体计算公式如下：

一个国家（地区）某一公共健康任务领域的运行效果（%）＝

$$\frac{体系运行效果评分}{5} \times 100\%$$

二、任务、类型及体系的测算过程

某一公共健康任务领域的运行效果也代表了所包含的某一任务类型、某一具体任务预防控制体系的运行效果。具体计算公式如下：

一个国家（地区）某一公共健康具体任务预防控制的运行效果（％）＝所在公共健康任务领域预防控制的运行效果（％）

一个国家（地区）某一公共健康任务类型预防控制的运行效果（％）＝所在公共健康任务领域预防控制的运行效果（％）

针对公共健康体系，依据针对某一任务领域的测算过程，逐一判断其他 10 个任务领域预防控制的运行效果。结合各任务领域的权重，即可测算公共健康体系的运行效果。具体计算公式如下：

一个国家（地区）公共健康体系的运行效果（％）＝Σ（任务领域 1 的报道效果×权重$_{领域1}$，任务领域 2 的报道效果×权重$_{领域2}$，……，任务领域 11 的报道效果×权重$_{领域11}$）×100％

第三节　公共健康体系适宜程度的综合评价

综合公共健康体系的理论适宜程度和运行效果，能够评价一个国家（地区）公共健康体系的适宜程度。

一、某一公共健康任务的测算过程

公共健康体系的理论适宜程度是对体系各要素的系统评估结果，运行效果则反映了公共健康体系实际运行所产生的健康结果水平，两者对于评价而言都具有重要的意义。经由课题组论证，赋予理论适宜程度60％的权重，赋予运行效果 40％的权重。将相应的指标值与权重进行加权计算，最终得到一个国家（地区）某一公共健康预防控制体系的适宜程度。具体计算公式如下：

一个国家（地区）某一公共健康具体任务的适宜程度＝（体系的理论适宜程度×60％＋体系的运行效果×40％）×100％

二、类型、领域及体系的测算过程

针对某一公共健康任务类型，依据上述测算过程，逐一判断各个公共健康具体任务的适宜程度，通过平均加权可以测算某一公共健康任务类型的适宜程度。具体计算公式如下：

一个国家（地区）某一公共健康任务类型的适宜程度（％）＝
$$\frac{\sum（具体任务1的适宜程度，具体任务2的适宜程度，\cdots\cdots，具体任务 n 的适宜程度）}{n} \times 100\%$$

针对某一公共健康任务领域，依据上述测算过程，逐一判断各个公共健康任务类型的适宜程度。依据公共健康任务领域中各任务类型的适宜程度与权重，可以测算某一公共健康任务领域的适宜程度。具体计算公式如下：

一个国家（地区）某一公共健康任务领域的适宜程度（％）＝$\sum$（任务类型1的适宜程度×权重$_{类型1}$，任务类型2的适宜程度×权重$_{类型2}$，……，任务类型 n 的适宜程度×权重$_{类型n}$）×100％

针对公共健康体系，依据上述测算过程，逐一判断各公共健康任务领域的适宜程度。依据公共健康体系中各任务领域的适宜程度与权重，可以测算整个公共健康体系的适宜程度。具体计算公式如下：

一个国家（地区）公共健康体系的适宜程度（％）＝$\sum$（任务领域1的适宜程度×权重$_{领域1}$，任务领域2的适宜程度×权重$_{领域2}$，……，任务领域11的适宜程度×权重$_{领域11}$）×100％

适宜公共健康体系的提出、构建乃至评价是一个全新的课题，作为评价部分既是对体系运行的总结，又是改良体系的基础。对一个国家（地区）是评价，对多个国家（地区）的评价汇集起来就是一个排行榜。课题组已逐步完成了2018年和2019年的评价和排行榜。诚然，时代在发展，经济在增长，技术在进步，需求在变化，这一切都要求评价中的要素也须及时调整。但万变不离其宗，评价的理论基础、思路和方法为今后的评价奠定了一个坚实的平台。所谓天下事有难易，为之，则难者亦易；不为，则易者亦难。唯有砥砺前行。

需要指出的是，当前各种排行榜纷至沓来、不断涌现，课题组制订公共健康体系评价并形成排行榜，并非为了凑数或补缺，而是为了打基础，谋长远。即认清中国公共健康体系的现状，找出存在的问题或原因，适时把握住公共健康需求，调整公共健康策略，不断完善，以期不断适应"强大的公共卫生体系"的良好愿景！

李程跃　周庆誉　蒲　川　郝　模　王磐石
徐天强　郝　超　施培武　张　瑜

附表 1 适宜公共健康体系的 8 个要素 63 个定位一览

要素	要素权重	定位	定位权重	认可率（%）
1. 强而有力的社会环境支撑	0.124	—	—	
1.1 优先的政策环境	0.301	1.1.1 健康优先：把健康作为国家（地区）的优先发展战略	0.258	
		1.1.2 规范引导：将优先发展战略衍化为一系列可操作的法律、法规、规划和措施等，起到规范和引导效应	0.209	
		1.1.3 职责明确：相关部门、专业机构及其他组织等依据优先战略划分职责任务	0.198	
		1.1.4 任务落实：各方围绕目标、各司其职，协作配合，健康优先战略及其任务切实得以落实	0.174	93.1
		1.1.5 考核评估：将公共健康体系运行效果纳入政府的考核评价体系，并作为各相关方业绩考评的重要依据	0.161	
1.2 齐备的法律规制	0.246	1.2.1 框架完备：法律规制应覆盖各领域、相关部门、专业机构及其他组织等	0.262	
		1.2.2 地位法定：以法律的形式明确规定体系的地位、目标、行为规范和各方的权责关系等	0.261	
		1.2.3 刚性约束：对体系各相关方行为均具有约束力，能够促使相关部门、专业机构等有效落实规定和要求	0.256	
		1.2.4 措施完善：能主动弥补相关法律规制的欠缺，针对特定区域、特定问题和特定需要因地制宜开展完善性补充	0.221	

续 表

要素	要素权重	定位	定位权重	认可率（%）
1.3 优先的经济支撑	0.255	1.3.1 制度保障：健康优先战略具有优先的制度保障的资源配置	0.304	93.1
		1.3.2 配套政策：围绕健康优先战略优化相关政策、规划和措施，优先配置相应的资源	0.248	
		1.3.3 优先配置：根据职责分工，优先保证相关部门、专业机构、其他组织等履行职能所需的资源投入	0.244	
		1.3.4 落实激励：根据落实情况与政府考核评价结果，对相关部门、专业机构、其他组织等给予相应的奖励或惩罚	0.204	
1.4 良好的文化氛围	0.198	1.4.1 掌握技术：与时俱进地掌握公共健康相关学科理论和技术方法，并能够转化为实践应用	0.310	
		1.4.2 认同价值：社会各方尤其是政府以及相关部门的决策和执行者，广泛认可公共健康的价值	0.351	93.9
		1.4.3 提升素养：形成公众参与、共建共享的健康价值观和社会氛围，以促进健康素养的提升	0.339	
2. 动态把握公众需要的能力	0.107	2.1 准确识别：系统收集并正确把握公众的健康需要	0.364	
		2.2 科学决策：针对公众需要制定发展战略，作出科学决策	0.341	
		2.3 动态调整：根据公众的健康需要适时动态调整相应功能，提供适宜服务，最大限度满足公众需要，尤其关注重点人群和解决重点问题的需要	0.295	
3. 把控公众健康风险的水平	0.104	3.1 风险监测：建立健全风险因素的监测网络，识别主要风险因素，掌握本底情况、作用规律及危害程度	0.220	91.3

续　表

要素	要素权重	定位	定位权重	认可率（%）
3. 把控公众健康风险的水平	0.104	3.2 风险预警：具备对主要风险趋势变化及及时预测预警能力	0.220	91.3
		3.3 风险防控：及时采取降低和消除主要健康风险的有效干预和控制措施	0.211	
		3.4 应急响应：具有完善的应急处置和救援体系，能够有效应对风险爆发	0.186	
		3.5 效果评估：建立干预控制效果的评估机制	0.163	
4. 适宜的人财物等资源配置	0.140	—	—	—
4.1 适宜的人力资源配置	0.314	4.1.1 规模适宜：相关部门、专业机构的人员数量能够满足工作任务开展的需要	0.326	90.5
		4.1.2 能力胜任：人员结构和素质能够支撑专业工作的需要	0.351	
		4.1.3 激励有效：具有确保人员积极性和稳定性的有效激励机制，不断提升工作能力	0.323	
4.2 适宜的财力资源配置	0.304	4.2.1 政府负责：确立健康优先的筹资渠道	0.388	
		4.2.2 投入适宜：投入足以维持相关部门、专业机构等的有效运行	0.326	
		4.2.3 稳定增长：适宜投入基础上，具有制度保障的稳定增长	0.286	
4.3 适宜的物力资源配置	0.190	4.3.1 数量适宜：设施、设备和物资的数量能够保障工作任务落实、重点领域的专业设备配置适度超前	0.296	
		4.3.2 品种齐全：设施、设备和物资的种类与结构能够保障功能实现	0.259	
		4.3.3 质量保证：设施、设备和物资符合标准要求并维护良好	0.246	

续　表

要素	要素权重	定位	定位权重	认可率（%）
4.3 适宜的物力资源配置	0.190	4.3.4 更新及时：具有折旧更新制度，保障物力提供的可持续性	0.199	90.5
4.4 适宜的信息资源配置	0.192	4.4.1 广泛收集：收集各类健康相关信息，建有覆盖相关部门、专业机构和其他组织等的信息系统	0.329	
		4.4.2 有效利用：能实时分析利用各类信息，及时准确把握公众的健康需要与变化，提供预测与预警，支撑快速反应和科学决策	0.357	
		4.4.3 互联共享：相关信息能够在政府、相关部门、专业机构和其他组织间跨部门、跨领域交流共享	0.314	
5. 成熟并且协调的组织体系	0.143	5.1 体系完整：广泛覆盖公众的健康需要，并能关注、回应且最大程度满足重点需要，如慢性病防治与管理、老龄人口健康管理等	0.273	90.5
		5.2 架构完备：包含不同层级的政府及相关部门、专业机构、其他组织等	0.252	
		5.3 协调权威：能以计划、行政、监督、指导等手段，统筹协调相关部门与专业机构等有效发挥作用	0.260	
		5.4 职责明确：政府及相关部门、专业机构等任务清晰、权责明确，避免职能交叉、重叠	0.215	
6. 行之有效的管理运行机制	0.121	—	—	93.1
6.1 完善权威的管理与监控机制	0.256	6.1.1 制度完善：针对体系，具有完善的管理和监控机制	0.354	

续 表

要素	要素权重	定位	定位权重	认可率（%）
6.1 完善权威的管理与监控机制	0.256	6.1.2 权威保障：管理与监控机制具有权威与实效，并具有强有力的技术与专业支撑	0.323	
		6.1.3 有效落实：管理与监控机制能够有效落实，能够严格约束与切实影响相关方的行为	0.323	
6.2 导向明确的计划与评价机制	0.240	6.2.1 覆盖各方：具有围绕健康的中长期发展战略，各领域及其相关部门、专业机构等围绕其制订相应计划	0.267	
		6.2.2 突出重点：发展战略和各类计划关注重点问题与重点人群	0.245	
		6.2.3 健康导向：评价指标体系以公众的健康为导向，必须纳入主要健康状况指标	0.246	93.1
		6.2.4 执行到位：政府及其相关部门、专业机构等能够有效落实发展战略与计划，执行评价标准	0.242	
6.3 政府保障的筹资与补偿机制	0.279	6.3.1 机制健全：具有投入适宜，保障有力并稳定增长的筹资与补偿机制	0.367	
		6.3.2 政府主导：对政府作为筹资与补偿主导者的地位具有制度规范和刚性约束	0.345	
		6.3.3 有效落实：相关部门能够有效执行筹资与补偿机制规定，无违背和不符补偿原则的现象	0.288	
6.4 高效统筹的协调与激励机制	0.225	6.4.1 广泛协调：具有统筹协调公共健康体系与其他体系、体系内部的机制	0.297	
		6.4.2 目标导向：具有以健康目标实现程度为导向的机构和人员激励机制	0.257	

续　表

要素	要素权重	定位	定位权重	认可率（%）
6.4 高效统筹的协调与激励机制	0.225	6.4.3 权威有效：协调机制与激励机制等具有权威性	0.217	93.1
		6.4.4 切实执行：机制切实执行与落实、实现政府主导、相关部门、专业机构、其他组织等各尽其责、协作联动	0.229	
7. 健全的公共健康服务功能	0.117	7.1 功能健全：覆盖人群健康的主要方面、且有相应的主体承担	0.282	91.3
		7.2 满足需要：覆盖全人群，尤其是满足重点人群问题的需要	0.282	
		7.3 公平可及：确保城乡、不同族群、不同区域、不同收入人群、以及妇女、儿童、老年人口、流动人口等人群获得服务的公平性，并最大限度地确保服务对象能够方便、快捷地获得服务	0.248	
		7.4 兼顾效率：在满足公平的前提下、兼顾效率、即追求高效率的公平	0.188	
8. 公共健康具体任务的关注程度	0.144	8.1 目标一致：政府及其相关部门、专业机构和社会组织、均能以保障公众的健康，促进社会的发展为方向——目标和发展方向、比如疾病预防控制机构和医疗机构等应该以不生病、少生病等为共同目标	0.294	88.8
		8.2 分工明确：政府及其相关部门、专业机构等，依据共同目标清晰地行化出相应的职责和任务	0.266	
		8.3 科学合理：目标的设置因地制宜、在适宜的基础上充分体现努力方向和先进性	0.217	
		8.4 需要导向：广泛体现公众的健康需要、适时扩大服务覆盖范围	0.223	

附表 2 适宜公共健康体系定量标准测算公式一览

要素	定位	定量指标及测算公式
1. 强而有力的社会环境支撑	—	—
1.1 优先的政策环境	1.1.1 健康优先：把健康作为国家（地区）的优先发展战略	健康发展战略的优先程度（%）=发布健康优先战略赋值×响应世界卫生组织号召程度及时程度×校正系数×100%
	1.1.2 规范引导：将优先发展战略衍化为一系列可操作的法律、法规、规划和措施等，起到规范和引导功效应	健康优先战略的规范引导程度（%）=（框架完备程度+内容形式完备程度+覆盖公共健康任务领域的程度）÷3×100%
	1.1.3 职责明确：相关部门、专业机构及其他组织等依据优先战略划分职责任务	健康优先战略的职责明确程度（%）=职责明确的基本程度×校正系数×100%
	1.1.4 任务落实：各方围绕目标，各司其职，协作配合，健康优先战略及其任务切实得以落实	健康优先战略的任务落实程度（%）=任务落实程度赋值÷10×100%
	1.1.5 考核评估：将公共健康体系运行效果纳入政府的考核评价体系，并作为各相关方业绩考评的重要依据	健康优先战略的考核评估程度（%）=[健康发展战略及配套政策考核评估指标的覆盖程度×（设置健康结果指标的覆盖主体的覆盖程度÷2]×100%
1.2 齐备的法律规制	1.2.1 框架完备：法律规制应覆盖各领域，相关部门、专业机构及其他组织等	公共健康法律规制的完备程度（%）=法律规制框架的完备程度×（文本形式的完备程度+对主要部门（机构）的覆盖程度+对领域内各具体领域的覆盖程度÷3）×100%
	1.2.2 地位法定：以法律的形式明确规定体系的地位、目标，行为规范和各方的权责关系等	公共健康法律规制的地位法定程度（%）=（地位的明确程度+目标的明确程度+职责的明确程度）÷3×100%

续表

要素	定位	定量指标
1.2 齐备的法律规制	1.2.3 刚性约束：对体系各相关方行为均具有约束力，能够促使相关机构等部门有效落实规定和要求	公共健康法律规制的刚性约束程度（%）＝订则覆盖主要部门（机构）的程度×订则清晰的程度×100%
	1.2.4 措施完善：能主动弥补相关法律规制的欠缺，针对特定区域、特定问题和特定需要因地制宜地制定开展完善性补充	完善法律规制的程度（%）＝（国家层面是否对该领域法律规制进行修订的赋值 ×100%（评价对象为国家层面）＋地方是否有相关法规、条例出台的赋值＋地方是否早于国家出台的赋值）÷3×100%（评价对象为地方层面）
1.3 优先的经济支撑	1.3.1 制度保障：健康优先战略具有优先的制度保障的资源配置	公共健康资源优先配置的制度保障程度（%）＝（财力资源的制度保障程度＋人力资源的制度保障程度）÷2×100%
	1.3.2 配套政策、规划和措施，优先配置相应的资源	公共健康资源配置的职责明确程度（%）＝（财力保障部门的明确程度＋人力保障部门的明确程度）÷2×100%
	1.3.3 优先配置：根据职责分工，优化保证相关部门、专业机构、其他组织等能行职履行所需的资源投入	公共健康资源配置的职责落实程度（%）＝专业机构投入增长情况赋值÷2×100%
	1.3.4 落实激励：根据落实情况与政府考核评价结果，对相关部门、专业机构、其他组织等给予相应的奖励或惩罚	落实健康优先战略的奖惩程度（%）＝奖惩措施的覆盖程度×奖惩措施的清晰明确程度×100%
1.4 良好的文化氛围	1.4.1 掌握技术：与时俱进地掌握公共健康相关科学理论和科技术方法，并能够转化为实践应用	先进技术的掌握程度（%）＝（专业机构和相关部门的研究活跃度＋研究部门的研究机构的研究活跃度）÷2×100%
	1.4.2 认同价值：社会各方尤其是政府以及相关部门的决策和执行者，广泛认可对公共健康的价值	公共健康价值的趋同程度（%）＝[关注程度×分工程度]÷2×100%
	1.4.3 提升素养：形成共享的健康价值观和社会氛围，以促进健康素养的提升	健康素养的形成程度（%）＝当地最新健康素养水平的实际值×100%

要素	定位	定量指标
2. 动态把握公众需要的能力	2.1 准确识别：系统收集并正确把握公众的健康需要	政府等把握公众需要的程度（%）＝（识别的权威程度＋识别的及时程度＋识别的连续程度＋识别的系统程度）÷4×100%
	2.2 科学决策：针对公众需要制定发展战略，作出科学决策	针对公众需要科学决策的程度（%）＝（一级预防目标科学决策程度赋值×49%＋二级预防目标科学决策程度赋值×32%＋三级预防目标科学决策程度赋值×19%）÷3×100%
	2.3 动态调整：根据公众的健康需要适时动态调整相应功能，提供适宜服务，最大限度满足公众需要，尤其关注重点人群和解决重点问题的需要	根据公众需要动态调整的程度（%）＝（一级预防指标动态调整的程度×49%＋二级预防指标动态调整的程度×32%＋三级预防指标动态调整的程度×19%）×100%
3. 把整健康风险因素的水平	3.1 风险监测：建立健全风险因素的监测网络，识别主要风险因素，掌握本底情况，作用规律及危害程度	监测系统的完备程度（%）＝（监测方式赋值＋监测时间跨度赋值＋监测频率赋值＋监测内容赋值）÷12×100%
	3.2 风险预警：具备对主要风险变化及趋势的及时预测预警能力	预警公共健康具体风险的程度（%）＝预测预警某一具体任务的理论能力×预测预警某一具体任务的实际程度×100%
	3.3 风险防控：及时采取降低和消除主要健康风险的有效干预和控制措施	提出干预措施的程度（%）＝提出某一具体任务干预措施的理论能力×提出某一具体任务干预措施的实际程度×100%
	3.4 应急响应：具有完善的应急处置和救援体系，能够有效应对风险爆发	提出应急处置措施的程度（%）＝提出某一具体任务应急处置措施的理论能力×提出某一具体任务应急处置措施的实际程度×100%

续表

要素	定位	定量指标
3. 把控健康风险因素的水平	3.5 效果评估：建立干预控制效果的评估机制	开展干预效果评估的程度（%）＝开展某一具体任务干预效果评估的理论能力×开展某一具体任务干预效果评估的实际程度×100%
4. 适宜的人财物等资源配置	—	—
4.1 适宜的人力资源配置	4.1.1 规模适宜：相关部门、专业机构的人员数量能够满足工作开展的需要	公共健康人力资源规模的适宜程度（%）＝（1－人员数量不足问题的严重程度评分÷5）×100%
	4.1.2 能力胜任：人员结构和素质能够支撑专业工作的需要	公共健康人力资源能力的胜任程度（%）＝（1－人员结构和素质不佳问题的严重程度评分÷5）×100%
	4.1.3 激励有效：具有确保人员积极性和稳定性的有效激励机制，不断提升工作能力	公共健康人力资源有效激励的程度（%）＝（1－人员激励不足问题的严重程度评分÷5）×100%
		公共健康人员收入水平的适宜程度（%）＝（与社会平均收入的比值＋与医院工作人员平均收入的比值＋与公务员平均收入的比值＋与白领平均收入的比值＋与每平方米住宅销售均价的比值）÷5×100%
4.2 适宜的财力资源配置	4.2.1 政府负责：确立健康优先的筹资渠道	公共健康财力资源配置政府的主导程度（%）＝（1－政府未起到主导作用的严重程度评分÷5）×100%
	4.2.2 投入适宜：投入足以维持相关部门、专业机构等的有效运行	公共健康财力资源投入总量的适宜程度（%）＝（1－投入总量不足的严重程度评分÷5）×100%

要素	定位	定量指标
4.2 适宜的财力资源配置	4.2.3 稳定增长：适宜投入基础上，具有制度保障的稳定增长	公共健康财力资源投入稳定增长的适宜程度（%）=（1-财力投入随意性问题的严重程度评分÷5）×100%
4.3 适宜的物力资源配置	4.3.1 数量适宜：设施、设备和物资的数量能够保障工作任务落实，重点领域的专业设备配置超前	公共健康物力资源数量的充足程度（%）=（1-物力资源数量不足的严重程度评分÷5）×100%
	4.3.2 品种齐全：设施、设备和物资的种类与结构能够保障功能实现	公共健康物力资源种类的齐全程度（%）=（1-物力资源种类与结构不齐全的严重程度评分÷5）×100%
	4.3.3 质量保证：设施、设备和物资符合标准要求并维护良好	公共健康物力资源质量的适宜程度（%）=（1-物力资源质量不达标问题的严重程度评分÷5）×100%
	4.3.4 更新及时：具有折旧更新制度，保障物力提供的可持续性	公共健康物力资源更新的及时程度（%）=（1-物力资源更新不及时问题的严重程度评分÷5）×100%
4.4 适宜的信息资源配置	4.4.1 广泛收集：收集各类健康相关信息，建有覆盖相关部门、专业机构和其他机构等的信息系统	公共健康信息资源广泛收集的程度（%）=（信息系统建立程度×信息系统具备的能力程度）×100%
	4.4.2 有效利用：能实时分析利用各类信息，及时准确把握公众的健康需要与变化，提供预测与预警，支撑快速反应和科学决策	信息有效利用程度（%）=（识别掌握程度+预测预警程度+提出应急处置措施的程度+开展干预效果评估的程度）÷5×100%
	4.4.3 互联共享：相关信息能够在政府、相关部门、专业机构和其他组织间跨部门、跨领域交流共享	信息互联共享程度（%）=［信息进行共享的程度+信息在部门（机构）间的共享程度］÷2×100%
5. 成熟并且协调的组织体系	5.1 体系完整：广泛覆盖公众的健康需要，并能关注、回应且最大限度满足重点需要，如慢性病防治与管理、老龄人口健康管理等	组织架构的健全程度（%）=［组织架构的基本健全程度+主要部门（机构）的覆盖程度］÷2×100%

续　表

要素	定位	定量指标
5. 成熟并且协调的组织体系	5.2 架构完备：包含不同层级的政府及相关部门、专业机构、其他组织等	组织架构的健全程度（%）＝［组织架构的基本健全程度＋主要部门（机构）的覆盖程度］÷2×100%
	5.3 协调权威：能以计划、行政、监督、指导等手段，统筹协调相关部门与专业机构等有效发挥作用	组织体系协调者的权威程度（%）＝［协调机构（机制）的权威程度＋日常工作协调程度］÷2×100%
	5.4 职责明确：政府及相关部门、专业机构等任务清晰、权责明确，避免职能交叉、重叠	各方职责明确程度（%）＝职责明确的基本程度×校正系数×100%
6. 行之有效的管理运行机制		—
6.1 完善权威的管理与监控机制	6.1.1 制度完善：针对体系，具有完善的管理和监控机制	管理与监控机制齐全程度（%）＝管理与监控机制的内容形式完备程度×管理与监控机制的职责分工明确程度×100%
	6.1.2 权威保障：管理与监控机制具有权威实效，并具有强有力的技术与专业支撑	管理与监控机制的权威程度（%）＝（日常工作分管负责人的协调权威程度＋管理与监控机制文件集的权威程度）÷2×100%
	6.1.3 有效落实：管理与监控机制能够有效落实，能够严格约束与切实影响相关方的行为	管理与监控机制的可行程度（%）＝管理与监控机制的基本可行程度×校正系数×100%
6.2 导向明确的计划与评价机制	6.2.1 覆盖各方：具有围绕健康的中长期发展战略，各领域及其相关部门、专业机构等围绕其制订相应计划	制定中长期目标的公共健康具体任务的范围（%）＝中长期目标的公共健康具体任务数÷公共健康具体任务总数×100%
	6.2.2 突出重点：发展战略和各类计划关注重点问题与重点人群	中长期目标涉及相关各方的程度（%）＝中长期目标涉及相关各方的覆盖程度×中长期目标的设置程度×100%

要素	定位	定量指标
6.2 导向明确的计划与评价机制	6.2.3 健康导向：评价指标体系以公众的健康为导向，必须纳入主要健康状况指标	评价指标体系中敏感指标的覆盖程度（%）＝（一级预防敏感指标覆盖情况赋值×49％＋二级预防敏感指标覆盖情况赋值×32％＋三级预防敏感指标覆盖情况赋值×19％）÷3×100%
	6.2.4 执行到位：政府及其相关部门，专业机构等能够有效落实发展战略与计划，执行评价标准	中长期目标及其评价体系的可落实程度（%）＝（中长期目标的可落实度＋评价标准的可操作程度）÷2×100%
6.3 政府保障的筹资与补偿机制	6.3.1 机制健全：具有投入适宜，保障有力并稳定增长的筹资与补偿机制	筹资与补偿机制经费投入水平的明确程度（%）＝（经费投入总量明确程度＋经费增长幅度赋值）÷2×100%
	6.3.2 政府主导：对政府作为筹资与补偿主导者的地位具有制度规范和刚性约束力	筹资与补偿机制政府主导地位的明确程度（%）＝（是否提及政府主导筹资赋值＋政府主导地位是否清晰赋值＋政府主导地位是否可考核赋值）÷3×100%
	6.3.3 有效落实：相关部门能够有效执行筹资与补偿机制规定，无违背和不符补偿原则的现象	筹资与补偿机制职责的可落实程度（%）＝（是否提及财力保障部门赋值＋财力职责赋值＋保障部门职责是否可考核赋值）÷3×100%
6.4 高效统筹的协调与激励机制	6.4.1 广泛协调：具有统筹公共健康体系其他体系、体系内部的机制	协调机制的覆盖范围（%）＝［纳入的部门（机构）总数］÷［应覆盖的部门（机构）数］×100%
	6.4.2 目标导向：具有以健康目标实现程度为导向的机构和人员激励机制	激励机制的覆盖范围（%）＝（负向激励机制覆盖程度＋正向激励机制覆盖程度）÷2×100%
	6.4.3 权威有效：协调机制、激励机制等具有权威性	协调与激励机制的权威程度（%）＝（日常工作分管负责人的影响程度＋协调与激励机制的影响程度）÷2×100%

续 表

要素	定位	定量指标
6.4 高效统筹的协调与激励机制	6.4.4 切实执行:机制切实执行与落实,实现政府主导,相关部门、专业机构、其他组织等各尽其责,协作联动	协调与激励机制的可行程度(%)=[职责清晰可考核的部门(机构)数]÷[应覆盖的部门(机构)总数]×100%
7. 健全的公共健康服务功能	7.1 功能健全:覆盖人群健康的主要方面,且有相应的主体承担	服务功能与公众需要匹配程度(%)=一级预防服务与公众需要的匹配程度×49%+二级预防服务与公众需要的匹配程度×32%+三级预防服务与公众需要的匹配程度×19%
	7.2 满足需要:覆盖全人群,尤其是满足重点人群与解决重点问题的需要	
	7.3 公平可及:确保城乡、不同族群、不同区域、不同收入人群,以及妇女、儿童、老年人口、流动人口等人群获得服务的公平性,并最大限度确保服务对象能够方便、快捷地获得服务	公共健康服务的公平程度(%)=(1-公共健康服务提供不公平性的严重程度评分÷5)×100%
	7.4 兼顾效率:在满足公平的前提下,兼顾效率,即追求高效率的公平	公共健康服务的效率水平(%)=该国家(地区)单位成本带来的健康效果÷单位成本带来的健康效果的理想值×100%
8. 公共健康具体任务的关注程度	8.1 目标一致:政府及其相关部门、专业机构和社会组织,均应以保障公众的健康,促进社会的发展为统一目标和发展方向,比如疾病预防控制机构和医疗机构等应该以不生病、少生病等为共同目标	相关各方目标的一致程度(%)=内部相关方目标的一致程度(%)×校正系数×100%
	8.2 分工明确:政府及其相关部门、专业机构等,依据共同目标清晰地衍化出相应的职责和任务	分工明确程度(%)=职责明确的基本程度×校正系数×100%

续　表

要素	定位	定量指标
8. 公共健康体系具体任务的关注程度	8.3 科学合理：目标的设置因地制宜，在适宜的基础上充分体现努力方向和先进性	目标设置科学合理程度（%）＝（一级预防目标科学合理基本程度赋值×49%＋二级预防目标科学合理基本程度赋值×32%＋三级预防目标科学合理基本程度赋值×19%）÷4×100%
	8.4 需要导向：广泛体现公众的健康需要，适时扩大服务覆盖范围	目标与公众需要匹配的程度（%）＝（一级预防目标匹配程度赋值×49%＋二级预防目标匹配程度赋值×32%＋三级预防目标匹配程度赋值×19%）÷3×100%

附表 3　适宜公共健康体系的任务清单

任务领域（权重，序位）	任务类型（权重，序位）	具体任务	关注程度指数与序位			中外研究者关注程度比较				认可率（%）
			综合指数	类型序位	领域序位	类型序位		领域序位		
						中	外	中	外	
传染性疾病与感染的预防与控制（0.2754，1）①	常见传染病的预防与控制（0.3895，1）①	艾滋病/HIV 感染	0.0451	1	1	1	1	1	2	100.0
		结核	0.0398	2	2	2	3	2	4	100.0
		疟疾	0.0313	3	4	10	2	11	3	100.0
		乙型肝炎	0.0295	4	5	3	6	3	7	100.0
		丙型肝炎	0.0275	5	6	4	5	4	6	100.0
		登革热	0.0242	6	7	17	4	25	5	94.1
		狂犬病	0.0223	7	8	13	8	17	9	100.0
		血吸虫病	0.0196	8	9	16	7	23	8	100.0
		霍乱	0.0172	9	11	15	28	21	46	100.0
		脊髓灰质炎	0.0164	10	12	25	38	37	82	100.0
		人感染高致病性禽流感	0.0162	11	13	9	18	10	27	100.0
		淋病	0.0161	12	14	37	14	73	19	94.1
		梅毒	0.0158	13	15	18	34	27	67	94.1

① 该领域中的部分任务在类型上存在交义，但在总的任务清单中只算作一种。

续 表

任务领域（权重，序位）	任务类型（权重，序位）	具体任务	关注程度指数与序位			中外研究者关注程度比较				认可率（%）
			综合指数	类型序位	领域序位	类型序位 中	类型序位 外	领域序位 中	领域序位 外	
传染性疾病与感染的预防与控制（0.2754，1）	常见传染病的预防与控制（0.3895，1）	麻风病（汉森氏病）	0.0158	14	16	8	9	9	10	93.8
		流感	0.0153	15	18	6	10	7	11	94.1
		沙眼	0.0150	16	20	21	17	32	25	82.4
		传染性非典型肺炎	0.0140	17	22	5	31	6	54	100.0
		甲型肝炎	0.0138	18	26	24	21	35	31	94.1
		土源性蠕虫感染	0.0135	19	28	36	30	72	49	58.8
		甲型H1N1流感	0.0126	20	30	35	11	70	14	88.2
		包虫病	0.0117	21	31	11	13	15	18	88.2
		白喉	0.0110	22	33	29	35	44	68	100.0
		淋巴丝虫病	0.0105	23	34	41	12	81	17	82.4
		麻疹	0.0099	24	36	20	29	31	47	94.1
		鼠疫	0.0096	25	39	14	37	19	80	100.0
		破伤风	0.0095	26	40	23	39	34	87	93.8
		百日咳	0.0094	27	41	38	25	74	41	94.1
		布鲁氏菌病	0.0093	28	42	28	24	43	35	94.1

续　表

任务领域（权重，序位）	任务类型（权重，序位）	具体任务	关注程度指数与序位			中外研究者关注程度比较				认可率（%）
			综合指数	类型序位	领域序位	类型序位		领域序位		
						中	外	中	外	
传染性疾病与感染的预防与控制（0.2754，1）	常见传染病的预防与控制（0.3895，1）	细菌性和阿米巴性痢疾	0.0092	29	44	31	19	47	28	88.2
		轮状病毒感染	0.0087	30	46	7	15	8	20	88.2
		基孔肯雅热	0.0086	31	49	42	16	—	23	58.8
		风疹	0.0085	32	51	40	40	79	88	88.2
		钩端螺旋体病	0.0082	33	52	34	22	66	32	82.4
		黄热病	0.0075	34	54	30	32	45	55	94.1
		绦虫病/囊虫病	0.0073	35	55	22	27	33	45	88.2
		手足口病	0.0071	36	57	12	26	16	44	94.1
		伤寒	0.0071	37	58	27	33	41	59	82.4
		流行性出血热	0.0067	38	61	32	23	50	33	100.0
		乙型脑炎	0.0063	39	64	26	20	40	30	94.1
		炭疽	0.0043	40	77	39	—	76	—	94.1
		流行性腮腺炎	0.0029	41	85	19	—	30	—	100.0
		流行性和地方性斑疹伤寒	0.0025	42	88	33	36	51	71	88.2

续 表

任务领域（权重、序位）	任务类型（权重、序位）	具体任务	关注程度指数与序位			中外研究者关注程度比较				认可率（%）
			综合指数	类型序位	领域序位	类型序位 中	外	领域序位 中	外	
传染性疾病与感染的预防与控制（0.2754，1）	疫苗可预防传染病的预防与控制（0.2600，2）	结核	0.0398	1	2	1	2	2	4	100.0
		疟疾	0.0313	2	4	5	1	11	3	100.0
		乙型肝炎	0.0295	3	5	2	4	3	7	100.0
		登革热	0.0242	4	7	10	3	25	5	94.1
		狂犬病	0.0223	5	8	6	5	17	9	100.0
		霍乱	0.0172	6	11	9	17	21	46	100.0
		脊髓灰质炎	0.0164	7	12	15	27	37	82	100.0
		流感	0.0153	8	18	3	6	7	11	94.1
		甲型肝炎	0.0138	9	26	14	12	35	31	94.1
		戊型肝炎	0.0137	10	27	8	7	20	13	94.1
		白喉	0.0110	11	33	18	23	44	68	100.0
		麻疹	0.0099	12	36	12	18	31	47	94.1
		人乳头状瘤病毒感染（HPV）	0.0099	13	37	30	10	82	21	76.5
		鼠疫	0.0096	14	39	7	26	19	80	100.0
		破伤风	0.0095	15	40	13	29	34	87	93.8

续表

任务领域（权重，序位）	任务类型（权重，序位）	具体任务	关注程度指数与序位			中外研究者关注程度比较				认可率（%）
			综合指数	类型序位	领域序位	类型序位 中	类型序位 外	领域序位 中	领域序位 外	
传染性疾病与感染的预防与控制（0.2754，1）	疫苗可预防传染病的预防与控制（0.2600，2）	百日咳	0.0094	16	41	26	16	74	41	94.1
		流行性脑膜炎	0.0089	17	45	27	8	75	16	94.1
		轮状病毒感染	0.0087	18	46	4	9	8	20	88.2
		风疹	0.0085	19	51	29	30	79	88	88.2
		钩端螺旋体病	0.0082	20	52	24	13	66	32	82.4
		肺炎球菌病	0.0082	21	53	31	15	—	38	88.2
		黄热病	0.0075	22	54	19	20	45	55	94.1
		伤寒	0.0071	23	58	17	21	41	59	82.4
		流行性出血热	0.0067	24	61	21	14	50	33	100.0
		水痘	0.0066	25	62	23	—	62	—	100.0
		日本脑炎（乙型脑炎）	0.0063	26	64	16	11	40	30	94.1
		带状疱疹	0.0050	27	72	25	19	67	48	82.4
		炭疽	0.0043	28	77	28	—	76	—	94.1
		蜱传脑炎	0.0031	29	84	20	28	46	85	76.5
		流行性腮腺炎	0.0029	30	85	11	—	30	—	100.0

续 表

任务领域（权重，序位）	任务类型（权重，序位）	具体任务	关注程度指数与序位			中外研究者关注程度比较				认可率（%）
			综合指数	类型序位	领域序位	类型序位 中	类型序位 外	领域序位 中	领域序位 外	
传染性疾病与感染的预防与控制（0.2754，1）	疫苗可预防传染病的预防与感染控制（0.2600，2）	腺病毒感染	0.0011	31	96	32	24	—	70	88.2
		B型流感嗜血杆菌（Hib）	0.0011	32	97	22	25	60	77	82.4
		Q热	0.0008	33	98	33	22	—	64	82.4
	新发传染病的预防与控制（0.1779，3）	艾滋病/HIV感染	0.0451	1	1	1	1	1	2	100.0
		丙型肝炎	0.0275	2	6	2	2	4	6	100.0
		人感染高致病性禽流感	0.0162	3	13	5	7	10	27	100.0
		传染性非典型肺炎	0.014	4	22	3	15	6	54	100.0
		莱姆病	0.0138	5	25	16	16	63	56	76.5
		甲型肝炎	0.0138	6	26	12	8	35	31	94.1
		甲型H1N1流感	0.0126	7	30	19	3	70	14	88.2
		轮状病毒感染	0.0087	8	46	4	5	8	20	88.2
		埃博拉病毒感染	0.0087	9	47	8	11	22	39	87.5
		星状病毒感染	0.0072	10	56	6	9	13	34	94.1
		大肠杆菌O157：H7感染	0.0063	11	65	7	4	14	15	88.2
		丁型肝炎	0.0063	12	66	13	21	56	74	88.2

续　表

任务领域（权重，序位）	任务类型（权重，序位）	具体任务	关注程度指数与序位			中外研究者关注程度比较				认可率（%）
			综合指数	类型序位	领域序位	类型序位 中	类型序位 外	领域序位 中	领域序位 外	
传染性疾病与感染的预防与控制（0.2754，1）	新发传染病的预防与控制（0.1779，3）	庚型肝炎	0.0055	13	70	21	—	80	—	88.2
		西尼罗病毒感染	0.0047	14	75	11	6	29	24	58.8
		嗜肺军团菌感染	0.0042	15	78	9	14	26	52	94.1
		微小隐孢子虫感染	0.0037	16	79	10	20	28	66	70.6
		产毒素（TSST—1）金黄色葡萄球菌感染	0.0034	17	82	14	10	58	37	94.1
		大肠杆菌 O104：H4 感染	0.0029	18	86	20	12	77	42	88.2
		创伤弧菌感染	0.0021	19	89	—	22	—	78	58.8
		中东呼吸综合征冠状病毒感染	0.002	20	90	17	18	68	63	82.4
		幽门螺杆菌感染	0.0017	21	91	18	19	69	65	70.6
		空肠弯曲菌感染	0.0016	22	92	15	13	59	51	52.9
		新型布尼亚病毒感染	0.0014	23	94	—	17	—	62	76.5
		嗜吞噬细胞无形体感染	0.0004	24	100	—	23	—	79	58.8
		埃里克体感染	0.0002	25	102	22	—	86	—	52.9

任务领域 (权重、序位)	任务类型 (权重、序位)	具体任务	关注程度指数与序位			中外研究者关注程度比较				认可率 (%)
			综合指数	类型序位	领域序位	类型序位		领域序位		
						中	外	中	外	
传染性疾病与感染的预防与控制 (0.2754, 1)	其他传染病的预防与控制 (0.1244, 4)	钩虫病	0.0178	1	10	6	3	42	29	88.2
		李斯特菌病	0.0154	2	17	7	18	48	81	64.7
		肝吸虫（华支睾吸虫）	0.0152	3	19	18	10	78	58	94.1
		滴虫病	0.0144	4	21	—	7	—	50	82.4
		肝片吸虫病	0.0139	5	23	—	6	—	43	76.5
		塞卡病毒感染	0.0138	6	24	9	4	52	36	76.5
		肺吸虫病	0.0129	7	29	16	17	65	76	88.2
		盘尾丝虫病（河盲症）	0.0111	8	32	—	9	—	57	52.9
		诺如病毒感染	0.0104	9	35	1	1	12	22	76.5
		肺炎克雷伯菌感染	0.0099	10	38	—	11	—	60	70.6
		旋毛虫病	0.0093	11	43	5	5	39	40	70.6
		弓形虫病	0.0086	12	48	10	2	53	26	70.6
		疯牛病（克雅氏病）	0.0085	13	50	2	21	24	86	88.2
		蛔虫病	0.0070	14	59	3	8	36	53	88.2
		阿米巴虫感染	0.0068	15	60	8	16	49	75	70.6

续表

任务领域（权重，序位）	任务类型（权重，序位）	具体任务	关注程度指数与序位 综合指数	类型序位	领域序位	中外研究者关注程度比较 类型序位 中	类型序位 外	领域序位 中	领域序位 外	认可率（%）
传染病与感染的预防与控制（0.2754，1）	其他传染病的预防与控制（0.1244，4）	出血性结肠炎	0.0065	16	63	14	—	61	—	58.8
		口蹄疫	0.0061	17	67	19	—	83	—	88.2
		回归热	0.0061	18	68	13	13	57	69	52.9
		A组链球菌感染	0.0050	19	71	22	—	87	—	58.8
		痘病毒感染	0.0049	20	73	—	19	—	83	64.7
		先天性巨细胞病毒感染	0.0048	21	74	—	12	—	61	70.6
		猪链球菌感染	0.0043	22	76	11	—	54	—	88.2
		克里米亚—刚果出血热	0.0036	23	80	—	14	—	72	52.9
		鞭虫病	0.0035	24	81	4	—	38	—	64.7
		呼肠孤病毒感染	0.0033	25	83	—	20	—	84	52.9
		蛲虫感染	0.0028	26	87	15	15	64	73	70.6
		拉沙热	0.0016	27	93	12	—	55	—	52.9
		罗斯河热	0.0013	28	95	17	—	71	—	52.9
		鼠咬热	0.0006	29	99	20	—	84	—	64.7
		淋巴细胞脉络丛脑膜炎	0.0003	30	101	21	—	85	—	58.8

任务领域（权重，序位）	任务类型（权重，序位）	具体任务	关注程度指数与序位			中外研究者关注程度比较				认可率（%）
			综合指数	类型序位	领域序位	类型序位 中	类型序位 外	领域序位 中	领域序位 外	
传染性疾病的预防与感染控制（0.2754，1）	医源性感染的预防与控制（0.0482，5）	耐药菌感染	0.0326	1	3	1	1	5	1	100.0
		医院感染	0.0059	2	69	2	2	18	12	100.0
慢性非传染性疾病的预防与控制（0.1830，2）	世卫组织强调的慢性非传染性疾病（0.5200，1）	恶性肿瘤	0.0995	1	2	3	1	4	2	100.0
		糖尿病	0.0871	2	4	1	2	1	4	100.0
		高血压	0.0773	3	5	2	3	2	5	100.0
		心脏病	0.0670	4	6	4	4	5	7	100.0
		脑卒中	0.0517	5	7	7	6	10	9	100.0
		高脂血症及血脂异常	0.0443	6	11	5	8	7	17	93.3
		哮喘	0.0326	7	13	8	5	18	8	82.4
		慢性阻塞性肺病（COPD，包括慢性支气管炎和肺气肿）	0.0275	8	17	6	7	9	13	94.1
	世卫组织关注的慢性非传染性疾病（0.4148，2）	超重及肥胖	0.1134	1	1	1	1	3	1	94.1
		营养失衡（包括营养不良）	0.0963	2	3	2	2	6	3	94.1
		阿尔茨海默病	0.0494	3	8	6	5	14	11	93.3

续　表

任务领域（权重，序位）	任务类型（权重，序位）	具体任务	关注程度指数与序位			中外研究者关注程度比较				认可率（%）
			综合指数	类型序位	领域序位	类型序位（中）	类型序位（外）	领域序位（中）	领域序位（外）	
慢性非传染性疾病的预防与控制（0.1830，2）	世卫组织关注的慢性非传染性疾病（0.4148，2）	慢性肾脏疾病（CKD，包括肾衰竭）	0.0493	4	9	5	3	12	6	73.3
		慢性肝病（脂肪肝，酒精肝和肝硬化）	0.0461	5	10	4	6	11	12	88.2
		镰状细胞病（地中海贫血）	0.0368	6	12	11	7	22	15	64.7
		关节炎（包括退行性，风湿性，类风湿性）	0.0320	7	14	8	8	16	16	64.7
		慢性鼻窦炎与过敏性鼻炎	0.0278	8	15	9	10	17	19	52.9
		骨质疏松	0.0276	9	16	3	4	8	10	88.2
		疼痛（腰背痛，偏头痛）	0.0125	10	18	7	9	15	18	52.9
		帕金森综合征	0.0037	11	21	10	11	19	20	76.5
	其他慢性非传染性疾病（0.0652，3）	睡眠障碍	0.0120	1	19	1	1	13	14	76.5
		高尿酸血症（含痛风）	0.0044	2	20	2	2	20	21	86.7
		慢性胃肠炎	0.0017	3	22	3	3	21	22	52.9
妇女和儿童保健（0.0952，3）	孕产期保健（0.4098，1）	出生缺陷的筛查与干预	0.0864	1	2	1	7	1	16	100.0
		早产和自发性流产	0.0665	2	3	3	2	5	4	70.6

任务领域（权重，序位）	任务类型（权重，序位）	具体任务	关注程度指数与序位			中外研究者关注程度比较				认可率（%）
			综合指数	类型序位	领域序位	类型序位		领域序位		
						中	外	中	外	
妇女和儿童保健（0.0952，3）	孕产期保健（0.4098，1）	母婴传播疾病的阻断与控制	0.0568	3	6	4	5	9	13	100.0
		妊娠期合并症	0.0550	4	7	2	6	4	14	82.4
		产后常规保健	0.0424	5	10	7	1	20	1	82.4
		异位妊娠	0.0355	6	14	8	8	21	19	58.8
		孕期营养失衡	0.0342	7	15	5	4	17	10	93.8
		产时安全的控制	0.0330	8	17	6	3	18	5	70.6
	新生儿期保健（0.2101，2）	先天性疾病的早筛早治	0.1020	1	1	1	1	7	7	100.0
		母乳喂养的干预与促进	0.0659	2	4	2	2	12	8	94.1
		新生儿体重异常	0.0422	3	11	3	3	22	11	88.2
	育龄期保健（0.1792，3）	不安全的人工流产	0.0598	1	5	1	1	2	2	87.5
		非意愿妊娠的控制	0.0489	2	9	2	2	3	3	52.9
		不孕不育的干预	0.0338	3	16	3	3	8	6	76.5
		优生优育与家庭计划（计划生育）	0.0298	4	19	4	4	13	12	76.5
		婚前检查	0.0068	5	22	5	—	14	—	76.5

续 表

任务领域（权重，序位）	任务类型（权重，序位）	具体任务	关注程度指数与序位			中外研究者关注程度比较				认可率（%）
			综合指数	类型序位	领域序位	类型序位		领域序位		
						中	外	中	外	
妇女和儿童保健（0.0952，3）	婴幼儿期保健（0.1172，4）	科学喂养	0.0512	1	8	3	1	16	9	94.1
		婴幼儿生长发育迟滞	0.0358	2	13	2	3	11	17	82.4
		婴幼儿精神及智力发育迟滞	0.0302	3	18	1	2	10	15	100.0
	学龄（前）期保健（0.0653，5）	儿童生长发育异常	0.0388	1	12	1	2	6	20	100.0
		儿童心理和行为障碍	0.0265	2	20	2	1	19	18	100.0
	更年期保健（0.0184，6）	更年期抑郁	0.0184	1	21	1	1	15	21	88.2
食品和药品安全控制（0.0739，4）	用药安全的控制（0.3804，1）	用药错误和不良反应	0.1580	1	2	1	1	3	2	87.5
		抗生素滥用	0.1333	2	4	2	2	4	3	100.0
		其他药物滥用	0.0522	3	8	3	3	7	5	93.8
		非处方用药（包括自我用药）	0.0369	4	9	4	4	9	8	58.8
	食品污染的控制（0.3704，2）	食品化学性污染	0.1592	1	1	1	2	2	6	100.0
		食品生物性污染	0.1067	2	5	2	1	5	4	100.0
		食品物理性污染	0.1045	3	6	3	3	10	9	93.8
	食源性疾病的预防与控制（0.1554，3）	食源性疾病	0.1554	1	3	1	1	1	1	100.0

续表

任务领域（权重，序位）	任务类型（权重，序位）	具体任务	关注程度指数与序位			中外研究者关注程度比较				认可率（%）
			综合指数	类型序位	领域序位	类型序位		领域序位		
						中	外	中	外	
食品和药品安全控制（0.0739, 4）	药品质量与安全（0.0624, 4）	药物质量与安全的控制	0.0624	1	7	1	1	8	7	100.0
	食品添加剂的管理（0.0194, 5）	食品添加剂的管理	0.0194	1	10	1	1	6	11	100.0
	药品短缺（0.0119, 6）	药品短缺	0.0119	1	11	1	1	11	10	58.8
职业健康与安全控制（0.0738, 5）	职业病危害因素的控制（0.4871, 1）	职业环境化学物质暴露	0.1081	1	1	1	1	3	1	100.0
		职业环境粉尘暴露	0.0755	2	3	4	6	8	12	100.0
		职业环境生物危险因素暴露	0.0677	3	5	3	5	5	10	100.0
		职业环境辐射暴露	0.0661	4	6	2	3	4	5	100.0
		职业环境重金属暴露	0.0656	5	7	7	2	14	2	88.2
		职业环境噪声暴露	0.0554	6	10	5	4	10	8	100.0
		职业高温暴露	0.0355	7	14	6	7	11	14	94.1
	职业病的预防与控制（0.3103, 1）	尘肺	0.0964	1	2	1	1	6	4	100.0
		弥漫性恶性胸膜间皮瘤	0.0582	2	9	8	2	18	6	58.8
		慢性苯中毒	0.0475	3	11	3	5	12	15	88.2

续 表

任务领域 （权重，序位）	任务类型 （权重，序位）	具体任务	关注程度指数与序位			中外研究者关注程度比较				认可率 （%）
			综合指数	类型序位	领域序位	类型序位		领域序位		
						中	外	中	外	
职业健康与安全控制 （0.0738，5）	职业病的预防与控制 （0.3103，1）	铅中毒	0.0399	4	12	4	6	13	16	88.2
		听力损失	0.0355	5	13	9	3	19	7	82.4
		镉中毒	0.0293	6	15	5	7	15	17	88.2
		慢性正己烷中毒	0.0216	7	17	6	8	16	18	82.4
		职业相关眼病	0.0196	8	18	2	4	9	13	82.4
		三氯乙烯药疹样皮炎	0.0178	9	19	7	9	17	19	64.7
	其他职业健康与安全问题的控制 （0.2026，1）	职业精神卫生（包括职业压力、职业倦怠）	0.0749	1	4	1	2	1	9	100.0
		职业伤害	0.0596	2	8	2	1	2	3	88.2
		过劳死	0.0258	3	16	3	3	7	11	76.5
精神健康 （0.0670，6）	严重精神障碍的管理与干预（0.4536，1）	抑郁症	0.1376	1	2	1	1	2	1	100.0
		精神分裂症	0.1248	2	3	2	3	4	5	100.0
		癫痫及其所致精神障碍	0.0980	3	6	4	5	9	7	76.5
		双相情感障碍	0.0812	4	7	5	2	11	4	82.4
		精神发育障碍	0.0438	5	8	3	4	8	6	76.5

续 表

任务领域（权重，序位）	任务类型（权重，序位）	具体任务	关注程度指数与序位			中外研究者关注程度比较				认可率（%）
			综合指数	类型序位	领域序位	类型序位 中	类型序位 外	领域序位 中	领域序位 外	
精神健康（0.0670，6）	一般精神障碍的管理与干预（0.2596，1）	创伤后应激障碍	0.1168	1	4	2	2	5	8	76.5
		焦虑症（包括恐惧症）	0.1057	2	5	1	1	3	3	100.0
		偏执性精神病	0.0293	3	9	3	3	6	9	88.2
		强迫障碍	0.0191	4	10	4	4	7	10	88.2
		分裂情感性障碍	0.0098	5	11	5	5	10	11	88.2
	心理健康问题的预防与控制（0.2868，1）	一般心理健康问题	0.2339	1	1	1	1	1	2	82.4
环境健康风险因素的控制（0.0622，7）	大气污染的治理	大气污染的治理	0.2400	—	1	—	—	2	3	100.0
	生活饮用水污染的治理	生活饮用水污染的治理	0.1887	—	2	—	—	5	2	100.0
	水体污染的治理	水体污染的治理	0.1720	—	3	—	—	3	1	100.0
	土壤污染的治理	土壤污染的治理	0.1484	—	4	—	—	6	6	100.0
	其他生活环境污染的治理	其他生活环境污染的治理	0.1380	—	5	—	—	1	4	88.2
	室内空气污染的治理	室内空气污染的治理	0.1129	—	6	—	—	4	5	100.0

续 表

任务领域（权重，序位）	任务类型（权重，序位）	具体任务	关注程度指数与序位			中外研究者关注程度比较				认可率（%）
			综合指数	类型序位	领域序位	类型序位		领域序位		
						中	外	中	外	
生活方式与行为的干预（0.0600，8）	物质滥用的控制（0.6841，1）	毒品及其他药物依赖	0.3200	1	1	2	2	3	2	100.0
		烟草控制	0.2890	2	2	1	1	1	1	100.0
		酒精控制	0.1982	3	3	3	3	4	3	88.2
	危险性行为的干预（0.1796，1）	危险性行为（如无保护的性行为等）	0.0975	1	4	1	1	5	5	88.2
	运动缺乏的干预（0.1363，1）	运动缺乏	0.0953	1	5	1	1	2	4	94.1
突发公共健康事件的应急处置（0.0492，9）		重大疾病疫情的应急处置	0.2757	—	1	—	—	2	1	100.0
		其他严重影响公众健康的事件的应急处置	0.1969	—	2	—	—	3	4	88.2
		重大食物和职业中毒的应急处置	0.1960	—	3	—	—	5	5	100.0
		事故灾难的应急响应	0.1691	—	4	—	—	4	3	93.8
		自然灾害的应急响应	0.1623	—	5	—	—	1	2	94.1

任务领域（权重，序位）	任务类型（权重，序位）	具体任务	关注程度指数与序位			中外研究者关注程度比较				认可率（%）
			综合指数	类型序位	领域序位	类型序位		领域序位		
						中	外	中	外	
伤害和暴力的控制（0.0483，10）	意外伤害（含事故）的控制（0.4473，1）	交通事故伤害	0.2382	1	1	2	2	3	5	100.0
		除交通事故外的意外伤害（如意外跌倒，中毒等）	0.2091	2	2	1	1	1	1	76.5
	故意伤害（含暴力）的控制（0.3652，1）	家庭暴力	0.1908	1	3	2	2	6	4	75.0
		除家庭暴力外的各类暴力及故意意伤害	0.1743	2	4	1	1	4	3	75.0
	自我伤害（含自杀）的控制（0.1876，1）	自杀	0.1340	1	5	1	1	2	2	93.8
		故意的自我伤害	0.0536	2	6	2	2	5	6	52.9
其他公共健康任务（0.0120，11）	眼及附器疾病的预防与控制（0.2549，1）	屈光不正（包括近视，远视，视力疲劳症状，散光）	0.1469	1	1	1	4	1	10	100.0
		白内障	0.1169	2	3	2	1	6	3	70.6
		青光眼	0.0740	3	8	3	2	12	7	64.7
		黄斑变性	0.0576	4	9	4	3	13	9	58.8
	口腔疾病的预防与控制（0.2627，1）	龋齿	0.1253	1	2	1	1	4	2	100.0
		牙周病（包括牙龈炎，牙结石）	0.0864	2	6	2	2	5	5	88.2
		口腔溃疡	0.0574	3	10	3	3	10	12	52.9

续　表

任务领域（权重，序位）	任务类型（权重，序位）	具体任务	关注程度指数与序位			中外研究者关注程度比较				认可率（%）
			综合指数	类型序位	领域序位	类型序位 中	类型序位 外	领域序位 中	领域序位 外	
其他公共健康任务（0.0120，11）	地方病（0.1318，1）	碘缺乏病（包括甲状腺肿、克汀病）	0.0979	1	5	1	1	2	1	100.0
		慢性氟中毒（包括氟骨症和氟斑牙）	0.0339	2	11	2	2	7	4	94.1
		克山病	0.0140	3	12	3	3	8	11	82.4
		大骨节病	0.0067	4	13	4	4	11	13	82.4
	健康知识与素养的干预（0.1734，1）	健康知识与素养的干预	0.0989	1	4	1	1	3	8	100.0
	血液安全的控制（0.1772，1）	血液安全的控制	0.0841	1	7	1	1	9	6	100.0

后 记

一切已是那么遥远，但一切又是近在咫尺。

恢复高考的变革，使一群在工农兵学商不同岗位的青年，怀着"知识就是力量"的冲动，开始了相似的学习和工作履历——卫生、预防和公共卫生。

他们是中国公共卫生的继承人，也注定将是公共卫生的拓荒者！在时称公共卫生不同岗位上耕耘的同时，共同思考着一系列令自己困惑、令行外人诧异的问题，何为公共卫生，公共卫生应该是什么样的，应该如何发展等，并在这一过程中渐渐走在了一起。

共同的思考，逐步演变成了一种精神依托，也逐渐形成了合作攻坚37年的凝聚力，其间，更有志同道合者的不断加入。直至以复旦大学卫生发展战略研究中心牵头，联合清华大学等十余所高校组建了"健康风险预警治理协同创新中心"（简称"中心"），将松散的合作变成了紧密的协同攻关。

中国的公共卫生"以不变应万变"的状况是否需要改变？公共健康理念何时才能引领并涵盖公共卫生概念而走上主战场？公共健康何时才能有一个完整的体系以及如何完善？这些问题一直萦绕在心头，无论是从事教学研究、行政管理、专业技术还是相关产业的工作，大家都在以各自的方式探求。但受制于各种内外部因素和条件，无法实施大规模的系统研究；其中，大部分人即使在青丝渐变白发之余，依旧在期盼中等待着"面包会有的""一切都会好起来的"。

到 2015 年，中心的主要成员，各自牵头又相互协作的政策和管理研究数以千项计，积累了大量理论融合实践的研究成果尤其是研究经验。适逢上海市第四轮公共卫生体系建设三年行动计划的鼎力支持，构建适宜公共健康体系这一研究课题便摆上了重要的议事日程。

整个研究历时五年，参与课题的研究者覆盖东西、遍布南北，200余位专家学者来自11所协同高校，以及29家机构，包括政府部门、专业机构和科研院所等。他们的无私奉献和执着坚持，成就了"构建适宜公共健康体系"这一系列的系统研究。研究对象涵盖了10个代表性国家、10个典型的全球城市，我国的34个省级行政区，以及大陆的32个省会与计划单列市。研究内容直指构建适宜公共健康体系的十大理论和实践难题。

课题组认为，在中国，公共健康理念长期为公共卫生所替代，这种替代是狭隘的，至少是不完全的。既不能代表公共健康的本质属性，又无法有序展开其外延；既可能误导公众，又可能让决策者跑偏。中国的公共卫生急需得到完美诠释。否则，类似于区别"公共卫生间""卫生厅""卫生局"的问题，会不断缠绕大众。

比如，2003年非典疫情后，曾经掀起了一轮公共卫生体系建设的小高潮。虽在短期内许多短板得以弥补，后续也成功应对了包括人感染高致病性禽流感在内的多次挑战，甚至可以走出国门，支援非洲抗击埃博拉疫情；但是，适宜公共健康体系的发展机制并未得到有效建立，甚至在2009年新一轮医改启动后，业内普遍认为所谓的公共卫生体系逐渐被边缘化了，公共健康的价值和地位并没有得到认可。这，让我们愈加觉得肩上责任的沉重。

2020年伊始，新冠肺炎疫情骤然来袭，作为百年来全球最严重的传染病大流行，其疫情的复杂性和抗疫的艰巨性前所未有。随着我国在抗击疫情中取得重大战略成果，各地应势而动、大兴土木，医院和冠以"公共卫生中心"的医院不断出现。

这让我们强烈意识到，必须用科学的公共健康理念引领并涵盖公共卫生，必须以方法学为基础建立完整的适宜公共健康的理论和体系，必须从公共卫生的起源来扛起公共健康的大旗，必须从机构建设到体系建设、从适宜走向强大、从一般要求到考核评价，以及必须从单打独斗到综合协调，形成完整可考的适宜公共健康体系！

为此，我们将过去40余年的思考和研究结晶系统梳理、凝练升华，并整理成书奉献给社会，由衷期待能够为正在建设的公共健康体系提供借鉴，为加快健康中国的建设、增进公众的健康福祉尽绵薄之力。作为研究结晶，亟须实践和时间的检验，尤其是如此大型而又成系统的研究，不免会挂一漏万，诚望大家的批评和指正。

"事非经过不知难。"努力了，终有成，还是欣慰的。成书之际，回顾整个过程，有焦虑、有喜悦、有困难、有奋进，但不能忘却的是初心，始终牢记的是感恩。作为研究负责人和本书的主编，说一句掏心窝子的话：感谢……也要感谢中共中央党校出版社和王美丽编辑，兢兢业业、悉心指导，为本书顺利付梓刊行提供了有力支撑和保障。

"路漫漫其修远兮"，美好的未来，需要更多的求索者和更多的有识之士一起，牢记责任和使命，手挽手、肩并肩，迈着坚实的步伐，不畏艰难去长途跋涉！

主编　郝　模

2020 年 10 月于上海